内科临床医师手册

主 编 徐 勇 李晓明 刘 建

北京大学医学出版社

NEIKE LINCHUANG YISHI SHOUCE

图书在版编目（CIP）数据

内科临床医师手册 /徐勇，李晓明，刘建主编．

—北京：北京大学医学出版社，2015.11（2019.12 重印）

ISBN 978-7-5659-1285-6

Ⅰ．①内… Ⅱ．①徐…②李…③刘… Ⅲ．①内科-疾病-诊疗-手册 Ⅳ．①R5－62

中国版本图书馆 CIP 数据核字（2015）第 281834 号

内科临床医师手册

主　　编：徐　勇　李晓明　刘　建

出版发行：北京大学医学出版社

地　　址：（100191）北京市海淀区学院路 38 号　北京大学医学部院内

电　　话：发行部　010－82802230；图书邮购　010－82802495

网　　址：http://www.pumpress.com.cn

E－mail：booksale@bjmu.edu.cn

印　　刷：北京信彩瑞禾印刷厂

经　　销：新华书店

责任编辑：宋小妹　　责任校对：金彤文　　责任印制：李　啸

开　　本：880mm×1230mm　1/32　印张：16.25　字数：525 千字

版　　次：2015 年 11 月第 1 版　2019 年 12 月第 3 次印刷

书　　号：ISBN 978-7-5659-1285-6

定　　价：45.00 元

编委会名单

主　编　徐　勇　李晓明　刘　建

副主编　范中才　范贤明　李国平　邓明明
　　　　万　沁　欧三桃　黄纯兰　何成松

编　委　（按姓氏汉语拼音排序）

曹　灵	陈　果（男）	陈　果（女）
陈　洁	陈　昕　陈菊屏	陈良海　代　丽
邓　俊	邓明明　邓述恺	范贤明　范运斌
傅玉琼	何成松　何建华	侯　静　胡　敏
黄维义	蒋　岚　康　敏	兰四友　李　多
李发菊	李家富　刘　琦	刘　伟　刘　星
刘　翼	刘应才　罗兴林	莫余波　欧三桃
欧阳芳	石　敏　唐　敏	唐川康　唐君玲
唐世孝	万　沁　王　烜	王荣丽　王宋平
王文军	王泽卫　王忠琼	温向琼　吴鹏强
吴蔚桦	夏国栋　熊　彬	杨　春　杨　军
湛晓勤	张　帆　张　莉	张玉高　张志红
赵　蕾	钟晓琳　周玉萍	朱建华

前　言

内科学是临床各科的基础。内科临床工作复杂、繁重，既需要坚实的科学基础、广博的医学知识，也要求具有准确判断、及时处理的技巧与经验。许多年轻医师，尤其是初涉临床的实习生、规范化培训生以及低年资住院医师，在病房或急诊工作、值班时往往会遇到一些不熟悉或棘手的问题，非常希望能够立即得到帮助。因此，我们特组织相关专家编写了这本《内科临床医师手册》。

本书共八篇，第一篇是病历书写和医患沟通，第二篇至第八篇分别介绍了各系统的常见症状、诊疗技术及常见疾病。其中，各系统中的诊疗技术主要介绍了常用且重要的技术和操作，帮助临床医生短期掌握各系统的诊疗技能；常见疾病则从病因学、诊断要点、鉴别诊断及治疗方法等几个方面进行了简明扼要的介绍，以便让医生快速掌握临床常见病、多发病的诊断和治疗。

本书编者均有丰富的临床经验，并长期从事教学工作，时时把握内科疾病的最新研究动态和进展。在书中适量介绍了内科疾病方面的新知识、新进展，对开拓临床医生思维、扩展视野不无裨益。

我们向为本书付出辛勤劳动的作者们致以衷心的感谢，也要感谢帮助我们成功出版此书的编辑们和出版社。在本书的编写过程中，得到了四川医科大学领导的鼓励和支持，内科学教研室工作人员对稿件的收集整理付出了辛勤的劳动，特此一并致谢！

由于时间仓促，加之我们水平有限，书中难免存在错误和不足之处，希望广大读者不吝指教，以便再版时改进。

徐　勇
2015 年 5 月于泸州

目 录

第一篇 病历书写和医患沟通

第二篇　呼吸系统

第五篇　泌尿系统

第六篇　血液系统

第八篇 风湿免疫系统

第一篇　病历书写和医患沟通

第一章 病历书写

第一节 病历书写的基本要求

1. 病历是指医务人员在医疗活动过程中形成的文字、符号、图表、影像、切片等资料的总和,包括门(急)诊病历和住院病历。

2. 病历书写是指医务人员通过问诊、查体、辅助检查、诊断、治疗、护理等医疗活动获得有关资料,并进行归纳、分析、整理,形成医疗活动记录的行为。

3. 病历书写应当客观、真实、准确、及时、完整、规范。

4. 住院病历书写应当使用蓝黑墨水、碳素墨水,需复写的病例资料可以使用蓝或黑色油水的圆珠笔。计算机打印的病历应当符合病历保存的要求。门(急)诊病历和需复写的资料可以使用蓝或黑色油水的圆珠笔。

5. 病历书写应当使用中文和医学术语。通用的外文缩写和无正式中文译名的症状、体征、疾病名称等可以使用外文。

6. 病历书写应当文字工整,字迹清晰,表述准确,语句通顺,标点正确。书写过程中出现错字时,应当用双线划在错字上,保留原记录清楚、可辨,并注明修改时间。不得采用刮、粘、涂等方法掩盖或去除原来的字迹。

7. 病历应当按照规定的内容书写,并由相应医务人员签名。

实习人员、试用期人员书写的病历,应当经过在本医疗机构合法执业的医务人员审阅、修改并签名。进修人员应当由接收单位根据其胜任本专业工作的实际情况认定后书写病历。

8. 上级医务人员有审查修改下级医务人员书写病历的责任。修改时,应当注明修改日期,修改人员签名,并保持原记录清楚可辨。病历书写一律使用阿拉伯数字书写日期和时间,采用 24 小时制记录。

9. 因抢救急危患者,未能及时书写病历的,有关医务人员应当在抢救结束后 6 小时内据实补记,并加以注明。

10. 对需取得患者书面同意的医疗活动(如特殊检查、特殊治疗手术、实验性临床医疗等）需签字后才能进行。

（1）一般由患者本人签字。

（2）患者不具备完全民事行为能力时，应当由其法定代理人签字。

（3）患者因病无法签字时，应当由其授权的人员签字，或由其近亲属签字，而无近亲属的，由其关系人签字。

（4）为抢救患者，在法定代理人或被授权人近亲属、关系人无法及时签字的情况下可由医疗机构负责人或者被授权的负责人签字。

（5）因实施保护性医疗不宜向患者说明情况的，由患者近亲属签署同意书，并及时记录。患者无近亲属的或者患者近亲属无法签署同意书的，由患者的法定代理人或者关系人签署同意书。

11. 病历完成的时间

（1）入院记录、完整病历、再次入院记录应于患者入院后 24 小时内完成。

（2）24 小时内入出院记录应当于患者出院后 24 小时内完成。

（3）24 小时内入院死亡记录应当于患者死亡后 24 小时内完成。

（4）首次病程记录应在病人入院后 8 小时内完成。

（5）对病情稳定的患者，至少 3 天记录一次病程记录。对病重患者，至少 2 天记录一次病程记录。对病危患者，应当根据病情变化随时书写病程记录，每天至少一次，记录时间应当具体到分钟。

（5）日常病程记录，一般患者每 2～3 天记录一次，慢性或病情稳定者至少 5 天记录一次，危重患者随时记录，每天至少一次，记录时间应具体到分钟。

第二节　门（急）诊病历

一、初诊病历

年　　月　　日

病史：患者主要症状及其持续时间、发生及发展、诊治经过和必要的既往病史等。

查体：与诊断有关的阳性体征及有鉴别诊断意义的阴性体征。

诊断：主要疾病、并发疾病、伴发疾病。

处理：

（1）列出拟做的检查项目，如当日能得到结果应逐项填写。

（2）处方的药名、剂量、用法及疗程。

（3）进一步诊治建议及注意事项。

医师签名：

二、复诊病历

年　　月　　日

病史：记录初诊或上次就诊治疗后的病情变化情况。

查体：原阳性体征的变化及新出现的阳性体征。

辅助检查：初诊所做检查项目有关结果。根据病情变化需增做的检查项目。

处理：

（1）处方的药名、剂量、用法及疗程。

（2）进一步诊治建议及注意事项。

医师签名：

【要求】

（1）门（急）诊病历封面应填写患者的姓名、性别、年龄、职业、住址、药物过敏史，注明科别，年龄不得写"成"。

（2）初诊或疑难患者的检查应比较全面，以便复诊时参考。

（3）旧病复诊，按复诊病历格式书写。如诊断与初诊相同，不再填写诊断；如系新病，应按初诊病历格式书写。

（4）如患者需要转科，医生应书写本科意见，接诊医生应重写门诊病历。

（5）门诊医生要严格执行疫情报告制度，发现法定传染病，除在病历上注明外，尚须按规定报告，不得延误（包括拟诊与修正）。

（6）急诊病历书写就诊时间应当具体到分钟，门（急）诊病历记录应当由接诊医师在患者就诊时及时完成。

（7）急诊留观记录是急诊患者因病情需要留院观察期间的记录，重点记录观察期间病情变化和诊疗设施，记录简明扼要，并注明患者去向。抢救危重患者时，应当书写抢救记录。门（急）诊抢救记录书写内容及要求按照住院病历抢救记录书写内容及要求执行。

第三节　入院记录

1. 一般情况　姓名、性别、年龄、民族、婚姻状况、出生地、职业、入院时间日期、记录时间日期、病史陈述者、可靠程度。

2. 主诉　指促使患者就诊的主要症状（或体征）及持续时间。

3. 现病史　指患者本次疾病的发生、演变、诊疗等方面的详细情况，应当按时间顺序书写。内容包括发病情况，主要症状特点及其发展变化情况，伴随症状，发病后诊疗经过及结果，睡眠、饮食等一般情况的变化，以及与鉴别诊断有关的阳性或阴性资料等。

【要求】

（1）发病情况　记录发病的时间、地点、起病缓急、前驱症状、可能的原因或诱因。

（2）主要症状特点及其发展变化情况　按发生的先后顺序描述主要症状的部位、性质、持续时间、程度、缓解或加剧因素，以及演变发展情况。

（3）伴随症状　记录伴随症状，描述伴随症状与主要症状之间的相互关系。

（4）发病以来诊治经过及结果　记录患者发病后到入院前，在院内、外接受检查与治疗的详细经过及效果。对患者提供的药名、诊断和手术名称需加引号（"　"）以示区别。

（5）发病以来一般情况　简要记录患者发病后的精神状态、睡眠、食欲、大小便、体重等情况。

（6）与本次疾病虽无紧密关系，但仍需治疗的其他疾病情况，可在现病史后另起一段予以记录。

4. 既往史　指患者过去的健康和疾病情况。内容包括既往一般健康状况、疾病史、传染病史、预防接种史、食物或药物过敏史、手术外伤史、输血史等。

5. 个人史，婚育史，女性患者的月经史，家族史。

【要求】

（1）个人史　记录出生地及长期居留地，生活习惯及有无烟、酒、药物等嗜好，职业与工作条件及有无工业毒物、粉尘、放射性物质接触史，有无冶游史。

（2）婚育史、月经史　婚姻状况、结婚年龄、配偶健康状况、有无子女等。女性患者记录初潮年龄、行经期天数、间隔天数、末次月经时间（或闭经年龄）、月经量、有无痛经及生育等情况。

（3）家族史　父母、兄弟、姐妹健康状况，有无与患者类似疾病，有无家族遗传倾向的疾病。

6. 体格检查　应当按照系统循序进行书写。包括体温、脉搏、呼吸、血压，一般情况，皮肤、黏膜，全身浅表淋巴结，头部及其器官，颈部，胸部（胸廓、肺部、心脏、血管），腹部（肝、脾等），直肠肛门，外生殖器，脊柱，四肢、神经系统等。

7. 专科情况　应当根据专科需要记录专科特殊情况。

8. 辅助检查　指入院前所做的与本次疾病相关的主要检查及其结果。应分类按检查时间顺序记录检查结果，如系在其他医疗机构所做检查，应当写明该机构名称及检查号。

9. 摘要　将病史、体格检查、实验室及器械检查等主要资料综合，提示诊断的依据，使其他医师或会诊医师通过摘要内容能了解病情。

10. 初步诊断。

【要求】

初步诊断是指经治医师根据患者入院时情况，综合分析所做出的诊断。如初步诊断为多项时，应当主次分明，主要诊断在前，次要诊断在后。对待查病例应列出可能性较大的诊断。

医师签名：

第四节　24小时内入出院记录

患者入院不足24小时出院的，可以书写24小时内入出院记录。内容包括患者姓名性别、年龄、职业、入院时间、出院时间、主诉、入院情况、入院诊断、诊疗经过、出院情况、出院诊断、出院医嘱、医师签名等。

第五节 24 小时内入院死亡记录

患者入院不足 24 小时死亡的，可以书写 24 小时内入院死亡记录。内容包括患者姓名、性别、年龄、职业、入院时间、死亡时间、主诉、入院情况、入院诊断、诊疗经过（抢救经过）、死亡原因、死亡诊断、医师签名等。

第六节 完整病历

姓名：   性别：

年龄：   民族：

婚姻状况：   出生地：

职业：   入院日期：

记录日期：   病史陈述者、可靠程度：

主诉：患者最主要的症状或体征及其持续时间。不宜用诊断疾病名称或检查结果代替。有多项主诉者，应按发生顺序分别列出，如：心悸 3 年，水肿 1 天，喘息 4 小时。

现病史：围绕主诉详细询问疾病发生、发展及诊治的过程，具体内容包括以下内容。①起病情况：起病的时间、地点、原因、诱因及缓急。②主要症状的发生、发展情况：按主要症状发生的先后详细描述，直至入院时为止，包括症状的性质、部位、程度、持续时间、缓解或加剧的因素等。③伴随症状：注意伴随症状与主要症状的相互关系及其发生的时间、特点和演变情况，与鉴别诊断有关的阴性症状也应记载。④诊疗经过：曾在何时何地就诊，诊断什么病；做过哪些重要检查，结果如何；接受过哪些治疗，疗效如何。⑤一般状况：简要记录发病以来的精神、食欲、睡眠、二便等变化。

既往史：记录从出生至此次患病以前的情况，与现病史无关者可以从简。包括：

（1）过去一般健康情况　是否多病、体弱，劳动力如何。

（2）传染病、地方病、寄生虫病史　按患病先后逐一记录疾病名称、患病日期、症状经过、治疗情况、并发症、后遗症等。

（3）外伤及手术史　时间、经过及其后果。

（4）预防接种、过敏及传染病接触史　预防接种的日期、种类。如怀疑患者可能为某种传染病，应详细询问及记录是否与相同疾病患者有过接触。有关药物、食物或特殊物质过敏及过敏性疾病史。

系统回顾：按下列各系统列出的基本内容逐项询问，如果有阳性发现，应详述发生时间、经过、治疗及效果。凡患者自述的病名应加引号。

耳鼻咽喉：有无畏光、眼痛、耳鸣、流脓、鼻出血、鼻阻塞、牙痛、齿龈出血、咽痛、声嘶等。

呼吸系统：有无慢性咳嗽、咳痰、咯血、胸痛、气喘、盗汗、发热等。

循环系统：有无心悸、气促、发绀、水肿、胸闷、胸痛、血压升高等。

消化系统：有无恶心、呕吐、呕血、腹痛、腹泻、反酸、嗳气、黄疸、血便等。

泌尿生殖系统：有无腰痛、尿痛、尿频、尿急、血尿、脓尿、排尿困难、夜尿频多，有无阴部瘙痒、溃烂等。

血液系统：有无齿龈出血、鼻出血，有无瘀点、紫癜、淋巴结肿大等。

内分泌、代谢系统：有无怕冷、怕热、食欲亢进、消瘦、多饮、多尿，有无毛发脱落、性欲减退等。

骨关节系统：有无关节红肿、疼痛、畸形、动作受限等。

神经精神系统：有无抽搐、瘫痪、晕厥、昏迷、精神错乱等。

体　格　检　查

体温（T）：　　　脉搏（P）：　　　呼吸（R）：　　　血压（BP）：

一般状况：发育（正常、异常），营养（良好、中等、不良），面容与表情（急性或慢性病容，表情痛苦、忧虑、恐惧、安静），体位、步态、神志（清晰、模糊、昏睡、昏迷），能否与医师合作。

皮肤、黏膜：颜色（潮红、苍白、发绀、黄染、色素沉着），是否有水肿、多汗，有无出血点、皮下结节或肿块、蜘蛛痣、溃疡及瘢痕，并明确记述其部位、大小及形态。

淋巴结：全身或局部浅表淋巴结（颌下、耳后、颈部、腋窝、滑车上、腹股沟部）有无肿大，如有肿大，应明确部位、大小、数目、压痛、硬度、移动性等。

头颅：大小，形态，有无压痛、包块，头发（疏密、色泽、分布）。

眼：眉毛（有无脱落），睫毛（有无倒睫），眼睑（有无水肿、运动、下垂），眼球（有无凸出、凹陷、运动、震颤、斜视），结膜（有无充血、水肿、苍白、出血、滤泡），巩膜（有无黄染），角膜（有无混浊、瘢痕、反射），瞳孔（大小、对光及集合反射）。

耳：有无分泌物，乳突有无压痛，听力情况等。

鼻：有无畸形、鼻中隔偏曲、阻塞，分泌物、出血及通气情况，额窦、上颌窦区有无压痛。

口腔：呼出气体的气味，唇（颜色、疱疹、皲裂、溃疡），牙齿（龋齿、缺齿、义齿、残根，并注明其位置），齿龈（色泽、肿胀、溢脓、出血、铅线），舌（形态、舌质、舌苔、溃疡、运动、震颤、偏斜），黏膜（发疹、出血、溃疡）。

扁桃体：大小，有无充血、分泌物、假膜。

咽：色泽、分泌物、反射情况。

喉：发音情况。

颈部：是否对称，有无抵抗、强制、压痛、肿块，活动是否受限。颈动脉有无异常搏动及杂音，颈静脉有无怒张。气管是否居中。甲状腺（大小，如有肿块，则应描述其形态、硬度、压痛，有无结节、震颤及血管杂音）。

胸廓：是否对称，有无畸形、局部隆起、压痛。呼吸（频率、节律、深度及是否受限），乳房（大小，是否有红肿、橘皮征、结节、肿块等），胸壁有无水肿、皮下气肿、肿块，静脉有无怒张及回流方向异常。

肺：

视诊：呼吸类型（胸式或腹式）、呼吸活动度（两侧对比是否对称）、呼吸频率和特征、肋间隙（增宽或变窄、隆起或凹陷）。

触诊：胸廓扩张度，触觉语颤（两侧对比），有无胸膜摩擦感、皮下捻发感。

叩诊：叩诊音（清音、浊音、实音、鼓音），肺下界及肺下界移动度。

听诊：呼吸音（性质、强弱、异常呼吸音），有无干、湿性啰音，有无胸膜摩擦音，有无语音传导异常。

心脏：

视诊：心前区是否有异常隆起，心尖搏动或心脏搏动的位置、范围、强度。

触诊：心尖搏动的性质及位置、强度，有无震颤和摩擦感（范围、强度）。

叩诊：心脏左、右浊音界。可用左侧第 2、3、4、5 肋间隙距正中线的距离（cm），右侧第 2、3、4 肋间隙距正中线的距离（cm）表示，并注明锁骨中线至正中线的距离。

听诊：心率，心律，心音（强度、分裂、P_2 与 A_2 的比较、额外心音、奔马律），杂音（部位、时期、性质、强度、传导方向），心包摩擦音。

桡动脉：脉率，节律（规则、不规则、脉搏短绌），有无奇脉，左、右桡动脉脉搏的比较。动脉壁的性质、紧张度。

周围血管征：有无毛细血管搏动、射枪音、水冲脉、动脉异常搏动。

腹部：

视诊：是否对称、大小、有无膨隆或凹陷、呼吸运动、皮疹、色素、条纹、瘢痕、脐疝、腹部体毛、静脉曲张与血流方向、胃肠型及蠕动波、上腹部搏动。腹围测量（有腹水或腹部包块时测）。

触诊：腹壁紧张度，有无压痛、反跳痛，有无包块（位置、大小、形态、质地、压痛、搏动、移动度），液波震颤及振水音。

肝：大小（右叶可在右锁骨中线上从肋缘至肝下缘、左叶可由剑突至肝左叶下缘之距离，以厘米表示）质地，表面，边缘，压痛，搏动。

胆囊：大小，硬度，有无压痛。

脾：大小，形态，表面，边缘，有无压痛。

肾：大小，形态，硬度，移动度，有无压痛。

膀胱：膨胀、肾及输尿管压痛点。

叩诊：肝浊音界，胃泡鼓音区，移动性浊音，有无肝区叩击痛、肋脊角叩痛，膀胱叩诊。

听诊：肠鸣音（正常、增强、减弱或消失），有无振水音、血管杂音。

肛门、直肠：视病情需要检查。有无肛裂、痔、肛瘘、脱肛。必要时直肠指诊（狭窄、包块、压痛、前列腺肿大及压痛）。

外生殖器：根据病情需要做相应的检查。

男性：阴毛、龟头、包皮、睾丸、附睾、精索，有无发育畸形、鞘膜积液。

女性： 有特殊情况时，可请妇科医生检查，包括外生殖器（阴毛、阴阜、大阴唇、小阴唇、阴蒂）、内生殖器。

脊柱： 有无畸形（侧凸、前凸、后凸），有无压痛、活动受限。

四肢： 有无畸形，如杵状指（趾）。观察关节（红肿、疼痛、压痛、积液、脱臼、活动度、受限、强直），观察四肢有无外伤、骨折，下肢有无水肿、肌肉萎缩、瘫痪、静脉曲张。

神经反射： 肱二头肌反射，肱二头肌反射，膝腱反射，跟腱反射，腹壁反射，提睾反射，病理反射。必要时做其他检查。

实验室及器械检查

应记录与诊断有关的实验室及器械检查结果，如系入院前所做的检查，应注明检查地点及时间。

摘　要

将病史、体格检查、实验室检查及器械检查等主要资料摘要综合，提示诊断的依据，使其他医师或会诊医师通过摘要内容能了解基本的病情。

初步诊断：

医师签名：

第七节　再次入院记录

主诉： 同入院记录。

现病史： 要求首先对本次住院前历次有关住院诊疗经过进行小结，然后再书写本次入院的现病史（同入院记录）。先记录首次患病诱因、时间、缓急、主要症状及体征，住院日期及诊断，主要治疗及效果。然后简要记录首次出院后的病情变化或再次入院的病情及诊治情况。最后详细记录本次病情复发起始至就诊入院时的情况。

既往史、个人史、月经史、婚育史及家族史，只需记录往次病历遗漏、新增或需更正的内容。

体格检查： 同入院记录。

辅助检查： 同入院记录。

摘要：同入院记录。

诊疗计划：同入院记录。

　　　　　　　　　　　　　　　　　　入院诊断：

　　　　　　　　　　　　　　　　　　医师签名：

【要求】

（1）患者因旧病复发再次入院者，由实习医生、进修生或住院医生书写再次入院病历。因新病再次入院者，仍按新患者书写入院病历，并将以往住院病情及诊断列入既往史中。

（2）主诉宜注明系第几次入院。

（3）3 次以上入院患者的现病史，中间的几次入院情况可较简略地作为一般记录。

（4）辅助检查主要记录本次入院时及入院后 24 小时内的血、尿、粪常规检查及其他检查结果。

第八节　病程记录

一、首次病程记录

　　　　年　　　月　　　日　　　时

首次病程记录是指患者入院后由经治医师或值班医师书写的第一次病程记录，应当在患者入院 8 小时内完成。首次病程记录的内容包括病史特点、拟诊讨论（诊断依据及主要鉴别诊断）、诊疗计划等。

【要求】

（1）病史特点　应当在对病史、体格检查和辅助检查进行全面分析、归纳和整理后写出本病例特征，包括阳性发现和具有鉴别诊断意义的阴性症状和体征等。

（2）拟诊讨论（诊断依据及鉴别诊断）　根据病史特点，提出初步诊断和诊断依据；对诊断不明的写出鉴别诊断并进行分析；对下一步治疗措施进行分析。

（3）诊疗计划　提出具体的检查及治疗措施安排。

　　　　　　　　　　　　　　　　　　医师签名：

二、日常病程记录

年　　月　　日　　时

病程记录内容包括：①患者的主要症状、体征变化情况。②重要的辅助检查结果及临床意义。③主要治疗方法的名称、疗效及反应，重要医嘱的修改及其理由。④上级医师查房意见、会诊意见、分析讨论意见。⑤新诊断的确定和原诊断的修改，并说明理由。⑥入院时未能问清、查清、遗漏或需更正的重要病史及体征，患者、家属及有关人员的重要意见和要求。⑦向患者及其近亲属告知的重要事项、手术及其同意书等。由经治医师书写，也可以由实习医务人员或试用期医务人员书写，但应有经治医师签名。

医师签名：

第九节　上级医师查房记录

年　　月　　日

记录上级医师对患者病情分析、诊断、鉴别诊断、当前治疗措施疗效的分析及下一步诊疗意见等。

【要求】

（1）主治医师首次查房记录应当于患者入院 48 小时内完成。内容包括时间、查房医师的姓名、专业技术职务、补充的病史和体征、诊断依据与鉴别诊断的分析及诊疗计划等。

（2）科主任或副主任医师以上医师查房的记录，包括查房时间、医师的姓名、专业技术职务、对病情的分析和诊疗意见。

查房医师/记录者签名：

第十节　疑难病例讨论记录

年　　月　　日

疑难病例讨论记录指由科主任或具有副主任医师以上专业技术任职资格的医师主持、召集有关医务人员对确诊困难或疗效不确切病例讨论的记录。内容包括讨论日期、主持人及参加人员姓名、专业技术职务、具体讨论意见及主持人小结意见等。

记录者签名：

第十一节　请会诊记录

　　年　　　月　　　日　　　时

有关本科的简要病史、体征及辅助检查资料。

诊断：

请会诊目的：

医师签名：

第十二节　会诊记录

　　年　　　月　　　日　　　时

有关本科的简要病史，体征及辅助检查资料。

诊断处理意见：

医师签名：

【要求】

　　（1）会诊记录应另页书写，会诊医师一般应在 48 小时内应诊，对于急会诊，应在会诊申请发出后 10 分钟内到场，并在会诊结束后即刻完成会诊记录。会诊时邀请科室应有主管医师或相应的上级医师陪同并介绍病情。会诊医师要复习病史，认真体检，并简明扼要地书写会诊记录。申请会诊医师应在病程记录中记录会诊意见执行情况。

　　（2）集体会诊或院外会诊由经治医师书写会诊记录，紧接病程记录，不另立页，但要标明"集体（或院外）会诊记录"。会诊记录的内容包括：会诊日期及时分，参加会诊人员姓名、职称，会诊医师对病史及体征的补充，对病情的分析、诊断与处理意见。

第十三节　转科记录

　　年　　　月　　　日

转科记录指患者住院期间需要转科时，由转出科室和转入科室医师分别书写的转出记录和转入记录。转出记录在患者转出科室前书写完成（紧急情况除外），转入记录于患者转入后 24 小时内完成。

　　内容包括入院日期、转出或转入日期，转出、转入科室，患者姓名、性别、年龄、主诉、入院情况、入院诊断、诊疗经过、目前情况、目前诊断、转科目的及注意事项或转入诊疗计划。

医师签名：

第十四节　交（接）班记录

　　　　年　　月　　日

　　患者姓名，性别，年龄，职业，主诉，入院日期，已住院__天。

　　入院情况：简要记录入院时的主要症状、体征和辅助检查结果。

　　入院诊断：

　　住院情况：记录重要检查、主要治疗、病情变化及交（接）班时情况。病史补充，原症状或体征存在、消失或改善情况，或新发现的阳性体征，有关辅助检查复查结果等。

　　交（接）班诊断：记录交（接）班时已作出的诊断。

　　注意事项：交代病情观察要点，需继续进行的检查及治疗，以及其他重要事项。

　　【要求】

　　（1）交（接）班记录是指患者经治医师发生变更之际，交班医师和接班医师分别对患者病情及诊疗情况进行简要总结的记录。

　　（2）交班记录应当在交班前由交班医师书写完成，接班记录应当由接班医师于接班后 24 小时内完成。

医师签名：

第十五节　阶段小结

　　　　年　　月　　日

　　患者姓名，性别，年龄，职业，入院日期，已住__天。

　　主诉：

　　入院情况：简要记录入院时主要症状、体征、辅助检查结果。

入院诊断：

诊疗经过及目前情况：

目前诊断：记录阶段小结时已有的诊断。

诊疗计划：下一步诊疗方案及建议等。

医师签名：

【要求】

（1）阶段小结是指患者住院时间较长，由经治医师每月所作病情及诊疗情况总结。

（2）交（接）班记录、转科记录可代替阶段小结。

（3）患者病情显著好转或恶化，或治疗一阶段病情无改善，需要更改原诊疗计划时，均应作阶段小结。住院超过 1 个月的患者，也需作阶段小结。

（4）再次书写阶段小结时可省略"入院情况"。

第十六节　抢救记录

　　　　年　　　月　　　日

抢救记录指患者病情危重，采取抢救措施时所作的记录。因抢救急危患者，未能及时书写病历的，有关医务人员应当在抢救结束后 6 小时内据实补记，并加以注明。内容包括病情变化情况、抢救时间及措施、参加抢救的医务人员姓名及专业技术职务等。记录抢救时间应当具体到分钟。

医师签名：

第十七节　术前讨论记录

　　　　年　　　月　　　日

术前讨论记录是指因患者病情较重或手术难度较大，手术前在上级医师主持下，对拟实施手术方式和术中可能出现的问题及应对措施所作的讨论。内容包括术前准备情况、手术指征、手术方案、可能出现的意外及防范措施、参加讨论者的姓名和专业技术职务、具体讨论意见及主持人小结意见、讨论日期等。

医师签名：

第十八节 手术记录

手术记录由手术者书写，在术后 24 小时内完成。特殊情况下由第一助手书写时，应有手术者签名。

手术记录应当另页书写，内容包括一般项目（患者姓名、性别、科别、病房、床位号、住院病历号或病案号）、手术日期、术前诊断、术中诊断、手术名称、手术者及助手姓名、麻醉方法、手术经过、术中出现的情况及处理等。

医师签名：

第十九节   有创诊疗操作记录

有创诊疗操作记录是指在临床诊疗活动过程中进行的各种诊断、治疗性操作（如胸腔穿刺、腹腔穿刺等）的记录。应当在操作完成后即刻书写。内容包括操作名称、操作时间、操作步骤、结果及患者一般情况，记录过程是否顺利、有无不良反应，术后注意事项及是否向患者说明。

医师签名：

第二十节   输血治疗知情同意书

输血治疗知情同意书是指输血前，经治医师向患者告知输血的相关情况，并由患者签署是否同意输血的医学文书。输血治疗知情同意书内容包括患者姓名、性别、年龄、科别、病案号、诊断、输血指征、拟输血成分、输血前有关检查结果、输血风险及可能产生的不良后果，患者签署意见并签名，医师签名并填写日期。

第二十一节 手术护理记录

手术护理记录由巡回护士记录，应当在手术结束后即刻完成。

手术护理记录应当另页书写，内容包括患者姓名、住院病历号（或病案号）、手术日期、手术名称、术中护理情况、所用各种器械和敷料数量的清点核对、巡回护士和手术器械护士签名等。

第二十二节　手术同意书

手术同意书指手术前，经治医师向患者告知拟施手术的相关情况，并由患者签署同意手术的医学文件。

医师签名：

第二十三节　特殊检查、特殊治疗同意书

特殊检查、特殊治疗同意书是指在实施特殊检查、特殊治疗前，经治医师向患者告知特殊检查、特殊治疗的相关情况，并由患者签署是否同意检查、治疗的医学文书。内容包括术前诊断、手术名称、术中或术后可能出现的并发症、手术风险、患者及其家属签名等。

医师签名：

第二十四节　出院记录

　　　年　　月　　日

出院记录应当在患者出院后 24 小时内完成。

内容主要包括入院日期、出院日期、入院情况、入院诊断、诊疗经过、出院诊断、出院情况、出院医嘱及注意事项等。

医师签名：

第二十五节　死亡记录

　　　年　　月　　日

死亡记录应当在患者死亡后 24 小时内完成。

内容包括入院日期、死亡时间、入院情况、入院诊断、诊疗经过（重点记录病情演变、抢救经过）、死亡原因、死亡诊断等。记录死亡时间应当具体到分钟。

医师签名：

第二十六节　死亡病例讨论记录

　　年　　　月　　　日

　　死亡病例讨论记录是指在患者死亡一周内，由科主任或具有副主任医师以上专业技术职务任职资格的医师主持，对死亡病例进行讨论、分析的记录。内容包括讨论日期、主持人及参加人员姓名、专业技术职务、具体讨论意见及主持人小结意见。

医师签名：

第二十七节　医　嘱

医嘱指医师在医疗活动中下达的医学指令。

1. 医嘱内容及起始、停止时间应当由医师书写。

2. 内容应当准确、清楚，并注明下达时间，应当具体到分钟。

3. 不得涂改，需要取消时应当使用红色墨水标注"取消"字样并签名。

4. 一般情况下，医师不得下达口头医嘱。因抢救需要下达口头医嘱时，护士应当复诵一遍。抢救结束后，医师应当即刻据实补记医嘱。

5. 长期医嘱：包括患者姓名、科别、住院病历号（或病案号）、页码、起始日期和时间、长期医嘱内容、停止日期和时间、医师签名、执行时间、执行护士签名。

6. 临时医嘱：包括医嘱时间、临时医嘱内容、医师签名、执行时间、执行护士签名等。

第二十八节　病危（重）通知书

　　病危（重）通知书是指患者病情危、重时，由经治医师或值班医师向患者家属告知病情，并由患方签名的医疗文书。内容包括患者姓名、性别、年龄、科别，目前诊断及病情危重情况，患方签名、医师签名并填写日期。一式两份，一份交患方保存，另一份归病历中保存。

第二章　医患沟通的内容及技巧

为保护患者合法权益，充分尊重患者的知情权，让患者参与医疗活动，规范医疗行为，增进医患互信、防范医疗纠纷的发生，确保医疗安全，医务人员应重视医患沟通。

一、医患沟通技巧

与患方沟通应尊重对方，耐心倾听对方的倾诉，同情患者的病情或遭遇，愿为患者奉献爱心，并本着诚信的原则进行。同时应掌握以下方面的内容：

1. 一个"技巧"　多听患者或家属说几句，尽量让患者及家属宣泄和倾诉，对患者的病情尽可能做出准确的解释。

2. 两个"掌握"　掌握病情、检查结果和治疗情况；掌握医疗费用给患方造成的心理压力。

3. 三个"留意"　留意沟通对象的受教育程度、情绪状态及对沟通的感受；留意沟通对象对病情的认知程度和对交流的期望值；留意自身的情绪反应，学会自我控制。

4. 四个"避免"　避免使用刺激对方情绪的语气、语调、语句；避免压抑对方情绪、刻意改变对方观点；避免过多使用对方不易听懂的专业词汇；避免强求对方立即接受医师的意见和事实。

二、医患沟通记录

医护人员的每次沟通都应在病历的病程记录或护理记录中有详细记载。记录的内容有：时间，地点，参加的医护人员、患者和亲属姓名，沟通内容，沟通结果等。重要的沟通记录应当由患方签署意见和签名。

三、医患沟通的内容及时机

1. 院前沟通　门诊医师在接诊患者时，应根据患者的既往病史、现病史、体格检查、辅助检查等对疾病作出初步诊断，可安排在门诊治疗，对符合入院指征的可收入院治疗。在此期间，门诊医师应与患者沟通，征求患者的意见，争取患者对各种医疗处置的理解。必要时，应将沟通内容记录在门诊病历上。

2. 入院时沟通　病房接诊医师在接收患者入院时，应在首次病程记录完成时即与患者或家属进行疾病沟通。门诊患者的首次病程记录应于患者入院后 8 小时内完成；急诊患者入院后，责任医师根据疾病严重程度，综合客观检查对疾病作出诊断，在患者入院后 2 小时内与患者或患者家属进行正式沟通。

3. 住院期间沟通　医护人员在患者入院后应向患者或家属介绍患者的疾病诊断情况、主要治疗措施以及下一步治疗方案等，同时回答患者提出的有关问题。包括患者病情变化时的随时沟通，有创检查及有风险处置前的沟通，变更治疗方案时的沟通，贵重药品使用前的沟通，发生欠费且影响患者治疗时的沟通，急、危、重症患者随疾病转归的及时沟通，术前沟通，术中改变术式沟通，麻醉前沟通（应由麻醉师完成），输血前沟通以及使用医保目录以外的诊疗项目或药品前的沟通等。对于术前的沟通，应明确术前诊断、诊断的依据、是否为手术适应证、手术时间、术式、手术人员以及手术常见并发症等情况，并明确告知手术风险及术中病情变化的预防措施。对于麻醉前的沟通，应明确拟采用的麻醉方式、麻醉风险、预防措施以及必要时视手术情况临时需要变更麻醉方式等内容，同时应征得患者本人或家属的同意并签字确认。对于输血前的沟通，应明确交代输血的适应证和必要性，以及可能发生的并发症。

4. 出院时沟通　患者出院时，医护人员应向患者或家属明确说明患者在院时的诊疗情况、出院医嘱、出院后注意事项以及是否定期随诊等内容。

（徐　勇　陈　果　杨　军）

第二篇　呼吸系统

第一章　症状学

第一节　发　热

机体在致热原作用下或各种原因导致体温调节中枢的功能障碍时，体温升高超出正常范围，称为发热。正常体温：腋窝温度 36~37℃，口温 36.3~37.2℃，肛温 36.5~37.7℃（比口温高 0.2~0.5℃）。正常体温每日波动不超过 1℃。

【病因与分类】

（一）感染性发热

由各种病原体如细菌、病毒、支原体、立克次体、真菌、螺旋体及寄生虫等感染引起的发热。

（二）非感染性发热

1. 血液病　如白血病、淋巴瘤、恶性组织细胞病等。

2. 结缔组织疾病　如系统性红斑狼疮、皮肌炎、类风湿关节炎、硬皮病等。

3. 变态反应性疾病　如风湿热、血清病、药物热、溶血反应等。

4. 内分泌代谢疾病　如甲状腺功能亢进症、甲状腺炎、痛风和重度脱水等。

5. 血栓及栓塞疾病　如心肌梗死、肺梗死、肢体坏死等引起吸收热。

6. 颅内疾病　如脑出血、脑挫伤、脑震荡等引起中枢性发热。

7. 皮肤病变　皮肤散热减少而发热，如广泛性皮炎、鱼鳞病等。

8. 恶性肿瘤　可导致发热。

9. 物理及化学性损害　如中暑、内出血、大手术后、骨折、大面积烧伤及重度安眠药中毒等。

10. 自主神经功能紊乱　①原发性低热：可持续数月甚至数年之久，热型较规则，体温波动小（＜0.5℃）。②感染治愈后低热：病原体（细菌等）致发热，经治疗原感染已愈，但原发热降至低热而不退，为体温中枢调节功能未恢复正常所致。③夏季低热：仅发于夏季，秋凉自退，数年后可自愈。见于幼儿，因体温调节中枢功能不完善、夏季体弱，多发生于营养不良或脑发育不全者。④生理性低热：精神紧张、剧烈运动、月经前及妊娠初期可有低热。

【诊断要点】

（一）病史及检查

询问感染源接触史、起病情况、伴随症状、检查身体感染灶。发热在14 天内为急性发热；超过 14 天为长程发热。

（二）临床表现

1. 发热的分度　低热：$37.3 \sim 38℃$。中等度热：$38.1 \sim 39℃$。高热：$39.1 \sim 41℃$。超高热：$41℃$ 以上。

2. 发热的临床过程及特点

（1）体温上升期

骤升型：临床表现为体温在几小时内达高热（$39 \sim 40℃$）以上，常伴寒战，小儿易发生惊厥。见于疟疾、大叶性肺炎、败血症、流行性感冒、急性肾盂肾炎、输液反应或药物反应等。

缓升型：体温在数日内达高峰，多不伴寒战。见于伤寒、结核、布鲁菌病等。

（2）高热期　临床表现为皮肤发红、发热，呼吸加快变深，出汗增多。体温在较高水平保持相对稳定。

（3）体温下降期　临床表现为出汗多，皮肤潮湿，体温逐渐降至正常。表现为：骤降型，与高热期骤升型相反；缓降型，与高热期缓升型相反。

3. 热型及临床意义　发热患者不同时间测得的体温数值分别记录在体温单上，将各体温数值点连接起来形成体温曲线，曲线的不同形态称为热型。常见热型如下：

（1）稽留热　体温恒定 $>39℃$、24 小时波动 $<1℃$。常见于大叶性肺炎、斑疹伤寒及伤寒高热期。

（2）弛张热（败血症热型）　体温 $39℃$ 以上、波动大、24 小时波动 $>2℃$，但都在正常水平以上。常见于败血症、风湿热、重症肺结核及化脓性炎症等。

（3）间歇热　体温骤升达高峰并持续数小时，又迅速降至正常水平，无热期（间歇期）持续 1 天至数天，如此高热期与无热期反复交替出现。常见于疟疾、急性肾盂肾炎等。

（4）波状热　体温逐渐上升至 39℃以上，数天后又逐渐下降至正常，持续数天后又逐渐升高，如此反复多次。常见于布鲁菌病。

（5）回归热　体温骤升至 39℃以上，持续数天后又骤降至正常水平，高热期与无热期各持续若干天后规律性交替一次。常见于回归热、霍奇金病等。

（6）不规则热　体温曲线无规律。常见于结核病、风湿热、支气管肺炎、感染性胸膜炎等。

【伴随症状】

1. 发热伴寒战　常见于大叶性肺炎、败血症、急性胆囊炎、急性肾盂肾炎、流行性脑脊髓膜炎、疟疾、钩端螺旋体病、药物热、急性溶血或输血反应等。

2. 发热伴结膜充血　常见于麻疹、流行性出血热、斑疹伤寒、钩端螺旋体病。

3. 发热伴单纯疱疹　常见于大叶性肺炎、流行性脑脊髓膜炎、间日疟、流行性感冒等。

4. 发热伴淋巴结肿大　常见于传染性单核细胞增多症、风疹、淋巴结结核、局灶性化脓性感染、丝虫病、白血病、淋巴瘤、转移癌等。

5. 发热伴肝大、脾大　常见于传染性单核细胞增多症、病毒性肝炎、肝及胆道感染、布鲁菌病、疟疾、结缔组织病、白血病、淋巴瘤、黑热病、急性血吸虫病等。

6. 发热伴出血　常见于重症感染、急性传染病（流行性出血热、病毒性肝炎、斑疹伤寒、败血症等）、血液病（急性白血病、再生障碍性贫血、恶性组织细胞病等）。

7. 发热伴关节肿痛　常见于败血症、猩红热、布鲁菌病、风湿热、结缔组织病、痛风等。

8. 发热伴皮疹　常见于麻疹、猩红热、风疹、水痘、斑疹伤寒、风湿热、结缔组织病、药物热等。

9. 发热伴昏迷　先发热后昏迷：常见于流行性乙型脑炎、斑疹伤寒、流行性脑脊髓膜炎、菌痢、中暑。先昏迷后发热：常见于脑出血、巴比妥类药物中毒等。

（李　多）

第二节　呼吸困难

呼吸困难（dyspnea）是指患者主观感到空气不足、呼吸费力，客观表现呼吸运动用力，严重者鼻翼扇动、张口呼吸、端坐呼吸甚至发绀，辅助呼吸肌也参与活动，并伴有呼吸频率、深度与节律的改变。

【病因】

引起呼吸困难的原因主要是呼吸系统疾病、循环系统疾病、中毒、血液病和神经精神性疾病。

【诊断要点】

（一）肺源性呼吸困难

肺源性呼吸困难是呼吸系统疾病引起的通气、换气功能障碍，导致缺氧和（或）二氧化碳潴留引起。临床上分为三种类型：

1. 吸气性呼吸困难　特点是吸气费力，严重者由于呼吸肌极度用力，胸腔负压增大，吸气时胸骨上窝、锁骨上窝和肋间隙明显凹陷，称"三凹征"，可伴有干咳及高调吸气性喉鸣。常见于喉、气管、大支气管的狭窄与阻塞。

2. 呼气性呼吸困难　特点是呼气费力，呼气时间延长，常伴有呼气相干啰音，为肺泡弹性减弱和（或）小支气管狭窄（痉挛或炎症）所致。常见于支气管哮喘、弥漫性泛细支气管炎和慢性阻塞性肺疾病合并感染等。

3. 混合性呼吸困难　特点是呼气相与吸气相均感费力，呼吸频率增快、深度变浅，可伴有呼吸音异常（减弱或消失）或病理性呼吸音。其原因是由于肺或胸膜腔病变致呼吸面积减少，换气功能障碍所致。常见于重症肺炎、重症肺结核、大面积肺栓塞、弥漫性肺间质疾病、大量胸腔积液、气胸、广泛性胸膜增厚等。

（二）心源性呼吸困难

主要由于左心衰竭和（或）右心衰竭引起，左心衰竭所致呼吸困难较为严重。

1. 左心衰竭致呼吸困难

（1）主要原因是肺淤血和肺泡弹性降低。

（2）有下述特点。①活动后呼吸困难：活动时出现或加重、休息时减轻或缓解；仰卧位加重、坐位减轻。②夜间阵发性呼吸困难：多在夜间睡眠中发生，患者常于熟睡中突感胸闷憋气惊醒，数分钟至数十分钟后症状逐渐减轻、缓解，惊恐不安，伴有咳嗽。③端坐位呼吸：病情较重患者，常被迫坐起。④心源性哮喘：左心衰严重者明显喘息、面色青紫、大汗、端坐位呼吸，呼吸有哮鸣音，咳浆液性粉红色泡沫痰，两肺底部有湿啰音，心率加快，有奔马律。

（3）常见于高血压心脏病、冠状动脉粥样硬化性心脏病（冠心病）、风湿性心脏病（风心病）、心肌炎和心肌病等。

2. 右心衰竭致呼吸困难

（1）主要是体循环淤血所致。

（2）临床上主要见于慢性肺源性心脏病和急、慢性心包炎。

（三）中毒性呼吸困难

1. 代谢性酸中毒　在尿毒症、糖尿病酮症酸中毒和肾小管性酸中毒时，血中酸性代谢产物增多，强烈刺激颈动脉窦、主动脉体化学受体或直接兴奋刺激呼吸中枢，呼吸深、快、规则，可伴有鼾声，称为库斯莫尔呼吸（Kussmaul respiration）。

2. 感染　急性感染和急性传染病时，由于体温升高和毒性代谢产物的影响，刺激兴奋呼吸中枢，使呼吸频率增快。

3. 药物　某些药物和化学物质如吗啡类、巴比妥类、苯二氮䓬类药物和有机磷杀虫药中毒时，呼吸中枢受抑制，致呼吸缓慢、变浅，伴有呼吸节律异常改变如潮式呼吸（Cheyne-Stokes 呼吸）或间停呼吸（Biots 呼吸）。

4. 其他

（1）某些毒物可作用于血红蛋白，如一氧化碳中毒时，一氧化碳与血红蛋白结合成碳氧血红蛋白。

（2）亚硝酸盐和苯胺类中毒，使血红蛋白转变为高铁血红蛋白，失去携氧功能致组织缺氧。

（3）氰化物中毒时，氰离子抑制细胞色素氧化酶的活性，影响细胞呼吸作用，导致组织缺氧引起呼吸困难，严重时可引起脑水肿抑制呼吸中枢。

（四）神经精神性呼吸困难

1. 颅脑疾患　颅脑外伤、脑出血、脑炎、脑膜炎、脑脓肿及脑肿瘤等，呼吸中枢受增高的颅内压和供血减少的影响，呼吸变深变慢，常伴呼吸节律的异常。

2. 癔症 由于精神心理因素的影响可有呼吸困难发作，其特点是呼吸增快、变浅，常因通气过度而发生呼吸性碱中毒，出现口周、肢体麻木和手足搐搦，严重时可有意识障碍。

（五）血源性呼吸困难

重度贫血、高铁血红蛋白症或硫化血红蛋白症等，因红细胞携氧减少，血氧含量降低，致呼吸加速，同时心率加快。大出血或休克时，因缺血与血压下降，刺激呼吸中枢，也可使呼吸加速。

【伴随症状】

1. 呼吸困难伴哮鸣音 见于支气管哮喘、心源性哮喘；突发性严重的呼吸困难，见于急性喉水肿、气管异物、大面积肺栓塞、自发性气胸等。

2. 呼吸困难伴胸痛 见于大叶性肺炎、急性胸膜炎、肺栓塞、自发性气胸、急性心肌梗死、支气管肺癌等。

3. 呼吸困难伴发热 见于肺炎、肺脓肿、胸膜炎、急性心包炎、咽后壁脓肿等。

4. 呼吸困难伴咳嗽、咳痰 见于慢性阻塞性肺疾病、肺部感染、肺脓肿、支气管扩张等，后两种疾病患者脓痰量较多；伴大量浆液性泡沫样痰，见于急性左心衰竭和有机磷杀虫药中毒。

5. 呼吸困难伴意识障碍 见于脑出血、脑膜炎、尿毒症、糖尿病酮症酸中毒、肺性脑病、急性中毒、重症肺炎等。

（李　多）

第三节　咳嗽与咳痰

咳嗽（cough）是机体的一种保护性反射动作。通过咳嗽反射能有效清除呼吸道内的分泌物或进入气道内的异物。长期、频繁咳嗽影响工作与休息，则属病理现象。咳痰（expectoration）是指借咳嗽动作将气管、支气管内分泌物或肺泡内渗出液排出口腔外的过程。

【发生机制】

刺激因子刺激"咳嗽受体"（广泛分布于耳、鼻、咽、喉、气管、支气管、胸膜、膈肌、食管等），"咳嗽受体"被激活后，将传入冲动沿迷走神经传入纤维，传至延髓咳嗽中枢孤立束神经核区，在该部位整合各种传入冲动，继而传入大脑皮质咳嗽中枢，通过运动传出冲动，经迷走神经传至各效应器（喉下神经、膈神经、脊髓神经等），进而调节呼吸肌活动、支气管挛缩、声门闭合、呼吸道黏液腺分泌等，最终完成咳嗽反射及气道黏液清除功能。

【病因】

1. 呼吸道疾病　呼吸道感染、肺部肿瘤等。

2. 胸膜疾病　气胸、胸腔积液等。

3. 心血管疾病　各种原因所致心律失常、心力衰竭等。

4. 中枢神经因素　颅内肿瘤等。

5. 其他　异物吸入、胃食管反流、纵隔肿瘤、主动脉瘤等。

【诊断要点】

（一）咳嗽

1. 性质

（1）干性咳嗽　无痰或痰量极少。常见于急、慢性咽喉炎，急性支气管炎初期，气管受压，支气管异物，喉癌，支气管肿瘤，胸膜疾病，肺动脉高压，二尖瓣狭窄等。

（2）湿性咳嗽　伴有咳痰。常见于慢性支气管炎、支气管扩张、肺炎、肺脓肿、空洞型肺结核等。

2. 时间与规律

（1）突发性咳嗽　常见于刺激性气体或异物吸入、气道受压（肿大淋巴结或肿瘤压迫）时。

（2）发作性咳嗽　常见于百日咳、支气管结核、咳嗽变异性哮喘、嗜酸性粒细胞性支气管炎等疾病。

（3）长期慢性咳嗽　常见于慢性支气管炎、支气管扩张、肺脓肿、肺结核等疾病。

（4）夜间咳嗽　常见于咳嗽变异性哮喘、肺结核、左心衰竭、胃-食管反流性疾病。

3. 音色

（1）咳嗽声音嘶哑　多见于声带炎、喉炎、肿瘤压迫喉返神经等。

（2）金属音调咳嗽　见于纵隔肿瘤、主动脉瘤或支气管癌直接压迫气管时。

（3）鸡鸣样咳嗽　连续阵发性剧咳伴有高调吸气回声，见于百日咳，会厌、喉部疾病、气管受压等情况

（4）咳嗽声音低微或无声　见于严重肺气肿、声带麻痹、极度衰弱患者。

（二）痰

1. 性质

（1）黏液性　见于急性支气管炎、支气管哮喘、大叶性肺炎初期。

（2）浆液性　见于肺水肿。

（3）脓性　见于化脓性细菌性下呼吸道感染。

（4）血性　见于肺部感染、肺部肿瘤、肺血管病变、心力衰竭。

2. 量　支气管扩张、肺脓肿、支气管胸膜瘘时痰量较多，排痰与体位有关，痰量多时静置后出现分层现象（上层为泡沫、中层为浆液或浆液脓性、下层为坏死物）；日咳数百至上千毫升浆液泡沫样痰，还应考虑弥漫性肺泡癌的可能。

3. 气味　痰有恶臭气味者，提示有厌氧菌感染。

【伴随症状】

1. 咳嗽伴发热　多见于呼吸道感染、支气管扩张并感染、胸膜炎、肺结核等。

2. 咳嗽伴胸痛　多见于肺炎、胸膜炎、支气管肺癌、肺栓塞、自发性气胸等。

3. 咳嗽伴呼吸困难　见于喉水肿、喉肿瘤、慢性阻塞性肺病、重症肺炎、肺结核、大量胸腔积气胸及肺淤血、肺水肿、气胸、气管或支气管异物等。

4. 咳嗽伴大量脓痰　见于支气管扩张、肺脓肿、肺囊肿伴感染、支气管胸膜瘘等。

5. 咳嗽伴咯血　见于肺结核、支气管扩张、支气管肺癌、肺脓肿、肺血管畸形、肺动脉瘤、支气管结石、肺含铁血黄素沉着症、二尖瓣狭窄等。

6. 咳嗽伴杵状指（趾）　主要见于支气管扩张、慢性肺脓肿、脓胸、支气管肺癌等。

7. 咳嗽伴哮鸣　见于支气管哮喘、慢性阻塞性肺疾病、心源性哮喘、弥漫性泛细支气管炎、气管或支气管异物、支气管肺癌等。

（湛晓勤　傅玉琼）

第四节　咯　血

咯血（hemoptysis）是指喉部以下的呼吸道及肺任何部位的出血，经口腔咯出。

【病因】

1. 支气管疾病　常见的有支气管扩张、支气管肺癌、支气管结核、慢性支气管炎等。

2. 肺部疾病　常见的有肺结核、肺炎、肺脓肿等。

3. 心血管疾病　常见的有二尖瓣狭窄，其次为先天性心脏病所致肺动脉高压或原发性肺动脉高压、肺栓塞、肺血管炎。

4. 其他　血液系统疾病、急性传染病、风湿性疾病、气管/支气管子宫内膜异位症等

【诊断要点】

（一）年龄

1. 青壮年若出现咯血，提示肺结核、支气管扩张、二尖瓣狭窄等疾病的可能。

2. 40 岁以上嗜烟者出现咯血，警惕支气管肺癌。

3. 儿童慢性咳嗽伴少量咯血、低色素贫血，警惕特发性含铁血黄素沉着症。

（二）咯血量

1. 少量咯血　咯血量＜100ml/d，见于支气管肺癌等。

2. 中量咯血　咯血量 100～500ml/d。

3. 大量咯血　咯血量＞500ml/d，见于空洞型肺结核、支气管扩张、慢性肺脓肿、肺血管畸形、肺动脉瘤等，需警惕大咯血所致窒息。

4. 颜色与性质

（1）鲜红色　常见于肺结核、支气管扩张、肺脓肿及出血性疾病。

（2）铁锈色　常见于肺炎球菌肺炎、肺吸虫病、肺泡出血。

（3）砖红色胶冻样　常见于肺炎克雷白菌肺炎。

（4）暗红色　常见于二尖瓣狭窄。

（5）粉红色　常见于左心衰竭。

（6）黏稠暗红色　常见于肺栓塞。

【伴随症状】

1. 咯血伴发热　多见于肺结核、肺炎、肺脓肿、流行性出血热、肺出血型钩端螺旋体病、支气管肺癌等。

2. 咯血伴胸痛　多见于肺炎球菌肺炎、肺结核、肺栓塞、支气管肺癌等。

3. 咯血伴呛咳　多见于支气管肺癌、支原体肺炎等。

4. 咯血伴脓痰　多见于支气管扩张、肺脓肿、空洞型肺结核继发细菌感染等。

5. 咯血伴皮肤、黏膜出血　多见于血液病、风湿病、肺出血型钩端螺旋体病、流行性出血热等。

6. 咯血伴杵状指　多见于支气管扩张、肺脓肿、支气管肺癌等。

7. 咯血伴黄疸　多见于钩端螺旋体病、肺炎球菌肺炎、肺栓塞等。

【鉴别诊断】

咯血首先应与口腔、咽、鼻腔和上消化道出血鉴别（表 2 - 1 - 1）。

表 2 - 1 - 1　咯血与呕血的鉴别

鉴别项目	咯血	呕血
病因	肺结核、支气管扩张、肺癌、肺炎、肺脓肿、心脏病等	消化性溃疡、肝硬化、急性胃黏膜病变、胆道出血、胃癌等
出血前症状	喉部痒感、胸闷、咳嗽等	上腹部不适、恶心、呕吐等
出血方式	咯出	呕出，可为喷射状
血的颜色	鲜红	暗红色、棕色，有时为鲜红色
血中混有物	泡沫、痰	食物残渣、胃液
酸碱反应	碱性	酸性
柏油样便	无，若咽下血液量较多时可见	有，可为柏油样便，呕血停止后仍可持续数日
出血后的痰性状	常有血痰数日	无痰

（湛晓勤　傅玉琼）

第五节　发　绀

发绀（cyanosis）又称紫绀，指血液中还原血红蛋白增多（毛细血管血液的还原血红蛋白量超过 5g/100ml），致皮肤、黏膜呈现青紫色的现象。这种改变常发生在皮肤较薄、色素较少和毛细血管丰富的血循环末梢处，如口唇、指（趾）。

【病因】

（一）血液中还原血红蛋白增多（真性发绀）

1. 中心性发绀

（1）病因　心、肺疾病致动脉血氧饱和度降低。

（2）特点　为全身性，皮肤暖和。

（3）分型　①肺性发绀：呼吸功能不全、肺氧合作用不足，体循环毛细血管中还原血红蛋白增多出现发绀，常见于各种严重的呼吸系统疾病。②心性混血性发绀：体循环静脉血与动脉血相混合，部分静脉血未通过肺脏进行氧合作用，即由异常通路分流入体循环，如分流量超过输出量的 1/3 时，即可以引起发绀。

2. 周围性发绀

（1）病因　由于周围循环血流障碍所致。

（2）特点　出现于肢体的末梢部位与下垂部位，皮肤冰冷。

（3）分型　①淤血性周围性发绀：见于右心功能不全、慢性缩窄性心包炎等，体循环淤血、周围血流缓慢，氧在组织中消耗过多所致。②缺血性周围性发绀：见于心排量减少和局部血流障碍性疾病，如严重休克、暴露于寒冷空气中和血栓闭塞性脉管炎等。

3. 混合性发绀　中心性发绀与周围性发绀并存，可见于心功能不全，因肺淤血在肺内氧合不足以及周围循环缓慢，血液在周围毛细血管中脱氧过多所致。

（二）血液中含有异常血红蛋白衍生物

1. 高铁血红蛋白血症

（1）血中高铁血红蛋白量达 3g/100ml 即可出现发绀。

（2）可由于伯氨喹、亚硝酸盐、氯酸钾、磺胺类、非那西丁、苯丙砜、硝基苯、苯胺等中毒引起；也可由于先天性高铁血红蛋白血症所致。

（3）发绀的特点是急骤出现，患者病情严重，静脉注射亚甲蓝溶液或大量维生素 C，可使发绀消退。由于进食大量含有亚硝酸盐的变质蔬菜，也可出现发绀，称为"肠源性青紫"，是中毒性高铁血红蛋白血症的一种类型。

2. 硫化血红蛋白血症

（1）能产生高铁血红蛋白的药物或化学物品也能产生硫化血红蛋白，须同时有便秘或服用硫化物（主要为含硫的氨基酸），在肠内形成大量硫化氢。血中硫化血红蛋白量达 0.5g/100ml 时即可出现发绀。

（2）发绀的特点是持续时间长，可达几个月或更长，血液呈蓝褐色，分光镜检查可证明有硫化血红蛋白的存在。

【伴随症状】

1. 呼吸困难　常见于重症心、肺疾病；高铁血红蛋白血症与硫化血红蛋白血症一般无呼吸困难。

2. 杵状指（趾）　提示病程较长，主要见于发绀型先天性心血管病与某些慢性肺疾病。

3. 意识障碍及衰竭　主要见于某些药物或化学物质中毒、休克、急性肺部感染或急性心力衰竭等。

（代　丽　范贤明）

第六节　胸　痛

胸痛（chest pain）是由各种理化因素刺激胸部感觉神经纤维产生痛觉冲动，传至大脑皮质痛觉中枢，引起胸部疼痛的感觉。放射痛或牵涉痛：病变内脏与体表的传入神经进入同一脊髓节段，激发脊髓体表感觉神经元，引起相应体表区域的痛感。

【病因】

1. 胸壁疾病　急性皮炎、带状疱疹、肋间神经炎、肋软骨炎、肋骨折、多发性骨髓瘤、白血病等。

2. 心血管疾病　心绞痛、急性心肌梗死、心包炎、二尖瓣或主动脉瓣病变、夹层动脉瘤、肺栓塞、神经官能症等。

3. 呼吸系统疾病　胸膜和肺部的炎症、肿瘤及气胸等。

4. 纵隔及食管疾病　纵隔炎、纵隔脓肿、纵隔肿瘤、食管炎、食管裂孔疝、食管癌。

5. 横膈下疾病　膈下脓肿、肝脓肿、脾梗死、胆道疾病。

【诊断要点】

1. 胸壁所致的胸痛

（1）疼痛位于胸壁病变局部，有病理表现，如红、肿、热、痛及压痛。

（2）呼吸、咳嗽、双臂活动时疼痛加剧。

2. 心血管疾病所致胸痛

（1）胸骨后、心前区或剑突下压榨样痛伴窒息感，可向左肩、臂放射。

（2）常于劳累或激动时诱发，胸痛发作时心电图有助诊断。

3. 呼吸系统疾病所致胸痛

（1）胸痛呈刺痛或撕裂痛，咳嗽或深呼吸时加剧。

（2）常伴咳嗽、咳痰、咯血、呼吸困难、胸膜摩擦音等。

（3）体检、痰检、胸部 X 线检查等有助诊断。

4. 纵隔及食管疾病

（1）位于胸骨后，呈持续性烧灼痛或钝痛。

（2）进食时发作或加剧，伴吞咽困难，提示食管疾病。

（3）食管钡餐、胃镜、计算机断层扫描（CT）等有助诊断。

（范贤明　张　莉）

第二章　临床常用诊疗技术

第一节　胸腔穿刺术

【适应证】

1. 明确胸腔积液的性质，寻找引起胸腔积液的病因。

2. 抽吸胸腔积液或积气，以解除对心脏、肺及纵隔的压迫。

3. 通过胸腔穿刺注射药物（抗癌药、抗生素等），并行胸膜腔粘连术。

【操作方法】

1. 抽取胸腔积液时，嘱患者骑跨反坐于靠背椅上，两前臂置于椅背上，前额伏于前臂上。不能起床者以及抽取胸腔积气时让患者取半坐位，前臂上举抱于枕部。

2. 胸腔积液穿刺点一般取肩胛线或腋后线第7～8肋间；胸腔积气穿刺点一般取锁骨中线第2肋间。包裹性积液或积气则结合胸部X线或超声检查确定合适的穿刺点。

3. 常规消毒皮肤，戴无菌手套，覆盖消毒洞巾。

4. 用2％利多卡因在下一肋骨上缘的穿刺点自皮肤至胸膜壁层进行局部浸润麻醉。

5. 术者先用止血钳夹住穿刺针座后的胶皮管，以左手示指与中指固定穿刺部位的皮肤，右手将穿刺针在麻醉处缓缓刺入，当针锋抵抗感突然消失时，将50ml无菌注射器接上胶皮管，松开止血钳，可进行抽液或抽气。同时助手用止血钳协助固定穿刺针，以防刺入过深损伤肺组织。注射器抽满后，再次用止血钳夹住胶皮管，而后取下注射器，将液体注入提前准备好的容器内，并留取标本送检，抽出之气体则推入空气中。注意计量抽出液体或气体总量。

6. 抽液或抽气结束后，用止血钳夹注胶皮管，将穿刺针拔出，穿刺处用碘酊（碘酒）消毒后覆盖无菌纱布，稍用力压迫片刻，用胶布固定后嘱患者静卧休息。

【注意事项】

1. 操作前应向患者说明穿刺目的，消除顾虑。对精神紧张者，可于术前 30 分钟给地西泮（安定）10mg 或可待因 30mg 以镇静、止痛。

2. 操作中应密切观察患者的反应，如有头晕、面色苍白、出汗、胸部压迫感或剧痛、晕厥等胸膜过敏反应；出现连续性咳嗽、气短、咳泡沫痰等现象时，应立即停止抽液或抽气，并皮下注射 0.1％肾上腺素 0.3～0.5ml，或进行其他对症处理。

3. 抽液或抽气时不宜过快，每次抽液量最好不超过 1000ml；减压抽液时，首次不超过 600ml；如为脓胸，每次应尽量抽净；若为正压闭式引流，则可不受总量的控制。疑为化脓性感染时，助手用无菌试管留取标本，行涂片革氏兰染色镜检、细菌培养及药敏试验，检查肿瘤细胞，至少需留胸水标本 100ml，并应在 2 小时内送检，以免细胞自溶。

4. 严格无菌操作，操作中要防止空气进入胸腔，始终保持胸腔负压。

5. 应避免在第 9 肋间以下穿刺抽液，以免穿透膈肌损伤腹腔脏器。

6. 恶性胸腔积液和反复发生的气胸，可在排尽液体或气体后，向胸腔内注入四环素、滑石粉等硬化剂诱发化学性炎症，促使两层胸膜粘连，闭合胸膜腔，防止胸液或气体再发。但此法关键是尽量排尽胸腔内积液或积气，注药后要让患者变换体位 20 分钟。若有胸痛可行适当镇痛处理。

（兰四友　邓述恺）

第二节　胸膜活检术

【适应证】

1. 各种渗出性胸腔积液的病因诊断。

2. 原因不明的胸膜增厚，多在有胸腔积液的条件下进行。

【操作方法】

1. 患者所取体位、局部消毒、麻醉过程同胸腔穿刺术。本检查常与胸腔穿刺术同时进行，先抽液后作活检。

2. 活检部位根据胸部 X 线、CT 和 B 超检查确定，予以标记。术前给予镇静止痛。

3. 于穿刺点将套管针与穿刺针同时刺入胸壁，抵达胸膜腔后拔出针芯，先抽胸液，而后将套管针退于刚好不见胸液外流处，即达胸膜壁层，固定位置不动。

4. 将钝头钩针插入套管并向胸腔内推入达壁层内侧，使钩针体与肋间成 30°，钩针切口朝下方；旋转钩针钩住胸壁，右手向外拉钩针，左手向相反方向旋转套管并向里推送少许，即可切取下胸膜壁层 1～2mm 大小。此时，钩针已退至套管针体内，于抽出钩针前，再将套管针后撤至插入钝头钩针前胸膜壁层稍外的位置，以防拔出钩针后胸液外溢。

5. 可改变钩针切口方向，重复切取 2～3 次。将切取之组织块放入 10％甲醛或 95％乙醇中固定送检。

【注意事项】

1. 胸膜腔已消失，有出凝血机制障碍，血小板＜$50×10^9$/L，严重衰竭者禁忌做胸膜活检术。

2. 术后应严密观察，极少数可能发生气胸，与操作过程缓慢、空气进入有关，量少，一般不需特殊处理，可自己吸收；损伤胸壁血管，发生出血者极少；继发感染者不多。

（兰四友　邓述恺）

第三节　经皮肺穿刺活检术

【适应证】

1. 确定肺部病变的性质。

2. 确定肺癌的病理类型，以指导临床治疗和预后估计。

3. 确定肺内恶性病变的组织来源。

4. 确定肺内感染性病变的病原学，并指导临床治疗。

【操作方法】

1. 先在胸部 X 线、CT 或 B 超下定位，选好进针点并在皮肤上做好标记。

2. 挑选好合适的穿刺活检针。目前使用的经皮肺穿刺活检针有多种，包括负压抽吸活检针、细胞收集器活检针、切割活检针、钻取活检针、气动钻活检针等等。

3. 患者多取平卧位，根据 X 线或 B 超确定好穿刺活检针的进针角度和深度，在局麻下将活检针刺入胸壁。令患者暂停呼吸，在 X 线或 B 超引导下校正针尖方向，对准病灶，迅速穿过胸膜，刺入肺内病变后，让患者平静呼吸。

4. 确定进入病灶后，再抽取标本。对取出的标本不满意时，可以如上述再次取标本直至满意为止。然后拔出活检针，局部消毒后无菌纱布覆盖。

5. 吸出的标本根据需要先留普通细菌和结核菌培养标本，然后涂片查找细菌和肿瘤细胞。查找肿瘤细胞的玻片可用 10％甲醛或 95％乙醇中固定，组织小切块全部装入 10％甲醛或 95％乙醇小瓶中固定，尽快送病理检查。

6. 穿刺活检结束后，患者应在检查室内留观 2～3 小时，然后行胸透以便及时发现有无气胸、胸腔内出血等并发症的发生。

【注意事项】

1. 在电视透视下作经皮肺穿刺活检时，若透视下看不清肺内病灶（CT 或 B 超指导下的肺穿刺活检例外）者，不要盲目做此项检查。

2. 患者要能控制咳嗽并密切配合操作，以免损伤过多的肺组织。

3. 有出凝血机制障碍及血小板明显减少者应列为禁忌。

4. 肺内阴影疑为棘球囊肿、动脉瘤或动静脉畸形者不应做此项检查。

5. 有大疱性肺气肿、严重的肺动脉高压、心肺储备功能极差的患者应列为禁忌。

6. 术后应严密观察，及时发现气胸、胸腔内出血和继发感染等并发症的发生。

（兰四友　邓述恺）

第三章 呼吸系统疾病

第一节 急性气管-支气管炎

急性气管-支气管炎（acute tracheobronchitis）是由生物、物理、化学化刺激或过敏等因素引起的气管、支气管黏膜的急性炎症。

【病因】

可以由病毒、细菌直接感染，也可以是过冷空气、粉尘、刺激性气体或烟雾的吸入和致敏原的吸入。

【诊断要点】

1. 症状

（1）可有发热及其他急性上呼吸道感染症状。

（2）初为干咳或少量黏液痰，随后痰量增多，咳嗽加剧，偶伴血痰。有的可伴胸闷、气紧。

2. 体征 体征不多，呼吸音常正常，可以在两肺听到散在干、湿性啰音。咳嗽后啰音性质改变或消失。

3. 实验室和其他检查

（1）外周血白细胞计数可正常，细菌感染者可伴白细胞总数和中性粒细胞百分比增高。

（2）胸部 X 线检查无异常或双肺纹理增粗。

【鉴别诊断】

1. 流行性感冒 起病急，发热较高，全身中毒症状，如全身酸痛、头痛、乏力等明显，常有流行病学史，病毒分离和血清学检查可鉴别。

2. 急性上呼吸道感染 鼻咽部症状明显，一般无咳嗽、咳痰，肺部无异常体征。

【治疗】

1. 一般治疗 休息、保暖、多饮水，足够热量。

2. 抗菌药物治疗 轻者口服大环内酯类、青霉素类等药物，住院治疗者选用静脉滴注合成青霉素类、头孢菌素类、氟喹诺酮类药物。

3. 对症治疗 干咳可用右美沙芬、喷托维林（咳必清）等镇咳。咳嗽有痰且用力仍不易咳出者可用盐酸氨溴索、盐酸溴己新（必嗽平）等。喘息可用平喘药如茶碱、$β_2$受体激动药、抗胆碱能药物。发热可用解热镇痛药。

（王文军）

第二节 慢性阻塞性肺疾病

慢性阻塞性肺疾病（chronic obstructive pulmonary disease，COPD）是一种常见的以持续气流受限为特征的可以预防和治疗的疾病，气流受限进行性发展，与气道和肺对有毒颗粒或气体的慢性炎性反应增强有关。急性加重和并发症影响着疾病的严重程度。

COPD 与慢性支气管炎和肺气肿的关系：当慢性支气管炎、肺气肿患者出现持续性气流受限时即能诊断为 COPD，如无持续性气流受限则不能诊断为 COPD。

哮喘也是气流受限疾病，但其气流受限是可逆的，不属 COPD；一些有已知病因或特征病理表现的气流受限疾病，如肺囊性纤维化、弥漫性泛细支气管炎、闭塞性细支气管炎不是 COPD。

【危险因素】

引起 COPD 的危险因素包括个体易感因素和环境因素，两者相互影响。

1. 个体因素 某些遗传因素可增加 COPD 的发病危险，如 $α_1$-抗胰蛋白酶缺乏。

2. 环境因素 吸烟，空气污染，职业性粉尘和化学物质、生物燃料烟雾、感染、社会经济地位等。

【临床表现】

1. 症状

（1）慢性咳嗽 通常为首发症状，初起为间隙性，早晨较重，以后早晚或整日均有咳嗽，但夜间咳嗽并不显著。

（2）咳痰 咳嗽后常有少量黏液痰，部分患者清晨较多，合并感染时痰量增多，常有脓性痰。

（3）气短或呼吸困难　是 COPD 标志性症状，早期仅在劳力时出现，后逐渐加重，日常活动甚至休息时也感气短。

（4）喘息和胸闷　不是 COPD 特异性症状，部分患者特别是重度患者有喘息；胸闷通常于劳力后发生。

（5）全身症状　可表现为体重下降、食欲缺乏、外周肌肉萎缩和功能障碍、抑郁等。

2. 体征　COPD 早期体征不明显，随疾病进展可有以下体征：

（1）视诊及触诊　桶状胸，腹上角增宽；呼吸浅快，重者辅助呼吸肌参与呼吸运动，甚至胸腹矛盾运动；患者不时采用缩唇呼吸，低氧血症者可出现发绀，右心衰竭者可有下肢水肿、肝大、颈静脉怒张、肝颈静脉回流征阳性。

（2）叩诊　呈过清音，心浊音界缩小，肺肝界降低。

（3）听诊　两肺呼吸音减弱，呼气相延长，平静呼吸可闻及干啰音，两肺底或其他肺野闻及湿啰音；心音遥远，剑突下心音较强。

【实验室和其他检查】

1. 肺功能　肺功能是诊断 COPD 的必要条件。吸入支气管扩张剂后第一秒用力呼气容积占用力肺活量百分比（FEV_1/FVC）<70%，可确定为持续气流受限；第一秒用力呼气容积（FEV_1）占预计值的百分比是评估 COPD 严重程度的良好指标。肺总量（TLC）、功能残气量（FRC）、残气量（RV）增高，RV/TLC 增高，肺活量（VC）降低。一氧化碳弥散量（DLco）及 DLco 与肺泡通气量（VA）的比值下降。

2. 胸部 X 线检查　早期胸片变化不明显，以后出现肺纹理增粗、紊乱等非特征性改变，也可出现肺气肿改变。X 线作用是确定肺部并发症和与其他疾病鉴别。

3. 胸部 CT 检查　胸部 CT 可发现 COPD 小气道病变及肺气肿表现、并发症表现，但其主要意义在于排除其他具有相似症状的呼吸系统疾病。

4. 血气检查　对判断低氧血症、高碳酸血症、酸碱平衡失常、呼吸衰竭类型有意义。

5. 其他　长期低氧血症可出现红细胞增多症，即红细胞压积>55%。并发感染痰培养可检出病原菌，常见有肺炎链球菌、流感嗜血杆菌、卡他莫拉菌、肺炎克雷白杆菌等。

【诊断与鉴别诊断】

根据吸烟等高危因素、临床症状、体征及肺功能检查等综合分析确定，当吸入支气管扩张剂后 $FEV_1/FVC<70\%$，可确定为持续性气流受限。有少数患者无咳嗽、咳痰症状，但吸入支气管扩张剂后 $FEV_1/FVC<70\%$，在排除其他疾病后也诊断为 COPD。在鉴别诊断时要注意与支气管哮喘、支气管扩张、肺结核、肺癌、弥漫性泛细支气管炎、闭塞性细支气管炎等鉴别。

1. 支气管哮喘　早年发病，每日症状变化快，夜间和清晨症状明显，可有过敏性鼻炎和（或）湿疹史，哮喘家族史，气流受限可逆。

2. 支气管扩张　大量脓痰或伴咯血，杵状指，X 线胸片或 CT 可见支气管扩张、管壁增厚。

3. 肺结核　所有年龄均可发病，X 线胸片示肺浸润性病灶或结节病灶、空洞样改变，细菌学检查可确诊。

4. 闭塞性支气管炎　发病年龄较轻，且不吸烟，可有类风湿关节炎或烟雾接触史，CT 示在呼气相显示低密度影。

5. 弥漫性泛细支气管炎　大多为男性非吸烟者，几乎所有患者均有慢性鼻窦炎，X 线胸片或 CT 显示弥漫性小叶中央性结节影和过度充气征。

【COPD 病程分期】

1. 急性加重期　患者呼吸道症状超过日常变异范围的持续恶化，并需改变药物治疗方案，在疾病过程中，患者常有短期内咳嗽、咳痰、气短和（或）喘息加重，痰量增多，脓性或黏液脓性痰，可伴有发热等炎症明显加重的表现。

2. 稳定期　患者的咳嗽、咳痰和气短等症状稳定或症状轻微，病情基本恢复到急性加重前的状态。

【稳定期病情严重程度评估】

目前采用综合评估体系进行 COPD 严重程度评估。

1. 症状评估　采用改良版英国医学研究委员会呼吸问卷（mMRC）对呼吸困难严重程度进行评估（表 2-3-1）。

表 2 - 3 - 1　mMRC 问卷呼吸困难分级

mMRC 分级	呼吸困难症状
0 级	只有在剧烈活动时感到呼吸困难
1 级	在平地快步行走或步行爬小坡时出现气短
2 级	由于气短，平地行走时比同龄人慢或者需要停下来休息
3 级	在平地行走约 100 m 或数分钟后需要停下来喘气
4 级	因为严重呼吸困难而不能离开家，或在穿脱衣服时出现呼吸困难

2. 严重程度分级　吸入支气管扩张剂后，$FEV_1/FVC < 0.7$，再依据 FEV_1 下降程度进行气流受限严重程度分级，以评估肺功能（表 2 - 3 - 2）。

表 2 - 3 - 2　COPD 的严重程度分级

肺功能分级	FEV_1 占预计值百分比
I 级（轻度）	$FEV_1/FVC < 70\%$，FEV_1 占预计值百分比 $\geq 80\%$
II 级（中度）	$FEV_1/FVC < 70\%$，$50\% \leq FEV_1$ 占预计值百分比 $< 80\%$
III 级（中度）	$FEV_1/FVC < 70\%$，$30\% \leq FEV_1$ 占预计值百分比 $< 50\%$
IV 级（重度）	$FEV_1/FVC < 70\%$，FEV_1 占预计值百分比 $< 30\%$

3. 急性加重的风险　上一年发生 ≥ 2 次急性加重史者，或上一年因急性加重住院 1 次，或 FEV_1 小于 50% 预计值，预示以后频繁发生急性加重的风险大。

4. COPD 的综合评估　依据上述症状及肺功能评估、急性加重风险评估，对 COPD 稳定期病情做出综合评估，并选择主要治疗药物，见表 2 - 3 - 3。

表 2 - 3 - 3　COPD 的综合评估

分组	特征	肺功能分级	上年加重次数	mMRC 分级	首选药物
A 组	风险低，症状少	1~2 级	≤ 1 次	0~1 级	SAMA 或 SABA
B 组	风险低，症状多	1~2 级	≤ 1 次	≥ 2 级	LABA 或 LAMA
C 组	风险高，症状少	3~4 级	≥ 2 次	0~1 级	ICS 加 LABA 或 LAMA
D 组	风险高，症状多	3~4 级	≥ 2 次	≥ 2 级	ICS 加 LABA 或 LAMA

注：SABA，短效 β_2 受体激动药；SAMA，短效抗胆碱能药物；LABA，长效 β_2 受体激动药；LAMA，长效抗胆碱能药物；ICS，吸入糖皮质激素

【并发症】

常见的并发症有慢性呼吸衰竭、自发性气胸、慢性肺源性心脏病等。

【治疗】

（一）稳定期治疗

1. 治疗目的

（1）减轻当前症状　包括缓解症状、改善运动耐量和改善健康状况。

（2）降低未来风险　包括防止疾病进展、防止和治疗急性加重及减少病死率。

2. 教育和管理　教育和督促戒烟；让患者了解 COPD 知识；掌握一般和某些特殊治疗方法；学会自我控制病情的技巧；了解就诊时机；社区医师定期随访管理。

3. 控制职业或环境污染。

4. 药物治疗

（1）支气管扩张剂　包括短期按需应用缓解症状及长期规则应用以预防和减轻症状的药物。①β_2 受体激动药：短效定量吸入剂如沙丁胺醇、特布他林等，按需使用缓解症状。长效制剂如沙美特罗、福莫特罗维持时间长达 12 小时，可预防和减轻症状。②抗胆碱能药物：主要有异丙托溴铵和噻托溴铵，目前主要用噻托溴铵吸入，长期应用可提高运动耐力和生活质量、减少急性加重的频率。③茶碱类药物：现已广泛用于 COPD 的治疗。

（2）糖皮质激素　COPD 稳定期不推荐长期口服糖皮质激素治疗，长期规律吸入激素适用于 $FEV_1 < 50\%$ 预计值并且有临床症状及反复加重的COPD 患者。

（3）其他药物　祛痰药、抗氧化剂、免役调节剂、流感疫苗及中医治疗。

5. 长期家庭氧疗（LTOT）　指征是：①$PaO_2 \leqslant 55mmHg$，或动脉血氧饱和度 $\leqslant 88\%$。②$PaO_2\ 55\sim60mmHg$，或动脉血氧饱和度 $< 89\%$ 并有肺动脉高压、心力衰竭或红细胞增多症。鼻导管吸入氧气 $1\sim2L/min$，持续时间 >15 小时/天。

6. 通气支持　多用于极重度慢性阻塞性肺疾病稳定期患者，对日间有明显高碳酸血症的患者或许有一定益处，可以改善生存率。慢性阻塞性肺疾病合并阻塞性睡眠呼吸暂停综合征的患者，应用持续正压通气在改善生存率和住院率方面有明确益处。

7. 康复治疗　包括呼吸生理治疗、肌肉训练、营养支持、精神治疗与教育等多方面措施。

8. 外科治疗　肺大疱切除、肺减容术、肺移植术。

（二）COPD 急性加重期治疗

1. 确定急性加重的原因和病情严重程度。最多见的加重原因是细菌或病毒感染。

2. 根据病情严重程度决定门诊或住院治疗。

3. 支气管扩张剂　药物同稳定期。有较重喘息者，可给予较大剂量雾化吸入治疗。

4. 低流量吸氧　一般吸入氧浓度为 28%～30%，避免过高氧浓度导致二氧化碳潴留。

5. 抗生素　指征：同时有呼吸困难加重、咳痰量增加、咳脓性痰三项症状；具备上述三项中的两项，其中有一项是咳脓性痰；病情重需行机械通气治疗。据 COPD 严重程度及相应的细菌学分层，结合当地常见致病菌类型及药物敏感选择抗生素，对初治反应欠佳的应据痰培养和药物敏感试验调整。常用的有 β 内酰胺类/β 内酰胺酶抑制剂、喹喏酮类、大环内酯类等抗生素。

6. 糖皮质激素　对住院的 COPD 患者可口服泼尼松 30～40mg，也可静脉给予甲泼尼龙 40～80mg，每天一次，连续 5～7 天。

7. 祛痰治疗　有痰且黏稠者可酌情选用祛痰剂，如盐酸氨溴索、溴己新等。

8. 其他治疗措施　维持内环境稳定，补充足够营养和热量，注意痰液引流和排痰。对卧床、红细胞增多症或脱水者需使用肝素或低分子肝素。如患者有呼吸衰竭、心力衰竭、肺源性心脏病，具体治疗可参阅相关章节治疗内容。

（王文军）

第三节　慢性肺源性心脏病

慢性肺源性心脏病（chronic pulmonary heart disease），简称肺心病，

是指由支气管-肺组织、胸廓或肺血管病变致肺血管阻力增加，产生肺动脉高压，继而右心室或（和）功能改变的疾病。主要矛盾是缺氧及二氧化碳潴留。并发症有肺性脑病、酸碱失衡及电解质紊乱、心律失常、上消化道出血、休克、弥散性血管内凝血（DIC）和微小血栓形成等。

【病因】

主要由支气管-肺疾病、胸廓运动障碍性疾病、肺血管疾病以及其他可以导致缺氧及氧潴留的疾病。

【诊断要点】

1. 症状

（1）代偿期　咳嗽、咳痰、气促，活动后心悸、呼吸困难。

（2）失代偿期　呼吸困难、发绀、球结膜充血水肿、神经精神症状等，胃肠道淤血症状（食欲缺乏、腹胀）、夜尿增多等。

2. 体征

（1）原发病表现　肺气肿体征，双肺可有干湿啰音。

（2）右心肥厚及衰竭表现　右心功能代偿期主要表现为 P_2 亢进，剑下收缩期搏动明显，听诊时心音以剑突下最响亮，三尖瓣区可闻及心脏杂音；失代偿期可出现颈静脉怒张、肝颈回流征阳性、肝大且压痛明显、双下肢水肿、腹水等。

（3）缺氧及二氧化碳潴留表现：口唇、颜面或指端发绀，呼吸急促，浅表静脉显露，心率快，脉搏洪大，血压增高，甚至昏迷。

3. 实验室和其他检查

（1）X线胸片　除原发病特征外，可有肺动脉高压征（右下肺动脉横径≥15mm 或横径与气管横径之比≥1.07），或动态观察右下肺动脉干增宽＞2mm；中心肺动脉扩张和外周分支纤细，形成"残根"征；肺 A 段突出或其高度≥3mm；肺动脉圆锥显著凸出（右前斜位 45°）或"锥高"≥7mm，右心室增大征。

（2）心电图　额面平均电轴≥90°，重度顺钟向转位，肺型 P 波，$RV_1 + SV_5 ＞ 1.05mV$ 等。

（3）超声心动图　右室流出道内径≥30mm，右心室内径≥20mm，右肺动脉内径≥18mm 或肺动脉干≥20mm，右心室前壁厚度≥5mm。

（4）肺功能　常有严重的通气功能障碍。

（5）其他　血气分析，电解质，肝、肾功能，痰细菌学检查。

【鉴别诊断】

1. 原发性心肌病　多为全心增大，无慢性呼吸道疾病史和肺动脉高压征象。

2. 风湿性心脏病　有风湿性关节炎和心肌炎史，常有多瓣膜病变。X线、心电图、超声心动图有相应表现。

3. 冠状动脉粥样硬化性心脏病（冠心病）　有心绞痛、心肌梗死病史或心电图表现。体检、X线及心电图呈左室肥大征象。冠脉造影可确诊。

【治疗】

1. 急性加重期

（1）抗感染治疗　根据细菌药物敏感试验或经验选择敏感抗生素 1～2 种，临床常用的联合有 β-内酰胺类加氨基糖苷类亦可与呼吸喹诺酮联合应用。

（2）合理氧疗　持续低流量吸氧，吸氧浓度一般不大于 30%。

（3）保持呼吸道通畅，促进二氧化碳排出　①祛痰，解除气道痉挛，保持呼吸道水化，必要时可行气管切开及插管吸痰；②合理使用呼吸兴奋剂，以增加肺泡通气量；③当呼吸兴奋剂使用效果差时可采用机械通气。

（4）控制心力衰竭　①作用缓和的利尿剂，如氢氯噻嗪、氨苯蝶啶、螺内酯等，效果不佳时可小剂量使用呋塞米，宜间断使用。②非洋地黄类强心剂，如多巴胺、多巴酚丁胺、米力农、环磷腺苷。③血管扩张剂，常用制剂有酚妥拉明、硝酸异山梨酯（消心痛）、硝苯地平（心痛定）。④洋地黄类强心剂，只有在感染已控制、呼吸功能已改善、利尿剂效果不佳时方可选用，但剂量宜小。

（5）处理并发症。

2. 缓解期治疗　原则上采用中西医结合的综合措施，防治原发疾病及急性呼吸道感染，促进肺、心功能恢复。

（熊　彬）

第四节　支气管哮喘

支气管哮喘（bronchial asthma）是由多种细胞（如嗜酸性粒细胞、

肥大细胞、淋巴细胞、上皮细胞等）和细胞组分参与的气道慢性变态反应炎症性疾病。主要特征包括气道慢性炎症，气道对多种刺激因素呈现的高反应性，广泛多变的可逆性气流受限以及随病程延长而导致的一系列气道结构的改变，即气道重构。

【病因】

1. 遗传因素　哮喘具有多基因遗传倾向。

2. 环境因素（激发因素）　某些激发因素，如各种抗原、花粉、尘螨、真菌、动物皮毛、蟑螂、室内尘土；职业性致敏物质，如塑料、油漆、橡胶、刺激性气体等；工业有机尘，如棉尘、麻尘、材料加工尘、谷尘、蛋白水解酶等；呼吸道感染，如细菌、病毒、原虫等；运动、冷空气、神经因素、内分泌因素、药物等。

【诊断要点】

1. 症状

（1）反复发作性咳嗽、喘息，带有哮鸣音的呼气性呼吸困难，严重者可有呼吸急促，端坐呼吸，大汗淋漓。

（2）可伴胸闷。

（3）上述症状常在夜间发作或加重，并可自行缓解或经支气管扩张剂治疗后缓解。

2. 体征

（1）呼气性呼吸困难。

（2）广泛性哮鸣音伴呼气音延长，轻度或重症哮喘者，哮鸣音可不明显。

（3）肺过度充气征。

（4）合并感染时，肺部可闻及湿啰音。

（5）咳嗽变异性哮喘患者，肺部多无阳性体征。

3. 实验室和其他检查

（1）血液检查　可有嗜酸性粒细胞增高，并发感染时白细胞总数或中性粒细胞增高。

（2）痰液检查　镜检可见较多嗜酸性粒细胞、梭状结晶、黏液栓、哮喘珠，合并感染者可培养出病原菌。

（3）肺功能检查　1秒钟用力呼气容积（FEV_1）和1秒钟用力呼气量占用力肺活量比值（$FEV_1/FVC\%$）下降，25％和50％肺活量时的最大呼气流量（MEF25％与MEF50％）、呼气流量峰值（PEF）均减少。

（4）动脉血气分析　严重者早期可出现呼吸性碱中毒，$PaCO_2$下降，pH升高。病情进一步进展，气道阻塞加重，$PaCO_2$升高，PaO_2下降、pH下降等表现为呼吸性酸中毒合并代谢性碱中毒。

（5）胸部X线检查　哮喘发作时，双肺透光度增加，呈过度充气状态，缓解期正常。合并感染时双肺纹理增多及有炎性片状影。

（6）特异性变应原检测　检查患者血清的特异性IgE，较正常人高2～6倍。皮肤过敏试验可检测出过敏原。

4. 对症状不典型者，下列三项检查中的任一项阳性可协助诊断。

（1）支气管激发实验阳性。

（2）支气管舒张实验阳性。

（3）昼夜呼气流量峰值（PEF）变异率≥20％。

5. 除外其他疾病。

【鉴别诊断】

1. 左心衰竭引起的呼吸困难　多见于左心功能不全的患者，发作时可有喘息，但患者常有高血压、冠状动脉粥样硬化性心脏病、风湿性心脏病、心肌病等病史。常有端坐呼吸、咳嗽、咳粉红色泡沫痰，两肺广泛性湿啰音和哮鸣音，心界扩大，心率增快，心尖区奔马律，ECG、UCG及胸片等检查有助鉴别。一时难以鉴别，可雾化吸入β_2受体激动药或静脉注射氨茶碱症状缓解后，进一步检查。禁用肾上腺素或吗啡，以免造成危险。

2. 慢性阻塞性肺疾病（COPD）　发病年龄较大，多有长期吸烟或接触有害气体的病史和慢性咳嗽史，查体双肺呼吸音明显下降，有肺气肿，急性加重期双肺可闻及湿啰音。

3. 上气道阻塞　中央型肺癌、气管支气管结核、复发性多软骨炎等气道疾病或异物吸入，导致支气管狭窄或伴发感染时，可出现喘鸣或类似哮喘样呼吸困难，但根据病史、胸部影像、支气管镜检查可明确。

4. 变态反应性支气管肺曲霉病（ABPA）　以反复哮喘发作为特征，可咳出棕褐色黏稠痰或咳出树枝状支气管管型，痰嗜酸性粒细胞增加，痰镜检或培养可查见曲菌。胸部X线呈游走性或固定性浸润病灶，曲菌抗原皮肤试验呈双相反应。

【治疗】

1. 确定并减少危险因素接触。

2. 常用药物

（1）糖皮质激素　①常用吸入糖皮质激素：倍氯米松、氟替卡松、布地奈德、环索奈德、莫米松等。②静脉糖皮质激素：琥珀酸氢化可的松，甲泼尼龙。③口服糖皮质激素：泼尼松、泼尼松龙。

（2）β_2 受体激动药　沙丁胺醇、特布他林、班布特罗、沙美特罗、丙卡特罗、福莫特罗等。

（3）白三烯调节剂　孟鲁司特、扎鲁司特。

（4）茶碱类药物　氨茶碱、多索茶碱。

（5）抗胆碱药　异丙托溴铵、噻托溴铵。

（6）抗 IgE 抗体。

3. 急性发作期的治疗　目标是迅速解除支气管阻塞，改善低氧血症，恢复肺功能，防止病情进一步恶化或加重，防止并发症，按病情分级治疗。

（1）轻度发作　经定量气雾剂（MDI）吸入短效 β_2 受体激动药（SABA），在第 1 小时内每 20 分钟吸入 1～2 喷，随后调整为 1～2 喷/3～4h。

（2）中度发作　雾化吸入 SABA，第一小时内可持续雾化吸，联合吸入 SAMA、激素，也可联合静脉注射茶碱类药物。

（3）重度及危重度哮喘　①解痉平喘：吸入 β_2 受体激动剂抗胆碱能药，静脉应用氨茶碱等，祛除诱因。②水化：据病情，个体化补液。③静脉应用糖皮质激素：琥珀酸氢化可的松、甲泼尼龙、地塞米松等。④氧疗与畅通呼吸道。⑤纠正酸碱失衡和水、电解质紊乱，据动脉血气分析及酸碱度测定，给予 5% 碳酸氢钠静脉滴注等。⑥抗感染。⑦机械通气：无创通气或有创呼吸支持。⑧综合治疗与并发症的防治。

4. 非急性发作期的治疗　在评估和监测患者哮喘控制水平的基础上，定期根据长期治疗分级方案作出调整，以维持患者的控制水平。

（1）第 1 级　按需使用短效 β_2 受体激动药（SABA）。

（2）第 2 级　按需使用 SABA，低剂量吸入型糖皮质激素（ICS）或白三烯拮抗药。

（3）第 3 级　按需使用 SABA，低剂量 ICS 加长效 β_2 受体激动药（LABA）、中等剂量 ICS 或高剂量 ICS、低剂量 ICS 加白三烯调节剂或低剂量 ICS 加缓释茶碱。

（4）第 4 级　在第 3 级基础上选用 1 种或 1 种以上（中等剂量或高剂量 ICS 加 LABA、白三烯调节剂、缓释茶碱）。

（5）第 5 级　在第 4 级基础上增加 1 种（口服小剂量糖皮质激素、抗 IgE 治疗）。

原则：按个体化、联合应用，以最小量、最简单的联合，不良反应最少，达到最佳控制症状的目标，3～6 个月评估病情，并进行升级或降级治疗。

5.免疫治疗　①特异性免疫治疗，如用变应原行特异脱敏治疗、IgE 特异抗体治疗等。②非特异免疫治疗，如注射卡介苗、转移因子等，有一定的辅助疗效。

6.教育和管理　让患者自我监测病情，把握就诊时机，主动参与哮喘的防治。

（熊　彬）

第五节　支气管扩张症

支气管扩张症（bronchiectasis）大多继发于急、慢性呼吸道感染和支气管阻塞后，反复发生支气管炎症，致使支气管壁结构破坏，引起支气管异常和持久性扩张。临床表现主要为慢性咳嗽、咳大量脓痰和（或）反复咯血。

【病因】

主要致病因素是支气管-肺组织感染与支气管阻塞，还与支气管先天性发育缺损、遗传因素和机体的免疫功能失调等因素有关。

【诊断要点】

1.症状

（1）咳嗽、咳脓痰　大多从儿童及青年起病，反复发生，痰量较多且与体位改变有关，多数在童年有麻疹、百日咳或支气管肺炎病史。

（2）咯血　50%～70%的病例可反复发生，可以痰中带血，可以出现大咯血，危及生命。有些病例只表现为咯血而无明显的咳嗽、咳脓痰，称为"干性支扩"。

（3）其他症状　畏寒、发热、消瘦、贫血、呼吸困难等。

2.体征

（1）啰音　双下肺背部及下胸部（好发部位）性质固定、部位固定、持续时间长的湿啰音，有时可闻及哮鸣音。

（2）消瘦、贫血、杵状指（趾）　　见于病程长而反复发生肺部感染者。

3. 实验室和其他检查

（1）胸部平片　　下肺纹理粗乱，环状阴影或沿支气管分布的卷发状阴影，感染时阴影内可出现液平面。

（2）胸部 CT　　管壁增厚的支气管柱状扩张或成串成簇的囊状病变。高分辨率 CT（HRCT）现已成为支气管扩张的主要诊断方法。

（3）支气管碘油造影　　明确支气管扩张诊断的影像学检查，是有创性检查，现已被 HRCT 取代。

（4）纤维支气管镜　　当支气管扩张呈局灶性且位于段支气管以上时，可发现弹坑样改变。

【鉴别诊断】

1. 慢性支气管炎　　多发生于中年以上吸烟患者，反复咳嗽、咳痰和（或）喘息，冬、春季加重，咳白色泡沫痰及少量脓性痰，但无反复咯血史，听诊双肺可闻及散在干、湿啰音。

2. 肺脓肿　　起病急，寒战、高热、咳嗽、咯大量脓臭痰。X 线见局部浓密炎症阴影，中有空洞伴液平，有效抗生素治疗可完全消退吸收。

3. 肺结核　　可有潮热、盗汗等结核中毒症状，胸部 X 线或 CT、痰结核菌、结核菌素试验及干扰素-γ 释放试验等检查可帮助诊断。

4. 先天性肺囊肿　　X 线可见肺内多个边界纤细的圆形或椭圆形阴影，壁较薄，周围肺组织无浸润，胸部 CT 和支气管造影有助于诊断。

5. 弥漫性泛细支气管炎（DPB）　　有慢性咳嗽、咳痰，活动时呼吸困难，胸片和 CT 可见肺内弥漫分布的边界不太清楚的小结节影，或合并肺间质纤维化。确诊靠肺组织活检。大环内酯类抗生素治疗 2 个月以上有效。

【治疗】

1. 治疗基础疾病　　对活动性肺结核伴支气管扩张应积极抗结核治疗，低免疫球蛋白血症可用免疫球蛋白替代治疗。

2. 控制感染　　根据病情及药敏选择抗菌药物。

（1）全身用药　　轻症可以口服青霉素或第一、二代头孢菌素，也可加用大环内酯类（罗红霉素、克拉霉素等）和喹诺酮类抗菌药物；重症患者常需静脉使用抗菌药物，可选用第三、四代头孢菌素联合氨基糖苷类药和大环内酯类、喹诺酮类，并适当选用各种酶抑制剂（舒巴坦、他唑巴坦、克拉维酸）。有厌氧菌感染时可加用甲硝唑、替硝唑、克林霉素等。合并真菌感染时可加用抗真菌药物（如氟康唑、伊曲康唑、两性霉素 B、卡泊芬净）。

（2）局部用药　反复多次经纤维支气管镜局部生理盐水灌洗后注入敏感的抗生素。

3. 保持呼吸道引流通畅

（1）祛痰剂　溴己新（必嗽平）8～16mg，每日 3 次；复方甘草合剂 10ml 每日 3 次；氨溴索片 30mg，每日 3 次，或 75mg 每日 1 次。

（2）支气管扩张剂　氨茶碱 0.1g，每日 3 次；必要时也可以使用 β_2 受体激动剂如沙丁胺醇（喘乐宁）或 M 胆碱受体阻滞药如异丙托溴铵（爱喘乐）吸入治疗。

（3）体位引流　原则上应使患肺处于高位，引流支气管开口朝下，但若痰多者要防止窒息的发生。每日 2～4 次，每次 15～30min。

（4）经纤维支气管镜吸痰　用生理盐水冲洗稀释痰液，同时局部滴入敏感抗生素。每周可以冲洗 2～3 次。

4. 手术治疗　需要手术治疗的支气管扩张病例并不多。反复发生呼吸道感染或（和）大量咯血威胁生命，经药物治疗不易控制，病变范围不超过两叶，年龄在 40 岁以下，全身情况良好，可做肺叶与肺段切除。

5. 咯血的处理　严密观察咯血情况，防止致命并发症——窒息的发生。

（1）少量咯血（<100ml/d）　云南白药 0.5g，每日 4 次；肾上腺色腙（安络血）10mg 肌内注射，每日 2 次；酚磺乙胺（止血敏）2～4g，静脉滴注，每日 1 次；氨甲环酸 0.5～1g，静脉滴注，每日 1 次。

（2）中等量以上（>100ml/d）咯血　要采取综合措施，积极止血。①一般止血药：同上述。②血管收缩药：垂体后叶素 6～12U 加入生理盐水或葡萄糖溶液 20～40ml 中静脉注射，后以 12～18U 置于生理盐水或 5%～10%葡萄糖溶液 500ml 中静脉滴注，15～20 滴/分钟，可 24 小时维持，咯血量减少后再逐渐减量直至停用。对妊娠、高血压、冠心病、肺源性心脏病、心力衰竭、动脉硬化、青光眼、前列腺增生等患者应列为相对禁忌。③血管扩张药：酚妥拉明或硝酸甘油，10～20mg 加入 5%～10%葡萄糖溶液 250～500ml 中静脉滴注，每日 1～2 次，注意不良反应，密切监测血压变化，适当补充血容量；普鲁卡因，300mg～500mg 加入 5％～10％葡萄糖溶液 250～500ml 中静脉滴注，一日总量尽可能控制在 1000mg以内，注意必须做过敏试验；其他，如硝苯地平、硝酸异山梨酯、山莨菪碱、阿托品、氯丙嗪等也有使用者。④ 糖皮质激素：地塞米松，10～20mg/d；氢化可的松，100～300mg/d；甲泼尼龙琥珀酸钠（甲强龙）80～160mg/d，一般使用 3～5 天。注意激素的不良反应和禁忌证。⑤纤维支气管镜下止血：冰生理盐水（4℃）灌洗，气囊导管止血，局部滴入凝血酶、去甲肾上腺素、肾上腺素等止血药，激光或冷冻。⑥ 支气管动脉介入栓塞术：对于顽固性、致命性咯血者，特别是大咯血（每次咯血量在100ml 或每日咯血量在 500ml 以上）患者，为防止窒息的发生，可以首先考虑介入止血。在通过碘油造影明确出血部位后，可选用吸收性明胶海绵、聚乙烯醇栓、无水酒精或导入钢圈等栓塞出血的动脉，但远期因为侧支循环的建立可复发咯血。

（兰四友　邓述恺）

第六节　慢性呼吸衰竭

【病因】

主要以支气管-肺疾病为多见，如慢性阻塞性肺病、重症肺结核、肺间质纤维化、肺血管性疾病、肺小动脉栓塞、胸廓畸形、神经肌肉病变等疾病引起。

【诊断要点】

1. 基础疾病的表现，如咳嗽、咳痰、喘息、气短等。

2. 有引起呼吸衰竭发生的诱因，如呼吸道感染，镇静药应用及氧疗不当等病史。

3. 缺氧和二氧化碳潴留的临床表现　①呼吸困难，可有呼吸频率、节律、幅度的改变。②唇、甲发绀。③神经精神症状：头痛、记忆力下降、睡眠颠倒、烦躁、神志恍惚、谵语、昏迷、抽搐。④脉搏洪大，心动过速，血压增高，缺氧严重时则出现血压下降，甚至休克，心律失常等。⑤浅静脉显露，皮肤潮湿多汗，球结膜充血水肿，视盘水肿。⑥肌肉震颤，双上肢扑翼样震颤，严重者出现腱反射消失，锥体束征阳性。⑦此外还可伴多脏器损害，如肝、肾功能异常（转氨酶升高，尿素氮、肌酐升高，蛋白尿等），上消化道出血等。

4. 血气分析　动脉血氧分压（PaO_2）<60mmHg，和（或）二氧化碳分压（$PaCO_2$）>50mmHg。

5. X 线胸片　肺纹理增粗，肺气肿征等特点。

6. 肺功能检测　通过肺功能判断通气功能障碍的性质及是否合并换气障碍，并对通气和换气障碍的严重程度进行判断。

【治疗】

1. 病因治疗　慢性呼吸衰竭急性加重，往往与感染、镇静药及氧疗不当、过度劳累、营养不良等因素有关，应予以防治。

2. 保持呼吸道通畅　解痉平喘：如 β_2 受体激动药、抗胆碱药、氨茶碱、必要时用激素。

人工气道：对咳嗽无力、神志不清者可建立人工气道，如气管插管、气管切开等。

3. 合理氧疗　一般采用持续低流量吸氧，特别是 Ⅱ 型呼衰患者。氧疗的方法：鼻导管吸氧、鼻塞吸氧、面罩法吸氧和气管切开或气管插管内给氧。

4. 增加通气量、改善二氧化碳潴留　对有通气不足者，在气道通畅的情况下应用，可给予呼吸兴奋药和呼吸机治疗，目前无创通气为治疗呼吸衰竭的主要方法之一，主张无创通气和有创通气的序惯性治疗。

5. 抗感染　慢性呼吸衰竭急性加重的常见诱因是感染，按有效、足量、联合、低毒的原则选用抗生素。

6. 纠正酸碱失衡和电解质紊乱。

7. 重要器官功能的监测与支持　预防和治疗肺动脉高压、肺源性心脏病、肺性脑病、肾功能不全、消化道功能障碍和 DIC 等。

（王荣丽）

第七节　肺　炎

肺炎链球菌肺炎

肺炎链球菌肺炎（pneumococcal pneumonia）是由肺炎链球菌引起的

肺炎，好发于冬春季节，青壮年发病率高，居社区获得性肺炎的首位。通常急骤起病，以高热、寒战、咳嗽、胸痛为特征。X线影像呈肺叶或肺段分布的急性炎性实变影。

【病因】

肺炎球菌为有荚膜的革兰氏阳性双球菌，86个血清型，致病型为1～9及12型，致病力是有高分子多糖体的荚膜对组织的侵袭作用。细菌在肺泡内引起炎症，最后导致肺叶或肺段实变。

【诊断要点】

1. 症状

（1）病前多有淋雨受凉、疲劳、酗酒、病毒感染史。

（2）发病急，主要表现为寒战、发热、胸痛、咳嗽、痰中带血或铁锈色痰。胸痛与呼吸有关。

（3）少数可有胃肠道症状，重症可发生休克和神经症状。

2. 体征

（1）急性热病面容，皮肤干燥，口唇和鼻周单纯疱疹，气急、发绀、鼻翼扇动。

（2）患侧胸部呼吸动度减弱，语颤增强，叩浊、呼吸音减弱，语音传导增强，管样呼吸音及湿性啰音。

（3）病变累及胸膜时，可听到胸膜摩擦音，或伴有胸腔积液的体征。严重病变可出现休克体征。

3. 实验室和其他检查

（1）周围血白细胞计数升高，常为（10～20）$\times 10^9$/L，中性粒细胞>80%，可有核左移或中毒颗粒。

（2）痰涂片见革兰氏染色阳性双球菌或球菌呈短链状排列。痰培养早期可发现肺炎双球菌。

（3）X线胸片早期肺纹增粗、模糊，以后可呈大叶性、肺段、亚肺段分布的均匀性密度增高影。实变影中见支气管气道征，吸收消散时可见假空洞征。累及胸膜时可有胸腔积液。

【鉴别诊断】

1. 干酪样肺炎　低热、乏力，痰中易找到结核菌。X线显示病变多在肺尖或锁骨上下，密度不均，消散缓慢，且可形成空洞或肺内播散。

2. 急性肺脓肿　早期临床表现与肺炎球菌肺炎相似，病程进展中咳出大量脓臭痰，X 线显示脓腔及液平面。

3. 肺癌　伴发阻塞性肺炎时鉴别，阻塞性肺炎吸收消散缓慢，可见肺门肿块或淋巴结长大，CT、MRI、纤维支气管镜、痰脱落细胞检查可资鉴别。

【治疗】

1. 抗生素治疗　首选青霉素，轻者 240 万 U/d，分 3 次肌内注射，重者青霉素 240 万～480 万 U/d，静脉滴注，每 6～8 小时一次，有并发症者 1000 万～3000 万 U/d，分 4 次静脉滴注，对青霉素过敏者可选用红霉素、林可霉素，疗程 5～7 天，或在退热后 3 天停药或由静脉用药改为口服，维持数日。

2. 支持对症治疗　嘱患者卧床休息，补充足够蛋白质、热量和维生素。止咳、祛痰，烦躁不安者可用镇静药地西泮 2.5mg，3 次/日，对有气急、发绀者给予吸氧。高热者用冰袋和乙醇溶液擦浴。

3. 感染性休克的治疗

（1）补充血容量　静脉滴注右旋糖酐-40 或平衡盐液，以维持有效血容量，有明显酸中毒者，应予 5％碳酸氢钠 200ml 静脉滴注，注意血压、尿量、中心静脉压、生命体征监测。

（2）血管活性药物的应用　输液的同时，加用诸如多巴胺，异丙肾上腺素、间羟胺等血管活性药物以帮助恢复血压，使收缩压维持在 90～100mmHg。

（3）控制感染　加大青霉素剂量，每日 400 万～1000 万 U 静脉滴注，或用第二、三代头孢菌素。

（4）糖皮质激素应用　中毒症状重者可短期（3～5 天）静脉滴注氢化可的松 100～200mg 或地塞米松 5～10mg。

（5）纠正水、电解质和酸碱紊乱。

（6）防治并发症。补液过多、过速易出现心功能不全，应注意预防。若血容量补足而 24 小时尿量仍<400ml，比重<1.018 时，应考虑合并肾衰竭，应给予相应处理。

葡萄球菌肺炎

葡萄球菌肺炎（staphylococcal pneumonia）是由葡萄球菌引起的急性肺化脓性感染。常发生于糖尿病、血液病、肝病、营养不良、酒精中毒、艾滋病等免疫功能缺陷的患者以及原已患支气管-肺病患者。可经呼吸道或皮肤感染，引起单个或多个化脓性病变。也可并发脓胸或脓气胸。

【病因】

病原菌为金黄色葡萄球菌和表皮葡萄球菌，致病物质主要是毒素与酶，如溶血毒素、杀白细胞素、肠毒素，具有溶血、坏死、杀白细胞及血管痉挛等作用，占院内获得性肺炎的 10%。

【诊断要点】

1. 症状　起病急，高热、寒战、胸痛、脓性痰，痰液量多，带血丝或呈脓血状，严重者可早期出现周围循环衰竭，院内感染者起病较隐袭，有咳嗽、发热、咳脓痰。

2. 体征　与病变范围、严重程度、有无并发症有关。可局部叩浊，语颤增强，呼吸音减弱并可闻及湿啰音，还可以有胸腔积液或脓胸的体征。

3. 实验室和其他检查

（1）白细胞升高，中性粒细胞增加（30～50）$\times 10^9$/L，核左移，中毒颗粒。痰、血、胸水培养为葡萄球菌生长。

（2）X 线检查　血源性肺炎为两侧对称的浸润性阴影，具有多灶性、多形性、多变性，常有脓肿、肺气囊、脓胸、气胸形成。吸入性肺炎似支气管肺炎，有肺段性实变，大片絮状浓淡不均阴影，分布一侧或两侧多叶，蜂窝状改变或脓肿形成。

【鉴别诊断】

应与肺结核、支气管肺癌、渗出性胸膜炎、气胸、其他细菌性肺炎相鉴别。

【治疗】

1. 青霉素，每日 320 万 U，分 4 次肌内注射（轻症）；或每日 1000 万～2000 万 U，分 4 次静脉滴注（重症）。

2. 耐青霉素者可选苯唑西林 6～8g/d，分 4 次肌内注射或静脉滴注，氯唑西林 2～6g/d，分次肌内注射或静脉滴注，或第一、二代头孢菌素，合并应用氨基糖苷类药。

3. 耐甲氧西林金葡萄（MRSA）选万古霉素，2g/d，分两次静脉滴注。

4. 疗程　无并发症者 10～14 天，有空洞脓胸者，4～6 周或更长。

5. 对症支持治疗　　多饮水，物理降温，止痛，胸腔积液及脓胸应充分引流。

克雷白杆菌肺炎

【概述】

克雷白杆菌肺炎（Klebsiella pneumonia）多见于中老年男性、营养不良、全身衰竭及原有慢性肺部疾患或其他原因致免疫功能低下者，占细菌性肺炎的 $1\% \sim 2\%$。

【诊断要点】

1. 症状

（1）起病急，有畏寒、发热、咳嗽、胸痛等症状。

（2）痰量多，黄绿色脓痰，黏稠，带血或血痰，最为典型者为红棕色胶冻状痰。

（3）常伴气急、谵妄、恶心、呕吐、腹胀。

2. 体征　　急性病容，呼吸困难，发绀，肺实变体征和少量湿性啰音，少数可有黄疸和皮肤紫癜。

3. 实验室和其他检查

（1）化验检查　　白细胞总数升高、正常或减低，中性粒细胞增多，可见核左移，常见贫血。痰或胸水培养肺炎克雷白杆菌阳性。

（2）X 线检查　　肺大叶实变，好发于右肺上叶，有多发性蜂窝状肺脓肿，叶间隙下坠。

【鉴别诊断】

1. 与肺炎球菌肺炎鉴别　　本病血白细胞计数升高不明显，胸部 X 线可见叶间隙下坠，可有空洞形成，痰、胸水、血培养发现致病菌，青霉素无效。

2. 干酪样肺炎　　有结核病史，结核中毒症状明显，胸部 X 线密度不均匀，有双下肺播散，痰查结核菌阳性。

【治疗】

首选第二、三代头孢菌素加氨基糖苷类抗生素，如头孢噻肟钠或头孢他啶并阿米卡星或妥布霉素静脉。亦可选用哌拉西林钠与氨基糖苷类联用。疗程至少 $2 \sim 3$ 周，同时处理合并症。

肺炎支原体肺炎

肺炎支原体肺炎（mycoplasmal pneumonia）是由肺炎支原体引起的呼吸道和肺部的急性炎症性病变，占各种原因引起的肺炎的 10%，秋冬季节发病较多。

肺炎支原体是介于细菌与病毒之间，能独立生活的最小微生物，无细胞壁，经由口、鼻分泌物通过空气传播，致病性可能与患者对病原体或其代谢产物的过敏反应有关。

【诊断要点】

1. 症状　起病缓慢，乏力、咽痛、发热、食欲缺乏、肌痛、咳嗽，多为阵发性刺激性呛咳，咳少量黏痰，发热可持续 2～3 周，体温恢复正常后可能仍有咳嗽。

2. 体征　多无明显肺部体征，少数可闻及干湿性啰音。

3. 实验室和其他检查

（1）化验检查　白细胞总数正常或略增高，2/3 的患者冷凝集试验阳性（滴度>1:32），半数链球菌 MG 抗体阳性，血清中支原体 IgM 抗体的测定，直接检测标本中肺炎支原体抗原均有一定价值。

（2）X 线检查　呈多形性以肺间质为主的炎性阴影，下肺野多见，可融合成片状呈节段性或支气管肺炎表现。

【鉴别诊断】

应注意排除病毒性肺炎、军团菌肺炎、嗜酸性粒细胞肺浸润和浸润性肺结核等疾病。

【治疗】

首选大环内酯类抗生素，如红霉素 2g/d，分次口服，罗红霉素 0.3g/d 分两次口服，阿奇霉素 0.5g/d，每日一次，共 3 天。青霉素或头孢菌素无效。剧烈呛咳者可适当镇咳。

（邓　俊）

第八节　肺脓肿

肺脓肿（lung abscess）是由多种病原菌引起的肺组织的化脓性炎症，

肺组织发生坏死、液化,最后形成脓腔。临床特征为寒战、高热、咳嗽、咳大量脓臭痰。胸部 X 线影像显示一个或多发的含气液平的空洞,如有多个直径小于 2cm 的空洞则称为坏死性肺炎。

【病因】

病原菌随致病的途径和机体的状态而有所不同,根据病原菌感染的途径,肺脓肿可分为吸入性肺脓肿、继发性肺脓肿和血源性肺脓肿。

吸入性肺脓肿的致病菌常为上呼吸道、口腔的定植菌,包括需氧、厌氧和兼性厌氧菌,经口、鼻、咽腔吸入感染致病,90%的肺脓肿患者合并有厌氧菌感染,气道阻塞引起者多为混合感染。某些细菌性肺炎,如金黄色葡萄球菌、铜绿假单胞菌和肺炎克雷白杆菌肺炎,以及支气管扩张、支气管囊肿、支气管肺癌、肺结核空洞继发感染、膈下或肝脓肿等可导致继发性肺脓肿。因皮肤外伤感染,疖、痈或骨髓炎等所致的脓毒症,菌栓经血行播散到肺可引起血源性肺脓肿,致病菌以金黄色葡萄球菌、表皮葡萄球菌及链球菌为常见。

【诊断要点】

1. **症状** 起病急,寒战、高热、多为弛张热型,咳嗽,发病后 10～14 天咳出大量脓臭痰,部分伴有胸痛、咯血。肺脓肿破溃到胸膜腔,有突发胸痛、气急,出现脓气胸(20%～30%)。血源性肺脓肿多先有原发性病灶引起的畏寒、高热等全身脓毒血症的表现,经数日或数周后才出现咳嗽、咳痰、痰量不多,极少咯血。慢性肺脓肿患者常有咳嗽、咳脓痰、反复发热和咯血,可有贫血、消瘦等。

2. **体征** 肺部体征与肺脓肿的大小和部位有关,早期可无阳性体征,或患侧可闻及湿啰音,病变继续发展,可出现肺实变体征,叩诊浊音,可闻支气管样呼吸音,脓腔增大时可叩出空瓮音,血源性肺脓肿大多无阳性体征。慢性肺脓肿可有贫血、消瘦、杵状指。

3. **实验室和其他检查**

(1) **血常规** 急性肺脓肿白细胞计数明显增高 [(20～30)×10⁹/L],中性粒细胞多在 90%以上,可有明显的核左移,肺脓肿白细胞计数可稍增高或正常,红细胞和血红蛋白减少。

(2) **细菌学检查** 痰涂片革兰氏染色,痰、胸腔积液或血培养,可能检测出病原菌,行抗生素药敏试验,有助于确定致病菌和选择有效的抗生素。

（3）X线检查　早期呈大片浓密炎症影，10 天左右炎性病变中出现空洞、气液平面，慢性肺脓肿脓腔壁变厚，可呈蜂窝状。胸部 CT 能更准确地定位及区别肺脓肿和有气液平的局限性脓胸，发现体积较小的脓肿和葡萄球菌肺炎引起的肺气囊。

【鉴别诊断】

1. 肺炎球菌肺炎　多呈稽留热，口唇疱疹，有铁锈样痰，病程较短，X 线为段叶性肺实变影，没有空洞形成。有效治疗 2 周可痊愈。

2. 空洞肺结核继发感染　肺结核病起病缓慢，具有结核中毒症状，痰较少无臭味，易有咯血，X 线所见空洞多无液平，其周围常有结核卫星病灶，痰查结核杆菌阳性。

3. 支气管肺癌　无明显毒血症状，痰量亦较少，X 线所见空洞呈偏心，无液平，周边有分叶、细毛刺，周围炎症不明显，纤支镜及病理学检查可确诊。

4. 肺囊肿继发感染　发热、多量脓痰和病灶内液平易误诊为肺脓肿。但感染中毒症状及病灶周围炎症反应较轻，感染控制后可显露出边缘光滑的薄壁囊腔。

【治疗】

1. 抗菌治疗　首选青霉素，800 万～1200 万 U/日，分 2 次静脉滴注，病情好转后改为肌内注射，疗程一般 8～12 周，用至 X 线上空洞和炎症消失，或仅有少量稳定的残留纤维化。青霉素疗效不佳改用林可霉素 1.8～3.0g/d 静脉滴注，或克林霉素 0.6～1.8g/d 或甲硝唑 0.4g 静脉滴注，耐甲氧西林的葡萄球菌选用万古霉素 0.5g 静脉滴注，每日 3～4 次。若革兰氏阴性杆菌选用第二代、第三代头孢菌素，氟喹诺酮类。

2. 脓液引流　可采用体位引流，使脓肿处于最高位，脓肿位置靠近胸壁者可经皮穿刺留置导管引流，并可行脓腔冲洗注射药物，是提高疗效的有效措施。

3. 外科手术治疗　适应证：肺脓肿病程超过 3 个月，内科治疗不能减少脓腔，并有反复感染、大咯血，经内科治疗无效，伴有支气管胸腔瘘或脓胸经抽吸冲洗脓液疗效不佳者。

（王宋平）

第九节　特发性肺纤维化

特发性肺纤维化（idiopathic pulmonary fibrosis，IPF）是指原因不明并以普通型间质性肺炎（UIP）为特征性病理改变的一种慢性炎症性间质性肺疾病，主要表现为弥漫性肺泡炎、肺泡单位结构紊乱和肺纤维化。是弥漫性间质性肺疾病（ILD）的常见类型。

【诊断要点】

1. 临床表现

（1）发病年龄多在中年以上。

（2）起病隐匿，主要表现为干咳、进行性呼吸困难，活动后明显。

（3）本病少有肺外器官受累，但可出现全身症状，如疲倦、关节痛及体重下降等，发热少见。

（4）50％左右的患者出现杵状指（趾），多数患者双肺下部可闻及Velcro 啰音。

（5）晚期出现发绀，偶可发生肺动脉高压、肺源性心脏病和右心功能不全等。

2. X 线胸片

（1）常表现为网状或网状结节影伴肺容积减小。随着病情进展，可出现直径多在 3～15cm 大小的多发性囊状透光影（蜂窝肺）。

（2）病变分布：多为双侧弥漫性，相对对称，单侧分布少见。病变多分布于基底部、周边部或胸膜下区。

（3）少数患者出现症状时，X 线胸片可无异常改变。

3. 高分辨率 CT（HRCT）

（1）HRCT 扫描有助于评估周边部、膈肌部、纵隔和支气管－血管束周围的异常改变，对 IPF 的诊断有重要价值。

（2）可见次小叶细微结构改变，如线状、网状、磨玻璃状阴影。

（3）病变多见于中下肺野周边部，常表现为网状和蜂窝肺，亦可见新月型、胸膜下线状影和极少量磨玻璃影。多数患者上述影像混合存在。在纤维化严重区域常有牵引性支气管和细支气管扩张，和（或）胸膜下蜂窝肺样改变。

4．肺功能检查

（1）典型肺功能改变为限制性通气功能障碍，表现为肺总量（TLC）、功能残气量（FRC）、残气量（RV）下降。一秒钟用力呼气容积/用力肺活量（FEV_1/FVC）正常或增加。

（2）单次呼吸一氧化碳弥散（DL_{CO}）降低，即在通气功能和容积正常时，DL_{CO}也可降低。

（3）通气/血流比例失调，PaO_2下降，肺泡－动脉血氧分压差［P（A－a）O_2］增大。

5．支气管肺泡灌洗液（BALF）检查

（1）BALF检测的意义在于缩小 ILD 诊断范围，即排除其他肺疾病（如肿瘤、感染、嗜酸性粒细胞肺炎、外源性过敏性肺泡炎、结节病和肺泡蛋白沉积症等）。但对诊断 IPF 价值有限。

（2）IPF 患者的 BALF 中中性粒细胞（PMN）数量增加，占细胞总数5％以上，晚期部分患者同时出现嗜酸性粒细胞增加。

6．血液检查

（1）IPF 的血液检查结果缺乏特异性。

（2）可见红细胞沉降率增快，丙种球蛋白、乳酸脱氢酶（LDH）水平升高。

（3）出现某些抗体阳性或滴度增高，如抗核抗体（ANA）和类风湿因子（RF）等可呈弱阳性反应。

7．组织病理学改变

（1）开胸/胸腔镜肺活检的组织病理学呈 UIP 改变。

（2）病变分布不均匀，以下肺为重，胸膜下、周边部小叶间隔周围的纤维化常见。

（3）低倍显微镜下呈"轻重不一，新老并存"的特点，即病变时相不均一，在广泛纤维化和蜂窝肺组织中常混杂炎性细胞浸润和肺泡间隔增厚等早期病变或正常肺组织。

（4）肺纤维化区主要由致密胶原组织和增生的成纤维细胞构成。成纤维细胞局灶性增殖构成所谓的"成纤维细胞灶"。蜂窝肺部分由囊性纤维气腔构成，常常内衬以细支气管上皮。另外，在纤维化和蜂窝肺部位可见平滑肌细胞增生。

（5）排除其他已知原因的 ILD 和其他类型的特发性间质性肺炎（IIP）。

【鉴别诊断】

IPF 除了与其他已知原因，如过敏性肺炎、职业性尘肺病引起的 ILD 相鉴别外，还需要与其他类型的特发性间质性肺炎（IIP）相鉴别。如特发性脱屑性间质性肺炎（DIP）、呼吸性细支气管炎伴间质性肺炎（RBILD）、特发性非特异性间质性肺炎（NSIP）和急性间质性肺炎（AIP）。

1. 特发性脱屑性间质性肺炎（DIP）　　男性多发，绝大多数为吸烟者。起病隐袭、干咳，进行性呼吸困难。半数患者有杵状指（趾）。实验室检查无特殊，肺功能呈限制性通气功能障碍，弥散功能降低。影像学上早期出现双肺磨玻璃样改变，后期也出现线状、网状、结节状间质影像。

2. 呼吸性细支气管炎伴间质性肺炎（RBILD）　　临床表现同 DIP。杵状指（趾）相对少见。影像学上 2/3 患者 HRCT 出现网状-结节影。

3. 急性间质性肺炎（AIP）　　AIP 原因不明，起病急剧，临床表现为咳嗽、严重呼吸困难，继之很快进入呼吸衰竭。多数病例发病前有"感冒"样症状，半数以上患者有发热。肺部影像学表现为双侧弥漫性网状、细结及磨玻璃样阴影，急骤进展可融合成斑片乃至实变影。

4. 特发性非特异性间质性肺炎（NSIP）　　可发生于任何年龄，男性多于女性，主要临床表现为咳嗽、气短，少数患者有发热。影像学上表现为双侧间质性浸润影，双肺斑片磨玻璃阴影是本病 CT 特征性所见。

【治疗】

目前尚无有效治疗 IPF 的药物。肺移植是目前 IPF 最有效的治疗方法，N-乙酰半胱氨酸可以在一定程度上减慢肺功能恶化或降低急性加重频率，部分 IPF 患者可以考虑使用，对于 IPF 急性加重目前多采用较大剂量糖皮质激素治疗。积极治疗上呼吸道感染和肺炎等并发症。

（王宋平）

第十节　结核性胸膜炎

结核性胸膜炎（tuberculous pleurisy）是临床上最常见的胸膜炎，分为干性和渗出性两种。

【诊断要点】

1. 干性胸膜炎

（1）起病较急，可有发热、盗汗、乏力、消瘦等结核中毒症状。

（2）胸痛位于病侧，在深呼吸及咳嗽时加重，常伴有干咳。

（3）患侧呼吸运动受限，且可听到胸膜摩擦音，触到摩擦感。

（4）胸部 X 线检查示病侧胸膜可显示模糊或微增厚，亦可无发现。

2. 渗出性胸膜炎

（1）初期症状同干性胸膜炎。

（2）胸液出现后，随胸液的聚积而胸痛逐渐减轻，逐步出现紧迫感和呼吸困难。

（3）病侧胸廓丰满，呼吸运动受限，气管及心脏向健侧移位。语颤减弱，叩浊，呼吸音低或消失。

（4）胸部 X 线　少量积液可见肋膈角变钝，中等量积液患侧中下肺野均匀一致的密度增高影，直立体位则阴影之凹面向上，随体位的转动而阴影亦可随之改变形态，大量积液患侧肺野均匀致密影，纵隔常向健侧移位。

（5）胸腔穿刺　胸水为渗出液，常为草黄色，微混，细胞分类以淋巴细胞为主。

（6）胸腔镜检查　对上述检查仍不能诊断者，必要时可经胸腔镜检查，观察胸膜病变特征，并在直视下行胸膜活检，可提高诊断率。

【鉴别诊断】

1. 化脓性胸膜炎　寒战、高热、胸部胀痛，多伴有咳嗽、咳脓痰，胸水为渗出液，呈脓性，可有臭味，细胞分类以白细胞为主。

2. 癌性胸膜炎　患者年龄偏大，呼吸困难明显，胸水多为血性，量大，生长迅速，胸水中可查到恶性肿瘤细胞。

【治疗】

1. 一般治疗　包括休息、营养支持和对症治疗。

2. 胸腔积液引流　胸腔穿刺抽液，即可作为诊断性措施，也可减轻压迫症状，应尽快将胸腔积液抽尽。胸腔积液量大者，可经胸壁置入小导管持续引流，能在 1～2 天内抽尽胸腔积液。

3. 抗结核治疗　异烟肼 0.3 g/d，利福平 0.45～0.6 g/d，乙胺丁醇 0.75 g/d，比嗪酰胺 1.5 g/d。

4. 糖皮质激素　全身毒性症状重，大量胸腔积液的患者，在抗结核治疗的基础上可加用泼尼松 30mg/d。待体温正常，全身毒性症状减轻，胸腔积液量明显减少时，即应逐渐减量直至停用，疗程一般为 4～6 周。

（邓　俊）

第十一节　原发性支气管肺癌

原发性支气管肺癌（primary bronchogenic carcinoma）简称肺癌（lung cancer），为起源于支气管黏膜或腺体的恶性肿瘤，常有区域性淋巴结转移和血性播散，早期常有刺激性咳嗽、痰中带血、胸痛等呼吸道症状。肺癌是最常见的恶性肿瘤之一。近年来，世界各国各地区肺癌的发病率和死亡率都在急剧上升，且发病年龄趋于年轻化。肺癌分为鳞癌、腺癌、小细胞未分化癌、大细胞未分化癌四种组织学类型，临床也可分为小细胞肺癌（SCLC）和非小细胞肺癌（NSCLC）两类。

【病因】

病因迄今不明，与吸烟、职业致病因子（石棉、煤油等）、空气污染、电离辐射、饮食与营养等因素有关，其中吸烟已被公认是第一位重要致病因素。

【诊断要点】

1. 症状及体征

（1）咳嗽　为常见的早期症状，为刺激性持续性咳嗽，呈高调金属音，无痰或少痰。

（2）咯血　多为痰中带血或间断血痰。

（3）胸痛　多为不规则的钝痛和隐痛，后期加剧。

（4）胸闷、气急　见于肿瘤阻塞较大支气管或弥漫性肺泡细胞癌，继发感染，合并胸腔积液、心包积液时。

（5）喘鸣　由于支气管部分阻塞时，可出现吸气期局限性喘鸣音。

（6）发热、消瘦及恶病质　多为晚期表现。

（7）肿瘤局部扩展引起的表现　如压迫喉返神经引起声音嘶哑，上腔静脉受压引起上腔静脉阻塞综合征（SVCS），食管受压引起吞咽困难，颈交感神经受压引起霍纳综合征（Horner's syndrome），肺上沟癌

（Pancoast 癌）可压迫臂丛神经出现同侧肩部及上肢剧烈疼痛及感觉异常。

（8）肺外表现　即所谓副癌综合征（paraneoplastic syndrome）。少数患者可出现一些特殊表现，常在呼吸道症状及 X 线表现之前，为早期诊断肺癌的线索，如杵状指（趾）、肥大性骨关节病、库欣综合征、男性乳房发育、异位内分泌综合征、神经肌肉病变、癌性贫血、凝血性疾病、皮肤病变、癌性肾病、高钙血症、类癌综合征，等等。

（9）肺癌远处转移引起的表现　肺癌多首先转移到锁骨上和颈部淋巴结，表现为该处淋巴结肿大。转移至脑可出现头痛、呕吐、偏瘫、共济失调等症状。转移至肝可出现厌食、肝大、黄疸等表现。转移至皮下可触及皮下结节。

2. 实验室及其他检查

（1）胸部 X 线及胸部 CT 表现　① 周围型肺癌出现肺部圆形或类圆形肿块，常呈分叶状，有脐样切迹或毛刺，胸膜凹陷征、支气管充气征、肺门淋巴结肿大、癌性空洞。② 中心型肺癌可出现一侧肺门类圆形阴影或不规则肿块，更多的是出现支气管阻塞的间接征象，如肺段或叶的局限性肺气肿、肺段或肺叶不张、阻塞性肺炎反复发生。③其他如胸腔积液、骨质破坏等。

胸部 CT 可发现位于心脏后、脊柱旁沟和在肺尖、近膈面下及肋骨头部位的肺癌，并可发现有无肺门和纵隔淋巴结肿大以及邻近脏器的侵犯情况。

（2）脱落细胞学检查　痰脱落细胞学检查为早期诊断方法之一，中心型肺癌阳性率可达 80％，周围型肺癌可达 50％。阳性率与送检次数、送检时间、生长部位、组织学类型等多因素有关。胸水和支气管肺泡灌洗液检查脱落细胞也可帮助诊断。

（3）放射性核素扫描（ECT、PET）　可以发现直径＜1cm 的肺癌及早期发现肺癌的纵隔淋巴结及其他部位之转移病灶，弥补胸部 CT 之不足，也有助于对肺癌进行分期和疗效判断。

（4）磁共振成像（MRI）　对肺癌的诊断价值与 CT 类似，但在明确肿瘤与大血管之间的关系方面明显优于胸部 CT。

（5）纤维支气管镜　对中心型肺癌的诊断阳性率可达 80％～90％，经支气管镜也可行肺活检（TBLB）、支气管肺泡灌洗（BAL），对周围型肺癌也有一定的诊断价值。

(6) 活组织检查　如浅表淋巴结活检，经支气管镜肺活检，经皮肺活检，胸腔镜下胸膜活检等。

(7) 开胸肺活检　以上方法均不能明确，而临床上又高度怀疑的病例，根据患者的年龄、肺功能及其他脏器功能状况而决定是否做开胸肺活检。

(8) 肿瘤标志物的检测　比较肯定的有癌胚抗原（CEA）、细胞角质蛋白 19 片段（CYFRA21-1）、神经元特异性烯醇化酶（NSE），其他可用于肺癌诊断的肿瘤标志物还有组织多肽抗原（TPA）、鳞癌细胞抗原（SCC-Ag）、谷胱甘肽 S 转移酶（GST）、端粒酶（Telomerase）、蛙皮素（BN）、血管内皮生长因子（VEGF）、环氧化酶-2（COX-2）等，主张多个指标联合检测以提高检出率。

【鉴别诊断】

1. 支气管结核　可引起支气管狭窄和阻塞，导致远端炎症和肺不张，要与中心型肺癌相鉴别。本病一般有结核中毒症状，病程较长，胸部 CT 可见支气管狭窄和扩张相间，可伴发结节性病变和空洞形成。痰涂片和支气管镜检查是诊断的主要方法。

2. 肺门淋巴结结核　应与中心型肺癌相鉴别。该病多见于儿童、青少年，多数患者有发热、盗汗等结核中毒症状，PPD 试验常阳性，抗结核治疗有效。

3. 肺结核球　应与周围型肺癌相鉴别。本病多见于年轻患者，多无症状，病变多位于结核的好发部位，病灶可有包膜，有时病灶内有钙化点，周围有纤维结节卫星病灶，经皮肺穿刺病理活检可协助诊断。

4. 粟粒性肺结核　应与弥漫性细支气管肺泡癌相鉴别。一般患者年轻，有发热、盗汗等全身中毒症状，呼吸道症状不明显，X 线上病灶为大小一致、分布均匀、密度较淡的粟粒结节。借助细胞学和细菌学可建立诊断。

5. 肺脓肿　当肺癌空洞继发感染时难与肺脓肿相鉴别。肺癌常具有慢性咳嗽、反复咯血痰，空洞壁较厚，空洞外壁不规则，或呈分叶状，内缘不光整呈结节状，多为偏心空洞。结合支气管镜和痰脱落细胞学检查可以鉴别。

6. 炎性假瘤　有时与周围型肺癌难以鉴别。本病多见于女性，约 50% 的患者有呼吸道感染症状，如咳嗽、咳血丝痰等，一般病程较长，可数月至数年，X线上肿物密度较高而均匀，边缘清楚，无分叶，轮廓完整呈球形阴影，无肺门及纵隔淋巴结肿大，经皮肺穿刺病理活检可协助诊断。

7. 结核性胸膜炎　渗出期要与肺癌恶性胸腔积液相鉴别。前者以青壮年居多，多数患者伴有发热、盗汗、乏力等结核中毒症状，X线肺野内可有结核病灶，胸液常为典型的渗出液，仅少数（1.5%～12%）为血性胸液。抗结核治疗有效。

【治疗】

由于肺癌是全身性疾病，所以肺癌的治疗是一个多学科的综合治疗，强调个体化。包括手术、放疗、化疗、靶向治疗、介入治疗、免疫治疗等。

1. 手术治疗　是治疗 NSCLC 的首选方法。主要适用于 NSCLC 的 I 期、II 期患者，包括部分经过化疗的 III 期患者。术前肺功能的评估很重要。

2. 放射治疗（放疗）　SCLC、鳞癌、腺癌对放疗的敏感性依次递减。放疗不仅能使局部进展期不能手术的患者取得较好效果，而且能解除转移部位的压迫和疼痛，从而延长生存期和改善生活质量。

3. 化学治疗（化疗）　化疗是目前真正意义上的全身性治疗方法。SCLC 对化疗最敏感，鳞癌次之，腺癌对化疗的疗效相对较差。

SCLC：经以化疗为主的综合治疗，SCLC 的治愈率已有明显提高，有作者将其列为可以治愈的恶性肿瘤之一。目前公认的化疗方案有：

（1）EP 方案　依托泊苷（VP-16）80～100mg/m^2，静脉滴注，持续 3 天；顺铂（DDP）80mg/m^2，静脉滴注，第 1 天或分 3 天，21 天为一个周期，共 4～6 个周期。

（2）CE 方案　卡铂（CBP）AUC＝5～6，静脉滴注，第 1 天；VP-16 80～100mg/m^2，静脉滴注，持续 3 天，21 天为一个周期，共 4～6 个周期。

二线治疗可以选择铂类联合伊立替康、拓扑替康、紫杉醇、多西他赛、异环磷酰胺、多柔比星等药物。

NSCLC：化疗作为肺癌的一种全身重要治疗，可以增加生存率，缓解症状以及提高生活质量，随着 20 世纪 90 年代一些新的化疗药物（长春瑞滨、紫杉醇、吉西他滨、培美曲塞等）的陆续问世，NSCLC 的联合化疗也取得了令人鼓舞的疗效，目前一线化疗推荐方案为含铂两药联合化疗。可根据情况选择使用以下几个方案。① TP 方案：TAX（紫杉醇）175mg/m^2 或多西他赛 75mg/m^2，静脉滴注（3 小时），第 1 天；DDP 75～80 mg /m^2，静脉滴注，第 1 天。21～28 天为一个周期。② NP 方案：NVB（长春瑞滨）25mg/m^2，静脉注射，第 1、8 天；DDP 80mg/m^2，静脉滴注，第 1 天。28 天为一个周期。③ GP 方案：GEM（吉西他滨）1000～1250mg/m^2，静脉注射，第 1、8 天；DDP 80mg/m^2，静脉滴注，第 1 天。28 天为一个周期。对非鳞癌患者一线化疗可以选用顺铂或卡铂联合培美曲塞（AP 方案）。④ AP 方案：培美曲塞 500mg/m^2，静脉滴注，第 1 天；DDP 80mg/m^2 或 CBP（卡铂）AUC＝5～6，静脉滴注，第 1 天。21 天为一个周期。二线治疗可以选择培美曲塞或者多西他赛化疗。

4. **靶向治疗** 肿瘤分子靶向治疗是以肿瘤组织或细胞中所具有的特异性（或相对特异）分子为靶点，利用分子靶向药物特异性阻断该靶点的生物学功能，选择性从分子水平来逆转肿瘤细胞的恶性生物学行为，从而达到抑制肿瘤生长甚至肿瘤消退的目的。代表药物为表皮生长因子受体-酪氨酸激酶抑制药（EGFR - TKI）和单克隆抗体（MAb）。EGFR - TKI 包括吉非替尼（Gefitinib）、厄洛替尼（Erlotinib）和国产的埃克替尼（Icotinib），可考虑用于化疗失败者或者无法接受化疗的患者。对于 EGFR 基因突变阳性的患者，一线治疗可以选择 EGFR - TKI。此外，以肿瘤血管生成为靶点的靶向治疗，包含贝伐单抗（Bevacizumab）和国产的恩度（Endostatin），联合化疗能明显提高晚期 NSCLC 的有效率，并延长肿瘤中位进展时间。ALK 抑制药被推荐用于存在棘皮动物微管相关类蛋白 4/间变淋巴瘤激酶（EML4 - ALK）融合基因的患者。

5. **介入治疗**

（1）支气管动脉灌注化疗及栓塞术 仅适用于失去手术指征，且不愿意接受放疗和全身化疗的肺癌患者。其毒副作用小，近期可缓解症状，提高生活质量。但由于受肺癌本身的供血特点和治疗次数的限制，远期疗效尚不满意，目前基本很少单用。

（2）非血管性微创治疗 包括肿瘤微波或射频消融治疗、放射性粒子^{125}I 植入等，在 CT、B 超的引导下操作，可以消除局部肿瘤病灶，降低肿瘤负荷，和全身治疗手段相结合，可以取得更好的临床疗效。

（3）其他介入治疗 包括腔镜治疗（包括高频电凝、氩等离子体凝固

APC、微波、激光等)、腔内近距离放疗、腔内支架植入术等。

6. 免疫治疗 是近年肺癌研究探索的新的治疗方法之一。肿瘤疫苗可通过激活机体自身的免疫细胞,从而杀灭肿瘤,毒副作用较小;针对程序性死亡-1受体(PD-1)的抗体药物在 NSCLC 的研究已经取得较好的疗效。

7. 中医中药治疗 可以改善症状、提高生存质量以及延长生存期。

(兰四友 邓述恺)

第十二节 自发性气胸

气胸(pneumothorax)系脏层或壁层胸膜由于病变或外伤而受损,空气逸入胸膜腔,使胸膜腔内压力增高,静脉回心血流受阻,造成不同程度的心脏和肺功能障碍。气胸分为自发性气胸、创伤性气胸及人工气胸;自发性气胸可分为特发性气胸和继发性气胸。

【诊断要点】

1. 症状

(1) 起病较急,常有诱因,如剧烈咳嗽、用力过度、屏气等。

(2) 突然发生患侧胸痛,呼吸困难,甚至休克、昏迷。

2. 体征

(1) 呼吸困难。

(2) 气管和心脏向健侧移位。

(3) 患侧胸廓饱满,肋间隙增宽,呼吸运动减弱,叩诊呈鼓音,语颤及呼吸音减弱或消失。

(4) 气体量少,气胸体征不明显时,可用搔扒征协助诊断。

3. X线检查 气胸部位透光度增加,肺纹理消失,可见被压缩的肺边缘。

4. 自发性气胸的临床类型

(1) 单纯(闭合)性气胸 胸膜裂口较小,且在肺萎缩的同时,裂口自行闭合。

(2) 交通(开放)性气胸 破口较大或胸膜粘连破口未闭合。空气随呼吸自由出入胸膜腔。

（3）张力（高压）性气胸　胸膜裂口呈活瓣样，吸气时裂口张开，气体进入胸膜腔，呼气时裂口关闭，气体不能排出，至使胸膜内压逐渐升高。

【鉴别诊断】

1. 巨型肺大疱　起病慢，无胸痛，症状轻，X 线胸片示：圆形或卵圆形透光区，向四周膨胀，有菲薄的线状泡壁，其内见细小条纹影。

2. 急性心肌梗死　突然发生胸闷，胸痛，甚至呼吸困难，休克等。但患者常有高血压、动脉硬化、冠心病等病史。结合心电图、胸部 X 线检查可作出诊断。

【治疗】

1. 一般治疗

（1）病员应卧床休息。

（2）呼吸困难，发绀者给予吸氧。

（3）剧烈咳嗽，用可待因 0.015～0.03g，每日 3 次，口服。

（4）治疗肺部原发疾病。

2. 胸腔排气治疗

（1）肺压缩<20%，临床症状轻微者，仅需卧床休息 2 周左右，积气便可基本吸收。

（2）胸穿抽气　胸穿部位在锁骨中线第 2 肋间（积气为主时）或腋前线第 4～5 肋间（伴有积液时）。适用于闭合性气胸的治疗。

（3）胸腔导管水封瓶闭式引流　适用于各型自发性气胸，尤其是高压性或交通性气胸。导管放入胸腔内 2～3cm 即可，不宜过深。玻管置于水封瓶水平面下 1～2cm。肺复张后夹闭导管，再观察 24 小时，不再出现气胸即可拔管。

（4）负压吸引水封瓶闭式引流　在水封瓶排气管中安装一个压力调节瓶，调节负压。压力调节管插入水面下 8～12cm。连续负压吸引，待肺复张后持续 1～3 天后夹管，观察 1～2 天，见肺再无萎陷时拔管。适用于交通性气胸或张力性气胸；肺漏气已停止的闭合性气胸，但肺仍长期膨胀不全。

3. 复发性气胸的处理　大多数采取保守治疗。少数顽固性气胸或复发性气胸，须予以特殊处理。

（1）胸膜粘连术　可用 50% 葡萄糖溶液、四环素，胸腔内注入。术前可肌内注射哌替啶 50mg 预防胸痛。

（2）手术治疗 对引流排气无效，复发性气胸经 X 线证实有肺大疱以及血气胸伴休克等患者均应考虑手术治疗。

（陈菊屏）

第十三节 肺血栓栓塞症

肺血栓栓塞症（pulmonary thromboembolism，PTE）为来自静脉系统或右心的血栓阻塞肺动脉或其分支所致疾病，以肺循环和呼吸功能障碍为其主要临床和病理生理特征。临床分为急性 PTE 及慢性栓塞性肺动脉高压。引起 PTE 的血栓主要来源于深静脉血栓形成（deep venous thrombosis，DVT）。

【危险因素】

PTE 的危险因素包括原发性和继发性两类。原发性危险因素由遗传变异引起，包括 V 因子突变、蛋白 C 缺乏、蛋白 S 缺乏和抗凝血酶缺乏等。继发性危险因素是指后天获得的多种病理生理异常。包括骨折、创伤、手术、恶性肿瘤和口服避孕药等。年龄可作为独立的危险因素，随着年龄的增长，PTE 的发病率逐渐增高。

【诊断要点】

1. 症状 常见症状有：呼吸困难及气促、胸痛、晕厥、烦躁不安、惊恐甚至濒死感、咳嗽、咯血、心悸。

2. 体征

（1）呼吸急促。呼吸频率＞24 次/分，是最常见的体征。

（2）心动过速。

（3）血压变化，严重时可出现休克。

（4）发绀。

（5）发热。

（6）颈静脉充盈或搏动。

（7）肺部可闻及哮鸣音和（或）细湿啰音，偶可闻及血管杂音。

（8）胸腔积液的相应体征。

（9）肺动脉瓣区第二音亢进或分裂，$P_2 > A_2$，三尖瓣区收缩期杂音。

3. 深静脉血栓的症状与体征　下肢 DVT 主要表现为患肢肿胀、周径增粗、疼痛或压痛、浅静脉扩张、皮肤色素沉着、行走后患肢易疲劳或肿胀加重。

4. 动脉血气分析　常表现为低氧血症，肺泡-动脉血氧分压差 $[P_{(A-a)}O_2]$ 增大。

5. 心电图　可出现 $V_1 \sim V_4$ 的 T 波改变和 ST 段异常；部分病例可出现 $S_1 Q_{\mathbb{II}} T_{\mathbb{II}}$ 征（即 I 导 S 波加深，III 导出现 Q/q 波及 T 波倒置）。

6. 胸部 X 线平片　可表现为：区域性肺血管纹理变细、稀疏或消失，肺野局部浸润性阴影，尖端指向肺门的楔形阴影，肺不张，右下肺动脉干增宽或伴截断征，肺动脉段膨隆以及右心室扩大征，少至中量胸腔积液征等。

7. 超声心动图　可在右房或右室发现血栓。

8. 血浆 D-二聚体测定　D-二聚体对急性 PTE 有较大的排除诊断价值，若其含量低于 $500 \mu g/L$，可基本除外急性 PTE。

9. 核素肺通气/灌注扫描　典型征象是呈肺段分布的肺灌注缺损，并与通气显像不匹配。

10. 螺旋 CT 和电子束 CT 造影　PET 的直接征象为肺动脉内的低密度充盈缺损；间接征象包括肺野楔形密度增高影，条带状的高密度区或盘状肺不张。

11. 磁共振成像（MRI）　发现段以上肺动脉内栓子。

12. 肺动脉造影　肺血管内造影剂充盈缺损。

【鉴别诊断】

1. 心绞痛　主要表现为发作性胸骨后疼痛，休息或含化硝酸甘油可缓解。

2. 急性心肌梗死　主要表现为严重而持久的胸痛，心电图特征性表现为病理性 Q 波，损伤性 ST 段抬高，缺血性 T 波倒置。血清肌酸磷酸激酶和乳酸脱氢酶升高。

3. 细菌性肺炎　主要表现为畏寒、寒战、发热、胸痛、咳嗽、咳痰或痰中带血。血白细胞计数升高。X 线胸片早期肺纹增粗、模糊，以后可出现均匀性密度增高影。

【治疗】

1. 急性 PTE 的治疗

（1）一般处理　对高度疑诊或确诊 PTE 的患者，应进行严密监护，检测呼吸、心率、血压、静脉压、心电图及血气的变化，绝对卧床，避免用力；可适当使用镇静药、止痛药；对于发热、咳嗽等症状可给予相应的对症治疗。

（2）呼吸循环支持治疗　采用经鼻导管或面罩吸氧纠正低氧血症。当出现呼吸衰竭时，可使用经鼻（面）罩无创性机械通气或经气管插管行机械通气。

（3）溶栓治疗　溶栓治疗主要适用于大面积 PTE 病例，常用的溶栓药物有尿激酶（UK）、链激酶（SK）和阿替普酶（重组组织型纤溶酶原激活药，rtPA）。

（4）抗凝治疗　目前临床上应用的抗凝药物主要有普通肝素、低分子量肝素和华法林。

（5）肺动脉血栓摘除术　适用于经积极的保守治疗无效的紧急情况。

（6）经静脉导管碎解和抽吸血栓。

（7）静脉滤器　为防止下肢深静脉大块血栓再次脱落阻塞肺动脉，可于下腔静脉安装过滤器。

2. 慢性栓塞性肺动脉高压的治疗

（1）肺动脉血栓内膜剥脱术。

（2）介入治疗　球囊扩张肺动脉成形术。

（3）口服华法林。

（4）存在反复下肢深静脉血栓脱落者，可放置下腔静脉滤器。

（5）使用血管扩张药。

（陈菊屏）

第三篇　循环系统

第一章　症状学

第一节　心　悸

患者自觉心跳或心慌不适感称心悸（palpitation）。由心脏跳动的强度、频率、节律及心脏神经调节异常等引起。

【常见病因】

1. 心脏搏动增强

（1）生理性　①烟酒、浓茶、咖啡、剧烈运动。②过度忧虑。③药物（肾上腺素、阿托品、甲状腺片等）。④妊娠

（2）病理性　①心室肥大：高血压心脏病、瓣膜性心脏病等。②其他疾病：甲状腺功能亢进症、贫血、发热、低血糖等。

2. 心律失常　各种心脏频率、节律的改变。

3. 心力衰竭。

4. 心脏神经症　青年女性多发，除心悸外，尚有游走性心前区痛、头痛、头晕、失眠、记忆力下降等表现。

5. β受体亢进综合征　心悸，心电图示窦性心动过速，Ⅱ、Ⅲ、aVF 的 ST 段下移及 T 波倒置；普萘洛尔（心得安）试验阳性。

6. 更年期综合征。

【伴随症状】

1. 心悸伴心前区痛　见于心绞痛、心肌梗死、心肌炎、心包炎、心脏神经症等。

2. 心悸伴发热　见于心肌炎、心包炎、感染性心内膜炎、风湿热、急性传染病等。

3. 心悸伴晕厥　见于室性心动过速、心室颤动、病态窦房结综合征、完全性房室传导阻滞等。

4. 心悸伴贫血　见于各种原因引起的急慢性贫血等。

5. 心悸伴呼吸困难　见于急性心肌梗死、心肌炎、心包炎、心力衰竭、重度贫血等。

6. 心悸伴消瘦及出汗　　见于甲状腺功能亢进症等。

（莫余波）

第二节　水　肿

水肿（edema）为组织间隙水分含量过多所致，一般指皮下水肿。

【常见病因】

1. 心源性水肿　　主要见于右心疾病所致右心衰竭以及左心疾病发展累及所致右心衰竭，包括心瓣膜疾病、冠状动脉粥样硬化性心脏病（冠心病）、右心心肌梗死、原发性心肌疾病、高血压心脏病、累及右心瓣膜的感染性心内膜炎等，心包疾病（缩窄性心包炎等）。心脏性水肿常从下肢开始，多为对称性、凹陷性，长期卧床者则发生在背部和骶部。

2. 其他系统疾病　　常见于肾疾病、肝疾病、低蛋白血症（营养不良性）、甲状腺功能减退症、甲状腺功能亢进症、库欣综合征、深静脉血栓栓塞、血管神经性水肿等。

3. 药物　　药物过敏，如磺胺类药物；钙通道阻滞药可引起钠水潴留致水肿；血管紧张素转化酶抑制药（ACEI）类可引起血管神经性水肿。

4. 功能性水肿　　高温环境、肥胖及老龄等所致。

（刘　星）

第三节　晕　厥

晕厥（syncope）为心排血量突然减少脑组织一过性广泛缺血所引起的短暂意识丧失，通常不超过 20 秒，具有自限性。

【常见病因】

1. 心源性　　①心律失常：心率过快/过慢，如室性心动过速（室速）、心室颤动、病窦综合征、高度房室传导阻滞、心脏骤停等；长 QT 综合征、Brugada 综合征。②器质性心脏疾病，如重度主动脉瓣狭窄、肥厚型梗阻性心肌病等。③左房巨大血栓/黏液瘤。④严重心包疾病所致心输出量下降。

2. 肺栓塞。

3. 血管源性　体位性低血压（直立性低血压晕厥），血压陡然增高所引起的脑血管痉挛、血管迷走性晕厥、颈动脉窦过敏等。

4. 情景性　排尿性晕厥、咳嗽性晕厥、吞咽性晕厥、疼痛性晕厥等。

5. 神经源性　短暂性脑缺血发作（TIA）等。

（刘　星）

第四节　其他临床表现

循环系统疾病还可有多种临床表现，这些症状大多数为非特异性的，临床诊断时容易忽略，应认真加以鉴别。

1. 声音嘶哑　可发生于主动脉瘤患者，增大的瘤体压迫左侧喉返神经；二尖瓣狭窄患者偶尔可因扩张的肺动脉或者扩大的左心房压迫喉返神经导致。心包积液考虑为黏液性水肿时的患者可出现粗糙、低调的嗓音。注意和咽喉疾病、胸腔占位、外科手术损伤等鉴别。

2. 呃逆　常常为膈肌、膈神经或中枢神经相关疾病所致，偶尔可见于心肌梗死的患者。

3. 胃肠道症状　多见于消化系统疾病。但右心衰竭、三尖瓣疾病时，可导致胃肠道淤血、肝淤血、肝大，出现腹胀、消化不良、食欲缺乏、右上腹胀痛不适等症状。心内血栓或赘生物脱落偶致肠系膜动脉栓塞、脾梗死时，出现腹痛；动脉粥样硬化并发缺血性肠病，以及心排血量下降导致内脏缺血时也会出现腹痛。洋地黄类药物过量或中毒时，患者可出现食欲缺乏、恶心、呕吐等症状。

4. 发热、出汗　长时程发热，伴有心脏新出现杂音或原有杂音性质改变应考虑感染性心内膜炎；急性心肌梗死时可出现短缺低热，为坏死物吸收热；心力衰竭急性发作时可伴有明显出汗。注意和其他感染性及非感染性疾病鉴别。

5. 失眠/精神紧张　常见于心理障碍或精神疾病。心力衰竭时患者交感神经亢奋可导致患者失眠或精神紧张；缺血性脑卒中时亦可有精神性临床症状。器质性心脏疾病往往容易合并心理疾病，此外，还要注意和药物所致失眠、心脏神经症等鉴别。

（刘　星）

第二章　临床常用诊疗技术

第一节　一般无创检查

一、普通心电图

普通心电图（electrocardiogram，ECG）是反映心脏激动时心肌除极、复极和激动传导等电活动的图形，其描记的是瞬时心电变化。对心律失常、心肌缺血、心肌梗死有诊断价值，特异性高；定时反复描记，有助于某些疾病的鉴别，如 ST 段抬高性心肌梗死、室壁瘤以及心包炎的鉴别；它能显示各心腔的肥大，有助于多种心脏病的诊断。它还能反映某些药物、电解质紊乱等对心脏的影响，如高钾血症、高钙血症、低钾血症、低钙血症、洋地黄中毒等。此外，心电图检查结果还是某些心脏介入手术的指征之一，并可作为术后长期随访工具。

心电图运动负荷试验，是利用分级活动踏板运动，记录患者运动前、运动时、运动后各瞬间的心电图变化，有助于冠心病的检出，但其假阳性率较高，并要掌握严格的适应证和禁忌证。

二、动态心电图

动态心电图（dynamic electrocardiogram）又称 Holter 心电图，可记录较长时间内（24～72 小时）的全部心电图波形，报告心搏总数、异常心律的类型、次数、ST 段变化情况以及以上异常发生的时间，同时记录症状可以帮助分析症状与心电图异常的关系。对帮助明确下列情况有重要价值：①检出心源性晕厥、心悸的患者，并帮助分析心律失常类型；②提高冠心病的诊断率，有助于检出劳力相关心肌缺血的患者；③监测心肌梗死后心律变化，有助于发现心血管事件高危患者；④评价抗心律失常药物、心内电生理介入治疗的疗效等。目前，随着信息产业的不断完善，我们已经可以利用移动信息技术和网络技术，远程实时监测患者心电图变化情况，有助于发作时间短、发作不频繁的患者明确诊断，从而提高心律失常的检出率和治疗率。

三、动态血压监测

动态血压监测（ambulatory blood pressure monitoring）可记录被试者 24 小时的血压变化。本项检查有助于：①明确高血压的诊断，尤其是"白大衣高血压"或"假性正常高血压"；②监测血压波动情况，有助于指导治疗，并有助于并发症和预后判断；③有助于药物疗效的检测，可依据血压情况选择最优降压方案。

四、超声心动图

目前临床常用的超声诊断方法和技术有：M 型超声心动图、二维超声心动图、经食管超声心动图、多普勒超声心动图、实时三维超声心动图、组织多普勒成像技术等。利用这些技术和方法，可以记录心脏和大血管的结构改变及空间关系，有助于诊断先天性心脏病、心瓣膜病，并帮助相关介入治疗的选择和进行；有助于了解心腔大小、室壁厚度并判断心脏整体和局部的功能情况，从而指导相关治疗方案的选择；有助于发现心内赘生物、血栓、黏液瘤、主动脉夹层、心包积液等。

五、X 线检查

普通 X 线平片，常通过正、侧位判断整个心脏及大血管的外部轮廓大小、肺部淤血或充血的情况，有助于诊断某些心脏疾病，如心瓣膜性疾病、先天性心脏病、心包疾病（尤其心包积液和心包钙化）。

多排螺旋电子计算机 X 线断层显像，即多排螺旋 CT，已广泛用于心血管疾病的临床诊断。CT 心血管造影使主动脉夹层和心肌梗死部位的检出率大大提高，同时对某些复杂先天性心脏病、心包疾病的诊断有明确作用。近年来，随着多排螺旋 CT 分辨率的提高，冠状动脉 CT 造影及三维重建技术已应用于冠心病患者的诊断（阴性排除的意义更大），特别对冠状动脉钙化的分析、评估有很大意义。在行冠状动脉多排 CT 检查时，需要用短效的 β 受体拮抗药将心率控制在 60 次/分左右。

六、磁共振显像

心脏磁共振显像（magnetic resonance imaging，MRI）检查能全面显

示心脏各房室大小、室壁厚度、瓣膜形态等，对某些心肌疾病有特殊的诊断意义，如右室发育不良性心肌病。动态 MRI 电影能准确判断心脏整体和节段运动，并能对左室功能等指标进行定性和定量分析。血管 MRI 检查，可以明确主动脉瘤及主动脉夹层的诊断，并有助于血管畸形的检出。

七、放射性核素检查

主要包括心肌灌注显像（myocardial perfusion）和心血池显像（cardiac blood pool imaging）。通过核素追踪显影，有助于心肌缺血性病灶和心脏功能的判断，利用[18]氟-脱氧葡萄糖作为示踪剂还可以探测病灶区心肌的代谢活性，有助于治疗的选择和预后的判断。

（刘　星）

第二节　特殊检查

一、临床电生理检查

将多根电极心导管经股静脉分别放置于右心房、冠状静脉窦、三尖瓣环和右心室，进行人工心脏起搏、房室束电图和体表心电图记录的电生理检查。结合程序刺激法可测定窦房结功能，心房、房室结、室内传导系统功能，异位搏动来源、额外通道的部位和传导功能等。是射频消融（见后）等介入治疗必不可少的术前检查。

二、右心导管检查

将特定的心脏导管在 X 线透视下经肘部静脉或股静脉送达右心房、右心室、肺动脉直至嵌如肺小动脉。该方法可提供心腔内及大血管的血流动力学资料，可用于肺动脉高压的诊断、判断心腔内分流、计算心排血量等，指导临床进一步治疗。

三、选择性心血管造影

包括选择性心脏和大血管造影（cardiovascular angiography）、选择性冠状动脉造影（coronary angiography）。前者是将一定量的造影剂在短时间（一般数秒）内，快速经心导管注入选定的心腔和大血管，使其显影进而检查其解剖结构和功能变化。后者经桡动脉或股动脉将特定的导管放置冠状动脉口，注入造影剂使冠状动脉及其分支显影，是目前诊断冠状动脉疾病的主要方法和"金标准"，也是指导冠脉疾病介入治疗（见后）和外科手术的主要手段。

四、其他新技术和方法

随着心血管诊疗技术的发展，越来越多的新技术和方法应用于临床，造福患者。血管内超声显像（intravascular ultrasound，IVUS）和光相关性断层扫描（optical coherence tomography，OCT）是目前临床诊断冠脉疾病极具前景的手段和方法。它们分别利用冠状动脉腔内超声显像和光学显像精确了解冠状动脉血管壁和管腔的变化情况，判断病变的性状并指导介入治疗。分辨率高，但目前价格昂贵。

（刘　星）

第三节　心包穿刺术

【适应证】

1. 穿刺心包液进行常规、生化、细菌及细胞学检查，以明确诊断。

2. 心包放液解除心脏压塞。

3. 心包内注药用于治疗。

【方法】

1. 体位　半卧位或半坐位。

2. 穿刺部位　心尖部：左侧第5～6肋间心浊音界内2cm处，针头向后向上向内，深3～5cm即达心包，为常用部位；剑突下：在剑突与左侧肋弓交角处，穿刺针与腹壁成30°，紧贴胸骨后向左肩上方刺入，深度一般4～8cm。此部位可抽出心包腔底部的液体，且不易与胸腔积液混淆，可避免损伤冠状动脉和乳房内动脉。

3. 严格消毒后，在穿刺部位作皮肤、皮下组织及心包壁层麻醉。

4. 穿刺可在心电监护下进行，将穿刺针柄与心电图机胸导联用消毒导线连接。如ST段抬高或出现室性期前收缩、室性心动过速，提示损伤心肌，应立即退回。

5. 由选定部位刺入，待到针头阻力突然消失或心尖搏动撞及针尖时，针略向后退，并将针头固定。由助手将注射器连于穿刺针尾的橡皮管上，除去橡皮管上的血管钳，即可抽出液体。

6. 第一次抽液一般不超过 100ml，以后每次抽液不超过 500ml。

7. 穿刺过程中，如患者感觉不适，出现心跳加快、冷汗、头晕、气短等，应立即停止操作。

8. 如开始即抽出红色污秽的液体，3～5 分钟不凝则为血性心包积液，若颜色较鲜且抽出后即凝或后来抽出血性液，则可能为血管损伤。

9. 拔出针头，局部用纱布覆盖。

10. 记录抽出液体的量、颜色和性质，并将标本送验。

【注意事项】

1. 严格掌握适应证。因此术有一定危险性，应由有经验医师操作或指导，并应在心电图监护下进行穿刺，较为安全。

2. 术前须进行心脏超声检查，确定液平段大小与穿刺部位，选液平段最大、距体表最近点作为穿刺部位，或在超声显像指导下进行穿刺抽液更为准确、安全。

3. 术前应向患者作好解释，消除顾虑，并嘱其在穿刺过程中切勿咳嗽或深呼吸。术前半小时可服地西泮 10mg 或可待因 0.03g。

4. 麻醉要完全，以免因疼痛引起神经源性休克。

5. 抽液量第一次不宜超过 100～200ml，以后再抽渐增到 300～500ml。抽液速度要慢，过快、过多，使大量血液回心可导致肺水肿。

6. 如抽出鲜血，应立即停止抽吸，并严密观察有无心脏压塞症状出现。

7. 取下空针前夹闭橡皮管，以防空气进入。

8. 术中、术后均需密切观察呼吸、血压、脉搏等的变化。

（陈良海）

第四节　中心静脉压测定

【适应证】

1. 判断血容量不足或心功能不全。

2. 根据中心静脉压（central venous pressure，CVP）补血或补液。

3. 大手术危重患者，监测 CVP 使血容量维持最合适水平，以更好耐受手术。

【方法】

1. 经肘静脉（也可选择颈内静脉、锁骨下静脉、头静脉）将静脉导管送至上腔静脉或经股静脉插管至下腔静脉。

2. 测压管应与右心房中点（腋中线第 4 肋间）在同一水平面。测压管内充满液体。测压时，用三通开关使导管与测压管相通，并关闭输液管。压力读数为厘米水柱；不测压时，使导管与输液皮管相连，而关闭测压管通路。每次测压后，应使输液皮管与测压管相通，将倒流入测压管内的血液冲净。

【临床意义】

正常 CVP 为 $0.59 \sim 1.18$ kPa（$60 \sim 120$ mmH_2O）。低于正常值为血容量不足；高于正常值提示血容量过大或有心功能不全。

【注意事项】

1. 如测压过程中发现静脉压突然出现显著波动性升高时，提示导管尖端进入右心室，因心室收缩时压力明显升高所致，立即退出一小段后再测。

2. 如导管阻塞无血液流出，应用输液瓶中液体冲洗导管或变动其位置；若仍不通畅，则用肝素液或 3.8% 枸橼酸钠溶液冲洗。

3. 测压管留置时间，一般不超过 5 天；时间过长易发生静脉炎或血栓性静脉炎。故留置 3 天以上时，需用抗凝剂冲洗，以防血栓形成。

（陈良海）

第五节　心脏电复律

心脏电复律（cardioversion）是用电复律仪释放一定强度的直流电能，使全部或大部分心肌除极，来治疗异位快速性心律失常，使之转复为窦性心律的方法。

【适应证】

1. 心室颤动和扑动。

2. 心房颤动和扑动。①发生房颤 1 年以内（最好不超过 3 个月）。②

心胸比率≤55%。③超声心动图：左房内径＜45mm。④无心力衰竭或已纠正。⑤无电解质紊乱。⑥病因已基本控制（风湿、甲状腺功能亢进、心肌梗死、二尖瓣术1～3个月后等）。⑦预激综合征合并心房颤动。⑧症状性心房颤动，药物治疗无效者。

3. 室性和室上性心动过速，药物治疗无效者。

【电复律方法】

（一）体外与体内电复律

1. 体外电复律　经胸壁，占绝大多数。

2. 体内电复律　心脏手术时或开胸手术抢救者。二电极板分别置于右室与心尖部之间，电能20～30 J，最大≤70 J，可重复。

（二）同步与非同步电复律

1. 同步电复律　开启除颤器上的同步装置，使患者R波同步触发放电，以保证放电在绝对不应期的转律方法称同步电复律。避免放电在心室的易损期（T波顶峰前20～30ms，心室的相对不应期），导致心室颤动。

（1）适应证　心房颤动和扑动发病时间＜1年，室性和室上性心动过速。

（2）方法　①若为心房颤动者，先控制心室率在70～80次/分，复律前6小时禁食，复律前24～48小时停用洋地黄制剂。复律前一日先试服奎尼丁0.1g或胺碘酮0.2g，3次/日。②选择R波高的导联，选择并锁定电复律仪同步放电方式，同时检测其同步性能。③静脉注射地西泮10～30mg，或丙泊酚、咪达唑仑等，使患者进入嗜睡状态。④将二电极板涂上导电膏并分别置于胸骨右缘第2～3肋间和心尖区，充电后以同步方式放电。⑤电能：房颤，100～150J；房扑，50～100J；室上速，100～150J；室速，100～200J。儿童电复律电能：室上性快速性心律失常0.5～1J/kg；室性快速性心律失常2～3J/kg。

2. 非同步电复律　关闭同步装置，触发放电（任何时间放电）的转律方法称非同步电复律。

（1）适应证　心室颤动和扑动。

（2）方法　电能200～360J，选择并锁定非同步放电方式，将二电极板涂上导电膏并分别置于胸骨右缘第2～3肋间和心尖区，充电后立即放电。

【并发症】

少见。可有心律失常、电击局部皮肤灼红、心肌酶谱增高、低血压，多为一过性，不需特殊处理。若发生严重心律失常、肺水肿、动脉栓塞应及时处理。

（莫余波）

第六节　人工心脏起搏治疗

人工心脏起搏（artificial cardiac pacing）是由人工心脏起搏器（或程序刺激器）发放脉冲电流，通过电极刺激并带动心搏的方法。不同类型的心脏起搏器可分别用于治疗缓慢性心律失常、部分快速性心律失常，以及协调左右心室的收缩。

【永久性起搏治疗的适应证】

1. 有症状的任何水平的完全或高度房室传导阻滞。

2. 有症状的束支-分支传导阻滞，伴间歇性二度Ⅱ型房室传导阻滞。

3. 有症状的病态窦房结综合征或房室传导阻滞心室率<50 次/分，或间歇性心室率<40 次/分，或无症状的长 R-R 间歇≥3 秒。

4. 有症状的颈动脉窦过敏综合征导致心搏减慢或长 R-R 间歇≥3 秒。

5. 病态窦房结综合征或房室传导阻滞的患者，因其他情况长期药物治疗将减慢心室率，应植入起搏器保证心室率。

【心脏起搏器的功能及类型】

1. 心脏起搏器编码　北美与英国心脏起搏电生理学会（NBG）编码见表 3-2-1。

表 3-2-1　北美与英国心脏起搏电生理学会（NBG）编码

Ⅰ	Ⅱ	Ⅲ	Ⅳ	Ⅴ
起搏心腔	感知心腔	感知后反应	程控、频率应答功能	抗快速心律失常功能
V=心室	V=心室	T=触发型	P=频率程控	P-抗心动过速
A=心房	A=心房	I=抑制	M=多参数程控	S-电转复律
D=V+A	D=V+A	D=T+I	C=通讯	D= P+S
O=无	O=无	O=无	R=频率应答　O=无	O=无

注：三位字母代码，当无后两种功能时可只用前 3 个字母代码命名。

编码举例：

（1）VVI：表示心室起搏，心室感知，感知后抑制起搏器发放一次脉冲。

（2）DDD（全自动起搏器）：房室双腔起搏，房室双腔感知，感知后抑制或触发起搏器一次脉冲。

（3）DDDR：起搏频率可随患者需要调整的全自动起搏器。

2. 起搏器方式的选择　　选用原则为：①窦房结功能障碍而房室传导功能正常，AAI 方式最佳；②完全性房室传导阻滞而窦房结功能正常者，VDD 方式最佳；③窦房结和房室传导功能都有障碍，DDD 方式最佳；④从事中重度体力活动者，可加用频率自适应（R）方式。

【起搏器并发症】

并发症主要有：①起搏阈值增高；②起搏囊袋血肿；③皮肤压迫性坏死；④感染；⑤膈肌刺激；⑥慢性心脏穿孔；⑦起搏器综合征；⑧电极脱位及导线折断；⑨感知障碍；⑩脉冲发射器故障。对并发症应做好相应的预防及应急对症处理。

（莫余波）

第七节　　导管射频消融术

导管射频消融术（radiofrequency catheter ablation，RFCA）是用导管电极释放的射频电流（30kHz～1.5MHz 低电压高频正弦电流），产生可控的热能效应（46～90℃）使局部组织脱水、变性、坏死，从而改变局部心肌的自律性和传导性，达到根治快速性心律失常目的。

【适应证】

1. 预激综合征合并阵发性心房颤动伴快速心室率者。

2. 房室折返性心动过速、房室结折返性心动过速、房性心动过速、典型心房扑动和无器质性心脏证据的室速（特发性室速）呈反复发作性，或合并有心动过速心肌病，或血流动力学不稳定者。

3. 发作频繁、心室率不易控制的典型心房扑动者。

4. 发作频繁、心室率不易控制的非典型心房扑动者（需要具有特殊标测设备）。

5. 发作频繁、症状明显的心房颤动。

6. 不适当窦性心动过速合并心动过速心肌病者。

7. 发作频繁和（或）症状重、药物预防发作效果差的合并器质性心脏病的室速，多作为 ICD 的补充治疗。

【操作步骤】

1. 首先明确心律失常的诊断。

2. 经心内电生理检查进一步明确心律失常诊断，确定准确的消融靶点。

3. 根据不同的靶点，导管经股动脉或经股静脉置入，经过 X 线透视及心脏腔内电生理图来确定消融导管头到达靶点。

4. 依据消融部位及心律失常类型不同放电消融。用 30W 放电 5～10 秒，若成功再放电 30～60 秒。

5. 最后做心脏腔内电生理检查以确定消融成功。

【并发症及处理】

可能出现房室传导阻滞、血栓栓塞、心脏压塞、局部动脉出血等并发症，应做好相应的预防。若发生则需要安置心脏起搏器、溶栓、心包穿刺或置管等应急对症处理。

（莫余波）

第八节　心脏瓣膜病的介入治疗

心脏瓣膜病的介入治疗是指用导管方式扩张或植入人工瓣膜治疗瓣膜病的方法。目前主要应用的是经皮球囊导管瓣膜成形术和经皮主动脉瓣、二尖瓣置换术。

一、经皮二尖瓣球囊成形术

经皮穿刺股静脉及房间隔，置入球囊导管，扩张二尖瓣狭窄瓣膜称经皮二尖瓣球囊成形术（percutaneous balloon mitral valvuloplasty，PBMV）。

【适应证】

1. 中、重度单纯性二尖瓣狭窄或仅合并轻度二尖瓣或主动脉瓣关闭不全，二尖瓣活动度好，瓣下结构病变轻，可有开瓣音。

2. 无循环栓塞史及食管超声示无左房血栓。

3. 有明确临床症状，无风湿活动

4. 瓣膜超声积分＜8 分（Wikins 记分法）。超声心动图二尖瓣病变的分级及记分（Wikins 记分法）见表 3-2-2。

表 3-2-2　超声心动图二尖瓣病变的分级及记分（Wikins 记分法）

形态特征	病变程度	级别	分数
瓣叶活动	仅瓣尖粘连，活动受限	1	1
	瓣叶基底及中部活动下降	2	2
	舒张期主要是基底部前向运动	3	3
	舒张期瓣叶没有或仅有极轻微的前向运动	4	4
瓣叶增厚	瓣叶增厚，接近正常（4～5mm）	1	1
	瓣叶中部正常，边缘明显增厚（5～8mm）	2	2
	全瓣均匀增厚（5～8mm）	3	3
	全瓣明显增厚（8～10mm）	4	4
瓣下病变	邻近瓣叶腱索轻微增厚	1	1
	腱索增厚累及近端 1/3	2	2
	腱索增厚、缩短，累及近端 1/3	3	3
	腱索广泛增厚、缩短，累及乳头肌	4	4
瓣叶钙化	瓣叶单区域回声增强	1	1
	瓣叶边缘散在回声增强	2	2
	回声增强延及瓣叶中部	3	3
	瓣叶大部分广泛回声增强	4	4

一般认为若瓣膜超声积分＜8 分，球囊成形术后可取得良好的临床效果。瓣膜超声积分 8～12 分为相对适应证。

【操作过程】

1％利多卡因局部麻醉后，穿刺股静脉及房间隔，沿钢丝置入球囊导管经股静脉、房间隔、左心房，达二尖瓣口，充盈球囊约 3 秒钟，扩张狭窄的二尖瓣口，然后退出球囊管。

【术后疗效评估】

①心尖部舒张期杂音减轻或消失。②左房平均压≤11 mmHg。③跨瓣压差：成功，≤8mmHg；优，≤6mmHg。④瓣膜面积：成功，≥1.5cm²；优，≥2.0cm²。

【并发症及处理】

可能并发心脏压塞、重度二尖瓣关闭不全、体循环栓塞、急性肺水肿，必要时需做紧急心包穿刺、引流或外科修补术等。

二、经皮肺动脉瓣球囊成形术

【适应证】

1. 右心室与肺动脉收缩压差＞40mmHg 的单纯肺动脉瓣狭窄。

2. 严重肺动脉瓣狭窄合并继发性流出道狭窄。

3. 法洛四联症外科术后肺动脉瓣口再狭窄。

4. 轻度瓣膜发育不良型肺动脉瓣狭窄。

1% 利多卡因局部麻醉后，穿刺股静脉，行右心导管测定右室压及跨肺动脉瓣压差；沿钢丝置入球囊导管经股静脉、右心房、右心室，达肺动脉瓣狭窄处，充盈球囊 5~10 秒钟，扩张狭窄的肺动脉瓣口，然后退出球囊管。

【术后疗效评估】

跨瓣压差≤25mmHg 为优，25mmHg＜跨瓣压差≤50mmHg 为良，跨瓣压差＞50mmHg 为差。

【并发症及处理】

可能并发：①心律失常，可做相应抗心律失常治疗；②漏斗部反应性狭窄，多不需外科手术治疗，一般术后 1~2 年消失；③肺动脉瓣关闭不全，发生率低，对血流动力学影响不大。

三、经皮心脏瓣膜置换术

经皮心脏瓣膜置换术是用导管将自膨胀式或球囊扩张式的人工瓣膜植入病变瓣膜处治疗瓣膜病的介入方法。目前适应证：严重症状性主动脉狭窄和二尖瓣关闭不全、LVEF 较低、合并其他疾病，风险高不适宜外科手术的老年患者。

（莫余波）

第九节　经皮冠状动脉介入术

经皮冠状动脉介入术（percutaneous coronary intervention，PCI）是指经导管通过各种方法开通狭窄或闭塞的冠状动脉，从而达到解除狭窄，改善心肌血供的治疗方法。

【适应证】

1. 慢性稳定型心绞痛　①药物正规治疗下仍有症状及有明确较大范围心肌缺血客观证据。②慢性闭塞病变，外科手术风险高者［左心室射血分数（LVEF）<35%］。③多支血管病变无糖尿病且病变适合 PCI 者。

2. 非 ST 段抬高型急性冠脉综合征　中高危患者早期介入治疗获益，低危患者不建议进行常规的介入性检查，可行心功能、心肌缺血再发心血管事件危险的评估后采取相应治疗。

3. 急性 ST 段抬高型心肌梗死（急性 STEMI）　①发病时间≤12 小时的 STEMI；②发病 12～24 小时的 STEMI 仍伴有严重心肌缺血或心功能不全，或血流动力学不稳定及严重心律失常者。

【主要 PCI 技术】

1. 经皮球囊腔内冠状动脉成形术　经皮球囊冠状动脉成形术（percutaneous transluminal coronary angioplasty，PTCA）是用球囊扩张狭窄冠脉的内径，增加心肌的供血供氧的心脏介入性手术。由于有发生冠脉夹层撕裂和冠脉急性闭塞的风险，球囊扩张术现已很少单独应用，可用于直径较小的分支血管病变、支架内再狭窄病变。

（1）操作步骤　术前口服阿司匹林、氯吡格雷或噻氯匹啶，术中肝素化，经冠脉造影确定狭窄部位，通过指引钢丝将球囊管送至冠脉血管病变狭窄处，以 1∶1 稀释造影剂，根据病变的性质和部位选用不同的压力充盈球囊、扩张狭窄血管，每次持续 15～30 秒，然后退出球囊管。

（2）并发症及处理　①持续性胸痛或急性冠状动脉闭塞综合征：2%～4%患者需做紧急冠状动脉搭桥术（CABG）。②严重心律失常、低血压、血栓形成、局部出血或血肿等，可相应对症处理。③再狭窄：再次

PTCA 或冠状动脉内支架术、冠状动脉搭桥术。

2. 冠状动脉内支架术　　冠状动脉内支架术（percutaneous intracoronary stent implantation）是将可被球囊扩张开的多孔不锈钢管架置入病变冠脉内，支撑管壁，主要用于急性血管撕裂、及降低再狭窄。

（1）操作步骤　　操作方法同 PTCA，经冠脉造影确定冠脉狭窄部位，通过导引导管送入球囊管扩张狭窄血管，再将支架送至冠脉血管病变处，扩张支架。

（2）并发症及处理　　术后口服噻氯匹定或氯吡格雷、华法林维持抗凝治疗 1～3 个月。其他并发症及处理同 PTCA。

3. 其他冠脉介入技术

（1）高频旋磨术　　是用超高速旋转的磨头将动脉粥样斑块磨成极细小的微粒，增大管腔。研磨下的微粒通常不会堵塞远端血管而是进入微循环后经肝细胞清除。

（2）冠状动脉内定向旋切术　　是指通过导管技术将堵塞冠脉的物质切除并取出体外。

（3）激光冠状动脉成形术　　通过光纤维引入冠脉病变处发放激光，从而消融粥样斑块，消除血管腔狭窄。

（4）超声血管成形术　　是用顶端可发射低频（20kHz）高能的超声导管使冠脉粥样斑块瓦解而达到血管再通。

（5）冠状动脉内血栓去除术　　用特殊导管行超声血栓消融术、负压抽吸术、腔内斑块切吸术等。

（莫余波）

第十节　先天性心脏病的介入治疗

先天性心脏病的介入治疗分两类：①姑息性：主要是房间隔缺损造口术：目的是改善患者全身情况，争取及早外科治疗。将球囊的导管穿过心房间隔，充盈球囊后，从左房向右房迅速拉回，造成房间隔缺损，增加左右心房血流，改善血氧饱和度。适合于完全性大血管转位、完全性肺静脉畸形引流等。②根治性：经导管将封堵器输送至心脏血管缺损处行封堵治疗。适合于动脉导管未闭、房间隔缺损、室间隔缺损封堵、冠状动-静脉瘘等。

（一）动脉导管未闭封堵术

适应证：各种形态、大小未闭的动脉导管，体重＞5kg 的患者。

（二）房间隔缺损封堵术

适应证：①超声心动图房间隔继发孔缺损；②直径≤36mm；③明显的左向右分流（＞1.5）或右室容量负荷过重的证据；④缺损边缘距冠状静脉窦、主动脉根部及右上肺静脉入口≥5mm；⑤有矛盾性栓塞史或分流性房性心律失常。

（三）室间隔缺损（VSD）封堵术

适应证：①有血流动力学异常的单纯性 VSD，3mm＜直径＜14mm；VSD 上缘距主动脉右冠瓣≥2mm，无主动脉右冠瓣脱入 VSD 及主动脉瓣反流；超声心动图大血管短轴五腔心切面 9～12 点位置；②肌部 VSD 直径＞3mm；③外科手术后残余分流。

（莫余波）

第三章　循环系统疾病

第一节　心力衰竭

心力衰竭（heart failure）是指心脏结构和功能异常导致心室充盈或射血能力受损的一组复杂临床综合征，主要表现为呼吸困难和乏力（活动耐量受限），以及液体潴留（肺淤血和外周水肿）。心力衰竭是各种心血管疾病的严重和终末阶段，发病率高，是当今最重要的心血管病之一。

【临床类型】

1. 急性心力衰竭和慢性心力衰竭　以慢性居多。急性者以左心衰竭较常见，主要表现为急性肺水肿。

2. 左心衰竭、右心衰竭和全心衰竭。

3. 收缩性和舒张性心力衰竭

（1）收缩性心力衰竭　因心脏收缩功能障碍致收缩期排空能力减弱而引起的心力衰竭，临床以心脏扩大、收缩末期容积增大和射血分数降低为特点；绝大多数心力衰竭有收缩功能障碍。

（2）舒张性心力衰竭　分为两类：①主动舒张功能障碍，如心肌缺血；②舒张功能不全，主要见于心室肥厚。

【分期与分级】

1. 分期

A期（前心衰阶段）：患者有发生心力衰竭的高度危险因素：如高血压、糖尿病、动脉硬化性血管病、甲状腺疾病、酗酒史、风湿热史、心肌病家族史等，但无器质性心脏病。

B期（前临床心衰阶段）：患者有器质性心脏病，但未发生过心力衰竭症状。

C期（临床心衰阶段）：患者过去或目前有心力衰竭症状；且有器质性心脏病。

D期（难治性终末期心衰阶段）：为终末期患者，需要如机械辅助循环、持续静脉滴注正性肌力药物、心脏移植或临终关怀等特殊治疗。

2. NYHA 心功能分级

Ⅰ级：日常活动无心力衰竭症状。

Ⅱ级：日常活动出现心力衰竭症状（呼吸困难、乏力）。

Ⅲ级：低于日常活动出现心力衰竭症状。

Ⅳ级：在休息时出现心力衰竭症状。

慢性心力衰竭

慢性心力心衰（chronic heart failure）是大多数心血管疾病的最终归宿，也是最主要的死因。

【病因】

1. 基本病因

（1）原发性心肌损害　如缺血性心肌损害、心肌炎和心肌病、心肌代谢障碍性疾病等。

（2）心脏负荷过重　如高血压、瓣膜病、先天性心脏病、甲状腺功能亢进症等。

2. 诱因

（1）感染，特别是呼吸道感染。

（2）心律失常，特别是心房颤动和各种快速性心律失常。

（3）水电解质紊乱。钠盐过多，输液过多、滴速过快等。

（4）过度体力劳累或情绪激动，如妊娠、分娩、大怒。

（5）环境、气候的急剧变化。

（6）治疗不当，如不恰当使用洋地黄或降压药。

（7）原有心脏病变加重或并发其他疾病。

【诊断要点】

（一）左心衰竭

以肺淤血和心排量降低为主要特点。

1. 症状

（1）呼吸困难　是左心衰竭最早、最主要的症状，随着严重程度的增加，分别表现为劳力性呼吸困难，端坐呼吸，夜间阵发性呼吸困难，休息时呼吸困难，急性肺水肿。

（2）咳嗽、咳痰和咯血　咳嗽多在运动后或平卧时加重，痰呈白色泡沫状，痰中带血，肺水肿时呈粉红色泡沫痰。

（3）乏力、疲倦、头晕、心慌等心排量下降的症状。

（4）少尿及肾功能损害症状。

2. 体征

（1）肺部湿性啰音　常为两侧。可有哮鸣音。

（2）心脏体征　基础心脏病的固有体征如心脏扩大（单纯舒张性心力衰竭除外）、舒张期奔马律、交替脉、P_2亢进、心脏杂音等）。

（3）少见有胸腔积液，右侧多见。

3. 辅助检查

（1）X线胸片　提示心脏增大，肺淤血、肺水肿及原有肺部疾病。Kerley B线是慢性肺淤血的特征性表现。

（2）心电图　提示既往心肌梗死、左室肥厚、广泛心肌损害及心律失常。心电图 V_1 导联 P 波终末电势（PTFV1）负值增大。

（3）二维超声心动图及多普勒超声检查　诊断病因及评价心功能。①收缩期间隔（STI）：左心室收缩末期容量指数（LVET）缩短，左心室射血分数（LVEF）<0.50，左室缩短率和左室平均周径缩短率减小。②组织多普勒成像技术（DTI）：EF 斜率降低，E/A 比值<1。

（4）核素心室造影及核素心肌灌注显像　核素心室造影可准确测定左室容量、LVEF 及室壁运动。核素心肌灌注显像可诊断心肌缺血和心肌梗死。

（5）冠状动脉造影　诊断及评价冠状动脉有无狭窄及狭窄程度等。

（6）临床判断存活心肌的方法　小剂量多巴酚丁胺超声心动图负荷试验；核素心肌灌注显像；正电子发射断层摄影。

（7）创伤性血流动力学检查　$CI<2.5L/(min \cdot m^2)$，$PCWP>12mmHg$。

（8）脑钠肽（BNP/NT-pro-BNP）测定　明显增高支持心力衰竭的诊断。$BNP<35ng/L$，$NT-pro-BNP<125ng/L$ 不支持心力衰竭的诊断。

（二）右心衰竭

以体循环淤血的表现为主。

1. 症状

（1）消化道症状：食欲缺乏，恶心、呕吐，肝区胀痛等是最常见的表现。

（2）劳力性呼吸困难。

（3）肾淤血：少尿、夜尿。

2. 体征

（1）颈静脉怒张，肝颈静脉反流征阳性（有助于鉴别心力衰竭与其他原因引起的肝大）。

（2）肝大和压痛，长期肝淤血可引起心源性肝硬化。

（3）水肿　首先出现于身体最低垂的部位，常为对称性可压陷性，晚期可出现全身性水肿。

（4）胸水、腹水　右心或全心衰竭均可出现胸水，以双侧胸水多见，如为单侧则以右侧多见。

（5）心脏体征　基础心脏病的固有体征、三尖瓣区收缩期杂音。

3. 辅助检查

（1）胸部 X 线　右心增大。

（2）心电图　右室右房肥大。

（3）肘静脉压＞1.37kPa（140mmH$_2$O）。

（4）中心静脉压＞0.98kPa（100mmH$_2$O）。

（三）全心衰竭

兼有左心衰竭和右心衰竭的表现，但多以一侧为主，常以右心衰竭表现较明显。

【鉴别诊断】

1. 左心衰竭应与肺部疾病引起的呼吸困难鉴别。如支气管哮喘、慢性支气管炎等。

2. 右心衰竭应与肾性水肿、心包疾病和肝硬化鉴别。

【治疗】

（一）一般治疗

1. 去除或缓解基本病因　应该对所有导致心力衰竭的基本病因进行评价并治疗，如控制高血压、糖尿病等。

2. 去除诱发因素　如控制感染，治疗心律失常，纠正贫血、电解质紊乱等。

（二）药物治疗

1. 肯定为标准治疗的药物

（1）洋地黄类制剂　主要用于纽约心脏病协会（NYHA）心功能 Ⅱ

级及以上的伴有快速心室率的心房颤动收缩性心力衰竭患者。地高辛常用量 0.125 ～0.25mg/d，毛花苷 C（西地兰）0.2 ～0.4mg/d，毒毛花苷 K 0.125 ～0.25mg/d。

（2）利尿剂　利尿剂是心力衰竭治疗中最常使用的药物，对缓解淤血症状、减轻水肿有显著效果。在使用利尿剂过程中应及时监测电解质。氢氯噻嗪 25～100mg/d，呋塞米 20mg/d 开始，且剂量不受限制。托拉塞米 10～20 mg/d 开始，托伐普坦 7.5～15 mg/d 开始。

（3）血管紧张素转化酶抑制药（ACEI）　　ACEI 是治疗心力衰竭的基石和首选药物，应尽早应用 ACEI 治疗心力衰竭，包括无症状性心力衰竭，除非有禁忌证或不能耐受。一般从小剂量开始，逐渐增加至大剂量。疗效在数周或数月后才出现，且需要无限期、终身应用。常用 ACEI 的参考剂量见表 3-3-1。

表 3-3-1　常用 ACEI 的参考剂量

药物	起始剂量	目标剂量
卡托普利	6.25mg，3 次/日	25～50mg，3 次/日
依那普利	2.5mg，1 次/日	10mg，2 次/日
培哚普利	2mg，1 次/日	4mg，1 次/日
雷米普利	1.25～2.5mg，1 次/日	2.5～5mg，2 次/日
贝那普利	2.5mg，1 次/日	5～10mg，2 次/日
福辛普利	10mg，1 次/日	20～40mg，1 次/日
西拉普利	0.5mg，1 次/日	1～2.5mg，1 次/日
赖诺普利	2.5mg，1 次/日	5～20mg，1 次/日

（4）β 受体拮抗药　长期应用 β 受体拮抗药可延缓病变进展，降低猝死率。症状改善常在治疗后 2～3 个月，不良反应可能早期就发生，但不影响长期应用。应从极小剂量开始，逐渐增加剂量，至能耐受的最大剂量。

可选用选择性或非选择性 β 受体拮抗药。如比索洛尔 1.25mg/d，美托洛尔 12.5mg/d，卡维地洛 6.25mg/d，可每隔 2～4 周将剂量加倍以达最大剂量，使清醒静息心率控制在 55～60 次/分。

2. 其他药物

（1）螺内酯　　NYHA 心功能Ⅲ～Ⅳ级的患者，可考虑应用小剂量的螺内酯 20mg/d。

（2）AngⅡ受体拮抗药　　对于 ACEI 不能耐受的患者，可考虑使用 AngⅡ受体拮抗药：用药原则同 ACEI。缬沙坦 20～320mg/d、氯沙坦 25～150mg/d、坎地沙坦 4～32mg/d、替米沙坦 40～80mg/d、奥拉沙坦 10～40mg/d。

（3）依伐雷定　　正规治疗后窦性心律心率≥70 次/分或不能耐受 β 受体拮抗药。最大剂量 7.5mg，2 次/日。

（4）血管扩张剂　　血管扩张药有硝普钠、硝酸酯类及某些 α 受体拮抗药（如乌拉地尔等），这些药物只能在洋地黄、利尿药基础上短期应用。钙拮抗剂不宜用于心力衰竭的治疗。

（5）磷酸二酯酶抑制药　　属于正性肌力药物，可以增加心输出量，但增加死亡率，目前对这类药物持否定态度。只能在顽固性心衰患者中短期应用。米力农 50μg/kg，继以 0.375～0.750μg/（kg·min）静脉维持。

（6）儿茶酚胺类药物　　小剂量多巴胺 [2～5μg/（kg·min）]、多巴酚丁胺 [2～10μg/（kg·min）] 只在严重心力衰竭引起低血压时使用。

3. 外科治疗　　人工心脏目前仍在研究阶段，尚未大量进入临床实用。同种心脏移植虽然在很多患者中获得成功，但是供体来源困难，不能从根本上改变众多心力衰竭的不良预后。

4. 舒张性心力衰竭的治疗

（1）β 受体拮抗药，如比索洛尔、美托洛尔、卡维地洛等。

（2）ACEI，如卡托普利、依那普利、培哚普利、雷米普利、贝那普利等。

（3）钙拮抗剂，如氨氯地平、非洛地平、维拉帕米等。

（4）调整心率和心律，尽量维持正常心率和心律。

（5）治疗肺淤血症状，如应用硝酸盐制剂、利尿剂等。

（陈良海）

急性心力衰竭

急性心力衰竭是指心力衰竭急性发作和（或）加重的一种临床综合征，可表现为急性新发或慢性心衰急性失代偿。急性左心衰竭较常见，是严重的急危重症。

【病因】

1. 冠心病有关的急性广泛前壁心肌梗死、乳头肌梗死断裂、室间隔破裂穿孔等。

2. 感染性心内膜炎引起的瓣膜穿孔、腱索断裂所致的瓣膜性急性反流。

3. 其他，如高血压心脏病患者血压急剧升高，原有心脏病基础上快速性心律失常或严重缓慢性心律失常，输液过多过快等。

【诊断要点】

1. 突发重度呼吸困难、强迫坐位、大汗、烦躁，甚至晕厥。

2. 频繁咳嗽、咳白色或粉红色泡沫状痰。

3. 唇、甲发绀，面色灰白。

4. 可有心尖部舒张期奔马律、心率增快、血压下降，甚至休克。

5. 血流动力学监测，肺毛细血管楔入压（PCWP）$> 4kPa$（30mmHg）。

【治疗】

1. 患者取坐位，双腿下垂。

2. 吸氧　$6 \sim 8L/min$，严重者用无创呼吸机持续加压给氧。

3. 吗啡　$5 \sim 10mg$ 静脉或皮下注射，必要时 15 分钟后可重复一次，共 $2 \sim 3$ 次。

4. 快速利尿　呋塞米 $20 \sim 40mg$，静脉注射，4 小时后可重复一次。兼有扩张静脉作用。

5. 血管扩张药　①硝普钠：初始 $20 \sim 40\mu g/min$，每 5 分钟增加 $5\mu g/min$，维持量 $300\mu g/min$。②硝酸甘油：初始 $5 \sim 10\mu g/min$，每 3 分钟增量 $5\mu g/min$，维持量 $50 \sim 100\mu g/min$。③萘西立肽（重组人 BNP）：先给予 $1.5 \sim 2\mu g/kg$ 静脉注射，继以 $0.01\mu g/(kg \cdot min)$ 静脉维持，疗程为 3 天。

6. 正性肌力药物　①强心苷：毛花苷 C（西地兰）$0.2 \sim 0.4mg$ 静脉注射。②多巴胺：$3 \sim 5\mu g/(kg \cdot min)$ 开始。③多巴酚酊胺：$2 \sim 20\mu g/(kg \cdot min)$

开始。④米力农：首剂 $25\sim75\mu g/kg$，静脉注射（>10 分钟），继以 $0.375\sim0.75\mu g/(kg\cdot min)$ 静脉维持。⑤左西孟旦：钙增敏剂，首剂 $12\mu g/kg$，静脉注射（>10 分钟），继以 $0.1\mu g/(kg\cdot min)$ 静脉维持。

7. 氨茶碱　0.25g 加入葡萄糖溶液稀释后静脉注射（10 分钟）。

8. 非药物　①主动脉内气囊反搏（IABP）。②机械通气。③血液净化治疗（超滤治疗，血液透析治疗）。

9. 基本病因和诱因的治疗。

（陈良海）

第二节　心律失常

心律失常（arrhythmia）是指心脏冲动的频率、节律、起源部位、传导速度与激动次序的异常。是临床的常见问题，多数原因为器质性心脏病，少数原因为生理因素、药物作用、心外疾病。诊断依靠病史、体检、心电图、动态心电图、心电的远程监护以及临床心脏电生理检查等，主要诊断工具是体表心电图，某些心律失常需依靠临床心脏电生理检查。

一、心电图分析要点

1. 确定是窦性心律，还是异位心律。

2. 分析 P 波形态、时限和频率，注意有无逆行或异形 P 波。

3. 分析 QRS 波群形态、时限和频率。

4. 分析 P 波与 QRS 波群的关系，注意有无房室分离、房室传导阻滞或期前收缩、逸搏、停搏、漏搏。

二、心律失常的分类

（一）按心律失常的发生机制分类

1. 冲动起源异常

（1）窦性心律失常　①窦性心动过速。②窦性心动过缓。③窦性心律不齐。④窦性停搏。

（2）异位心律　①被动性异位心律：逸搏（房性、房室交界性、室性）；逸搏心律（房性、房室交界性、室性）。②主动性异位心律：期前收缩（房性、房室交界性、室性）、阵发性心动过速（房性、房室交界性、室性）。

2. 冲动传导异常

（1）生理性 干扰及房室分离。

（2）病理性 ①窦房传导阻滞。②心房内传导阻滞。③房室传导阻滞。④室内传导阻滞（左、右束支及左束支分支传导阻滞）。

（3）房室间传导途径异常 预激综合征。

（二）按发作时心率的快慢分类

1. 快速性心律失常。

2. 缓慢性心律失常。

（三）心律失常的发生机制

1. 冲动形成的异常 ①窦房结发出冲动异常。②异位冲动的形成。③触发活动。

2. 冲动传导异常

（1）折返激动 是所有快速性心律失常最常见的发生机制。它必须具备产生折返的基本条件：①心脏的两个或多个部位电生理的不均一性，这些部位互相连接，形成一个潜在的闭合环。②其中一条通道发生单向传导阻滞。③另一通道传导缓慢，使原先发生阻滞的通道有足够的时间恢复兴奋性。④最初阻滞的通道再兴奋，从而完成一次折返激动。

（2）传导功能障碍。

（3）不应期的影响。

窦性心动过速

窦性心动过速（sinus tachycardia）是窦房结起搏点兴奋性增高，发出较快冲动，使心脏搏动加快。

【病因】

1. 健康人在吸烟、饮茶或咖啡、饮酒、体力活动及情绪激动时均可发生。

2. 某些病理状态，如发热、甲状腺功能亢进症、贫血、休克、心肌缺血、充血性心力衰竭以及应用肾上腺素、阿托品等药物亦可引起窦性心动过速。

【诊断要点】

1. 成人窦性心律的频率超过 100 次/分钟，频率大多在 100~150 次/分钟之间，有时可高达 200 次/分钟。刺激迷走神经可使其频率逐渐减慢，停止刺激后又加速至原先水平。

2. 心电图显示窦性心律的 P 波在 Ⅰ、Ⅱ、aVF 导联直立，aVR 导联倒置。P-R 间期 0.12~0.20 秒。

【治疗】

窦性心动过速一般不必治疗。治疗应针对原发疾病本身，同时去除诱发因素、治疗心力衰竭等。必要时可应用 β 受体拮抗药或非二氢吡啶类钙通道阻滞药减慢心率。

（陈良海）

窦性心动过缓

窦性心动过缓（sinus bradycardia）是窦房结起搏点兴奋性降低，发出较慢冲动，使心脏搏动缓慢。

【病因】

1. 常见于健康的青年人、运动员与睡眠状态。

2. 其他原因包括颅内疾病、严重缺氧、低温、甲状腺功能减退症、阻塞性黄疸，以及应用拟胆碱药物、胺碘酮、β 受体拮抗药、普罗帕酮（心律平）、钙通道阻滞药或洋地黄等药物。窦房结病变、急性下壁心肌梗死亦常发生窦性心动过缓。

【诊断要点】

1. 成人窦性心律的频率低于 60 次/分钟，窦性心动过缓常同时伴随发生窦性心律不齐（即不同 P-P 间期的差异大于 0.12 秒）。

2. 心电图显示窦性心律的 P 波在 Ⅰ、Ⅱ、aVF 导联直立，aVR 导联倒置。P-R 间期 0.12~0.20 秒。

【治疗】

无症状的窦性心动过缓通常无需治疗。如因心率过慢，出现心排血量不足症状，可应用阿托品 0.5~1mg 静脉注射或 0.3mg，6~8 小时口服一次；麻黄碱 25mg，3~4 次/日；异丙肾上腺素 1~4μg/min。上述药物长期应用效果不确定，易发生严重不良反应，故应考虑心脏起搏治疗。

（陈良海）

病态窦房结综合征

病态窦房结综合征（sick sinus syndrome）是窦房结及其邻近组织病变导致功能减退，产生多种心律失常的综合表现。

【病因】

1. 常见病因　窦房结及其传导系统的退行性变。

2. 心脏疾病　冠心病是第二位因素。心肌病、心肌炎等病变亦可累及窦房结及其周围的心房肌。

3. 其他　心脏手术后或创伤后、迷走张力增高。个别为家族性。

【诊断要点】

1. 临床表现　主要与心动过缓有关，临床表现多种多样，但以心、脑、肾等主要脏器供血不足的症状为主，如发作性晕眩、黑矇、乏力，严重者可发生晕厥或 Adams - Stokes 综合征。如有心动过速可出现心悸、心绞痛等，部分病例可发作猝死。

2. 心电图分型　①持续而显著的窦性心动过缓，为临床最常见类型（占 75%～80%），常是最早的表现，心率多在 40～50 次/分。体力负荷与白昼心率波动不大。②窦性静止，也称窦性停搏：在一段较正常的 P-P 间期显著为长的时间内没有 P 波，长间歇的 P-P 间距与窦性 P-P 间距无倍数关系，其后可出现交界性或室性逸搏。③窦房阻滞：莫氏 I 型（二度 I 型窦房阻滞）：P-P 间距逐渐缩短，直至出现一次 P 波脱漏，最长的 P-P 间期小于最短 P-P 间期的 2 倍；莫氏 II 型（二度 II 型窦房阻滞）：在规则的 P-P 间距中，突然出现一次 P 波脱漏，最长的 P-P 间期是正常 P-P 间距的整数倍。④慢-快综合征：在①②③的基础上，反复发生阵发性室上速（PSVT）、AF、Af 称为慢-快综合征，心动过速终止后有一长间歇。⑤双结病变：在①②③的基础上，如不及时出现交界区逸搏（逸搏周期＞1.5 秒），或交界区逸搏心律频率＜40 次/分，称双结病变。如 Lev 病（心脏纤维支架的钙化与硬化）、Lengere 病（传导系统本身的原发性硬化性疾病）等。

3. 阿托品试验　静脉注射阿托品 2mg 心率增加不明显（＜90 次/分）

4. 固有心率（intrinsic heart rate，IHR）的测定　固有心率的测定方法是：以普萘洛尔（0.2mg/kg）静脉注射 10 分钟，再以阿托品（0.04mg/kg）静脉注射，3～5 分钟后检测心率。固有心率正常值参照以下公式：IHR＝118.1－（0.57×年龄）。病态窦房结综合征患者的固有心率低于正常值。

5. 电生理检查　窦房结恢复时间（SNRT）≥2000ms，窦房结传导时间（SACT）>120ms。

【治疗】

1. 病因治疗。

2. 药物治疗　很有限，可用阿托品 0.5～2.0mg 静脉注射，麻黄碱 25mg 3～4 次/日，异丙肾上腺素 1～4μg/min 紧急处理。

3. 人工心脏起搏器　疗效确切。

（陈良海）

期前收缩

期前收缩（atrial premature beats）指由异位起搏点在窦性心搏之前提早发出冲动使心脏提前搏动。又称早搏。可分为房性期前收缩、交界性期前收缩和室性期前收缩。

【病因】

1. 生理因素　精神紧张、疲劳、吸烟、饮酒或浓茶。

2. 药物作用　洋地黄类、奎尼丁、肾上腺素、锑剂等。

3. 心外疾病　全身感染、甲状腺功能亢进症、颈椎病、水电解质代谢失常等。

4. 心脏疾病　各种器质性心脏病。

【诊断要点】

1. 临床表现　多数患者有心悸或心前区不适，喉部牵动感，部分患者无特殊不适，仅在检查时发现心律不规则，有提前出现的心搏，桡动脉有缺脉征。

2. 心电图特征

（1）房性期前收缩　①提前出现的房性异位 P′波，其形态与窦性 P 波不同。②P′-R 间期≥0.12 秒。③ P′波后的 QRS 波群有 3 种可能：与窦性心律的 QRS 波群相同；因室内差异性传导而变形；P′波后无 QRS 波群，称为未下传的房性期前收缩。④大多数房性期前收缩后有一个不完全性的代偿间歇，少数为完全性代偿间歇。

（2）交界性期前收缩　常见于器质性心脏病和洋地黄中毒。①提前出现的 QRS 波群与窦性者相同或因室内差异性传导而变形。②逆行 P′波有三种可能：位于 QRS 波群之前，但 P′- R 间期<0.12 秒；位于 QRS 波之后，但 R - P′间期<0.20 秒；埋于 QRS 波群之中，而无逆行性 P′。

（3）室性期前收缩　是最常见的一种心律失常。①提前出现的宽大畸形的 QRS 波群，时限≥0.12 秒。② QRS 波前后无相关的 P 波。③T 波与 QRS 波群主波方向相反。④多数为完全性代偿间歇。⑤室性并行心律：配对间期不恒定，长的两个异位搏动之间期是最短的两个异位搏动间期的整数倍，室性融合波。

（4）特殊表现的期前收缩　①间位性期前收缩：基本心律较慢时，夹在连续两个窦性搏动之间的期前收缩，也称插入性期前收缩。②多形性期前收缩：同一导联上出现两种或两种以上形态的期前收缩，且配对间期固定者。③多源性期前收缩：同一导联上出现两种或两种以上形态的期前收缩，且配对间期也不相等者。④三联律：每两个窦性搏动后出现一次期前收缩，或每个窦性搏动后连续两次期前收缩。⑤二联律：每个窦性搏动后出现一次期前收缩，连续 3 次以上。⑥RonT 室性期前收缩：室性期前收缩发生在前一次心搏的 T 波上，称为 RonT 型室性期前收缩，有人认为此次期前收缩落在心室易损期，容易诱发室性心动过速（室速）和心室纤颤（室颤）。⑦RonP 室性期前收缩：发生在舒张晚期重叠在下一次期前收缩的 P 波上的室性期前收缩。也易导致室性心动过速或心室颤动。

【治疗】

1.病因治疗　治疗和去除引起期前收缩的病因及诱因。

2.药物治疗

（1）室上性期前收缩（房性和交界性期前收缩）　期前收缩频繁，症状明显者，可给予抗心律失常药物，如钙通道阻滞药、β 受体拮抗药、胺碘酮、普罗帕酮等。

（2）室性期前收缩　急性心肌梗死、急性心肌炎、心力衰竭时出现的频发、多源、成串或 RonT、RonP 型室性期前收缩，可选用抗心律失常药物，如美西律、普罗帕酮、胺碘酮等。对于期前收缩频繁者可用射频消融根治。

（陈良海）

阵发性心动过速

阵发性心动过速（paroxysmal tachycardia）是临床上常见的心律失常，折返激动是主要的发生机制。根据折返环形成的部位分为：①窦房折返性心动过速（SNRT）；②心房折返性心动过速（IART）；③房室结内折返性心动过速（AVNRT）；④房室折返性心动过速（AVRT）；⑤阵发性室性心动过速（PVT，简称室速）。前四者常称为阵发性室上性心动过速（PSVT）。

【病因】

1. 生理因素　精神紧张、情绪激动和过度疲劳是阵发性心动过速的常见诱因。

2. 药物作用　洋地黄类正性肌力药及多种抗心律失常药（奎尼丁）对心脏有不同程度的毒副作用，可诱发或加重阵发性心动过速。

3. 心外疾病　电解质紊乱（低血钾）、原发性 Q-T 间期延长综合征等。

4. 心脏疾病　冠心病、心肌炎、心肌病、风湿性心脏病、肺源性心脏病是 SNRT、IART 和 PVT 的常见原因，AVNRT 多见于无器质性心脏病患者。

【诊断要点】

1. 阵发性心动过速是常见的急性心律失常，临床特征多为突然发作和骤然终止，心悸、胸闷是 PSVT 的重要临床表现。PVT 常见于器质性心脏病，发作时常表现为低血压、心绞痛、呼吸困难、心源性休克或猝死。

2. 心电图特征

PSVT：①心率 150～250 次/分，节律规则；②QRS 波群形态与时限均正常；③逆行 P 波常埋藏于 QRS 波群内或位于其终末部分，P 波与 QRS 波群保持恒定关系；④通常由一个房性期前收缩触发，下传的 P-R 间期显著延长，随之引起心动过速发作。

PVT：①3 个或 3 个以上室性期前收缩连续出现；心室率通常为 100～250 次/分，节律规则或略不规则。②QRS 波群形态畸形，时限超过 0.12 秒，T 波与 QRS 波主波方向相反。③心室率通常为 100～250 次/分，节律规则或略不规则；多数患者出现房室分离，即窦性 P 波与 QRS 波无固定关系。少数患者表现为室房 1：1 传导。④房室分离：心房独立活动与 QRS 波群无关，偶尔个别或所有心室激动逆传夺获心房。⑤心室夺获：室速发作时少数室上性冲动可下传心室，形成心室夺获，表现为 P 波之后提前发生一次正常的 QRS 波群。⑥室性融合波：由室上性冲动部分夺获心室与室性异位搏动共同形成的 QRS 波群，其形态介于窦性与异位心室搏动之间；心室夺获和室性融合波是确立室速诊断的最重要依据。

据室速发作时的 QRS 波群形态可分为单型性、多型性、双向性室速。加速性心室自主节律和尖端扭转型室速是室速的两种特殊类型。①加速性室性自主节律：连续 3 个或 3 个以上起源于心室的 QRS 波群，心率通常为 100～110 次/分，常见心室夺获。②尖端扭转型室速：QRS 波群 3～10 个一组，主峰围绕着等电线向上向下扭转，常伴 Q - T 间期延长，病因常为胺碘酮、奎尼丁等药物中毒，电解质紊乱（低钾血症或低镁血症），先天性 Q - T 间期延长综合征等。

据以上 2 点诊断并不困难，但 PSVT 伴束支阻滞或并存心室预激时，其临床表现和心电图特点可能酷似 PVT，二者鉴别甚为重要。

【治疗】

（一）PSVT

治疗原则是终止心动过速的发作和预防复发。对于心动过速发作频繁，持续时间较长，且药物难以控制的患者可采用导管消融。

1. 控制急性发作

（1）增加迷走神经张力：①Valsalva 动作；②按压颈动脉窦或压迫眼球；③诱发恶心。

（2）药物治疗　①三磷酸苷（ATP）5～20mg 静脉注射（5 秒内注完）或腺苷 6～12mg 快速静脉注射，常在 30 秒内终止心动过速，1 分钟内无效者可间隔 5 分钟后重复使用 2～3 次，不良反应有胸部压迫感、呼吸困难、面部潮红、心动过缓、房室传导阻滞、短阵室性心动过速。老年人、冠心病患者慎用。②维拉帕米：可作首选。5mg 稀释后缓慢静脉注射，无效时隔 10 分钟再注射一次。心力衰竭、低血压、宽 QRS 波心动过速患者禁用。③普罗帕酮（心律平）：疗效显著，可用 70mg 静脉注射，10 分钟后可再用一次。④β 受体拮抗药：普萘洛尔，开始 0.25～0.5mg 静脉注射，据需要可增至 1.0mg；艾司洛尔 50～200μg/（kg・min）很有效，禁用于心力衰竭、支气管哮喘患者。⑤胺碘酮 5～10mg/kg 静脉注射，索他洛尔可选用。

（3）电学治疗　①临时起搏治疗：超速起搏或程控刺激。②直流电复律，上述方法无效时使用。③抗心动过速起搏器。

2. 预防复发

（1）发作频繁者，可选用能控制发作的药物长期口服。

（2）射频消融术具有安全、迅速、有效且能治愈心动过速的优点，可优先考虑应用。

（二）PVT

治疗原则是无器质性心脏病的患者发生非持续性室性心动过速，如无症状及晕厥发作，无需治疗。其他情况应考虑治疗。

1. 终止室性心动过速发作　①利多卡因：50～100mg，静脉注射，5～10分钟可重复应用，总量不超过300mg，并可用1～3mg/min静脉滴注维持，宜作首选。②胺碘酮。③索他洛尔。④普罗帕酮。⑤尖端扭转型室速可选用镁盐、心房或心室起搏治疗、β受体拮抗药（先天性长 Q-T 间期综合征）。⑥同步直流电复律：病情危急或药物无效时选用。洋地黄中毒引起的室速，不宜应用电复律。

2. 预防复发　①发作终止后，可选用能控制发作的药物长期口服，可选胺碘酮、β受体拮抗药等。②埋藏式自动复律除颤器（AICD），导管消融术等。

（陈良海）

扑动与颤动

扑动与颤动是指心脏协调一致的收缩和舒张发生紊乱，出现快而规则的束状舒缩（扑动）或快而不规则的肌群震颤（颤动），发生在心房者称为心房扑动（AF）或心房颤动（Af），发生在心室者称之心室扑动（VF）或心室颤动（Vf）。

【病因】

1. AF 与 Af　多发生于器质性心脏病患者。风湿性心脏病（简称风心病）二尖瓣狭窄或关闭不全和冠心病是常见原因，其次为甲状腺功能亢进症（甲亢）、高血压心脏病、慢性或急性心包炎、慢性肺癌性心脏病、预激综合征，少数人无明显器质性心脏病，称为孤立性 Af。

2. VF 与 Vf　心肌梗死、急性心肌炎或心肌病及各种器质性心脏病的终末期是常见的病因。药物中毒、电解质紊乱及电击伤等也可引起。

【诊断要点】

1. 临床表现

(1) AF 与 Af　①症状：心室率快或心律不规则常引起心悸、胸闷或呼吸困难，可诱发心力衰竭、心绞痛；Af 时心排血量减少达 25% 或以上，并有较高的发生体循环栓塞的危险。②体征：多数 AF 其心室律是规则的，频率为 150 次/分，房室传导比例不固定者，心律不规则，且有心音强度的改变；Af 表现为心室率绝对不规则、第一心音强弱不等，以及脉率慢于心室率（脉搏短绌）。

(2) VF 与 Vf　意识丧失、抽搐、呼吸停止甚至死亡；听不到心音，触不到大动脉搏动。

2. 心电图特征

(1) AF　①P 波消失，代之以振幅规则、形态相同的锯齿状扑动波（F 波），频率 250～350 次/分，平均 300 次/分，其间无等电位线。②QRS 波群形态正常或伴有室内差异传导，ST 段和 T 波也因 F 波而发生形态异常。③心室率规则或不规则。

(2) Af　①P 波消失，代之以形态、振幅和间距不规则的颤动波（f 波），频率 350～600 次/分。②R - R 间距绝对不等。③QRS 波群形态通常正常，伴室内差异性传导时，QRS 波群呈宽大畸形。

(3) VF　P - QRS - T 波群消失，代之以频率为 150～300 次/分波幅宽大而规则的正弦波图形。

(4) Vf　P - QRS - T 波群消失，代之以形态、振幅完全不规则的震颤波（振幅<0.2mV），频率 150～500 次/分。

【治疗】

1. AF　①控制心室率：使心率<100 次/分。可选用 β 受体拮抗药、洋地黄类药、维拉帕米。②转复为窦性心律：普罗帕酮 450～600mg 首次给半量，1 小时后再给半量的 1/2，以后每天 10mg/kg，分 3 次服用，共 4 天；胺碘酮每次 0.2g，每天 3 次，5～7 天，部分患者可转复，然后每次 0.2g，每天 2 次，5～7 天，以后每天 0.2g 维持。同步直流电复律（<50J）：有条件应首选。③用电极导管插至心房水平，以快于 AF 频率起搏心房，使其转为窦性心律或 Af。

2. Af

（1）急性 Af　初次发作且在 24～48 小时内。①控制心室率：静脉注射毛花苷 C（西地兰）、维拉帕米、β 受体拮抗药，目标是控制心率＜110 次/分。②转复为窦性心律：普罗帕酮口服 450～600mg 首次给半量，1 小时后再给半量的 1/2，以后每天 10mg/kg 分 3 次服用，共 4 天。静脉用药：1.5～2.0mg/kg，10 分钟静脉推注，继之 0.007mg/（kg·min）静脉滴注，不超过 2 小时。胺碘酮口服，每次 0.2g 每天 3 次，5～7 天，部分患者可转复，然后每次 0.2g，每天 2 次，5～7 天，以后每天 0.2g 维持；静脉 5～7mg/kg 持续静脉滴注 30～60 分钟，然后 15mg/kg 1 天内静脉滴注。药物复律无效时用同步直流电复律。

（2）慢性 Af　分阵发性、持续性、永久性 Af。①阵发性 Af：常自行终止，可按急性 Af 处理，发作频繁者可用普罗帕酮、胺碘酮口服。②持续性 Af：至少给予一次复律机会，普罗帕酮、胺碘酮等；电复律。③永久性 Af：复律与维持窦性心律治疗无效者可用以下方法：a. 控制心室率：地高辛、β 受体拮抗药，钙通道阻滞药。b. 抗凝治疗：瓣膜病及 CHADS2 评分≥2 分（心力衰竭 1 分，≥75 岁 1 分，糖尿病 1 分，血栓栓塞史 2 分）需用华法林口服，使国际标准化比率（INR）维持在 2.0～3.0 之间；也可用达比加群（每次 110mg，每日 2 次），CHADS2 评分＝1 分可用华法林、达比加群或阿司匹林。c. 射频消融：有适应证的可考虑该根治性方法。

3. VF 与 Vf　一经临床诊断，立即进行非同步直流电复律，并进行心肺复苏。

（陈良海）

预激综合征

预激综合征（preexcitation syndrome）是指心房冲动提前激动心室的一部分或全体，或心室冲动提前激动心房的一部分或全体。发生预激的解剖学基础是有房室旁路通道或 Kent 束，Kent 束可位于房室环的任何部位。当患者出现预激的心电图表现、临床上有心动过速发作时，可称为 Wolf - Parkinson - White 综合征（WPW 综合征）。除 Kent 束外，还有 3 种少见的旁路通道：①房-希束；②结室纤维；③分支室纤维。

【病因】

预激综合征的发生率平均为 1.5‰，预激综合征患者常无其他心脏异常的征象，先天性心脏病（三尖瓣下移畸形等）与获得性疾病均可并发预激综合征。

【诊断要点】

1. 临床表现　预激本身不会引起症状，具有预激心电图表现者，心动过速的发生率为 1.8%，并随年龄增长而增加，其中大约 80% 心动过速为 AVRT（房室折返性心动过速），15～30% 为 Af，5% 为 AF，频率过于快速的心动过速（特别是心房颤动持续发作），可导致充血性心力衰竭、低血压，甚至死亡。

2. 心电图特征　典型预激综合征（WPW 综合征）表现为：①P－R 间期小于 0.12s；②QRS 波群时限 ≥0.12s；③QRS 波群起始部粗钝，称为预激波（delta 波）；④继发性 ST－T 改变，与 QRS 波群主波方向相反。

据胸导联 QRS 波群主波形态，将其分为 A 型和 B 型。A 型：QRS 波群均向上，预激发生在左室或右室后底部。B 型：QRS 波群在 V_1、V_2 导联向下，V_5、V_6 导联向上，预激发生在右室前侧壁。

常发生过速性心律失常，以 QRS 波群正常的顺向型 AVRT 最多见，其次为心房扑动、心房颤动，较少见为 QRS 波群呈完全预激形的逆向型 AVRT。

3. 心电生理检查　①确立诊断；②确定旁路通道位置与数目；③确定旁路通道参与心动过速的程度（构成折返回路的一部分或仅有旁观者）；④了解发作 Af 或 AF 时最高的心室率；⑤对药物、起搏、导管消融与外科手术等效果作出评价。

【治疗】

预激综合征不发生心律失常，无需特殊治疗。如心动过速发作频繁伴有明显症状，应给予治疗，包括药物、导管消融术。

1. 药物　顺向型 AVRT 的治疗同 PSVT。逆-向型 AVRT、AF、Af，有条件可首选直流电复律，禁用洋地黄和维拉帕米等药物，可选用普罗帕酮、索他洛尔、胺碘酮。

2. 导管消融术　提供了一个治愈心动过速的途径，可考虑较早应用。

（陈良海）

房室传导阻滞

房室传导阻滞（atrioventricular block，AVB）是指冲动从心房向心室传导时间延长，部分冲动被阻滞或完全被阻滞的一种现象。阻滞部位可发生在房室结，希氏束及束支等不同部位。

【病因】

1. 器质性心脏病　①心肌炎性病变。②心肌缺血或坏死。③传导系统变性：如 Lev 病（为传导支架的钙化或硬化）、Lenegre 病（传导系统本身的原发性硬化性病变。）

2. 迷走神经张力过高　常引起第一度、第二度房室传导阻滞。

3. 药物作用　可引起暂时性房室传导阻滞，如洋地黄、奎尼丁等。

4. 其他　电解质紊乱（高钾血症或低钾血症），心脏手术对传导系统的损伤，颈动脉窦高敏症，胆道疾病。

【诊断要点】

1. 临床表现　第一度房室传导阻滞本身无任何症状，第二度房室传导阻滞可引起心悸与心搏脱漏感，乏力、脱漏频繁可发生晕厥。第三度房室传导阻滞的症状取决于心室率的快慢与伴随病变。可有乏力，晕厥，Adams - stokes 综合征（心脏停搏 5～10 秒，可引起晕厥，停搏 15 秒以上则发生晕厥和抽搐即 Adams - stokes 综合征），心绞痛，心力衰竭，严重者可致猝死。第一度房室传导阻滞 S_1 增强，第二度房室传导阻滞心音脱失或脉搏脱落，第三度房室传导阻滞心率缓慢，多在 30～40 次/分，S_1 强弱不一，有时可听到响亮的 S_1（大炮音）。

2. 心电图特征　①第一度房室传导阻滞：P-R 间期延长＞0.20 秒，每个 P 波后均有相关的 QRS 波群。②第二度房室传导阻滞（Ⅱ°房室传导阻滞）：a. 第二度Ⅰ型房室传导阻滞（文氏型）：P-R 间期进行性逐渐延长，直至出现 QRS 波群脱落；相邻 R-R 间期呈进行性缩短，直至一个 P 波不能下传心室；包括受阻 P 波在内的 R-R 间期小于正常窦性 P-P 间期的两倍。常见比例为 3∶2 或 5∶4，预后好，不易发展为第三度房室传导阻滞，阻滞部位几乎均在房室结，如呈束支阻滞图形，阻滞在房室结或希氏束-浦肯野系统。b. 第二度Ⅱ型房室传导阻滞：间断出现 QRS 波群脱漏；P-R 间期恒定不变，形成传导比例 2∶1，3∶2，4∶3。此型预后差，阻滞部位常在希氏束-浦肯野纤维。如传导比例≥3∶1，称为高度房室传导阻滞。③第三度发生程度（完全性房室传导阻滞）：P 波与 QRS 波群无关，呈完全性房室分离；心房率快于心室率；心室起搏点在希氏束及其附近；QRS 波正常，频率 40～60 次/分，或心室内节律点（QRS 波群宽大畸形）频率＜40 次/分。

3. 心腔内电图　直接记录希氏束电图和多部位心腔内电图，对精确判断传导阻滞部位，指导治疗和估价预后有重要意义。

【治疗】

1. 针对不同病因进行治疗

2. 改善症状　防止阿-斯综合征（Adams－Stokes 综合征）发作。阿托品 0.5～2.0mg 静脉注射，异丙肾上腺素 1～4μg/min 静脉滴注，麻黄碱 25mg，3～4 次/日。

3. 人工心脏起搏器　对于症状明显者，应尽早给予临时或永久性起搏治疗。

（陈良海）

室内传导阻滞

室内传导阻滞是指希氏束分叉以下部位的传导阻滞。

【心电图表现】

1. 完全性右束支传导阻滞　QRS 波群时限≥0.12s，V_1 导联 QRS 波群呈 rSR′型或宽大切迹的 R 波，V_5、V_6（Ⅰ、aVL）导联 QRS 波群呈 qRs、Rs 型，S 波增宽，继发性 ST－T 改变，T 波与主波方向相反。

2. 不完全性右束支传导阻滞　具有上述图形特征，但 QRS 时限＜0.12s。

3. 完全性左束支传导阻滞　QRS 波群时限≥0.12s，$V_{1\sim3}$ 呈 QS 波或 rS 波，V_5、V_6、Ⅰ、aVL 导联呈宽阔的 R 波，顶端有切迹或平坦或粗钝，其前无 q 波，继发性 ST－T 改变，T 波与 QRS 波群主波方向相反。

4. 不完全性左束支传导阻滞　具有上述特征，但 QRS 时间＜0.12s。

5. 左前分支阻滞　Ⅰ导联以 R 波为主，Ⅱ、Ⅲ、aVF 导联呈 rS 型，$S_Ⅲ＞S_Ⅱ$，心电轴-45°～-90°，QRS 波群时限＜0.125s。

6. 左后分支阻滞　Ⅰ、aVL 导联呈 rS 型，Ⅱ、Ⅲ、aVF 导联呈 qR 型，心电轴≥＋120°，QRS 波群时限＜0.12s。

【治疗】

束支阻滞本身不需治疗，双分支阻滞、三分支阻滞伴阿-斯综合征发作者，应及早考虑心脏起搏器治疗。

（陈良海）

第三节　心源性休克

心源性休克（cardiac shock）是心肌收缩功能极度减退，心室射血或充盈障碍，致心排血量极低而引起组织灌注不足及器官功能进行性障碍的综合征。

【病因】

常见病因为急性大面积心肌梗死、急性弥漫性心肌炎、严重心肌病变、急性心力衰竭、急性心脏压塞、急性肺栓塞、乳头肌或腱索断裂、室间隔破裂、严重二尖瓣狭窄、严重快速心律失常等。

【诊断要点】

1. 有严重心脏病变的证据。

2. 血压下降　收缩压＜80mmHg（10.7kPa），或比原有血压降低30％以上，脉压＜20mmHg（2.7kPa）。

3. 器官灌注不良及微循环衰竭表现　面色苍白、皮肤湿冷、大汗淋漓、发绀、脉细速、烦躁不安或意识模糊，甚至晕厥、尿量减少（＜20ml/h）。

4. 血流动力学监测　肺毛细血管楔入压（PCWP）＞30mmHg（4kPa），心脏指数（CI）＜2L/（min·m²）。

【治疗】

1. 积极治疗病因。

2. 改善低氧血症　吸氧以提高血氧浓度，镇静止痛以减少氧耗。

3. 静脉扩容　凡无肺淤血征象者，均应静脉补液，适当扩容。首选右旋糖酐-40，然后用乳酸钠林格液，维持阶段使用葡萄糖溶液。一般根据组织灌注状态，尤其是 CVP 和 PCWP 决定补液量和速度。当中心静脉压（CVP）＞1.77kPa（18cmH₂O），PCWP＞2～2.4kPa（15～18mmHg）则应停止补液。

4. 应用血管活性药物　静脉补液 0.5～1 小时后（500～600ml）后血压仍不回升，PCWP 在 2～2.4kPa（15～18mmHg）者，可使用缩血管药物：首选多巴胺，因有正性肌力和选择性扩张肾及其他内脏血管，降低总外周阻力和增加尿量的作用，常用量 1～10μg/（kg·min），如效果不佳可与去甲肾上腺素（1～5μg/min）或者肾上腺素合用。当上述处理血压仍不上升，而 PCWP 升高、心输出量下降、四肢厥冷有发绀可使用血管扩张药，硝普钠（25～100μg/min）或硝酸甘油（10～50μg/min）。从小剂量开始逐渐增加滴速，也可用酚妥拉明（0.1～2mg/min）。联合用药：常用多巴胺［6μg/（kg/·min）］和硝普钠（70μg/min）联合静脉滴注。

5. 应用洋地黄制剂　适用于合并心力衰竭者。但急性心肌梗死 24 小时内禁用。

6. 糖皮质激素　宜早期大剂量应用，如地塞米松 20mg 静脉注射，每12 小时一次，一般不超过 3 天。

7. 纠正酸碱电解质紊乱。

8. 中成药　生脉（参麦）注射液静脉注射。

9. 机械辅助循环　上述治疗无效时可采用主动脉内气囊反搏术。

10. 如为心脏压塞应穿刺放液，快速心律失常必须迅速纠正心律失常等。

（陈良海）

第四节　心脏骤停与心脏性猝死

心脏骤停（cardiac arrest）是指心脏射血功能的突然终止。导致心脏骤停的病理机制有 3 种：①心室颤动（或扑动）；②心室静止，其心电图呈一直线或仅有心房波；③心肌电-机械分离（无脉搏心电活动），心电图表现为慢而宽大的 QRS 波，无心肌机械性收缩。

心脏性猝死（sudden cardiac death）是指急性症状开始后 1 小时内发生的以意识突然丧失为特征的、由心脏原因引起的自然死亡。无论是否有心脏病，死亡的形式和时间不能预料。

【病因】

80％为冠心病；各种心肌病占 5％～15％，如梗阻性肥厚型心肌病等；其他有离子通道病，如长 Q - T 综合征等。

【临床表现】

心脏性猝死分为四期。

1. 前驱期　猝死前数天至数月，患者可出现胸痛、气促、心悸等症状。

2. 终末事件期　心血管急性症状发作至心脏骤停的一段时间，表现为严重胸痛、急性呼吸困难、突发心悸或眩晕等。多数是心源性心电活动异常所致，少数是因循环衰竭发病。

3. 心脏骤停　①突然意识丧失伴抽搐。②大动脉搏动消失或心音消失。③叹息样呼吸，皮肤苍白或发绀，瞳孔散大，二便失禁。

4. 生物学死亡　心脏骤停后 4～6 分钟内开始发生不可逆脑损害，随后数分钟过渡到生物学死亡。因此心脏骤停发生后立即实施心肺复苏和尽早除颤是避免生物学死亡的关键。

【心脏骤停的处理】

心肺复苏（cardiopulmonary resuscitation，CPR）分为初级心肺复苏和高级心肺复苏。

（一）识别心脏骤停

10 秒内判断有无脉搏或心跳，若无立即初级心肺复苏。

（二）呼救

实施心肺复苏的同时，通知并启动急救医疗系统，寻找并使用体外除颤仪。

（三）初级心肺复苏

即基础生命活动的支持（basic life support，BLS）。

1. 胸外心脏按压和早期除颤（建立人工循环——Circulation，C）　患者仰卧硬质平面，术者右位，一只手掌根置于胸骨下半部（双乳之间），另一只手重叠压在手背部，掌根横轴与胸骨长轴一致。肘关节伸直，依靠肩和臂部力量垂直向下按压，使胸骨下陷成人 5cm（儿童和婴儿按压幅度为胸部前后径的 1/3），按压与放松时间大致相等，频率 100 次/分。心脏按压与人工呼吸的比例为 30：2。

有效指征：①可扪及大动脉搏动。②收缩压可达 80mmHg 以上。③瞳孔由大变小，出现自主呼吸，唇、面、甲床转红。

2. 开通气道（Air way，A）　仰头抬颌（压前额托下颌），清畅气道。

3. 人工呼吸（Breathing，B）　①有条件首选立即气管插管，加压给氧。②口对口人工呼吸：捏住患者鼻孔，口罩口吹气 1 秒/次。③自主呼吸恢复而不健全者，可给呼吸兴奋剂（尼可刹米、洛贝林等）。

（四）高级心肺复苏（高级生命活动的支持，advanced life support，ALS）

在初级心肺复苏基础上，用辅助设备、特殊技术等建立更有效的循环及通气。包括气管插管、除颤复律、静脉药物、血流动力学及血气监测。

1. 通气与供氧　面罩、球囊、呼吸机。

2. 除颤复律与起搏治疗。

（1）迅速非同步除颤　若双相波除颤器用 150～200J，单相波除颤器用 360J。若无效 5 个周期 CPR 后，可再除颤。

（2）缓慢性心律失常及心脏停搏　稳定自主心律，设法心脏起搏治疗。

3. 药物治疗

（1）给药通道　周围静脉（肘前静脉、颈前静脉），中心静脉（颈内静脉、锁骨下静脉和股静脉），气管。

（2）CPR 的首选药物是肾上腺素。以肾上腺素 0.5～1mg 和阿托品 0.5～2mg 静脉注射，出现缓慢心律可用异丙肾上腺素 15～20μg/min 静脉滴注。有条件应争取行临时人工心脏起搏。

（3）严重低血压可给予去甲肾上腺素、多巴胺、多巴酚丁胺。

（4）若确有代谢性酸中毒、高钾血症可适当补充碳酸氢钠纠酸。首剂 1mmol/kg，以后每 10～15 分钟可用首剂量的 1/2。

（5）2～3 次除颤、CPR 及肾上腺素后仍是室颤及室速，予以胺碘酮或利多卡因，可同时用镁剂。难治性室速、室颤可试用 β 受体拮抗剂。

除颤复律与起搏治疗具体步骤见图 3-3-1。

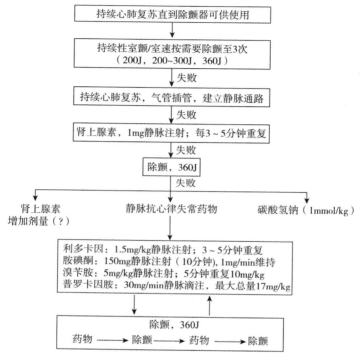

图 3-3-1　除颤复律与起搏治疗

【复苏后处理】

患者心脏复苏后，全身出现再灌注损伤表现称为心脏骤停后综合征。处理原则：维持有效的循环、呼吸及脑灌注。

1. 致心脏骤停原发病因的治疗　如对急性心肌梗死、电解质紊乱等做相应处理。

2. 维持有效循环　血流动力学监测下，维持血液循环的稳定性。

3. 维持呼吸　机械通气和吸氧。

4. 防治脑缺氧和脑水肿　①降温：昏迷患者用冰帽、冰袋，冬眠药物。体温降至 32～34℃，维持 12～24 小时。②脱水：20% 甘露醇快速静脉滴注，地塞米松 10mg、呋塞米 20～40mg 静脉注射等。③防止抽搐：地西泮 10mg 静脉注射，异丙嗪 50mg＋5% 葡萄糖溶液 100ml 静脉滴注，地西泮 10mg 静脉注射。④高压氧疗。⑤促进早期脑血流灌注：抗凝剂和钙拮抗剂。

5. 防治急性肾衰竭　心脏复苏后若尿量<30ml/h，应尽快给予呋塞米 40～100mg 静脉注射；若仍无尿提示急性肾衰竭应限制入量，防治高钾血症，必要时可行透析治疗。

（莫余波 ）

第五节　先天性心血管病

先天性心血管病（congenital cardiovascular disease）简称先心病，系胎儿心脏和（或）大血管在发育过程发生缺陷、部分停止或因退化而部分未退化所致。在胎儿期和出生后即有心脏病，为儿科常见病。但部分患儿可自然或经治疗成活至成年。因此，在成人心血管病中占有一定比例。

【病因】

目前认为本病是多因素疾病，为遗传因素和环境因素相互作用的结果。

1. 遗传因素　部分患者有先心病家族史。患先心病的母亲和父亲其子女的先心病患病率分别为 3%～6% 和 1%～3%，远高于一般人群的患病率。先心病有 5% 伴有染色体异常，3% 伴有单基因突变。另外，不少遗传性疾病常同时有心血管畸形，如唐氏综合征等，提示本病与遗传因素有关。

2. 环境因素

（1）子宫内病毒感染　主要是风疹病毒，其次是巨细胞病毒、柯萨奇病毒和疱疹病毒等感染。

（2）药物　苯妥英钠、三甲双酮、锂盐、黄体酮、华法林和苯丙胺。

（3）高原环境　缺氧。

（4）早产　胎儿发育不足。

（5）其他　怀孕时高龄（35 岁以上）、营养不良、糖尿病、酗酒、放射线等。

【分类】

传统分类是根据患者有否发绀，将先心病分为发绀型和无发绀型两大类。现在通过血流动力学检查，用病理解剖和病理生理相结合的方法分为三大类：①无分流；②左至右分流；③右至左分流。

【常见先天性心血管病】

按上述分类方法将常见先天性心脏病归纳为表 3-3-2、表 3-3-3、表 3-3-4。

表3-3-2　无分流先天性心脏病

诊断	病理解剖	病理生理	主要症状	主要体征	X线/MRI	ECG/UCG	心导管检查	心血管造影	预后	手术治疗
单纯肺动脉口狭窄	三种类型。①瓣膜型:三个瓣叶融合成圆锥形,顶部留有小孔。②漏斗部型:右室流出道肥厚或形成隔膜。③动脉型:肺动脉本身狭窄。右室均有肥厚	右心室排血受阻,右心室压力增高,而肺动脉压则减低	轻者无症状。常见症状为:心悸、气喘、咳嗽、乏力、胸闷、偶有胸痛,易晕厥。有肺部感染,可发生右心衰竭,偶有感染性心内膜炎	胸骨左缘第2肋间有粗糙喷射性收缩期杂音,多伴有震颤,第二音分裂并减轻,可有来自肺动脉的收缩早期喀喇音;漏斗部型者杂音在胸骨左缘第3、4肋间最响,无肺动脉收缩早期喀喇音;动脉型者杂音向两侧腋部和背部传导	右心室增大,肺血少。①瓣膜型:肺动脉段明显凸出。②漏斗部型:肺动脉段凹下。③动脉型:肺动脉阴影小	ECG:可正常,不完全性右束支阻滞,右室肥厚,右心房可肥大、电轴多右偏。UCG:右室肥厚,肺动脉增宽向肺动脉呈圆顶状凸出或右室流出道狭窄。多普勒超声心动图可测动脉瓣狭窄口前后压差	右心室压力增高,肺动脉压力减低。右心室收缩压与肺动脉收缩压阶差>10mmHg;瓣膜型者只记录到右心室和肺动脉两种压力曲线;漏斗部型还可在漏斗部记录到第三种压力曲线,其收缩压与右心室的舒张压相同	右心室造影显示者瓣膜型收缩期瓣叶融合如天幕状,凸出于肺动脉内,瓣孔如鱼口状,造影剂由此喷出如窄条状,然后呈扇状散开;漏斗部者右心室流出道狭长;动脉型可见肺动脉分支呈局部狭窄	一般较好,重者可死于右心衰竭	直视下切开狭窄者;漏瓣膜、切除肥厚心肌部的隔膜狭窄、或肺动脉再狭窄做吻合、旁路移植手术。瓣膜型者还可考虑做球囊扩张术治疗

续表

诊断	病理解剖	病理生理	主要症状	主要体征	X线/MRI	ECG/UCG	心导管检查	心血管造影	预后	手术治疗
主动脉口狭窄	三种类型。①瓣膜型：瓣叶发育不全，常只有两瓣叶，增厚或融合成圆锥形，顶部有小孔。②瓣下型：左心室流出道肥厚或成形成隔膜。③瓣上型：升主动脉根部有向主动脉腔内突出的环或带，均有左室肥厚	左心室排血受阻，左心室压力增高而主动脉的压力则降低	可无症状。常见症状：乏力、气喘、心悸，晕厥和心绞痛，可突然死亡。可发生心力衰竭，可并发感染性心内膜炎，发育差	瓣膜型胸骨右缘第2肋间粗糙喷射性收缩期杂音，常伴震颤，杂音向颈部及心尖区传导。A₂减弱或逆分裂；瓣下型在胸骨左缘第3、4肋间杂音最响；瓣上型杂音在胸骨右缘第1肋间及颈动脉上，A₂无变化。心浊音界向左增大	左心室大。瓣膜型：升主动脉扩张，偶见主动脉瓣叶钙化阴影。瓣下型：升主动脉不扩张。瓣上型：主动脉上升，主动脉不扩张	ECG可正常，左室肥厚或伴劳损。M型UCG示：瓣膜型狭窄时心脏收缩期主动脉瓣的方盒形曲线距离变小，舒张期的曲线增宽。二维超声心动图示：左室肥厚，流出道狭窄。多普勒声心动图可估测瓣口前后压力差	左室压力增高，主动脉压力减低。两者存在收缩压阶差。瓣膜型只记录到左心室与主动脉两种压力曲线；瓣下型还可在左心室流出道记录到第三种压力与主动脉收缩压相同，而舒张压则与左室舒张压相同	左心室造影示：瓣膜下左心室流出道或瓣上主动脉的狭窄	轻者预后较好，重型可发生心力衰竭而突然死亡	直视下切开狭窄的瓣膜，或切除瓣膜环行人工瓣膜置换，部分病例还可考虑做球囊扩张术

续表

诊断	病理解剖	病理生理	主要症状	主要体征	X线/MRI	ECG/UCG	心导管检查	心血管造影	预后	手术治疗
主动脉缩窄	主动脉局部缩窄，可发生在主动脉弓到腹主动脉分叉处之间任一处，而以左锁骨下动脉开始部位最多，左室肥厚	缩窄段近端的动脉内血压升高，缩窄段远端血压降低，缩窄远端供血减少，缩窄段周围出现侧支循环	头痛，头晕、耳鸣、失眠、鼻出血等与上身血压增高有关；下肢有关：下肢乏力、发冷、酸痛、麻木与下肢供血不足有关。可产生脑血管意外和心力衰竭	心浊音界向左增大，沿胸骨左缘、中上腹、左侧背部有收缩中后期吹风样杂音，肩胛骨附近、腋部、胸骨旁可听到的侧支循环的收缩期或连续性杂音。上肢血压增高，脉搏有力，下肢血压降低、脉搏微弱	升主动脉扩张，左室增大、左斜位可见缩窄的动脉影和缩窄后主动脉扩张，肋骨下缘有被侵蚀现象，矢面磁共振像可显出缩窄的部位和范围	ECG可正常、左室肥厚或伴劳损，二维超声心动图示左心室肥厚，升主动脉增宽、搏动强	缩窄段的近端主动脉腔内压力增高，脉压增大；缩窄段远端压力降低，脉压降低	主动脉造影显示：缩窄段和该段近端的主动脉扩张	成年患者平均寿命40岁左右，可发生心力衰竭、脑血管意外、主动脉破裂而死亡	缩窄段切除端吻合或移植同种或人造动脉，或搭桥手术。未行再狭窄者可考虑行球囊扩张术

续表

诊断	病理解剖	病理生理	主要症状	主要体征	X线/MRI	ECG/UCG	心导管检查	心血管造影	预后	手术治疗
原发性肺动脉高压	肌型肺小动脉内膜增厚，有的形成垫状或瓣状物向腔内突出，有的形成结构、弹力型内膜增厚及膜增厚及粥样硬化，内弹力膜断裂，右心室肥厚	肺动脉高压，右心排血受阻。右室压力增高	气急，心悸，胸闷，咯血，晕厥，发生左心力衰竭	心浊音界增大，肺动脉瓣区有收缩早期喀喇音及收缩期杂音。P_2亢进或兼有舒张期杂音，三尖瓣区有吹风样收缩期杂音	肺血少，肺门血管增粗。肺动脉段凸出，右心室增大，右心房可增大。磁共振显像示右心室壁明显增厚	ECG示右心室肥厚，可有右心房肥大，二维超声心动图提示右心室肥厚，肺动脉增宽，搏动增强	肺动脉压增高，右心室收缩压增高。肺总血管阻力增高而肺嵌压正常	示右心室及肺动脉排空延迟，末梢肺动脉细小，但因肺动脉压力很高，一般不行右心室造影	预后差，死于右心衰竭	不能进行手术

表3-3-3　左至右分流先天性心脏病

诊断	病理解剖	病理生理	主要症状	主要体征	X线/MRI	ECG/UCG	心导管检查	心血管造影	预后	手术治疗
心房间隔缺损	有第二孔(继发孔)未闭型、第一孔(原发孔)未闭型、高位缺损型。此外，尚有房间隔完全缺如和卵圆孔未闭等类型。以第二孔未闭型最多见	左心房血液经心房间隔缺损流入右心房，肺血流量增多，心房间隔完全缺如者一般无分流，但右心房压增高时产生右至左分流。可发生肺动脉高压	心悸、气急、乏力，咳嗽、发育差、易患呼吸道感染，可发生心力衰竭，可有阵发性心动过速、心房颤动等，重症者可有吞咽困难、声音嘶哑。缺损小者并发小者性心内膜炎少，可发生肺动脉栓塞	胸骨左缘第二肋间收缩期杂音，第二心音亢进、并有固定性分裂，有自肺动脉瓣收缩早期喀喇音。三尖瓣区可有舒张期隆隆样杂音。第一孔缺损心尖区可行收缩期杂音。胸前区可隆起伴抬举性搏动	肺血流量增多，肺门血管影粗大而搏动强烈，肺动脉段明显突出，主动脉影小。右心室、右心房大。第一孔缺损者左心室还可增大。横面核磁共振振显像可在不同水平显示心房间隔缺损处	ECG示完全性束或不完全性右束支阻滞，右心室肥大、电轴右偏。第一孔型缺损P-R间期常延长；电轴左偏。UCG示右心室大、右室径增大、室间隔活动从属于心室、心房间声回声失落。多普勒示左至右分流	在心房水平左至右分流、肺血流量增多，心导管可从右心房进入左心房。第一孔型缺损时心导管可从右房直接进入左心室。肺动脉压可增高	一般不施行。第一孔型缺损可行左心室造影观察二尖瓣反流	一般较好、平均寿命约50岁。缺损大者可发生肺动脉高压和心力衰竭，预后差。第一孔型缺损，预后也较差	在学龄前后行前视下缺损修补、还可考虑用心导管置入封堵器闭合缺损

续表

诊断	病理解剖	病理生理	主要症状	主要体征	X线/MRI	ECG/UCG	心导管检查	心血管造影	预后	手术治疗
心室间隔缺损	有球囊型缺损、膜部缺损、肌肉部缺损、房室共道型缺损等类型。还有一种高位缺损致左心室右心房瘘	左心室血流经心室间隔缺损流入右心室，肺血流量增多，可发生肺动脉高压	心悸、气喘、乏力、咳血、咯血，易患呼吸道感染。发育差，可发生心力衰竭，缺损小者可无症状。可并发感染性心内膜炎	胸骨左缘第3肋间、第4肋间有响亮而粗糙的全收缩期杂音，伴有震颤，肺动脉瓣区第二心音可亢进并分裂。心尖区可有舒张期隆隆样杂音（相对二尖瓣狭窄）	肺血流量增多，肺门血管搏动明显，肺动脉段凸起。主动脉影正常或较小。左、右心室增大，缺损小者变化不明显。横面磁共振显像从肌肉部到膜部的缺损所在和大小	缺损小者ECG正常，缺损大者可出现右束支阻滞，左心室肥厚，双心室肥厚等变化。UCG示室间隔部位回声失落，左室内径可增大，二尖瓣的叶EF段下降斜率增高。多普勒超声心动图在右心室可见收缩期湍流	在心室水平由左至右分流，肺血流量增多，可有肺动脉高压	一般不施行。选择性左心室造影可见左心室显影时右心室也显像	缺损小者预后好。缺损大者可早年出现心力衰竭。有肺高压者预后差	在学龄前后行直视下缺损修补。还可考虑用心导管置入封堵器闭合缺损

续表

诊断	病理解剖型、类型	病理生理	主要症状	主要体征	X线/MRI	ECG/UCG	心导管检查	心血管造影	预后	手术治疗
动脉导管未闭	有管型、窗型和漏斗型等类型。多位于主动脉弓降部或肺动脉总与肺动脉之间	主动脉血经未闭的导管流入肺动脉，肺血流量增多，可发生肺动脉高压	与心室间隔缺损相似，可并发感染性心内膜炎	胸骨左缘第2肋间有连续性机器样响亮杂音并伴震颤，儿童患者杂音舒张期部分可不明显。因而不具连续性。心尖区可有舒张期杂音。舒张压降低，脉压增宽，有水冲脉、毛细血管搏动和周围动脉枪击音	肺血增多、肺门血管影搏动增强，肺动脉段凸出。主动脉结增大、心影增大	轻者 ECG 可正常；重者示左室肥厚，双室肥厚。左房增大、肺动脉高压时，有右心室肥厚。UCG：左心室内经增大，主动脉降部与肺总动脉部或肺动脉间有沟通。韧示：左右分流，二尖瓣活动幅度、速度增加	在肺动脉水平由左至右分流，肺血流增多，肺动脉压增高心导管可通过动脉导管从肺动脉进入主动脉降主动脉	一般不施行。选择性主动脉造影可见主动脉与肺动脉同显影，有时可见未闭的动脉导管	一般较好，未闭的动脉导管大的可发生心力衰竭，肺动脉高压，偶可破裂	结扎或切断缝合，一经诊断，即宜施行，甚至 30~50 岁之间都宜手术。亦可用心导管将封堵器送入并阻塞未闭动脉导管的办法

续表

诊　断	病理解剖	病理生理	主要症状	主要体征	X线/MRI	ECG/UCG	心导管检查	心血管造影	预　后	手术治疗
冠状动静脉瘘	冠状动脉和心脏静脉窦分支间的直接沟通	冠状动脉直接流入心脏静脉中,部分心肌缺血	多无症状或有心悸、胸痛等	与动脉导管未闭周围相似,但血管体征不明显	变化不明显可能有肺血流增多	心电图多正常,可能有或左或右室肥厚,或有心肌缺血表现	在右心房水平有左至右分流	升主动脉或选择性冠状动脉造影可显示瘘所在部位	一般较好,可能发生心肌缺血或心力衰竭	结扎术

表 3-3-4　右至左分流先天性心脏病

诊断	病理解剖	病理生理	主要症状	主要体征	X线/MRI	ECG/UCG	心导管检查	心血管造影	预后	手术治疗
法洛四联征	心室间隔缺损、肺动脉口狭窄、主动脉骑跨(右位)和右心室肥厚并存在	右心室血液流入肺动脉有困难右心室压力增高(右位)大部血液分流入主动脉	发绀出现在婴儿期。发育差,气急,乏力,下蹲习惯,头晕,头厥,可抽搐。脑栓塞,脑血栓和心衰竭。可并发感染性心内膜炎、脑脓肿、肺部感染	胸骨左缘第2、第3肋间喷射性收缩期杂音,历时短、高峰亚早,吸入硝酸异戊酯后减轻。肺动脉与主动脉第二瓣区第二音呈单一音,有主动脉瓣收缩早期喀喇音。杵状指(趾)明显	肺血流少肺动脉段凹陷,右心室增大,右心房增大,心尖翘起,心影呈靴形。上纵隔影可增宽,主动脉降可右位。降主动脉可沿脊柱右侧下降(25%)。磁共振显像示扩大而骑跨的升主动脉,心室间隔缺、肺动脉总干小和右心室漏斗部狭窄	心电图示右心室肥厚伴劳损,右心房肥厚,电轴右偏,超声心动图示:主动脉根部扩大,其位置前移并骑跨在右回声失落的心室间隔上,但主动脉后壁与二尖瓣保持连续,多普勒可见右心室主动脉的分流	在心室水平有右至左分流,右心室收缩压高,肺动脉减低,两者间有压力阶差,并有漏斗部狭窄的压力曲线。心导管可从右心室进入主动脉,右心室收缩压与主动脉收缩压相等	右心室造影显示右至左分流,出道狭窄、主动脉与肺动脉同时显影,可见肺动脉狭窄或其瓣膜狭窄	多在20岁以前死亡	直视下纠治(修补心室间隔缺损、切开狭窄的肺动脉口、婴儿期可先作增加肺血流供应的分流手术(主动脉或锁骨下腔静脉或上腔静脉与肺动脉吻合))

续表

诊断	病理解剖	病理生理	主要症状	主要体征	X线/MRI	ECG/UCG	心导管检查	心血管造影	预后	手术治疗
法洛三联症	肺动脉口狭窄、心房间隔缺损或卵圆孔的开放。右心室肥厚	右心室血液排入肺动脉有困难。右心室压增高、右心房压增高。右心室肥厚。心房血液经心房间隔缺损或开放的卵圆孔流入左心房	发绀出现晚。在儿童期甚至成年才出现。发育差、气急、乏力、头晕、胸痛、偶有下蹲习惯。可出现右心衰竭。可并发感染性心内膜炎、脑脓肿、肺部感染	胸骨左缘第2肋间有极响的喷射性收缩期杂音，常伴有震颤。杵状指（趾）	肺血流减少。肺动脉段突出、右心室、右心房肥大	心电图示右心室肥大伴劳损、右心房肥大。UCG：示肺动脉瓣病变、肺总动脉扩大。心房间隔有回声缺损，多普勒超声可见右心房至右心房的分流	在心房水平有右至左分流、右心室与肺动脉有压力阶差、多无漏斗部狭窄型曲线。心导管可从右心房进入左心房、右心室收缩压不等于周围动脉收缩压	右心室造影显示肺动脉瓣狭窄的右心房造影示左心房同时显影	易发生右心衰竭而死亡	直视下纠治（切开狭窄的肺动脉瓣口修补或不修补心房间隔）

续表

诊断	病理解剖	病理生理	主要症状	主要体征	X线/MRI	ECG/UCG	心导管检查	心血管造影	预后	手术治疗
艾森门格综合征	心室间隔缺损、心房间隔缺损或动脉导管未闭，伴有显著肺动脉高压，右心室肥厚	肺动脉高，右心室压增高，原来的左至右分流转为右至左分流	发绀出现晚，在6~12岁以后，其中室间隔缺损型较早，房间隔缺损型较晚（可在20岁以后），动脉导管未闭型发绀以下半身明显，气急乏力，头晕，以后发生右心衰竭	原左至右分流时杂音消失，肺动脉瓣区有喷射性收缩音及收缩早期喀喇音第二心音亢进，可闻及舒张期杂音，三尖瓣区可有收缩期返流性杂音。杵状指（趾）较轻	肺血流减少，肺门血管影粗大，肺动脉段凸出，右心室、右心房大，动脉导管未闭型左心室亦大，心室间隔缺损的类型左心室可增大。磁共振显像显示有关缺损及增厚的右心室壁	心电图示右室肥厚伴劳损，右心室动图示：心室间隔缺损、房间隔缺损或动脉导管未闭，多普勒显示右至左分流	肺动脉、右心室和右心房高压，在肺动脉、右心室或心房水平有右至左或双向分流，心导管可从该部位进入心脏左侧相应心腔	一般不施行。右心房、右心室或肺动脉造影显示相应的左侧心腔	易发生心力衰竭而死亡	肺动脉压已显著增高者不宜手术。动脉导管未闭型可试行阻断以观察肺动脉压，如下降可行切断缝合术

续表

诊断	病理解剖	病理生理	主要症状	主要体征	X-ray/MRI	ECG/UCG	心导管检查	心血管造影	预后	手术治疗
三尖瓣下移畸形	三尖瓣的后叶和隔叶下移至右心室，部分右心室房化，右心房增大，右心室缩小。常有右心房间隔缺损	右心房压高。右心房血流经心房间隔缺损流入左心房	发绀约占80%，约20%患者有心悸、快速心律失常、气急、乏力、头晕、右心衰竭。可并发肺部感染	三尖瓣区有收缩期杂音，可有舒张期隆隆样杂音。第一、二音分裂，有三音律或四音律，右音低钝、发绀型者有杵状指（趾）	肺血流正常或减少。右心房显著增大，心影如球形。搏动弱。横面磁共振显像示巨大的右心房和下移的三尖瓣	心电图示右心房肥厚、完全性或不完全性右束支阻滞、胸导联R波电压低。25%有B型预激综合征。UCG示三尖瓣前叶作异常，后叶和隔瓣叶下移、右心房化的右心室腔大、心室腔似心室同隔运动作异常	右心房腔大且压力增高，可在心房水平有右至左分流。心导管可从右心房进入左心房。在心室内其压力曲线类似心房，但腔内心电图类似心室	右心房造影显示巨大的心房和异常位置。三尖瓣位，左心房可同时显影	约70%患者在20岁前死亡	上腔静脉与右肺动脉吻合术。三尖瓣修补术或人工瓣膜替换术

续表

诊断	病理解剖	病理生理	主要症状	主要体征	X线/MRI	ECG/UCG	心导管检查	心血管造影	预后	手术治疗
肺动静脉瘘	肺动脉和肺静脉直接沟通，血管曲张或畸形成海面状血管瘤	肺动脉血不经过肺泡的氧合而直接就流入肺静脉	右至左分流量少者可无症状，分流量大者有发绀、心悸、气急、胸痛、咯血、头晕、晕厥、抽搐	动静脉瘘所在部位的胸部有连续性杂音。杵状指（趾）。皮肤黏膜可有血管瘤	肺有单个或多个分叶结节状搏动性阴影与肺血管影相连接。可有左心室增大	心电图无变化或左心室肥厚	动脉血氧饱和度低	肺动脉造影显示动静脉瘘	视病变多少及严重程度而定	肺叶或肺段切除术，可考虑应用心导管将海绵状塑料塞置入以闭塞瘘管

（李家富）

第六节　原发性高血压

高血压（hypertension）是以体循环动脉压增高为主要表现的心血管综合征，是最常见的心血管疾病。高血压可分为原发性高血压（primary hypertension）与继发性高血压两大类。前者病因不明，约占高血压患者的 95％，后者只是某些已知疾病的一种临床表现，仅占高血压患者的 5％。据调查，我国现今成人高血压患病率已超过 20％，高血压患者总数已接近 3 亿。

【致病危险因素与发病机制】

主要危险因素有：家族史，高盐饮食，摄入钾、钙、镁及叶酸不足，吸烟与饮酒，糖尿病和胰岛素抵抗，精神紧张与缺少运动，高龄及肥胖等。原发性高血压属多因素疾病，是遗传因素与环境因素交互作用的结果。这些因素主要导致交感-儿茶酚胺系统活性过高，肾素-血管紧张素-醛固酮系统（RAAS）异常激活，大、小动脉结构与功能变化等，最终通过增加心输出量、血容量以及外周血管阻力而升高血压。

【诊断要点】

1. 高血压的临床评价

（1）血压测定　目前仍以标准状态下诊室血压作为高血压诊断的标准方法。对于成人，在未服抗高血压药物情况下，非同日 2 次以上所测血压均≥140/90mmHg（1mmHg≈0.133kPa）即诊断为高血压。若采用动态血压监测，推荐正常血压的参考值是 24 小时平均值<130/80mmHg。其中，白昼血压<135/85mmHg，夜间血压<125/75mmHg。对既往有高血压史而正用药物控制血压到正常者，也应诊断为高血压。

（2）症状　半数患者无明显症状，有症状者早期多为头晕、头痛、耳鸣、眼花、失眠等，后期可有心累、夜尿增多等表现。

（3）体征　早期缺乏阳性体征。后期可有心界向左下扩大，A_2 亢进或呈金属音，主动脉瓣区收缩早期喷射音等，有心力衰竭、肾衰竭及脑血管意外时可有相应体征。

（4）实验室检查　①心电图检查：常有左室高电压、左室肥大及劳损。②X 线检查：主动脉弓延长、迂曲，可有左室肥大。③眼底检查：常有高血压眼底改变，采用 Keith - Wagener 眼底分级法可分为 Ⅰ～Ⅳ 级。

④尿液检查：可有蛋白、管型和红细胞。⑤其他：应常规检查血脂、肾功能、血糖、电解质等。

对原发性高血压的临床评价要求达到 4 个目的：①查明高血压的存在及其血压水平；②查明靶器官受损情况；③查明可能影响预后及治疗的其他心血管疾病与相关的危险因素；④排除继发性高血压。

2. 高血压的分类　详见表 3-3-5。

表 3-3-5　血压水平的定义和分类

类别	收缩压（mmHg）	舒张压（mmHg）
正常血压	<120	<80
正常高值	120~139	80~89
高血压	≥140	≥90
1 级高血压（轻度）	140~159	90~99
2 级高血压（中度）	160~179	100~109
3 级高血压（重度）	≥180	≥110
单纯收缩期高血压	≥140	<90

3. 高血压的危险分层　高血压对人体所造成的危害不仅取决于血压水平，还取决于相关危险因素的多少和心、脑、肾等靶器官损害程度以及伴发病的情况（包括冠心病、糖尿病、周围血管病等），全面参考上述各方面的因素后可将高血压患者的心血管危险性分为低危、中危、高危、很高危四个等级，意指患者 10 年间发生心血管事件（CVD）的危险度分别为<15%、15%~20%、20%~30%、≥30%。高血压的危险分层有助于判断预后和指导治疗。

【治疗】

1. 治疗原则与策略　由于原发性高血压迄今尚无根治方法，故治疗必须坚持早期和长期的原则。我国高血压一直存在着发病率、病残率、病死率高以及知晓率、治疗率、控制率低的"三高三低"特点，故应积极加强全民的健康意识和高血压的预防知识，提高患者对治疗的依从性，从而降低并发症，改善预后。对于低危患者，可以先采用祛除危险因素等非药物治疗方法并监测血压 6～12 个月，然后决定是否开始药物治疗。对于中、高危患者应在祛除危险因素的同时，立即开始药物治疗。

2. 治疗方法

（1）非药物治疗 这是所有高血压患者的基础治疗，主要是改变各种可逆转的致高血压危险因素，包括限制摄盐量（<6g/d）及补充足够的钾、钙、镁、叶酸等，节制烟酒，增加运动，减轻体重，保持健康的心理状态等。

（2）药物治疗 抗高血压药物主要有 5 类。①利尿剂：如氢氯噻嗪 12.5～25mg，1 次/日，或吲哒帕胺 1.25～2.5mg，1 次/日。②β 受体拮抗药，如美托洛 25～50mg，2 次/日；比索洛尔 2.5～5mg，1 次/日。③钙拮抗剂（CCB）：如硝苯地平控释片 30mg，1 次/日；氨氯地平 5～10mg，1 次/日；非洛地平 5～10mg，1 次/日。④血管紧张素转化酶抑制药（ACEI）：如卡托普利 12.5～37.5mg，3 次/日；贝那普利 10mg，1 次/日。⑤血管紧张素Ⅱ受体拮抗药（ARB）：如厄贝沙坦 150mg，1 次/日；缬沙坦 80mg，1 次/日。此 5 类均为一线药物。

具体选药以适合患者为准。为有效防止靶器官损害，要求能在 24 小时内稳定降压，因此，提倡使用每日给药 1 次即能使降压谷峰比值>50% 的长效降压药物。为更有效干预多重血压维持机制，防止单一药物降压时触发的代偿反应，同时也为中和不同种类降压药引起的不良反应，目前主张联合药物治疗。合理的降压药联合方案有：钙通道阻滞药＋ACEI/ARB；利尿剂＋ACEI/ARB；β 受体拮抗药＋钙通道阻滞药；钙通道阻滞药＋ACEI/ARB＋利尿剂。此外，将多种降压药按固定配方制成的复方制剂如北京降压 0 号、复方降压片、缬沙坦/氨氯地平片（倍博特）等也在广泛使用。临床上若遇到高血压危象、高血压脑病等高血压急症时，可选用硝普钠、硝酸甘油、乌拉地尔等药物稀释后经静脉持续泵入，既能迅速降压，又便于及时准确调控所需的血压水平。需要指出，药物治疗带给高血压患者的益处主要来自血压降低本身，至于药物可能存在的一些特定靶器官保护作用尚待进一步研究证明。

3. 降压目标 治疗高血压的主要目的是降低病残和死亡的总危险。一般而言，高血压患者原则上都要求血压降至 140/90mmHg 以下。特殊高血压人群的降压目标是：对老年单纯收缩期高血压者将收缩压控制在 150mmHg 以下即可；对伴明显蛋白尿的患者应将血压降至 130/80mmHg

以下；对发生缺血性脑卒中者，急性期血压宜维持在 $160\sim180/90\sim$ $105mmHg$，发生出血性脑卒中者，急性期血压宜维持在 $150\sim160/90\sim$ $100mmHg$，以后也要求将血压逐渐降至正常范围内；对各种高血压急症（指血压突然和明显升高，常达 $180/120mmHg$ 以上，伴进行性心、脑、肾等重要靶器官功能不全表现）者，应采取逐步控制性降压，以使血压安全有序降至正常。

附：继发性高血压

常见继发性高血压的原因有：

1. 肾疾病

（1）肾实质病变　包括肾小球肾炎、肾盂肾炎、先天性多囊肾、继发于糖尿病及结缔组织疾病的肾病变等。其共同特点是血压升高常伴反复水肿、贫血、尿常规明显异常、血清肌酐和尿素氮升高。临床上有时对肾实质病变继发高血压与高血压病伴肾功损害难以区别。

（2）肾血管狭窄　包括肾动脉粥样硬化、先天性肾动脉纤维肌性发育不良及多发性大动脉炎累及肾动脉等，可为单侧或双侧性。临床常表现为迅速进展的顽固性高血压，反复出现一过性肺水肿是其较特征性的表现，约半数可在上腹部或肋背角闻及血管杂音。选择性肾动脉造影是最好的确诊方法。

2. 内分泌疾病

（1）原发性醛固酮增多症　系肾上腺皮质增生或肿瘤分泌过多的醛固酮所致，以高血压伴顽固性低钾血症表现为特点，但半数以上低钾血症表现并不明显。测定血中醛固酮与肾素比值明显升高对本病有重要的筛查价值。螺内酯试验阳性有诊断价值，超声、CT 等可作定位诊断。

（2）嗜铬细胞瘤　系肾上腺髓质或交感神经节内嗜铬细胞瘤分泌过多儿茶酚胺所致。以发作性血压增高伴心动过速、头痛、苍白、出汗等症状为特点。血压增高时测血中儿茶酚胺及其在尿中的代谢产物明显升高可以确诊，酚妥拉明试验阳性可协助诊断。超声、核素显像、CT 等可作定位诊断。

3. 大血管病变

（1）主动脉缩窄　多为先天性血管畸形，以上肢血压升高，下肢血压低于上肢血压为特点，可在胸骨旁及肩胛间区闻及血管杂音，主动脉造影可确定诊断。

（2）多发性大动脉炎　多见于年轻女性，病程短，进展快。以大血管走行部位闻及血管杂音、四肢脉搏及血压不对称为临床特点。血管造影可确定诊断。

4. 颅脑病变　有颅内高压及中枢神经病变定位体征等表现，CT、MRI 等对诊断价值大。

5. 妊娠期高血压疾病　其特点是妊娠后期 3～4 个月出现高血压，伴水肿和蛋白尿，而妊娠前或早期及分娩后血压均正常。

对继发性高血压患者重点是明确原发疾病，并可能通过治疗原发疾病而彻底治愈高血压。若原发疾病难以根除，则用降压药物姑息控制血压。

（黄维义）

第七节　冠状动脉粥样硬化性心脏病

冠状动脉粥样硬化性心脏病（coronary atherosclerotic heart disease, CAD）是指冠状动脉因粥样硬化使血管腔阻塞，导致心肌缺血、缺氧而引起的心脏病，它和冠状动脉功能性改变（痉挛）一起，统称为冠状动脉性疾病，简称冠心病。

【致病危险因素】

迄今，纳入研究的冠心病危险因素多达上百种，其中，糖尿病、吸烟、高血压和脂代谢紊乱是公认的主要独立危险因素，其他危险因素尚包括：肥胖，老年（男性 40 岁以上，女性绝经后），体力活动缺乏，早发冠心病家族史，种族特征和心理、社会因素等。

【诊断要点】

（一）冠心病的分型与临床表现

根据冠状动脉病变所致心肌缺血发展速度的不同，可分为慢性稳定性冠状动脉疾病（SCAD）和急性冠脉综合征（ACS）两大类型。前者的病理学基础是冠脉斑块稳定；后者则是冠脉斑块不稳定，这种不稳定斑块的特点为脂质含量多（脂质池占斑块总体积多在 40% 以上）、纤维帽薄、炎细胞（巨噬细胞）浸润明显，不稳定斑块易于破裂，导致局部出血和（或）血栓形成，致使管腔快速阻塞。

冠心病的临床表现多样，包括缺血性胸痛、心律失常、心功能不全、猝死等，其中，典型心绞痛是具有临床诊断价值的特征性表现。①诱因：劳累、激动、紧张、饱食、寒冷等。②性质：压榨性、烧灼样窒息、憋闷或紧握性疼痛。③部位：胸骨中上段后方或左上胸，约手掌大小范围，疼痛可向颈部、左肩、左臂放射。④持续时间：多为 3～5 分钟，一般不少于 1 分钟，也不超过 15 分钟。⑤缓解方法：休息或含服硝酸甘油等药物后 30 秒至数分钟内缓解。相比心绞痛，心肌梗死所致的胸痛则更加剧烈而持久，且休息或用硝酸甘油均不能缓解，常伴低热、白细胞升高、恶心、呕吐等全身反应，易并发心律失常、心力衰竭或休克。至于心律失常、心力衰竭等均为非特异性表现，不能以此作出冠心病的诊断，必须借助下述辅助检查，获取心肌缺血和冠脉病变的证据。

（二）实验室检查

1. 无创性检查

（1）心电图（ECG）　　方便而又廉价，临床应用最广。静息 ECG 阳性率低。采用相对安全的亚极量运动试验，可使 ECG 检测冠心病的敏感性达 68%，特异性达 77%。不能做运动试验者可代之以双嘧达莫（潘生丁）药物试验，后者检测冠心病的敏感性仅约 30%，但特异性高达 90%。心绞痛多为内膜下心肌缺血，ECG 变化特征是：区域分布的导联上出现可逆性 ST 段水平型/下斜型压低≥0.1mV，可伴有 T 波倒置；急性心肌梗死时多为透壁心肌缺血和坏死，相应导联 ECG 可依次出现 T 波高耸→ST 段弓背向上抬高并与 T 波连成单向曲线→Q 波形成→ST 段恢复并 T 波倒置→T 波恢复而 Q 波可永久存留等一系列演进性变化，持时达数小时至数天之久。

依据上述缺血或梗死性 ECG 变化在体表导联上的分布情况，可大致推断受累心肌的部位：$V_{1～3}$ 为前间壁；$V_{1～5}$ 为广泛前壁；$V_{4～6}$ 为前侧壁；$V_{7～9}$ 为后壁；Ⅰ、aVL 为高侧壁；Ⅱ、Ⅲ、aVF 为下壁；$V_{3R～4R}$ 为右室。

（2）多层螺旋 CT 冠脉成像（CTA）　　能显示血管壁斑块性质及分布范围，但不易准确判断管腔狭窄程度，CTA 有很高的阴性预测价值，适用于冠心病的排除诊断。

（3）核素心肌显像　　常用的是单光子发射型断层显像（SPECT）及正电子发射型断层显像（PET），多用 ^{99m}Tc 作为心肌灌注显像材料，用

^{18}F脱氧葡萄糖作为心肌代谢显像材料。出现可逆性心肌灌注缺损提示为心肌局部缺血；出现不可逆性心肌灌注缺损提示为心肌坏死。核素心肌显像结合运动或某些药物（腺苷、双嘧达莫、多巴酚丁胺等）可提高对冠心病的诊断价值。

（4）超声心动图（UCG）　　节段性室壁运动障碍及室壁瘤是超声诊断冠心病的2个主要征象。结合运动或药物（多巴酚丁胺、双嘧达莫等）激发心肌缺血，可提高超声对冠心病的诊断价值。

（5）动态心电图（DCG）　　为非标准体表导联心电图，故有失真和伪差。DCG检测心肌缺血敏感性较高，但特异性不高，常有假阳性，故用DCG判断心肌缺血需慎重。

2. 介入检查

（1）选择性冠状动脉造影（CAG）　　经股动脉或桡动脉送入导管至冠脉口，注入对比剂，在数字减影血管造影术（DSA）下显示冠状动脉管腔的全貌，能准确判明冠状动脉病变的部位、范围及狭窄程度，为诊断冠心病的"金标准"。当冠脉直径狭窄≥50％即可诊断冠心病。CAG的局限性在于只能显示血管腔，不能显示血管壁斑块的结构。

（2）冠脉内超声（IVUS）及光学相干断层成像术（OCT）　　均通过导管技术将微型化探头送入冠脉内，360°显示血管的横切面，能准确测量管腔面积，清楚识别斑块的特征，被认为是诊断冠心病新的"金标准"。

3. 心肌标志物测定　　心肌标志物是心肌细胞特有的一些酶或蛋白成分，血清中这些标志物浓度升高是心肌坏死的证据。目前临床广泛应用的有以下三种：

（1）心肌肌钙蛋白（cTnT/cTnI）　　心肌梗死1～3小时后明显升高，因其分子量大，从肾排出缓慢，可在血中存留最多14天。较正常升高3倍以上对诊断急性心肌梗死的敏感性和特异性均很高。cTnT/cTnI绝对值有助于估计心肌梗死的范围；若患者胸痛后4～6小时cTnT/cTnI仍为阴性，可排除急性心肌梗死。

（2）肌酸磷酸激酶的心肌同工酶（CK-MB）　　心肌梗死4小时后明显升高，16～24小时达高峰，3～4天恢复正常。诊断急性心肌梗死的敏感性为92％，特异性为98％。CK-MB峰值前移至14小时内提示再灌注成功，出现双峰则是心肌再梗死的证据。

（3）肌红蛋白（MG）　　MG可来自心肌，也可来自骨骼肌，因而特异性不高，但心肌损伤后 1～2 小时即可出现于血清中，4～6 小时达高峰，不到 1 天即恢复正常。因此，MG 主要用于早期诊断或排除急性心肌梗死。若胸痛后 2 小时，MG 还未成倍升高可除外心肌梗死。

【鉴别诊断】

1. 需与心绞痛鉴别的疾病

(1) 胸壁组织病变　包括带状疱疹、肋软骨炎、肋间神经炎、胸膜炎等，其共同的特点是胸痛较锐利而持久，定位准确，咳嗽、深呼吸或大幅扩胸时疼痛明显加重，常伴局部压痛。没有心肌缺血的心电图改变。

(2) 上消化道疾病　包括食管疾病（反流性食管炎、食管痉挛、食管贲门失弛缓症）、胃十二指肠疾病（炎症、溃疡、肿瘤等）及胆道疾病等，它们引起的疼痛多呈痉挛性，较持久，与饮食有关而与运动关系不大，常有上腹压痛及反酸、呃逆等上消化道症状，胃镜检查对诊断这类疾病很有价值。

(3) 神经症　青、中年女性多见。其胸痛多位于左乳房下或心尖区，经常变动，持续数秒或长达数小时，多在疲乏或情绪波动时出现，活动时反而减轻，常伴其他神经质表现。

2. 需与急性心肌梗死鉴别的疾病

(1) 急性心包炎　有较剧烈而持久的心前区疼痛，深呼吸和咳嗽时疼痛加重，早期易闻及心包摩擦音。心电图广泛导联上（无区域特征）出现 ST 段弓背向下抬高，T 波倒置，但无 Q 波。

(2) 急腹症　包括急性胰腺炎、消化性溃疡穿孔、急性胆囊炎等，均为上腹部剧痛，伴腹部压痛、反跳痛及肌紧张。心电图和心肌标志物检查可资鉴别。

(3) 主动脉夹层　突发撕裂样胸痛，常放射到背及腰腹部，可伴主动脉瓣关闭不全的杂音，肢体间脉搏及血压有明显差异。UCG、CTA 及 MRI 可助诊断。

(4) 急性肺动脉栓塞　胸痛并可伴有咯血及呼吸困难、发绀、休克等，可出现 P_2 亢进及急性右心衰竭表现。心电图呈 $S_I T_{III} Q_{III}$ 改变（I 导联 S 波加深，III 导联 Q 波明显、T 波倒置）。肺血管 CTA 可资鉴别。

【治疗】

对所有的冠心病患者，首先都应积极祛除一切可逆的危险因素，包括严格控制高血压、糖尿病、脂代谢紊乱、戒烟、减轻体重和增加运动量等；与此同时，努力稳定斑块，缓解心肌缺血，预防心肌梗死等主要心血管事件，改善患者预后。

（一）慢性稳定性冠状动脉疾病（SCAD）的治疗

1. 缓解心绞痛症状　即刻缓解心绞痛的方法是：休息，舌下含服硝酸甘油 0.3～0.6mg 或硝酸异山梨酯 5～10mg 或速效救心丸/复方丹参滴丸 5～10 粒，通常 1～3 分钟见效。预防心绞痛发作的方法是：避免各种已知诱发心绞痛的因素，同时使用下述药物。

（1）长效硝酸盐制剂　主要用单硝酸异山梨酯（依姆多、鲁南欣康）。硝酸盐通过提供外源性一氧化氮，扩张体循环静脉与动脉，从而降低心脏前后负荷，既减少心肌耗氧，也增加心肌供血。但长期使用硝酸盐的最大局限是耐药问题，而防止耐药的最佳方法是采用偏心给药法，即药物用在一天中胸痛好发时段内，胸痛少发的时段留出 8～12 小时的药物空白期，需要的话，空白期内可补充应用 β 受体拮抗药或某些有效的中成药。

（2）β 受体拮抗药　常用药物有比索洛尔、美托洛尔等。通过减慢心率、降低血压、抑制心肌收缩力而降低心肌耗氧量，减少心绞痛发作。如无禁忌，β 受体拮抗药应作为劳累性心绞痛的首选药物，该药使用过程中不可突然停药。

（3）钙通道阻滞药　常用药物有地尔硫䓬、硝苯地平、非洛地平等。钙通道阻滞药应作为由冠脉痉挛引发的变异性心绞痛的首选药物。

2. 稳定斑块　最重要的是应用他汀类药物（HMG - COA 还原剂），包括阿托伐他汀、瑞舒伐他汀、氟伐他汀、洛伐他汀、辛伐他汀等。他汀类药物主要降低低密度脂蛋白胆固醇（LDL - C），也能降低三酰甘油（甘油三酯），并升高高密度脂蛋白胆固醇（HDL - C），同时还兼具改善内皮细胞功能、抗炎、抗氧化等多种作用，对稳定斑块很有帮助。冠心病患者的调脂治疗目标是使 LDL - C 降至 100mg/dl 以下。需强化降脂者应使 LDL - C 降至 70mg/dl 以下。此外，ACEI/ARB 类药物也有抑制冠状动脉粥样硬化进展的作用，尤其适用于冠心病合并高血压、心力衰竭的患者，能减少心血管不良事件和死亡风险。

3. 抗血小板治疗　抗血小板药物主要有三大类：环氧化酶抑制剂（阿司匹林）、P_2Y_{12} 受体拮抗药（氯吡格雷、普拉格雷、替格瑞洛）、血小板膜糖蛋白 Ⅱb/Ⅲa 受体拮抗药（欣维宁）。抗血小板治疗的主要目的是防止冠状动脉血栓形成与心肌梗死。若无禁忌，冠心病患者应常规长期使用阿司匹林 75～100mg/d 和（或）氯吡格雷 75mg/d。

4. 冠状动脉血运重建术 对已用最佳药物治疗（OMT）仍反复出现缺血性胸痛、心律失常、心功能不全等症状者，应积极行冠状动脉造影，对有严重血管狭窄（多指直径狭窄＞70%）的患者，可采用经皮冠状动脉介入治疗术（PCI）和（或）冠状动脉旁路移植术（CABG）进行冠状动脉血运重建，彻底改善心肌供血。其中 PCI 术包括一系列微创的心导管介入治疗技术，但主要是经皮冠状动脉球囊扩张术与支架植入术；CABG 则是由心外科开胸完成的冠状动脉搭桥术。

（二）急性冠状动脉综合征（ACS）的治疗

首先，需根据 ECG 上 ST 段抬高与否及血清中肌钙蛋白升高与否对 ACS 作出正确分型（图 3-3-2），以确定恰当的治疗策略。

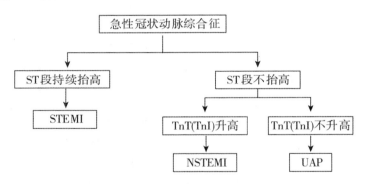

图 3-3-2 急性冠状动脉综合征的分型

1. 不稳定型心绞痛（UAP）的治疗 治疗同稳定性心绞痛，但应更强调抗血小板治疗和强化降脂治疗，对药物难以控制的高危患者，如严重胸痛频繁出现、伴有心电不稳定和（或）血动力学不稳定者，应在 24 小时内行冠状动脉造影和血运重建术。

2. 非 ST 段抬高急性心肌梗死（NSTEMI）的治疗 这类患者冠状动脉内血栓主要为富含血小板的"白血栓"，因而临床治疗不宜溶栓而应抗栓，包括抗血小板和抗凝治疗。

（1）抗血小板治疗 阿司匹林首剂 300mg 嚼服，以后 100mg 1 次/日；氯吡格雷首剂 300～600mg 嚼服，以后 75mg 1 次/日；必要时还可短期加用替罗非班（欣维宁）。

（2）抗凝治疗 低分子肝素具有抗血栓作用强、出血倾向轻、无需监测 APTT、缺血事件反跳少等优点，应用方便且效果不低于普通肝素，常用依诺肝素（克塞）40mg 皮下注射，12 小时一次。新近出现的凝血酶抑制剂比伐卢定（泰加宁）也是非常优秀的抗凝血药。

（3）稳定斑块、缓解心肌缺血 同慢性稳定性冠状动脉疾病的治疗。

（4）血运重建 对胸痛持续存在和（或）心电不稳定、血动力学不稳定者，应在 2 小时内行紧急冠状动脉造影和经皮冠状动脉介入治疗（PCI）；病情较轻者也应在 24～72 小时内行冠脉造影和 PCI。

3. ST 段抬高的急性心肌梗死（STEMI）的治疗 90％以上的 STEMI 是因斑块破裂、局部血栓形成，导致持久的冠状动脉闭塞，因无足够的侧支循环建立，致使心肌灌注完全中断从而出现透壁性心肌坏死。对此，应立即采取措施实现冠脉血流再通，挽救濒死心肌，缩小梗死范围，同时重视处理心律失常、泵衰竭等并发症，维护心电和心功能稳定。

（1）监护和一般治疗 应入住冠心病监护病房（CCU），持续吸氧，监护 ECG 和各项生命体征，给予地西泮（安定）镇静，吗啡镇痛，保持大小便通畅。

（2）强化抗血小板、抗凝及降脂治疗 同 NSTEMI 治疗。

（3）再灌注心肌治疗

①溶栓治疗：主要适用于没有 PCI 条件的基层医院。

适应证：两个或两个以上相邻导联 ST 段抬高（胸导抬高≥0.2mV，肢导抬高≥0.1mV），起病时间<12 小时，年龄<75 岁，为最佳适应证。对年龄≥75 岁，发病 12～24 小时但仍有进行性胸痛和 ST 段抬高的患者，是否溶栓需权衡利弊。

禁忌证：近期（2～4 周）有活动性内脏出血，创伤或心肺复苏史及外科大手术史；未控制的严重高血压［收缩压>180mmHg 和（或）舒张压>110mmHg］，可疑主动脉夹层；妊娠；已有出血倾向者。

溶栓药物的选择及用法：溶栓药物可选尿激酶 150 万 U 加入 5％葡萄糖溶液 100ml，30 分钟内静脉滴注；或用阿替普酶（rt-PA）8mg 静脉注射，继而 42mg 于 90 分钟内静脉滴注；近年更多使用第三代溶栓剂如瑞替普酶等，具有半衰期长、靶向作用强的特点，可一次弹丸式静脉注射给药，溶栓更高效且出血并发症低。继溶栓之后应使用肝素或低分子肝素抗凝治疗 3～7 天。

　　临床评价溶栓再通的标准：a. 溶栓开始后 2 小时内胸痛明显缓解；b. 心电图抬高的 ST 段迅速下降≥50%；c. 出现再灌注性心律失常；d. CK－MB 峰值前移至发病后 14 小时内。具备上述任意 2 条（a，c 条组合除外），即可判断为冠状动脉再通。其中，早期 ST 段回落是预测心肌再灌注最强有力的指标。

　　溶栓治疗的局限性：适应证窄（仅约半数患者有溶栓指征）；从用药到血管再通有较长时间延迟（>45 分钟）；出血并发症多（其中，致死性出血性脑卒中发生率为 0.5%）；血管开通率低（TIMI 3 级血流再通率仅 30%～60%）；残余狭窄仍在；胸痛复发率和再次心肌梗死率高。

　　②急诊 PCI：是 STEMI 患者最重要的治疗措施，能显著降低患者死亡率。

　　适应证：发病 12 小时内；虽发病时间超过 12 小时，但小于 48 小时，且仍有缺血性胸痛症状及 ST 段持续抬高者；无论发病时间，一旦并发心源性休克者。

　　急诊 PCI 优点：适应证广而禁忌证少；闭塞血管开通率高达 95% 以上，TIMI 3 级血流达 90% 以上；出血性脑卒中发生率低；再闭塞率低，复发缺血事件少。

　　急诊 PCI 方法：直接 PCI，指患者首次到达的医院具有心导管室条件并即刻行急诊 PCI 术（要求从患者就诊到闭塞血管开通时间控制在 90 分钟内）；补救 PCI，指患者先接受溶栓治疗但未获血管再通，再行急诊 PCI 术；转运 PCI，指患者从基层医院转到有心导管室条件的医院行急诊 PCI 术（若转运过程耗时<2 小时，则转运 PCI 最终结果优于就地溶栓治疗，否则宜先就地溶栓再转院）。

　　由于"时间就是心肌，时间就是生命"，急性心肌梗死的救治关键在于缩短发病到开通闭塞冠状动脉的时间（特别要争取在发病最初 2 小时的黄金时间内完成），为此，以大医院为主体联合急救系统和基层医疗单位，共同组建胸痛中心，才能有效缩短从初诊到转运再到 PCI 的各个环节的时间，使患者获益最大化。

　　（4）心肌梗死相关并发症的治疗

　　① 心律失常：下壁心肌梗死所致的缓慢性心律失常多为暂时性的，可先试用阿托品治疗，无效者需植入临时心脏起搏器，常在 1 周左右恢复。广泛前壁心肌梗死并发第二度Ⅱ型以上房室传导阻滞者可应用异丙肾

上腺素 1mg 稀释后静脉泵入维持心率到 60～80 次/分，但因恢复的可能性小，随后多需植入永久性心脏起搏器。

急性心肌梗死患者更多见的是各种快速性室性心律失常：室性期前收缩及室性心动过速大多可给予利多卡因 50mg 静脉注射，继以 1～4mg/min 静脉滴注有效控制，其他可用的有效药物尚包括胺碘酮、β 受体拮抗药等。发生伴严重血动力学紊乱的室性心动过速或心室纤颤时，应紧急电复律。以后这类患者若存在室速或心室纤颤复发倾向，尤其伴有左室扩大及心功能不全时，应考虑植入 ICD 或 CRTD。

② 泵功能衰竭：大面积心肌梗死及梗死区室壁瘤形成是发生泵衰竭的主要原因。依病情轻重可依次表现为单纯肺淤血、急性肺水肿、心源性休克。争取早期完全血运重建，尽可能挽救濒死心肌是防治泵功能衰竭的根本方法。其内科治疗包括常规的心衰治疗措施药物（心肌梗死早期慎用洋地黄制剂，可代之以新活素/左西孟旦等），严重者还可短期辅以主动脉内气囊反搏（IABP）及体外膜肺氧和（ECMO）。右室梗死所致的休克应适当扩容治疗。

③ 机械性并发症：包括乳头肌断裂、左室游离壁破裂、室间隔穿孔及室壁瘤形成。除室间隔穿孔可经导管行介入封堵外，其余多需外科手术治疗，但游离壁破裂大多来不及抢救而死亡。

（黄维义）

第八节　心脏瓣膜病

心脏瓣膜病（valvular heart disease）是由于炎症、黏液样变性、退行性改变、先天性畸形、缺血性坏死、创伤等原因引起的单个或多个瓣膜结构与功能异常，导致瓣口狭窄和（或）关闭不全。心室和主、肺动脉根部严重扩张也可产生相应房室瓣和半月瓣的相对性关闭不全。心脏瓣膜中，二尖瓣最常受累，其次为主动脉瓣。

二尖瓣狭窄

【病因】

二尖瓣狭窄（mitral stenosis，MS）最常见病因为风湿热，其他尚有先天性畸形、老年退行性变、结缔组织病等。风湿性二尖瓣狭窄多见于 20～40 岁，女性多见于男性，单纯二尖瓣狭窄约占风湿性心脏病的 25%，更多的二尖瓣狭窄常同时合并二尖瓣关闭不全及主动脉瓣病变。

【诊断要点】

1. **病史**　不到半数有急性风湿热史，但多数有反复链球菌扁桃体炎或咽峡炎史。

2. **症状**　正常二尖瓣口面积为 4～6cm²，当面积小至 1.5～2cm² 时始出现跨瓣压差，为轻度狭窄；1～1.5cm² 为中度狭窄，＜1cm² 为重度狭窄。随狭窄程度加重，血流动力学变化将依次为：左房压升高与左房扩大，肺静脉压升高与肺淤血，肺动脉压升高，右室肥大与右心衰竭，从而表现出劳力性呼吸困难、夜间阵发性呼吸困难、端坐呼吸、可伴咳嗽、咯血及声嘶，最后出现右心衰竭症状。

3. **体征**　最典型的体征是心尖区舒张中晚期隆隆样、递增型杂音，左侧卧位时更明显，常伴震颤。若同时存在 S_1 亢进和开瓣拍击音（OS），提示瓣膜柔顺，活动度好，适于行球囊成形术。其他体征尚有，二尖瓣面容（颧红唇紫）、P_2 亢进与分裂、Graham - Steell 杂音（肺动脉扩张引起相对性肺动脉瓣关闭不全所致）以及剑突区收缩期吹风样杂音和右心衰竭体征。

4. **实验室检查和其他检查**

（1）**X 线检查**　心影呈梨形，亦称"二尖瓣型心"，或可有肺淤血，部分可见二尖瓣钙化影。

（2）**心电图**　常有二尖瓣型 P 波，电轴右偏，右室肥大，心房纤颤等。

（3）**超声心动图**　是明确和量化诊断二尖瓣狭窄最可靠的无创性方法。M 型超声可见二尖瓣前后叶同向运动，瓣膜活动曲线呈"城垛样"改变；二维超声见瓣叶增厚，交界处粘连，瓣口面积缩小；多普勒可测二尖瓣口血流速度并计算瓣口面积与跨瓣压差。食管超声可准确检出左房内血栓的存在。此外，超声还能提供房室大小、心室功能、肺动脉压及其他心脏结构异常的信息。

【鉴别诊断】

主要应与可引起心尖区舒张期隆隆样杂音的其他疾病相鉴别：

1. **流经二尖瓣口血量增加**　如严重二尖瓣反流，各种高动力循环状态。

2. Austin-Flint 杂音　见于严重主动脉瓣关闭不全时。

3. 左房黏液瘤　心尖区舒张期杂音随体位改变明显，杂音前或有肿瘤扑落音，超声可检出左房内黏液瘤的存在。

【并发症】

主要有肺部感染、心房纤颤、右心衰竭、急性肺水肿、血栓栓塞、感染性心内膜炎等并发症，其中肺部感染及心房纤颤最为常见，也是促发心功能失代偿、症状恶化的重要原因。

【治疗】

1. 药物治疗　常用青霉素 800 万 U，每天静脉滴注 1 次，共用 10 天。以后苄星青霉素 120 万 U，每月 1 次，以清除链球菌感染，预防复发；β受体拮抗药如比索洛尔 2.5～5mg 每天 1 次和（或）洋地黄如地高辛 0.125～0.25mg，每天 1 次，控制心房纤颤者的心室率；华法林 1.25～5mg 每天 1 次，使 INR 值保持在 2.0～3.0，预防心房纤颤引发的血栓栓塞；出现咯血时应取坐位，镇静，静脉注射呋塞米降低肺静脉压；出现急性肺水肿时应控制心室率，利尿，应用硝酸酯类药物扩张静脉、吗啡镇静等。

2. 介入治疗　对于有症状的单纯二尖瓣重度狭窄、瓣膜弹性尚好、无左房血栓者，可行经皮二尖瓣球囊成形术。

3. 外科治疗　对于瓣膜狭窄严重又不宜行介入治疗者，可行外科直视二尖瓣分离术或二尖瓣置换术。

（黄维义）

二尖瓣关闭不全

【病因】

二尖瓣结构（瓣叶、瓣环、腱索、乳头肌）和（或）左室结构与功能的任何异常均可导致二尖瓣关闭不全（mitral incompetence，MI）。具体病因包括：风湿热、二尖瓣脱垂、乳头肌功能不全及腱索断裂、老年退行性瓣膜钙化、感染性心内膜炎、左室显著及结缔组织疾病等。

【诊断要点】

急性二尖瓣关闭不全与慢性二尖瓣关闭不全的临床表现差异很大。

1. 症状 严重急性二尖瓣关闭不全时左心室常来不及代偿，可迅速引发急性左心衰竭，出现急性肺水肿或心源性休克。慢性二尖瓣关闭不全时左心室通过离心性肥大等变化可长期代偿，此期间症状不明显，晚期失代偿后常出现疲乏无力、呼吸困难等症状，但急性肺水肿和咯血症状少见。

2. 体征 急性二尖瓣关闭不全因收缩末期左房室间压差减小，心尖区常仅出现收缩早中期低调、递减型吹风样杂音。慢性二尖瓣关闭不全主要体征是心尖区全收缩期吹风样杂音，强度在 3 级以上，多向左腋下传导，伴 S_1 减弱和增强的 S_3，并发肺动脉高压时尚有 P_2 亢进与分裂。

3. 实验室检查和其他检查

（1）X 线检查 急性二尖瓣关闭不全者心影正常，但肺淤血或肺水肿征明显，慢性二尖瓣关闭不全者左心明显扩大，或可见肺淤血及二尖瓣钙化影。

（2）心电图 急性二尖瓣关闭不全者常仅有窦性心动过速，慢性二尖瓣关闭不全者易见左房、左室肥大、非特异性 ST - T 改变及心房纤颤。

（3）超声心动图 利用脉冲多普勒和彩色多普勒血流显像可于二尖瓣心房侧探及收缩期高速射流，诊断二尖瓣关闭不全敏感性近 100%，且可定量反流的严重程度。此外，二维超声可直接显示二尖瓣结构变化，并提供心腔大小、心功能及可能合并存在其他心脏病变的信息。

（4）左心室造影 为定性和半定量二尖瓣反流的"金标准"。

【鉴别诊断】

主要与可引起心尖部收缩期杂音的其他疾病鉴别：包括三尖瓣关闭不全（收缩期杂音在剑突区最响），室间隔缺损（收缩期杂音在胸骨缘第 3～4 肋间最响，多伴有震颤），高动力循环时的功能性杂音，主、肺动脉根部扩张或左、右心室流出道梗阻引起的杂音（在胸骨左缘第 2～4 肋间出现的收缩期杂音）。

【并发症】

同二尖瓣狭窄。

【治疗】

1. 内科治疗 对急性二尖瓣关闭不全者，应在床旁血流动力学监测指导下，静脉注射利尿剂、静脉滴注硝普钠以减轻心脏前后负荷，减少反流，减轻肺淤血，必要时也可行 IABP 作血动力学支持，为外科手术赢得时间。

慢性二尖瓣关闭不全者无症状期无需特殊治疗，但需预防感染性心内膜炎及风湿热。出现心力衰竭症状时可应用 ACEI、利尿剂、洋地黄等药物，以尽量维护心功能稳定。有心房纤颤者应控制心室率和抗凝治疗。近年对瓣膜解剖适合、预期寿命超过 1 年、有外科手术禁忌的严重二尖瓣关闭不全者，可行 MitraClip 术介入治疗。

2. 外科治疗　包括瓣膜修补术和瓣膜置换术，这是恢复瓣膜关闭完整性的根本措施。掌握恰当的手术时机很关键，无明显症状者只需每 6～12 个月定期随访，一旦出现明显的左室功能失代偿即应手术。若已发生不可逆的左室功能衰竭后才手术，则术后效果不佳。

（黄维义）

主动脉瓣狭窄

【病因】

主动脉瓣狭窄（aortic stenosis，AS）常见病因有风湿热、老年退行性变、先天性二叶瓣畸形，少见病因尚有大的赘生物阻塞瓣口及结缔组织疾病等。

【诊断要点】

1. 症状　劳力性呼吸困难、心绞痛和晕厥为主动脉瓣狭窄常见的三联征。

2. 体征　主要是主动脉瓣区喷射性收缩期杂音，强度 3 级以上并沿动脉走行方向传导，伴收缩期震颤、A_2 减弱、血压低、脉搏细小。

3. 实验室和其他检查

（1）X 线检查　心影多正常，但升主动脉根部有狭窄后扩张，可见主动脉瓣钙化影。

（2）心电图　常见左室肥厚与劳损、室内传导阻滞及心房纤颤等。

（3）超声心动图　是最准确的无创性检查方法，可查明瓣叶数目、大小、增厚、钙化以及瓣环和瓣口大小等，并能通过测定瓣口血流速度而计算出跨瓣压差。

【鉴别诊断】

首先，应与其他左心室流出道梗阻性疾病鉴别：包括先天性主动脉瓣上狭窄、先天性主动脉瓣下狭窄以及肥厚梗阻型心肌病伴收缩期二尖瓣前叶前移者（这些非瓣膜性主动脉口狭窄的杂音常不具有喷射性特点）。其次主动脉瓣狭窄的杂音如传导至胸骨左下缘或心尖区时，还应与二尖瓣关闭不全、三尖瓣关闭不全或室间隔缺损的全收缩期杂音区别。

【并发症】

主要有心律失常（心房纤颤及多种室性心律失常）、心脏性猝死、感染性心内膜炎、体循环栓塞、心力衰竭等。

【治疗】

1. 内科治疗　避免剧烈运动和体力活动；预防风湿活跃及感染性心内膜炎；避免使用β受体拮抗药以防诱发左室衰竭；心力衰竭者应限制钠盐摄入，使用洋地黄类药物；忌用扩小动脉药物并应谨慎利尿，以避免低血容量导致体位性低血压。发生快速心房纤颤时可导致心绞痛和严重低血压，可能需要紧急电复律。儿童、青少年和年轻成人出现的无钙化性 AS 可采用经皮球囊成形术，但成人 AS 伴有钙化病变者球囊成形术后再狭窄率高，因而价值有限。近年出现的经导管主动脉瓣置换（TAVI）术，成为不能外科换瓣（如年龄＞80 岁）的严重 AS 患者的首选治疗方法。

2. 外科治疗　儿童和青少年的非钙化性 AS 可行直视下瓣膜交界处分离术，成人 AS 则主要采用人工瓣膜置换术。重度狭窄（瓣口面积＜$0.75cm^2$ 或平均跨瓣压差＞50mmHg）伴心绞痛、晕厥或心力衰竭症状为手术的主要指征。

（黄维义）

主动脉瓣关闭不全

【病因】

主动脉瓣病变和主动脉根部扩张均可引起主动脉瓣关闭不全（aortic incompetence，AI），根据病变发生和发展速度可分为急性主动脉瓣关闭不全和慢性主动脉瓣关闭不全。急性主动脉瓣关闭不全病因常见为感染性心内膜炎、创伤、主动脉夹层及人工瓣膜破裂。而慢性主动脉瓣关闭不全的病因主要有：主动脉瓣疾病，如风湿热、感染性心内膜炎、先天性畸形（二叶式主动脉瓣、高位室间隔缺损、先天性主动脉瓣穿孔等）、主动脉瓣黏液样变性；引起主动脉根部扩张的疾病，如梅毒性主动脉炎、马方综合征，特发性升主动脉扩张、严重高血压和（或）动脉粥样硬化等。

【诊断要点】

1. 症状　急性主动脉瓣关闭不全轻者无明显症状，重者可出现急性左心衰竭和低血压。慢性主动脉瓣关闭不全能较长期耐受，后期出现症状主要为心悸、头晕、胸痛不适，头部强烈搏动感及呼吸困难等，可有心绞痛及晕厥，但均较主动脉瓣狭窄少见。

2. 体征　急性主动脉瓣关闭不全心动过速常见，无明显周围血管征，主动脉瓣舒张期杂音持时短而音调低，心尖搏动正常。慢性主动脉瓣关闭不全者主要在主动脉瓣区及副区出现高调叹气样递减型舒张期杂音，向心尖区传导，坐位并前倾和深呼气末易闻及。部分患者心尖区可闻及舒张期隆隆样杂音（Austin-Flint 杂音）。此外，患者常出现心尖搏动弥散并向左下移位，S_1 减弱，周围血管征明显。

3. 实验室及其他检查

（1）X 线检查　急性主动脉瓣关闭不全者心影大小正常，易见肺淤血或肺水肿征。慢性主动脉瓣关闭不全者左心室增大伴主动脉扩张延长，呈靴形心（主动脉型心）。

（2）心电图　急性主动脉瓣关闭不全仅见窦性心动过速，而慢性主动脉瓣关闭不全者常见左室肥厚并劳损。

（3）超声心动图　M 型超声显示舒张期二尖瓣前叶或室间隔纤细扑动，是间接提示主动脉瓣关闭不全的可靠征象。多普勒超声探及主动脉瓣心室侧舒张期高速射流是主动脉瓣关闭不全的直接征象。超声不仅可确定主动脉瓣关闭不全的诊断并判明其严重程度，还有助于病因的确定。

（4）主动脉造影　可半定量主动脉瓣关闭不全的严重程度，用于无创性检查不能确定反流程度者或考虑外科手术治疗者。

【鉴别诊断】

主要应与 Graham-Steell 杂音鉴别，后者见于严重肺动脉高压伴肺动脉扩张时，常有肺动脉高压体征，如胸骨左缘抬举样搏动、第二心音肺动脉瓣成分增强等。

【并发症】

常见有感染性心内膜炎、室性心律失常、心力衰竭等。

【治疗】

1. 内科治疗　急性严重主动脉瓣关闭不全应在床旁血流动力学监测

指导下，静脉泵入硝普钠，酌情使用利尿剂及洋地黄等药物以改善肺瘀血，增加心排血量，为手术赢得时间。慢性主动脉瓣关闭不全者，宜限制重体力活动，积极预防和控制感染性心内膜炎、风湿热等，心力衰竭时合理应用钙通道阻滞药与 ACEI 等扩血管药物减轻主动脉瓣反流，应用利尿剂和洋地黄类药物维持心功能，控制心律失常，密切随访病情进展情况。

2. 外科治疗　人工瓣膜置换术是严重主动脉瓣关闭不全的主要治疗方法，少数尚可采用瓣膜修复术。手术应在心功能失代偿而又尚未发生不可逆的左心功能不全之前进行。

（黄维义）

肺动脉瓣狭窄

肺动脉瓣狭窄（pulmonary valve stenosis）以先天性原因多见。主要表现为胸骨左缘第 2 肋间喷射收缩期杂音，超声心动图及左心室造影是最好的无创性及有创性检查方法。轻度狭窄无需治疗，中、重度肺动脉瓣狭窄（跨瓣压差≥50mmHg）的主要治疗方法是经皮球囊肺动脉瓣成形术（PBPV），仅少数合并有肺动脉瓣和（或）瓣环发育不良者经皮球囊扩张术效果不佳，需外科手术治疗。

（黄维义）

肺动脉瓣关闭不全

肺动脉瓣关闭不全（pulmonary valve incompetence）多继发于肺动脉高压并肺动脉扩张（多见于风湿性二尖瓣疾病及艾森曼格综合征等）。主要表现为胸骨左缘第 2～4 肋间出现舒张早期叹气样高调递减型杂音，吸气时增强，传向剑突区，常伴有第二心音亢进与分裂，胸骨左缘可触及右心室及肺动脉高动力性收缩期搏动。超声心动图检查有助于确定肺动脉瓣关闭不全的诊断和反流程度。治疗上，应以纠正导致肺动脉高压的原发性疾病为主，仅在严重肺动脉瓣关闭不全导致难治性左心衰竭时，才考虑对肺动脉瓣本身进行外科手术治疗。

（黄维义）

三尖瓣狭窄

三尖瓣狭窄（tricuspid stenosis）少见，常缘于风湿热，且多合并三尖瓣关闭不全及二尖瓣和（或）主动脉瓣病变。三尖瓣狭窄的病理改变类似于二尖瓣狭窄。舒张期平均跨三尖瓣压差＞2mmHg 即可诊断三尖瓣狭窄，＞5mmHg 即可造成体静脉淤血。临床表现主要有疲乏、腹胀、颈静脉怒张、肝大、全身水肿，三尖瓣区闻及舒张期隆隆样杂音并可伴有开瓣拍击音。三尖瓣狭窄的主要并发症有心房纤颤和肺栓塞。超声心动图对确诊三尖瓣狭窄具有高度敏感性和特异性。三尖瓣狭窄应与巨大房间隔缺损使通过三尖瓣血流增多而引起的相对三尖瓣狭窄相鉴别。治疗上，内科以控制风湿活跃、限盐、利尿为主，心房纤颤时应良好控制心室率并抗凝治疗，以维持心功能，防止肺栓塞。外科行瓣膜交界处分离术或人工瓣膜置换术是治疗三尖瓣狭窄的根本方法，当瓣口面积＜2.0cm²、跨瓣压差＞5mmHg 时即应手术。

（黄维义）

三尖瓣关闭不全

三尖瓣关闭不全（tricuspid incompetence）多为右心室扩张、三尖瓣瓣环扩大引起的瓣膜功能性关闭不全。患者主要表现为疲乏、腹胀等右心衰症状，体征有三尖瓣区闻及高调吹风样全收缩期杂音、颈静脉怒张伴明显收缩期搏动、肝大甚至可见肝脏收缩期搏动、全身水肿等。三尖瓣关闭不全的主要并发症为心房纤颤和肺栓塞。超声心动图对确诊很有帮助，并可明确反流程度和病因。三尖瓣关闭不全主要应与二尖瓣关闭不全鉴别。治疗上，轻、中度三尖瓣关闭不全且瓣膜形态正常，无明显肺动脉高压者无需手术，可限制钠盐摄入，应用利尿剂、洋地黄类药物及硝酸酯类药物改善右心衰竭，心房颤动者应控制心室率＋抗凝治疗；重度三尖瓣关闭不全且伴有瓣膜形态改变（如风湿所致）时需行瓣膜成形术或人工瓣膜置换术。

（黄维义）

多瓣膜病变

多瓣膜病变 (multivalvular heart disease) 病因多为风湿热,也可见于老年退行性病变、马方综合征和其他结缔组织疾病。常见的多瓣膜病变形式有:二尖瓣狭窄＋主动脉瓣关闭不全、二尖瓣狭窄＋主动脉狭窄、主动脉狭窄＋二尖瓣关闭不全、主动脉瓣关闭不全＋二尖瓣关闭不全、二尖瓣狭窄＋肺动脉瓣关闭不全/三尖瓣关闭不全。临床表现取决于各瓣膜病变的严重程度,若程度相似,则主要呈现为上游瓣膜病变的表现,下游瓣膜病变的表现则通常被掩盖。超声心动图甚至是左、右心导管检查和造影常用以辅助多瓣膜病变的诊断,并有助于判断各瓣膜病变的相对严重程度及确定病因。内科治疗同单瓣损害。外科瓣膜成形术与换瓣术是最主要的治疗措施,但手术风险较单瓣病变明显升高,术前明确各瓣膜病变相对严重程度对治疗决策至关重要。

(黄维义)

第九节　感染性心内膜炎

感染性心内膜炎 (infective endocarditis,IE) 是指病原微生物经血流直接侵犯心内膜、心瓣膜或大动脉内膜所引起的炎症。其特征性病变是赘生物,是由血小板和纤维素形成的大小不一的非晶体团块,其间网罗着丰富的微生物和少量炎性细胞。据病程分为急性和亚急性,并可分为自体瓣膜、人工瓣膜和静脉药瘾者的感染性心内膜炎。

自体瓣膜心内膜炎

【病因】

自体瓣膜心内膜炎 (native valve endocarditis,NVE) 分为急性和亚急性。急性者,主要由金黄色葡萄球菌引起;亚急性者,主要由草绿色链球菌引起。其他致病微生物如 D 族链球菌、表皮葡萄球菌、肺炎球菌、淋球菌、A 族链球菌、流感杆菌、真菌、立克次体和衣原体也可引起心内膜炎。

【诊断要点】

1. 症状　亚急性者表现为不规则发热 (<39℃),伴畏寒、寒战、盗

汗、头痛、背痛和肌肉关节痛常见。常起病隐匿，可有乏力、食欲缺乏、消瘦和全身不适等非特异性症状。急性者有寒战、高热、多汗、休克和皮肤、黏膜出血等败血症的征象。

2. 体征

（1）心脏杂音　均可闻及心脏杂音，杂音强度和性质在部分患者发生变化，或出现新的杂音。主要与基础心脏病和（或）炎症毁损瓣膜有关。

（2）其他特征　亚急性者轻、中度贫血常见；并可出现脾大、杵状指（趾）、瘀点、指（趾）甲下线状出血、Roth 斑、Osler 结和 Janeway 损害，但较少见。

3. 实验室检查

（1）超声心动图　经胸壁或食管超声可检出绝大部分的赘生物，位于瓣膜或心内膜。超声发现赘生物对感染性心内膜炎的诊断有极大帮助。未发现赘生物不能除外本病，赘生物>10mm 时易出现栓塞现象。

（2）血培养　是确诊和治疗感染性心内膜炎的重要依据，血培养阳性率在 50%～85%，须注意血样本足量（≥10ml），多次采血培养，寒战时采血，亚急性者停用数天抗生素再采血，这些方法有助于提高阳性率。

（3）血液变化　贫血，白细胞增多，红细胞沉降率增快。

（4）尿常规　镜下血尿，蛋白尿。

附：诊断标准

（一）确诊标准

1. 血培养阳性 2 次以上并伴有下列 1 项以上条件者：

（1）新出现的反流性杂音或原杂音强度增加二级者，或杂音呈突变者。

（2）栓塞表现。

（3）皮肤、黏膜微栓塞或微血管炎表现。

（4）超声心动图发现心瓣膜上新团块回声或原有团块增大。

2. 血培养阴性但同时具备以下 3 项条件者

（1）原因不明的持续发热 1 周以上。

（2）杂音发现同前。

（3）栓塞表现。

（二）拟诊标准

1. 血培养同一种细菌阳性结果二次以上并伴有下列一项以上条件者。

（1）停用抗生素后菌血症复发者。

（2）具有心瓣膜病，先天性心脏病或其他心血管易患因素（如动静脉瘘）者。

2. 人工心脏瓣膜替换术后血培养阳性伴原因不明发热者。

3. 血培养阴性但同时具备以下 3 项条件者：

（1）原因不明发热持续 1 周以上。

（2）具有心血管病，成为易患因素者。

（3）栓塞表现或典型的皮肤、黏膜、眼底改变，如 Roth 点、Osler 结或中心发白的出血点。

【鉴别诊断】

1. 发热为主要表现而心脏体征轻微者需与伤寒、结核、上呼吸道感染、肿瘤、结缔组织病等鉴别。

2. 继发于风湿性心脏病者与风湿活动鉴别　风湿活动者无进行性贫血、脾大、中心发白出血点及突变性杂音，可出现环形红斑及游走性关节炎、抗"O"滴度增高及抗风湿治疗反应良好等可资鉴别。

【并发症】

1. 心脏　瓣膜关闭不全所致心力衰竭最常见，也可发生心肌脓肿、急性心肌梗死、化脓性心包炎和心肌炎等。

2. 栓塞　在机体任何部位均可发生栓塞，但临床上脑、心、脾、肾、肠系膜和四肢栓塞较常见，先心病左向右分流或右心内膜炎，肺栓塞常见。

3. 转移性脓肿　多见于肝、脾、骨骼和神经系统，亚急性患者少见。

4. 神经系统　可出现脑栓塞、脑细菌性动脉瘤和脑出血。急性者尚可出现中毒性脑病、脑脓肿和化脓性脑膜炎。

5. 肾　可出现肾动脉栓塞、继发性肾小球肾炎和肾脓肿。

6. 细菌性动脉瘤　多见于亚急性者，可发生于主动脉、脑、内脏及四肢动脉，为可扪及搏动性的包块，多无症状。

【治疗】

1. 抗生素治疗　原则：早期、大剂量、联合静脉用杀菌剂和长疗程，一般 4～6 周。在获得血培养结果之前，可经验性用药，首选青霉素每天 600～1200 万 U，静脉滴注或分 4～6 次静脉注射，加用链霉素 1.0g/d，肌内注射，3 日后若无效，青霉素加强至每天 1600～2000 万，若再用 3 日后无效，则改用其他半合成青霉素和头孢菌素，待获血培养结果后按药物敏感试验选用药物，真菌性心内膜炎可选用两性霉素 B、氟康唑和米康唑等静脉滴注。

2. 一般治疗　可少量多次输鲜血、人体白蛋白等支持治疗；卧床休息，保持水、电解质平衡，加强对并发症的处理。

3. 手术治疗　感染性心内膜炎先内科治疗，待病情稳定半年后视情况可考虑手术治疗。但遇下列情况尽早争取手术治疗，否则近期死亡率高：①感染性心内膜炎致主动脉瓣、二尖瓣或肺动脉严重损毁，导致严重关闭不全，发生进行性顽固性心衰；②超声发现赘生物>1cm 伴反复栓塞并发症；③积极内科治疗 4 周后仍持续发热，难以控制感染，尤其是真菌感染；④感染性心内膜炎并发细菌性动脉瘤。手术方法包括瓣膜修补或人工瓣膜替换，赘生物摘除和纠正心血管畸形。

（刘应才）

人工瓣膜和静脉药瘾者心内膜炎

一、人工瓣膜心内膜炎 (prothetic valve endocarditis，PVE)

早期（换瓣后 60 天内）PVE 致病菌依次为葡萄球菌、革兰氏阴性杆菌和真菌。晚期（>60 天）人工瓣膜心内膜炎以链球菌为主，其他尚有葡萄球菌、革兰氏阴性杆菌和真菌。主动脉瓣最常受累，常致人工瓣膜破裂、瓣周漏、瓣环周围组织和心肌脓肿以及瓣膜赘生物形成。早期常为急性暴发性病程，晚期以亚急性表现常见。术后发热，出现新杂音，脾大或周围栓塞征，血培养阳性，可诊断本病。本病预后不良。用抗生素效果不佳时应尽早手术治疗。

二、静脉药瘾者心内膜炎 (endocarditis in intravenous drug abusers)

主要致病菌为金黄色葡萄球菌、革兰氏阴性杆菌和真菌。多发生在正常心脏上，常致右心感染性心内膜炎，三尖瓣受累占 50％以上。急性者多见，常伴转移性病灶，三尖瓣或肺动脉瓣赘生物脱落致肺栓塞多见。可使用苯唑西林加妥布霉素，用药 2 周。一般预后较好。

（刘应才）

第十节　心肌疾病

2006 年 AHA 将心肌病分为原发性和继发性两大类。前者病变局限于心肌，后者为全身性疾病的一部分。原发性心肌病又分为遗传性、混合性（遗传和非遗传）和获得性 3 个亚类。遗传性包括肥厚型心肌病，混合性包括扩张型心肌病和原发性限制型心肌病，获得性者包括心肌炎、酒精性心肌病、围生期心肌病等。其中以扩张型心肌病和心肌炎较常见。

扩张型心肌病

扩张型心肌病（dilated cardiomyopathy，DCM）是心肌病中最常见的一型。临床特点表现为心脏扩大、心力衰竭和心律失常。

【病因】

病因尚不完全清楚。近年认为与病毒感染、家族遗传、代谢异常、中毒等因素有关。

【诊断要点】

1. 症状

（1）多见于中青年，起病隐匿。

（2）常有心悸、气急、疲乏、腹胀、水肿等症状。

2. 体征

（1）心脏增大　多先出现左心增大，以后全心增大。

（2）心律失常　可有各类型心律失常，严重心律失常可导致患者猝死。

（3）心力衰竭　出现左、右心衰竭体征，如肺底啰音，颈静脉怒张、肝大、腹水、下肢水肿。心力衰竭呈进行性、持久性、反复性和难治性。

（4）栓塞表现　晚期可出现肺小动脉血栓栓塞、肺动脉压明显增高，使右心衰竭更加明显，病死率高。

3. 实验室及其他检查

（1）X 线检查　心影增大，多为普大型或主动脉型。搏动普遍降低，常有肺淤血。

（2）心电图 可有各种改变，包括 ST－T 异常、低电压、病理性 Q 波及心律失常。

（3）超声心动图 是诊断本病最重要的手段，表现为左室扩张、室壁运动普遍减弱，射血分数降低。

【鉴别诊断】

1. 风湿性心脏病（风心病）二尖瓣关闭不全 ①风湿性心脏病二尖瓣关闭不全有长期存在的心尖部器质性收缩期杂音。②超声心动图上，风湿性心脏病有二尖瓣关闭瓣叶的病理变化，如二尖瓣增厚、缩短、畸形等，而扩张型心肌病二尖瓣本身无改变。

2. 缺血性心肌病 ① 年龄偏大，常在 40 岁以上，常有高脂血症、原发性高血压、糖尿病等危险因素。部分病例有心绞痛或心肌梗死。② 超声心动图可有室壁运动节段性减弱。③ 冠状动脉造影显示冠状动脉狭窄。

3. 大量心包积液 心包积液心尖搏动减弱并可有心音遥远、奇脉等，超声波检查可发现心包液性暗区。扩张型心肌病心尖搏动向左下移位和心浊音界一致，超声检查表现为心腔扩大。

【治疗】

1. 一般治疗 积极治疗有关病因，注意限制体力活动，低盐饮食。

2. 控制心力衰竭 同其他心力衰竭一样，可用 ACEI、ARB、β 受体拮抗药、利尿剂、血管扩张剂、强心剂等。

3. 纠正心律失常 处理原则同其他心律失常，但要特别重视室性心律失常，并积极处理，有指针者可植入心脏电复律除颤器。

4. 非药物治疗 心脏再同步化治疗（CRT），植入带有左右心室起搏功能的起搏器，同步起搏两心室，使之收缩同步以改善心脏功能。晚期患者也可考虑心脏移植。

【预后】

预后不良，死亡原因多为心力衰竭、严重心律失常或猝死。心力衰竭出现后 5 年生存率约 50%，10 年生存率约 25%。

肥厚型心肌病

肥厚型心肌病（hypertrophic cardiomyopathy，HCM）是一种遗传性心肌病，以心室非对称性肥厚、心肌舒张功能障碍为特征。根据左心室流出道有无梗阻分为梗阻性肥厚型和非梗阻性肥厚型心肌病。

【病因】

多有家庭史，为常染色体显性遗传。

【诊断要点】

1. 症状　可完全无自觉症状，部分患者有呼吸困难、劳力性胸痛，伴有流出道梗阻患者可有晕厥甚至猝死。

2. 体征　心脏增大，出现第四心音、胸骨左缘第 3～4 肋间有较粗糙的喷射性收缩期杂音。运动或含硝酸甘油片时杂音增强，使用 β 受体拮抗药时杂音减弱。

3. 实验室及其他检查

（1）X 线检查　检查可有心影增大。

（2）心电图　左心室肥大，ST-T 改变，V_3、V_4 出现大倒置 T 波，可在 II、III、aVF、aVL、V_4、V_5 导联出现病理性 Q 波，类似陈旧性心肌梗死改变。

（3）超声心动图　可显示室间隔与左室后壁非对称性肥厚，舒张期室间隔厚度与左室后壁之比≥1:3。

（4）心内膜心肌活检　可见心肌细胞畸形肥大、排列紊乱。

【鉴别诊断】

1. 高血压心脏病　有高血压病史，室间隔与左室后壁多呈对称性肥厚。

2. 冠心病　年龄多大于 40 岁，常有高脂血症、原发性高血压、糖尿病合并存在，有心绞痛等心肌缺血的表现，心肌肥厚多较轻。

3. 主动脉瓣狭窄　主动脉瓣区有响亮的收缩期杂音，室间隔与左室后壁常呈对称性肥厚。超声心动图可显示主动脉瓣瓣叶增厚、缩短、畸形等。

【治疗】

1. 弛缓心肌，减轻左室流出道梗阻　β 受体拮抗药或钙拮抗剂。

2. 抗室性心律失常。

3. 心力衰竭　重在改善舒张功能。

4. 介入治疗　梗阻严重患者可考虑植入 DDD 型起搏器或射频消融治疗。

5. 手术治疗　重症梗阻病例可试作切开或切除肥厚室间隔心肌。

【预后】

一般成人病例 10 年生存率为 80%，死亡原因多为猝死或心力衰竭。

限制型心肌病

限制型心肌病（restrictive cardiomyopathy，RCM）较少见。心内膜心肌纤维化使心肌僵硬和心腔闭塞，造成心室舒张充盈受阻和心室收缩功能下降，回心血量减少，心排血量减少，出现类似缩窄性心包炎时心脏压塞的临床表现。本病预后较差，常采取对症治疗。

酒精性心肌病

【病因】

长期大量饮酒，乙醇影响心肌能量代谢或营养失调所致。

【诊断要点】

1. 酷似扩张型心肌病，心脏扩大、心力衰竭、心律失常。

2. 长期过量饮酒，按 WHO 标准，乙醇量男性超过 80g/d，女性超过 40g/d，饮酒持续 5 年以上。

3. 除外其他心脏疾病。

【治疗】

戒酒，对症治疗，加强营养。

围生期心肌病

【病因】

由于妊娠后期血容量急剧增加，加之孕激素、肾素、醛固酮泌乳素的影响，水钠潴留，心脏负荷增加所致。

【诊断要点】

1. 心脏病变发生在产前 1 个月、产后 6 个月内。

2. 临床表现有心脏扩大、心力衰竭、心律失常，类似扩张型心肌病。

3. 除外其他心脏疾病。

【治疗】

1. 心功能在 Ⅲ 级以上，或伴有其他严重并发症、合并症者应中止妊娠。

2. 心力衰竭、心律失常治疗措施同扩张型心肌病。

3. 对症治疗。

第十一节 心肌炎

心肌炎（myocarditis）是指各种原因引起的心肌局限性或弥漫性、急性、亚急性或慢性炎症。

常见病因有：①感染，由病毒、细菌、真菌、寄生虫、立克次体等引起。②过敏或变态反应：如风湿性心肌炎，结节性多动脉炎及系统性红斑狼疮、硬皮症引起的心肌炎。③中毒：理化因素所致或药物引起（依米丁、三价锑、阿霉素等）。

各类心肌炎中以病毒性心肌炎最为常见。

病毒性心肌炎

【病原菌】

以柯萨奇 B 组病毒、ECHO 病毒、流感病毒、腮腺炎病毒等为主。

【诊断要点】

1. 病毒感染的证据

（1）在近 1～3 周内有上呼吸道感染或腹泻等病毒感染的历史。

（2）从心内膜、心肌或心包中检出病毒，病毒抗原或病毒基因片段。

2. 近期心肌受损的证据

（1）心律失常，如心动过速、频发多源期前收缩、房室传导阻滞等。

（2）可出现奔马律。

（3）重症心肌炎可有心脏增大、心功能不全、心源性休克。

（4）急性期患者血清心肌肌酸激酶（CPK - MB）、肌钙蛋白 T/I 升高。

【鉴别诊断】

1. 心肌病 多见于青壮年，起病缓慢。心脏增大显著，多先出现左心增大，以后全心增大。

2. 心力衰竭 呈进行性、持久性、反复性和难治性。可有各类型心律失常。

3. 冠心病 缺乏病毒感染历史，患者年龄多大于 40 岁，有心绞痛等心肌缺血的表现。

【治疗】

1. 急性期应卧床休息，注意补充营养。

2. 合并心力衰竭应使用利尿剂、血管扩张剂、血管紧张素转化酶抑制药（ACEI）等。

3. 合并心律失常者采取相应药物治疗。

4. 肾上腺皮质激素不主张常规应用，合并严重心力衰竭、高度房室传导阻滞者可考虑应用。

（罗兴林）

第十二节　心包炎

心包炎（pericarditis）可由多种致病因素引起，常是全身疾病的一部分或由邻近组织病变蔓延而来。心包炎按病程可分为急性（病程＜6周）、亚急性（病程6周～6个月）和慢性（病程＞6个月）三类。急性心包炎多为纤维蛋白性或渗出性病变，亚急性心包炎有心包渗液或缩窄，慢性心包炎以心包缩窄为主。

【病因】

有病毒、细菌、肿瘤、自身免疫、物理、化学等诸多因素，其中以非特异性、结核性、化脓性和风湿性心包炎较为常见。

【诊断要点】

1. 症状

（1）心前区痛　轻者胸闷，重者呈缩窄性或尖锐性痛，可放射至颈部、左肩、左臂等，吸气和咳嗽时加重。

（2）呼吸困难　心脏压塞时，可有端坐呼吸、呼吸浅快、身躯前倾、发绀等征象。

（3）其他症状　有发热、干咳、嘶哑、吞咽困难、烦躁不安、呃逆等。

2. 体征

（1）心包摩擦音　是纤维蛋白性心包炎特异性征象。于心前区，以胸骨左缘第3、第4肋间最为明显。

（2）心包积液征　见于渗液性心包炎。① 心浊音界向两侧扩大，呈绝对浊音。② 心尖搏动微弱，位于心浊音界左缘左侧。③ 心音低而遥远。④ Ewart 征（背部左肩胛角下呈浊音、语颤增强和支气管呼吸音）。⑤ Rotch 征（胸骨右缘第 3～6 肋间出现实音）。⑥ 肝大、下肢水肿、腹水等。

（3）心脏压塞　见于大量心包积液：① 颈静脉怒张：静脉压显著升高。② 血压下降：动脉收缩压下降，舒张压不变，脉压减小，甚至休克。③ 奇脉：吸气时动脉收缩压下降 1.3 kPa（10mmHg）或更多，伴有脉搏减弱或消失。

3. 实验室检查

（1）化验检查　感染性者常有白细胞计数增加，红细胞沉降率增快。

（2）X 线检查　①心包渗液量＞250ml 时，可见到心影普遍性向两侧增大，心脏搏动减弱或不见。② 缩窄性心包炎心影大小可正常，左右心缘变直，上腔静脉扩张。心包可见钙化。

（3）心电图　①急性心包炎的心电图演变：ST 段呈弓背向下抬高，T 波高，一至数日后，ST 段回到基线，T 波低平以至倒置，持续数周至数月，后逐渐恢复正常。②心包渗液时有 QRS 低电压。③心脏压塞或大量渗液时可见电交替。

（4）超声心动图　为检查心包积液简而易行的可靠方法，能显示心包渗液的液性暗区，估计渗液量及其分布范围。心包缩窄时可见心包壁增厚，室壁活动减弱，室间隔矛盾运动。

【鉴别诊断】

1. 急性心肌梗死　非特异性心包炎的剧烈胸痛酷似急性心肌梗死，但后者心肌梗死的心电图改变，心肌酶学常升高可资鉴别。

2. 扩张型心肌病　渗液性心包炎心脏长大显著，应与扩张型心肌病相鉴别。后者心界增大，与心尖搏动与移位一致，常无奇脉，而有心律失常存在。

3. 肝硬化　缩窄性心包炎出现肝大、腹水、下肢水肿需与肝硬化鉴别。后者有肝病史、肝功能异常、门静脉高压症状，超声心动图检查心脏正常。

【治疗】

1. 病因治疗。

2. 对症治疗　如用镇痛药等。

3. 糖皮质激素，可用于结核性、风湿性、自身免疫性非特异性心包炎。

4. 心包穿刺　心包中等量以上积液，有心脏压塞者宜做心包穿刺，同时可给心包腔内注入抗生素、化疗药物。

5. 心包切开引流　适宜化脓性心包炎。

6. 心包切除术　适宜心包缩窄患者。

（罗兴林）

第十三节　周围血管病

闭塞性周围动脉硬化

因动脉粥样硬化病变导致肢体大、中血管狭窄以致闭塞，引起相应部位的缺血性病变，多在 60 岁以后发病，男性明显多于女性，下肢明显多于上肢。

【病因】

不详。但与冠状动脉粥样硬化一样，高血压、糖尿病、脂代谢紊乱及吸烟为致病的主要独立危险因素。

【诊断要点】

1. 症状　最典型的症状是运动诱发的肢体疼痛与无力，称为间歇性跛行。随着动脉狭窄程度的加重，静息状态下也可出现相应肢体疼痛，称为静息痛。病情进一步加重时患者可丧失行走能力，并可出现缺血性溃疡及肢体坏死。

2. 体征　狭窄部位闻及血管杂音（可为单纯收缩期杂音，也可连续性杂音），狭窄远端动脉搏动减弱或消失，可伴有肌肉萎缩，皮肤变薄、苍白、发亮，汗毛脱落，皮温降低，指（趾）甲变厚，缺血性溃疡等。将患肢从高位移向下垂位，肢体转红时间＞10 秒，或将肢体从下垂位上抬 60°，在≤60 秒内即出现明显肢体苍白，均是动脉存在狭窄的征象。

3. 辅助检查

（1）节段性血压测量　若在某一节段出现血压明显下降，提示该处动脉狭窄。

　　（2）多普勒血流速率曲线分析　随着动脉狭窄程度的加重，血流速率曲线进行性趋于平坦，配合采用二维超声图像检查结果更为可靠。

　　（3）数字减影血管造影术（CTA）　能直观、准确显示动脉狭窄与闭塞的情况，具有确诊价值。

　　（4）动脉造影　在 DSA 下行动脉造影，最能直观、准确显示动脉狭窄与闭塞的程度、部位以及侧支循环形成情况，为手术或介入治疗决策提供依据。

　　【鉴别诊断】

　　主要应与多发性大动脉炎累及腹主动脉-髂动脉者及血栓栓塞性脉管炎鉴别，前者多见于年轻女性，往往多部位动脉受累，常伴红细胞沉降率增快及免疫学指标异常。后者多见于 30 岁以下吸烟的男性患者，累及全身中、小动脉，常伴有反复发作浅静脉炎和雷诺现象等。

　　【治疗】

　　1. 祛除致病危险因素，加强患肢护理（保持清洁，避免外伤），对有间歇性跛行症状者鼓励有规律地进行步行锻炼。

　　2. 药物治疗　尚无能十分有效缓解缺血性肢痛的扩血管药物。他汀类及抗血小板药物如阿司匹林、氯吡格雷等长期服用对防止病变进展有效。对严重肢体缺血的患者，静脉滴注前列腺素 I_2，可助减轻疼痛并有利于缺血性溃疡的愈合。

　　3. 血运重建　可选择导管介入术（经皮血管腔内成形术及支架植入术等）/外科手术（血管旁路移植术）。血运重建术效果取决于动脉狭部位、范围和患者的一般情况。

　　4. 约 5% 的患者最终需行截肢术。

（黄维义）

雷诺综合征

　　【病因】

　　雷诺综合征（Raynaud syndrome）有原发和继发之分，原发性雷诺综合征无确切原因可查，又称雷诺病，占 50% 以上。继发性雷诺综合征则由已知疾病引起，包括结缔组织病、阻塞性动脉疾病，原发性肺动脉高压、损伤、神经系统疾病、血液异常。某些药物，如麦角衍化物、β 受体拮抗药等亦可引起雷诺综合征。

【诊断与鉴别诊断】

本病以发作性指（趾）缺血为特征，常在受凉、触摸冰凉物体或情绪激动时诱发。典型的雷诺现象发作时，表现为一个或数个指（趾）由苍白（系动脉痉挛所致），变紫（系静脉和毛细血管扩张於血所致），变红（系动脉痉挛缓解，小动脉及微血管反应性充血所致）。一般发作过程持续超过 10 分钟，部分也可持续 1 小时以上。不典型的雷诺现象则仅有苍白而无发绀及充血，也可能仅有发绀。临床上主要凭上述表现作出诊断，应注意搜寻可能存在的基础疾病的证据以便区分为原发还是继发性雷诺综合征。其中，原发性雷诺综合征绝大多数为女性，发病年龄在 20～40 岁间，多数预后较好。

【治疗】

对发作轻者一般不予特殊治疗。但应注意保暖，消除顾虑，以减少发作。病情严重者可应用以下药物缓解症状并减少发作次数：硝苯地平 10mg，2～3 次/日；哌唑嗪 1～5mg，3 次/日；利血平 0.25～0.5mg，1 次/日。药物治疗无效的严重病例可行交感神经切除，但效果常是暂时的。继发性雷诺综合征应积极治疗原发病。

（黄维义）

静脉血栓症

静脉血栓症（venous thrombosis）包括深静脉血栓形成和浅静脉血栓形成。

【病因】

静脉淤滞、血管损伤以及高凝状态是促发静脉血栓形成的三大因素，临床上凡涉及上述因素的情况均可成为血栓性静脉炎的病因，包括手术、肿瘤、外伤、长期卧床、妊娠及雌激素的作用、高凝状态、静脉炎及经静脉介入性诊断与治疗导致的静脉损伤等。

【诊断】

深静脉血栓形成多会出现患肢肿胀、发热及疼痛，可并发肺栓塞症状，沿静脉走向可发红、触及索状改变并有压痛，因深静脉功能障碍而常伴浅静脉扩张并可见到明显静脉侧支循环。少数患者缺乏局部症状而以肺栓塞为首发症状。以下方法常用以辅助本病诊断：①静脉压测定，患肢静脉压升高；②超声，二维超声配合多普勒可直接见到静脉内血栓及血栓对血流造成的影响；③深静脉造影，通过观察静脉内充盈缺损而作出定性及定位诊断。

浅静脉血栓形成是血栓性浅静脉炎的主要表现，最常伴发于长期反复输液后，静脉壁常有不同程度炎症性病变，腔内有血栓形成，使静脉呈条索样改变，伴疼痛与触痛，但不会像深静脉血栓形成那样造成肺栓塞和慢性静脉功能不全的症状。

【治疗】

深静脉血栓形成的主要治疗目的是预防可致命的肺栓塞。对有发生深静脉血栓形成倾向的高危患者应避免长期卧床，穿弹力长袜，并用华法林，使 INR 值维持在正常的 2～3 倍左右。对已有深静脉血栓形成者，可予以卧床、抬高患肢超过心脏水平，直至水肿及压痛消失；早期抗凝治疗常用肝素 7500U 皮下注射，12 小时一次，保持 APTT 在正常的 2 倍左右，继用华法林，保持 INR 在正常的 2～3 倍左右；近年出现的新型口服抗凝药利伐沙班也可替代华法林使用；严重髂股静脉血栓形成早期还可考虑使用尿激酶等药物加速血栓的溶解；若危险因素无法祛除致使深静脉血栓形成持续反复发生，可用经皮穿刺法在下腔静脉内置入滤网阻挡脱落的血栓栓塞肺部。

浅静脉血栓形成治疗上多采取保守支持疗法，如休息、患肢抬高、热敷，非甾体抗炎药物可用以止痛。

（黄维义）

第十四节　高脂蛋白血症

血浆所含脂类统称血脂。其组成复杂，包括三酰甘油（甘油三酯，TG）、磷脂、胆固醇及其酯，以及游离脂肪酸等。它们不溶于水，只有与蛋白质（称载脂蛋白，Apolipoprotein，Apo）结合成脂蛋白，才能在血中溶解、运转和代谢。血脂高于正常人上限即为高脂血症（hyperlipemia）。由于血脂在血中以脂蛋白形式运输，故实际上高脂血症也可认为是高脂蛋白血症（hyperlipoproteinemia）。

【高脂蛋白血症分型】

1970 年世界卫生组织（WHO）建议，将高脂蛋白血症分为 6 型，其脂蛋白及血脂的改变见表 3 - 3 - 6。

表 3 - 3 - 6　高脂蛋白血症分型

分型	脂 蛋 白 变 化	血 脂 变 化
I	乳糜微粒（CM）↑	三酰甘油↑↑↑、胆固醇↑
IIa	低密度脂蛋白（LDL）↑	胆固醇↑↑
IIb	低密度及极低密度脂蛋白（LDL+VLDL）同时↑	胆固醇↑↑、三酰甘油↑↑
III	中间密度脂蛋白（β-VLDL）↑（电泳出现宽 β 带）	胆固醇↑↑、三酰甘油↑↑
IV	极低密度脂蛋白（VLDL）↑	三酰甘油↑↑
V	极低密度脂蛋白及乳糜微粒（VLDL+CM）同时↑	三酰甘油↑↑↑、胆固醇↑

【高脂蛋白血症病因】

高脂蛋白血症可分为原发性和继发性两大类。原发性高脂血症原因未明，现已证明有些是遗传性缺陷。继发性高脂血症是继发于其他疾病如糖尿病、肾病等，参见表 3 - 3 - 7。

表 3 - 3 - 7　各型高脂蛋白血症病因及分子病理学基础

一般名称 （血浆过量脂蛋白）	WHO 表型	分子缺陷			原发疾病或 诱发因素
		Apo 及脂蛋白	酶	细胞受体	
高乳糜微粒血症 （CM）	I	ApoC II 缺乏或缺陷	脂蛋白脂酶（LPL）缺乏或缺陷，LPL 活力受抑制	—	未控制的胰岛素依赖型糖尿病、异常球蛋白血症、系统性红斑狼疮
高胆固醇血症： 家族性高胆固醇血症（LDL）	IIa	ApoB 缺陷？	—	ApoB、E 受体缺陷或缺陷	肾病综合征、甲状腺功能减退（甲减）伴肥胖

续表

一般名称 （血浆过量脂蛋白）	WHO 表型	分子缺陷			原发疾病或 诱发因素
		Apo 及脂蛋白	酶	细胞受体	
家族性混合性高脂血症（LDL ＋ VLDL）	Ⅱa、Ⅱb、Ⅳ	ApoB 产生过多	—	同上	不良球蛋白血症、库欣综合征
多基因性高胆固醇血症（LDL ＋ VLDL）	Ⅱa、Ⅱb、Ⅳ	VLDL-IG 产生过多，LDL 清除障碍	—	ApoB$_{100}$基因突变致使 LDL 与受体结合不良	对食物饱和脂肪酸及胆固醇异常过敏影响 LDL 清除、某些药物影响
异常β脂蛋白血症，阔β脂蛋白血症（β-VLDL）	Ⅲ	ApoE 基因突变、ApoE$_2$ 纯合子	肝性脂酶缺乏或缺陷？	肝 ApoE 受体缺乏或缺陷	甲状腺功能减退症、系统性红斑狼疮
高前β脂蛋白血症，家族性高甘油三酯血症（VLDL）	Ⅳ	VLDL 合成过多，VLDL 清除缺陷、VLDL-TG 生产过多	LPL 活力降低	—	肾衰竭、肾病综合征、甲状腺功能减退症伴肥胖、糖尿病、饮食总热量过多、饮酒过量、肝病
高乳糜微粒血症，伴高前β脂蛋白血症（CM＋VLDL）	Ⅴ	肝合成 LDL-TG 和 LDL 增多，VLDL 清除缺陷，ApoCⅢ异常增多 ApoCⅡ缺陷	LPL 活力受抑制、LPL 缺陷	—	未控制的糖尿病、异常球蛋白血症、系统性红斑狼疮、酒精中毒、用雌激素或糖皮质激素

【高脂血症分类】

1. 从临床上

(1) 高胆固醇血症　血清总胆固醇（TC）水平增高。

（2）混合性高脂血症　血清 TC 与三酰甘油（TG）水平均增高。

（3）高甘油三酯血症　血清 TG 水平增高。

（4）低高密度脂蛋白血症　血清 HDL－C 水平减低。

2. 按病因分

（1）原发性高脂血症。

（2）继发性高脂血症　常见病因为糖尿病、甲状腺功能减退症、肾病综合征。

【诊断】

1. 详询病史及体格检查　有否继发性高脂血症相关疾病，个人生活、饮食习惯，引起高脂血症用药史和家族史。有早年发生冠心病家族史者应注意。体检中应注意有无特征性黄斑瘤、结节性黄瘤，发疹性黄瘤，幼年角膜环。

2. 实验室检查　血脂水平分层标准见表 3－3－8（参照《2007 年中国成人血脂异常防治指南》）。

表 3－3－8　血脂水平分层标准

分层	TC	LDL-C	HDL-C	TG
合适范围	<5.18mmol/L（200mg/dl）	<3.37mmol/L（130mg/dl）	≥1.04mmol/L（40mg/dl）	<1.70mmol/L（150mg/dl）
边缘升高	5.18~6.19mmol/L（200~239mg/dl）	3.37~4.12mmol/L（130~159mg/dl）		1.70~2.25mmol/L（150~199mg/dl）
升高	≥6.22mmol/L（240mg/dl）	≥4.14mmol/L（160mg/dl）	≥1.55mmol/L（60mg/dl）	≥2.26mmol/L（200mg/dl）
降低			<1.04mmol/L（40mg/dl）	

【高脂血症的防治措施】

1. 治疗原则　应根据是否已有冠心病或冠心病等危症以及有无心血管危险因素，结合血脂水平进行全面评价，以决定治疗措施及血脂的目标水平。

饮食治疗和改善生活方式是血脂异常治疗的基础措施，降低低密度脂蛋白胆固醇（LDL-C）的综合累积效果可达 20%～30%。

根据血脂异常的类型及治疗目的，选择合适的调脂药物。调脂治疗应将降低 LDL-C 作为首要目标，需要定期进行调脂疗效和药物不良反应监测。

2. 治疗性生活方式改变（TLC）　①减少饱和脂肪酸和胆固醇的摄入；②选择能够降低 LDL-C 的食物（如植物甾醇、可溶性纤维）；③减轻体重；④增加有规律的体力活动；⑤采取针对其他心血管病危险因素的措施，如戒烟、限盐以降低血压等。

首诊开始的 TLC 主要是减少摄入饱和脂肪和胆固醇，也鼓励开始轻、中度体力活动。TLC 进行 6～8 周后，应监测患者血脂水平，如已达标或有明显改善，应继续进行 TLC，否则可进行强化降脂：对膳食治疗再强化；选用能降低 LDL-C 的植物固醇；选择全谷类食物、水果、蔬菜、各种豆类等食物增加膳食纤维摄入。TLC 再进行约 6～8 周后，应再次监测患者血脂水平。如已达标，继续保持强化 TLC。如血脂继续向目标方向改善，仍应继续 TLC，不应启动药物治疗。如检测结果表明不可能仅靠TLC 达标，应考虑加用药物治疗。

经过上述 2 个 TLC 疗程后，如果患者有代谢综合征，应开始针对代谢综合征的 TLC，主要是减肥和增加体力活动。在 TLC 第 1 年，每 4～6 个月应随诊 1 次，以后每 6～12 个月随诊 1 次。对于加用药物治疗的患者，更应经常随访。

3. 药物治疗

（1）HMG-COA 还原酶抑制药（他汀类）　洛伐他汀，1～80mg，每晚 1 次或每日分 2 次口服；辛伐他汀，5～40mg，每晚 1 次，口服；普伐他汀，10～40mg，每晚 1 次，口服；氟伐他汀，1～40mg，每晚 1 次，口服。

（2）胆酸隔置　考来烯胺，4～24g，每晚 1 次或每日分 2 次口服；考来替泊，5～20g，每晚 1 次或每日分 2 次口服。

（3）贝丁酸类　非诺贝特，100mg，每天 3 次，或微粒型 200mg 每天 1 次，口服；苯扎贝特，200mg 每天 3 次或缓释型 400mg 每天 1 次，口服；吉非罗齐，300mg 每天 3 次或 600mg 每天 2 次，或缓释型 900mg 每天 1 次，口服。

（4）烟酸类　烟酸，100mg，每日 3 次，渐增至 1～3g/d，口服；阿昔莫司，250mg，每日 1～3 次，口服。

4. 药物的选择：

高胆固醇血症：首选他汀类，其次是胆酸隔置剂与贝丁酸类。

甘油三酯血症：非药物治疗效果不理想，可应用贝丁酸类，不用烟酸类、胆酸隔置剂或他汀类。

混合性高脂血症：TC+LDL-C 增高为主选他汀类；TG 增高为主选贝丁酸类；TC+LDL-C+TG 均显升高则联合用药：贝丁酸类＋胆酸隔置剂或胆酸隔置剂＋烟酸类。谨慎采用他汀类＋贝丁酸类或烟酸类。

5. 防治目标水平　见表 3-3-9。

表 3-3-9　血脂异常患者开始调脂治疗的 TC 和 LDL-C 值及其目标，mmol/L(mg/dl)

危险等级	TLC 开始	药物治疗开始	治疗目标值
低危：10 年危险<5%	TC≥6.22（240）	TC≥6.99（270）	TC<6.22（240）
	LDL-C≥4.14（160）	LDL-C4.92（190）	LDL-C<4.14（160）
中危：10 年危险 5%～10%	TC≥5.18（200）	TC≥6.22（240）	TC<5.18（200）
	LDL-C≥3.37（130）	LDL-C4.14（160）	LDL-C<3.37（130）
高危：CHD 或 CHD 等危症，或 10 年危险 10%～15%	TC≥4.14（160）	TC≥4.14（160）	TC<4.14（160l）
	LDL-C≥2.59（100）	LDL-C2.59（100）	LDL-C<2.59（100）
极高危：急性冠脉综合征或缺血性心血管病合并糖尿病	TC≥3.11（120）	TC≥4.14（160）	TC<3.11（120）
	LDL-C≥2.07（80）	LDL-C≥2.07（80）	LDL-C<2.07（80）

6. 治疗进程监测

（1）饮食与非调脂药物治疗后 3～6 个月复查血脂水平，如达到要求，则继续治疗，每 6～12 个月复查，如持续达到要求，则每年复查一次。

（2）药物治疗开始后 6 周复查，如达到要求，逐步改为每 6～12 个月复查一次，如开始治疗后 3～6 个月未达要求，则调整剂量或改药种类 3～6 个月复查，达到要求后延长为每 6～12 个月复查一次。

（3）监测不良反应，包括肝、肾功能，血常规及必要时测定肌酶。

（4）成人中的防治原则可用于老年人，但药物使用应注意剂量及不良反应，降脂不宜过剧过急。

（5）绝经期前妇女除非有严重危险因素，一般冠心病发生率低，故可用非药物方法防治，有严重危险因素及高脂血症者方可考虑药物防治。绝经期后妇女高脂血症发生机会增多，冠心病危险性也增高，故应积极治疗。

（李家富）

第四篇　消化系统

第一章　症状学

第一节　腹　痛

腹痛（abdominal pain）多数由腹部脏器疾病引起，但腹腔外疾病及全身性疾病也可引起。临床上将腹痛按起病缓急、病程长短分为急性腹痛和慢性腹痛，其中，需作外科紧急处理的急性腹痛一般称为"急腹症"（acute abdomen）。

【病因】

1. 急性腹痛　起病急，病情重，转变快。

（1）腹腔内器官急性炎症　急性胃炎、急性肠炎、急性胆囊炎、急性胰腺炎、急性阑尾炎、急性出血坏死性肠炎等。

（2）脏器扭转或破裂　肠扭转，大网膜或肠系膜扭转，卵巢蒂扭转，肝、脾破裂，异位妊娠破裂等。

（3）空腔脏器阻塞或扩张　肠梗阻、肠套叠、胆道结石、胆道蛔虫症、泌尿系结石、急性胃扩张等。

（4）腹膜急性炎症　多由急性胃肠穿孔引起，少数为自发性腹膜炎。

（5）腹腔内血管病变　缺血性肠病、主动脉夹层、腹主动脉瘤、肠系膜动脉栓塞、门静脉栓塞、脾栓塞等。

（6）腹壁疾病　腹壁挫伤、腹壁脓肿、腹壁皮肤带状疱疹。

（7）胸部疾病所致的腹部牵涉痛　大叶性肺炎、胸膜炎、肺梗死、急性心肌梗死、急性心包炎等。

（8）全身性疾病所致的腹痛　铅中毒、糖尿病酮症酸中毒、尿毒症、腹型过敏性紫癜、血卟啉病、腹型风湿热等。

2. 慢性腹痛　起病缓慢，病程长，或为急性起病后腹痛迁延不愈或间歇性发作。

（1）腹腔脏器慢性炎症　慢性胃炎、十二指肠炎、慢性胆囊炎及胆道感染、慢性胰腺炎、炎症性肠病、结核性腹膜炎等。

（2）消化性溃疡　胃、十二指肠溃疡。

（3）腹腔脏器慢性扭转或梗阻　慢性胃扭转、慢性肠扭转、十二指肠壅滞症、慢性肠梗阻。

（4）脏器包膜的牵张　肝淤血、肝炎、肝脓肿、肝癌等。

（5）肿瘤压迫及浸润　与恶性肿瘤不断生长、压迫和侵犯感觉神经有关。

（6）中毒与代谢障碍　铅中毒、尿毒症等。

（7）功能性胃肠病　功能性消化不良、肠易激综合征、胆道运动功能障碍等。

【诊断要点】

1. 临床表现

（1）腹痛部位　一般腹痛部位多为病变所在部位。胃、十二指肠疾病疼痛多在上腹部，肝胆疾病的疼痛多在右上腹部，小肠疾病疼痛多在脐周，阑尾炎疼痛位于右下腹麦氏点（Mc Burney 点），回盲部病变疼痛多位于右下腹，结肠病变与盆腔疾病疼痛多位于下腹部。有些脏器疾病除局部疼痛外，还可出现牵涉痛，如胆囊炎时出现右肩痛，急性胰腺炎时可有腰背部束带状疼痛。弥漫性腹痛多见于腹膜的急慢性炎症。

（2）腹痛性质与程度　急性腹痛发病急骤，疼痛剧烈，可呈刀割样、绞痛、锐痛等。突然发生的全腹部持续性剧痛伴有腹肌紧张或板状腹，提示急性弥漫性腹膜炎。胆石症或泌尿系结石常为阵发性绞痛。阵发性剑突下钻顶样疼痛是胆道蛔虫症的典型症状。慢性腹痛发病隐袭，常为隐痛、钝痛或胀痛等。慢性周期性、节律性上腹部烧灼痛、钝痛常提示消化性溃疡。慢性右下腹疼痛常为慢性阑尾炎、肠结核、克罗恩病等。小肠及结肠病变的疼痛常为痉挛性、间歇性痛。结肠病变引起的腹痛常在排便后减轻。

（3）影响腹痛的因素　有些疾病的腹痛与饮食有关：高脂饮食可诱发胆囊炎和胆石症，暴饮暴食可诱发急性胰腺炎、急性胃扩张，进食可诱发或加重胃溃疡的疼痛，十二指肠溃疡的疼痛则在进食后减轻或缓解。体位改变亦可影响腹痛：反流性食管炎在躯体前屈时剑突下烧灼痛明显，直立位时可减轻；胰体癌在仰卧位时疼痛明显，前倾位或俯卧位时疼痛减轻。部分机械性肠梗阻常与腹部手术史有关。腹部受外部暴力作用而突然引起的腹部剧痛伴休克者，可能是肝、脾破裂所致。

2. 伴随症状

（1）急性腹痛伴发热、寒战　提示腹腔内脏器或组织急性感染，如急性胆道感染、肝脓肿、腹腔脓肿等。慢性腹痛伴发热提示腹腔内慢性炎症、脓肿或恶性肿瘤等。

（2）腹痛伴黄疸　提示肝、胆疾病，胰腺疾病等。

（3）腹痛伴休克　可能是腹腔脏器破裂（如肝、脾破裂，异位妊娠破裂），胃肠穿孔，急性梗阻性化脓性胆管炎，绞窄性肠梗阻，肠扭转，急性出血坏死性胰腺炎，应警惕急性心肌梗死，老年人重症肺炎时也可出现腹痛与休克。

（4）腹痛伴呕吐　常见于上消化道疾病，大量呕吐宿食提示幽门梗阻。

（5）腹痛伴腹泻　见于肠道疾病、胰腺疾病及慢性肝病等。

（6）腹痛伴呕血或柏油样便　见于消化性溃疡、胃癌等。

（7）腹痛伴便血　见于溃疡性结肠炎、肠结核及结肠癌等。

（8）腹痛伴里急后重　提示直肠病变。

（9）腹痛伴血尿　见于泌尿系结石等。

3. 实验室检查

（1）血、尿、粪的常规检查　血白细胞总数及中性粒细胞增高提示炎症性病变。尿中出现大量红细胞提示泌尿系统结石、肿瘤或外伤。有蛋白尿和白细胞则提示泌尿系统感染。脓血便提示肠道感染，血便提示绞窄性肠梗阻、肠系膜血栓栓塞、出血性肠炎等。

（2）血液生化检查　血清淀粉酶增高提示为胰腺炎，血糖与血酮的测定可用于排除糖尿病酮症引起的腹痛，血清胆红素增高提示胆道疾病，肝、肾功能及电解质的检查对判断病情亦有帮助。

（3）腹腔穿刺液的常规及生化检查　腹痛诊断未明而发现腹水时，必须做腹腔穿刺检查。穿刺所得液体应送常规及生化检查，必要时还需做细菌培养。

4. 器械检查

（1）X线检查　膈下发现游离气体诊断胃肠道穿孔。肠腔积气扩张，肠中多数液平则可诊断肠梗阻。输尿管部位的钙化影可提示输尿管结石。腰大肌影模糊或消失提示后腹膜炎症或出血。X线钡餐造影或钡灌肠检查可以发现胃、十二指肠溃疡、肿瘤等。疑有肠梗阻时应禁忌钡餐造影。胆囊、胆管造影，内镜下的逆行胰胆管造影及经皮穿刺胆管造影对胆系及胰腺疾病的鉴别诊断甚有帮助。

（2）实时超声与 CT 检查　　对肝、胆、胰疾病的鉴别诊断有重要作用，必要时依超声检查定位做肝穿刺对肝脓肿、肝癌等可进行病因诊断。

（3）内镜检查　　可用于胃肠道疾病的鉴别诊断，在慢性腹痛的患者中常有此需要。

（4）剖腹探查　　疑为腹腔内脓肿、肿瘤、脏器扭转等均应考虑剖腹探查。

（唐川康）

第二节　吞咽困难

吞咽困难（dysphagia）是指患者吞咽费力，食物从口腔至胃运送过程中受阻而产生咽部、胸骨后或剑突部位的梗阻停滞的感觉，吞咽过程常较长，可伴有胸骨后疼痛，严重时甚至不能咽下食物。

【病因】

1. 机械性吞咽困难

（1）腔内因素　　食团过大或食管异物。

（2）管腔狭窄　　①口咽部疾病：咽炎、扁桃体炎、口腔损伤、咽白喉、咽喉结核、咽肿瘤、咽后壁脓肿等。②食管良性狭窄：良性肿瘤如平滑肌瘤、脂肪瘤、血管瘤、息肉，食管炎症如反流性食管炎、放射性食管炎、腐蚀性食管炎、食管结核及真菌性感染等。③恶性肿瘤：舌癌、咽部肿瘤、食管癌等。④食管蹼：缺铁性吞咽困难综合征（Plummer - Vinson 综合征）。⑤黏膜环：食管下端黏膜环。

（3）外压性狭窄　　咽喉壁肿块或脓肿、甲状腺极度肿大、纵隔占位病变，如纵隔肿瘤及脓肿、左心房肥大、主动脉瘤等。

2. 动力性吞咽困难

（1）吞咽启动困难　　口咽肌麻痹；口腔咽部炎症、脓肿；唾液缺乏，如干燥综合征。

（2）咽、食管横纹肌功能障碍　　延髓麻痹、运动神经元病、重症肌无力、肉毒杆菌食物中毒、有机磷农药中毒、多发性肌炎、皮肌炎、甲状腺功能亢进性肌病等。

（3）食管平滑肌功能障碍 系统性硬化病、糖尿病或酒精中毒性肌病、食管痉挛、贲门失弛缓症等。

（4）其他 狂犬病，破伤风，某些精神心理疾病如癔症、抑郁症、焦虑症等，都可有吞咽困难的表现。

【诊断要点】

1. 病史及临床表现 注意发病年龄、居住地、病程、饮食习惯、有无酗酒史及腐蚀剂损伤史等。还须注意吞咽困难出现的部位，引起吞咽困难的食物硬度以及胃灼热、吞咽痛、声音嘶哑、饮食反呛、食物反流入鼻腔、体重下降等症状。食管癌有明显的高发地区。

儿童患者吞咽困难、常为先天性食管疾病或食管异物。中年以上患者的吞咽困难，从吞咽干食困难发展至咽下流质困难，特别是酗酒者，须注意食管癌的可能。

2. 伴随症状

（1）吞咽困难伴反呛 提示病变累及后组脑神经（舌咽、迷走，舌下神经）。

（2）吞咽困难伴呃逆 常提示为食管下端病变，如贲门癌、贲门失弛缓症、膈疝。

（3）吞咽困难伴呕血 可见于食管癌、反流性食管炎或溃疡、膈疝、食管憩室炎或溃疡、食管异物等。

（4）吞咽困难伴单侧性喘鸣 常提示纵隔肿瘤压迫食管与一侧主支气管。

（5）吞咽困难发作与精神因素有关 呈间歇性，常有吞咽流质较吞咽成形食物更困难，年龄较轻，病程长而全身状态良好者，常提示为功能性疾病，如食管贲门失弛缓症。

3. 体格检查 须注意营养状态，有无贫血，甲状腺肿或颈部包块、口咽部溃疡与阻塞性变、吞咽肌活动异常等。有指征时作神经系统检查。

4. 器械检查 间接喉镜检查可观察到咽下部与喉的病变。X 线胸部平片可显示纵隔占位性病变与大多数食管异物。钡餐食管 X 线透视检查可确定病变为梗阻性或肌蠕动失常所致。电子胃镜检查可直接观察到食管病变，并可钳取食管内异物或活体组织，后者可进一步做活体组织检查。食管动力障碍性病变可用食管测压检测。

（唐川康）

第三节　恶心与呕吐

恶心（nausea）是一种紧迫欲呕吐的胃内不适感，常为呕吐的前期表现；呕吐（vomiting）是胃的反射性强力收缩，能迫使胃内容物经口急速排至体外。恶心严重者常伴自主神经功能紊乱，主要是迷走神经兴奋的表现，包括皮肤苍白、出汗、流涎、血压降低及心动过缓等。

【病因】

引起恶心与呕吐的病因几乎涉及各个系统，按发病机制可归纳为下列几类：

1. 反射性呕吐　当体内某个器官或组织有病理改变或受到刺激时，经神经反射而引起的恶心、呕吐。常见病因如下：

（1）消化系统疾病　①口咽部炎症、物理或化学刺激；②胃肠疾病，如急性胃肠炎、慢性胃炎、消化性溃疡活动期、胃癌、消化道梗阻、急性阑尾炎等；③肝、胆、胰疾病，如急性肝炎、肝硬化、急性胆囊炎、胆石症、胆道蛔虫症、急性胰腺炎等；④腹膜与肠系膜疾病，如急性腹膜炎、急性肠系膜淋巴结炎等；⑤药物局部刺激，如口服磺胺、水杨酸盐类、氨茶碱、奎宁等。

（2）循环系统疾病　如急性心肌梗死、休克、心力衰竭等。

（3）泌尿与生殖系统疾病　如泌尿系结石、急性肾盂肾炎、盆腔炎、异位妊娠破裂等。

（4）眼部疾病　如青光眼、屈光不正等。

（5）急性传染病。

（6）刺激嗅觉、视觉及味觉所引起的呕吐。

2. 中枢性呕吐　由于颅内病变直接压迫或者药物等刺激延髓内的呕吐中枢，增加其兴奋性所引起。常见病因如下：

（1）中枢神经系统疾病　①中枢神经系统感染，如各种病原体引起的脑膜炎、脑炎；②颅内血管疾病，如脑出血、脑梗死等；③颅脑损伤，如颅内血肿、脑挫裂伤、蛛网膜下腔出血等。

（2）药物或化学毒物的作用，如洋地黄类、某些抗菌药物、抗癌药物以及有机磷中毒等，药物或毒物经血液循环作用于延髓呕吐中枢引起呕吐。

（3）内分泌与代谢障碍，如糖尿病酮症酸中毒、尿毒症、甲状腺危象等。

（4）妊娠反应。

3. 前庭功能障碍　如梅尼埃病（Meniere 病）、晕动病等。

4. 功能性呕吐，如神经性厌食、癔症等。

【诊断要点】

1. 病史　注意呕吐发生的时间，呕吐胃内容物的性质和量，以往有无同样发作史，与进食、饮酒、药物、精神因素等关系。有无恶心、腹痛、腹泻或便秘、头痛、眩晕等症状。妊娠呕吐与酒精性胃病的呕吐常于清晨发生。胃源性呕吐常与进食、饮酒、服用药物等有关，常伴恶心，吐后常感觉轻松。喷射性呕吐常见于颅内高压症，常无恶心的先兆，吐后不感觉轻松。呕吐物如量大，提示有幽门梗阻、胃潴留或十二指肠淤滞。腹腔疾病、心脏病、尿毒症、糖尿病酮酸中毒、颅脑疾患或外伤等所致呕吐，常有相应病史提示诊断。神经性呕吐与精神因素密切相关，无恶心，进食后可立即发生，呕吐常不费力，每口吐出量不多，吐完后可再进食，营养状态无明显改变。条件反射性呕吐常因嗅到不愉快的气味或看到厌恶的食物而引起，也属神经性呕吐范畴。

2. 伴随症状

（1）伴眩晕，眼球震颤者常见于前庭器官疾病。

（2）伴剧烈头痛者可见于颅内高压症、偏头痛、急性全身性感染的早期、青光眼等。

（3）伴皮肤苍白、出汗、血压下降等自主神经失调症状者可见于前庭功能障碍、休克等。

（4）伴腹泻者常见于急性胃肠炎、细菌性食物中毒、各种原因的急性中毒、甲状腺危象、Addison 病危象、霍乱和副霍乱等。

（5）已婚育龄妇女停经，且呕吐多在早晨，多系妊娠反应。

3. 体格检查　注意腹部体征，如胃肠蠕动波，腹部压痛与反跳痛、肌紧张、腹部包块、肠鸣音、振水音等。有指征时进行眼科、耳科、神经科检查。

4. 实验室检查　血常规及尿常规，有指征时作空腹血糖测定，血尿素氮测定，血 pH 测定，血钾、钠、氯测定，脑脊液常规，呕吐物毒理学分析，粪便致病菌培养等。

5. 器械检查　如怀疑呕吐与上消化道疾病有关，可做胃肠钡餐 X 线透视与胃十二指肠镜检查。如怀疑颅内占位性病变，可做脑电图、脑 CT、MRI 等检查。如疑为前庭障碍性呕吐，可做前庭功能检查。

（唐川康）

第四节　呕　血

呕血（hematemesis）是上消化道疾病（指屈氏韧带以上的消化道，包括食管、胃、十二指肠、肝、胆、胰及胃空肠吻合术后的空肠上段疾病）或全身性疾病所致的上消化道出血，血液经口腔呕出。

【病因】

1. 食管疾病　食管炎、食管癌、食管静脉曲张破裂、食管异物、食管贲门撕裂综合征（Mallory - Weiss 综合征）、食管裂孔疝等。

2. 胃与十二指肠疾病　消化性溃疡，由药物（如阿司匹林、吲哚美辛等）和应激所引起的急性胃黏膜病变、恒径动脉综合征（Dieulafoy 病）、胃癌等。

3. 肝、胆疾病　肝硬化门静脉高压、肝癌、肝脓肿、胆囊与胆管结石等。

4. 胰腺疾病　胰腺癌、急性胰腺炎合并脓肿破溃及假性动脉瘤破裂等。

5. 急性传染病　流行性出血热、钩端螺旋体病、重症肝炎等。

6. 血液系统疾病　白血病、血小板减少性紫癜、过敏性紫癜、血友病等。

7. 其他　尿毒症、肺源性心脏病、血管瘤、抗凝剂治疗过量等。

尽管呕血的病因很多，但以消化性溃疡引起者最常见，其次为食管和（或）胃底静脉曲张破裂、急性胃黏膜病变。

【诊断要点】

1. 病史　注意发病年龄，发病季节，呕血的诱因（酗酒、阿司匹林、保泰松等药物刺激）、方式（一般的呕吐、喷射性）、失血量，居住地，过去呕血史及诊疗经过，消化系疾病与有关的全身性疾病史，长期糖皮质激素治疗史等。消化性溃疡出血以秋末春初为多，出血常在病情恶化时出现。喷射性呕血，或有肝炎、黄疸、血吸虫病、慢性酒精中毒等病史者，须考虑食管或胃底静脉曲张破裂出血。有化脓性胆管炎史者须注意有无胆道出血。

2. 伴随症状

（1）呕血伴上腹痛　呕血伴慢性反复发作的上腹痛，并呈周期性、节律性，多为消化性溃疡；中老年人，呕血伴慢性上腹痛，无明显规律性并有食欲缺乏及消瘦者，应警惕胃癌。

（2）呕血伴肝大、脾大　呕血伴肝明显增大、质硬，表面凹凸不平或有结节，多为肝癌；大量呕血伴脾大，有蜘蛛痣、肝掌、腹壁静脉曲张或腹水，提示肝硬化门静脉高压所致食管胃底静脉曲张破裂出血。

（3）呕血伴皮肤、黏膜出血　见于血液病、败血症、重症肝炎等。

（4）呕血伴黄疸　呕血伴黄疸、寒战、发热、右上腹绞痛者，可由胆系疾病所引起；伴黄疸、发热及全身皮肤、黏膜有出血倾向者，见于某些传染病，如钩端螺旋体病等。

（5）呕血伴左锁骨上淋巴结肿大　见于胃癌和胰腺癌等。

3. 体格检查　测量体温、脉率、呼吸与血压。注意有无发热、黄疸、贫血、皮肤与黏膜出血、蜘蛛痣与肝掌、皮肤、黏膜血管瘤与毛细血管扩张、左锁骨上淋巴结肿大、腹壁静脉怒张，腹部压痛，肝大、脾大、腹部包块、腹水或体重减轻等。

4. 实验室检查　血常规，血型鉴定。有指征时做凝血机制检查、肝功能试验、肾功能试验等。

5. 器械检查　对诊断未明的呕血患者，可做急诊胃十二指肠镜检查，或在出血停止 1 周后做 X 线胃肠钡餐检查。如疑为肝胆道疾病，可做超声或 CT、MRI 等检查。

（唐川康）

第五节　便　血

便血（hematochezia）是指消化道出血，血液经肛门排出。便血可呈鲜红色、暗红色或黑色。少量出血不改变粪便颜色，需经隐血试验才能确定者，称为隐血（occult blood）。

【病因】

1. 下消化道疾病

（1）直肠与肛管疾病　直肠癌、直肠息肉、直肠炎、痔、肛裂、肛瘘、直肠肛管损伤等。

（2）结肠疾病　结肠癌、结肠息肉、急性细菌性痢疾、阿米巴痢疾、溃疡性结肠炎等。

（3）小肠疾病　肠结核、伤寒、急性出血性坏死性肠炎、克罗恩病、小肠肿瘤、Meckel 憩室炎或溃疡、肠套叠等。

2. 可引起上消化道出血的全身性疾病。

【诊断要点】

1. 病史　血便的颜色可呈鲜红、暗红或黑色（柏油样），颜色的差异主要与下列因素有关：①出血部位；②出血量多少；③血液在肠腔内停留时间长短。出血部位越低，出血量越大，排出越快，则血便颜色越鲜红。上消化道出血多为柏油样，但上消化道大出血伴肠蠕动加速时，可排出较鲜红血便；下消化道出血往往排出较鲜红血便，但小肠出血时，如血液在肠内停留时间较长，亦可排柏油样便。便血时，粪便可为全血或血与粪便混合。若血色鲜红，不与粪便混合，仅黏附于粪便表面或于排便前后有鲜血滴出或喷出者，提示直肠或肛管疾病出血，如痔、肛裂或直肠肿瘤出血。仔细观察血便的颜色、性状及气味等对寻找病因及确立诊断有一定帮助，如阿米巴性痢疾多为暗红色果酱样的脓血便；急性细菌性痢疾多为黏液脓性鲜血便；急性出血性坏死性肠炎可排出洗肉水血样粪便，并有腥臭味。

少量的消化道出血，无肉眼可见的粪便颜色改变，须经隐血试验才能确定者，称为隐血便。

便血者若出血量不多，则全身症状不显著；若出血量大，则可出现贫血或周围循环衰竭的症状与体征。

诊断便血前，须排除下列情况：

（1）食用动物血、肝等可出现黑便或隐血试验阳性，但素食后即转为正常。

（2）口腔、鼻、咽、支气管、肺等部位的出血，被咽下后也可出现黑便或隐血试验阳性。

（3）口服某些中草药、铁剂、铋剂、炭粉等时，粪便可呈黑色，但粪便隐血试验阴性。

2. 伴随症状

（1）便血伴里急后重　肛门坠胀感，排便较频繁，但每次排血便量较少，且排便后未感轻松，似排便未净，提示肛门、直肠疾病，见于细菌性痢疾、直肠炎、直肠癌等。

（2）便血伴腹痛　慢性反复上腹痛，呈周期性与节律性，出血后疼痛减轻者，见于消化性溃疡；上腹绞痛、黄疸伴便血者，应考虑胆囊或胆管出血。

（3）便血伴腹部肿块　应考虑结肠癌、肠结核、肠套叠、克罗恩（Crohn）病、小肠恶性淋巴瘤等。

（4）便血伴发热　常见于传染病（如流行性出血热、钩端螺旋体病等）、恶性肿瘤、急性出血性坏死性肠炎等。

（5）便血伴皮肤、黏膜出血　可见于血液病、急性感染性疾病等。

3. 体格检查　测量体温、脉率、呼吸与血压。注意有无发热、黄疸、贫血、皮肤、黏膜出血、蜘蛛痣与肝掌，皮肤、黏膜血管瘤与毛细血管扩张，左锁骨上窝淋巴结肿大，腹壁静脉怒张，腹部压痛点，肝大、脾大、腹部包块、腹水、体重减轻等，常规行直肠指诊。

4. 实验室检查　血常规、血型鉴定，粪便镜检注意痢疾阿米巴滋养体、血吸虫卵、钩虫卵等。有指征时血培养伤寒与副伤寒杆菌，粪便培养痢疾志贺菌，钩端螺旋体，伤寒与副伤寒杆菌，行血清凝集反应，肝、肾功能试验等。

5. 器械检查　X 线钡餐造影与钡剂灌肠造影可于出血停止后进行，但也可能漏诊一些胃肠急性出血性疾病。电子胃十二指肠镜检查及结肠镜检查对诊断很有价值，并可在直视下做活组织检查，有助于消化道出血的出血部位与病因的诊断，若考虑小肠疾病出血，还可选择胶囊内镜或电子小肠镜检查。

（唐川康）

第六节　腹　泻

腹泻（diarrhea）是指粪便水分及大便次数增加。正常人一般每天排便一次，大便成形，无脓血。腹泻时，原来的大便习惯发生变化：大便次数增加、粪便稀薄或呈水样、不成形、带黏液脓血或未消化的食物等。腹泻超过 4 周者属于慢性腹泻。

【病因】

1. 急性腹泻

（1）急性肠道疾病　①急性肠道感染，包括病毒、细菌、真菌、阿米巴、血吸虫等感染；②细菌性食物中毒，如肉毒杆菌、嗜盐杆菌、变形杆菌、金黄色葡萄球菌等引起者。

（2）急性中毒　①动物性毒物，如鱼胆、河豚等中毒；②植物性毒物，如毒蕈中毒；③化学毒物，如有机磷、砷等中毒。

（3）传染病　如伤寒、副伤寒、钩端螺旋体病等。

（4）药物性腹泻　泻药、拟胆碱能药、抗生素、抗癌药等，在服药期内可致腹泻。

（5）其他　如过敏性紫癜、甲状腺危象、肾上腺危象等。

2. 慢性腹泻

（1）胃部疾病　慢性萎缩性胃炎、胃大部切除后胃酸缺乏症等。

（2）肠道疾病　①肠道感染性疾病：如肠结核、慢性阿米巴痢疾、慢性细菌性痢疾、血吸虫病、钩虫病、肠道念珠菌病等。②肠道非感染性炎症：如炎症性肠病、放射性肠炎、缺血性肠病等。③肠道肿瘤：如大肠癌、小肠淋巴瘤等。④小肠吸收不良：如成人乳糜泻、小肠切除后短肠综合征等。⑤肠道功能紊乱：如肠易激综合征等。

（3）胰腺疾病　如慢性胰腺炎、胰腺癌等。

（4）肝疾病　如肝硬化等。

（5）内分泌与代谢障碍疾病　如甲状腺功能亢进症、糖尿病性肠病、肾上腺皮质功能减退等。

（6）药源性腹泻　如口服泻药、甲状腺素、洋地黄类等药物。

【诊断要点】

1. 病史　对急性腹泻注意流行病学调查。对慢性腹泻注意过去病史、诊断与治疗经过。急性腹泻发生于夏秋季者，多见于病毒性肠炎、急性细菌性痢疾、细菌性食物中毒、伤寒或副伤寒、霍乱或副霍乱等。每天排便达 10 次或更多者，可见于急性痢疾、细菌性食物中毒、霍乱或副霍乱等。进食虾、螃蟹、奶类、菠萝等发生腹痛、腹泻者，常为变态反应性肠病。腹泻发生于长期应用广谱抗生素及（或）糖皮质激素疗程中者，须注意真菌性肠炎，如发生在大手术后，则须考虑假膜性肠炎。结肠小袋纤毛虫病多见于猪饲养员。血吸虫病有严格的地区性与疫水接触史。慢性胰腺炎常有反复发作上腹痛史。吸收不良综合征可有手足搐搦症。

2．伴随症状

（1）腹泻伴发热　多见于传染病（如细菌性或阿米巴痢疾、肠结核）或小肠恶性淋巴瘤等。

（2）腹泻伴显著消瘦和（或）营养不良　考虑引起小肠吸收不良的各种疾病、消化系统肿瘤和甲状腺功能亢进症等。

（3）腹泻伴关节肿痛　考虑系统性红斑狼疮、肠结核等。

（4）腹泻伴腹部包块　提示肿瘤或炎性病变，见于消化系癌、肠结核、克罗恩病等。

（5）腹泻伴里急后重　见于急性细菌性痢疾、直肠炎、直肠癌等。

3．体格检查　注意患者有无发热、失水、营养不良、贫血、皮疹、黄疸、关节肿痛、手足搐搦、腹部包块等。对慢性腹泻患者特别是有血便者常规行直肠指诊。

4．实验室检查

（1）血象检查　注意有无贫血以及贫血类型。尿常规检查注意有无蛋白尿、管型尿等。有指征时做血二氧化碳结合力测定，血清钾、钠、氯测定。

（2）粪便检查　应作为重点项目，须反复检查，并须留取新鲜粪便送检。霍乱与副霍乱、急性砷中毒粪便常呈米泔水样；伤寒粪便常呈稀糊状；白色念珠菌性肠炎粪便常呈蛋清样；假膜性肠炎粪便量多，呈蛋汤样；黏液血便或脓血便可见于细菌性痢疾、溃疡性结肠炎、结肠直肠癌、结肠血吸虫病、嗜盐菌食物中毒等；阿米巴痢疾粪便常呈暗红色果酱样。粪便高倍镜检可发现红细胞、脓细胞、巨噬细胞、溶组织阿米巴滋养体及其包囊、肠道鞭毛原虫、结肠小袋纤毛虫、血吸虫卵、钩虫卵、绦虫卵等。粪便培养可发现痢疾志贺菌、霍乱与副霍乱弧菌、伤寒杆菌、嗜盐菌、肠沙门菌等。消化与吸收功能试验对慢性胰腺炎、吸收不良综合征的诊断有重要意义。放射性核素吸收试验也用于慢性腹泻的诊断。

5．器械检查　慢性腹泻患者做胃肠钡餐 X 线检查可发现胃与小肠病变，钡剂结肠 X 线造影可发现结肠病变。电子结肠镜检测能观察到全部结肠，并可在直视下做活组织检查，对诊断慢性腹泻疾病的意义大，必要时可选择胶囊内镜或电子小肠镜检查。

（唐川康）

第七节　便　秘

便秘（constipation）指的是大便次数减少，一般每周少于 3 次，伴排便困难、粪便干结。对于有无便秘，必须根据本人平时排便习惯和排便有无困难作出判断。

【病因】

1. 器质性便秘

（1）直肠和肛门病变　直肠炎、痔疮、肛裂、肛周脓肿和溃疡、肿瘤瘢痕性狭窄等。

（2）结肠病变　良恶性肿瘤、肠梗阻、肠绞窄、结肠憩室炎、特异性（如肠结核、阿米巴肠病）与非特异性炎症（克罗恩病、溃疡性结肠炎）、肠粘连等。

（3）肌力减退　肠壁平滑肌、肛提肌、膈肌或（和）腹壁肌无力，老年、慢性肺气肿、严重营养不良、多次妊娠、全身衰竭、肠麻痹等，由于肌力减退而使排便困难。

（4）内分泌、代谢疾病　甲状旁腺功能亢进时，平滑肌松弛、张力减低，甲状腺功能减退和垂体前叶功能减退时肠的动力减弱，尿崩症伴失水、糖尿病并发神经病变，硬皮病等，均可出现便秘。

（5）药物不良反应　吗啡和阿片制剂、抗胆碱能药、神经节阻断药及抗抑郁药、碱式碳酸铋、地芬诺酯以及氢氧化铝等均可引起便秘。

（6）神经系统疾病　截瘫、多发性神经根炎等累及支配肠的神经、先天性巨结肠等可发生便秘。

2. 功能性便秘

（1）进食过少或食品过于精细，缺乏纤维，对结肠运动的刺激减少。

（2）排便习惯受到干扰，由于精神因素、生活规律改变、长途旅行等未能及时排便。

（3）滥用强泻药，使肠道的敏感性减弱，形成对泻药的依赖性。

（4）肠易激综合征：便秘是本征的主要表现之一，由于胃肠道平滑肌的运动障碍所致。

【诊断要点】

有时患者唯一的主诉是粪便干结、排便费力。结肠痉挛引起便秘时，排出的粪便呈羊粪状，由于用力排出坚硬的粪块，可引起肛门疼痛、肛裂，甚至诱发痔疮和肛乳头炎。有时在排便时由于粪块嵌塞于直肠腔内难于排出，但有少量水样粪质绕过粪块自肛门流出，而形成假性腹泻。患者可有腹痛、腹胀、恶心、食欲缺乏、乏力及头痛、头晕等症状。体检时，常可在降结肠和乙状结肠部位触及粪块及痉挛的肠段。

根据排便次数减少，粪便干结难解，诊断便秘并不困难。但要明确便秘的原因，除仔细询问病史、症状和作全身体格检查外，尚需做如下检查。

1. 粪便检查　仔细观察粪便的形状、大小、坚度、有无脓血和黏液等。粪便常规及隐血试验是常规检查的内容。

2. 直肠指检　有助于发现直肠癌、痔疮、狭窄、坚硬粪块堵塞及外来压迫、肛门括约肌痉挛或松弛等。

3. 直肠镜、乙状结肠镜、结肠镜等内镜检查可直接观察肠黏膜是否存在病变，并可做活组织检查以明确病变的性质。

4. 胃肠 X 线检查　胃肠钡餐检查对了解胃肠运动功能有参考价值。正常时，钡剂在 12～18 小时内可达到结肠脾曲，24～72 小时内应全部从结肠排出，便秘时可有排空延迟。钡剂灌肠特别是结肠低张双重造影，对发现便秘的病因可能有帮助。

5. 特殊检查　吞服一定数量不透 X 线的胶管碎片作为标志物，定时拍摄腹片，了解到标志物在胃肠道内运行的速度及分布情况，以区分直肠性便秘或结肠性便秘。排粪造影是对排粪动作进行动静态结合的检查方法，有助于功能性便秘的诊断。此外尚有直肠或结肠测压术、肛肠肌电图以及经肛门气囊扩张试验等。

（唐川康）

第八节　黄　疸

黄疸（jaundice）是指血中胆红素浓度增高而使巩膜、皮肤、黏膜以及其他组织和体液发生黄染的现象。若血中胆红素浓度升高，而临床上尚未出现肉眼可见的黄疸者，称为隐性黄疸。

【病因】

黄疸的分类方法很多，临床上广泛采用的分类方法是按黄疸的病因学分类：①溶血性黄疸；②肝细胞性黄疸；③胆汁淤积性黄疸；④先天性非溶血性黄疸。上述黄疸分类中，以前三型较多见。其病因分述如下：

1. 溶血性黄疸　　常由各种溶血性疾病引起。如自身免疫性溶血性贫血、蚕豆病、错型输血后的溶血、新生儿溶血、蛇毒、伯氨喹等引起的溶血。

2. 肝细胞性黄疸　　由各种使肝细胞广泛损害的疾病引起，如病毒性肝炎、中毒性肝炎、肝硬化、肝癌、败血症等。

3. 胆汁淤积性黄疸　　由胆管阻塞、胆汁排泄障碍所致，可分为肝内性或肝外性。前者见于毛细胆管型病毒性肝炎、药物性胆汁淤积（如氯丙嗪、甲睾酮等）、原发胆汁性肝硬化、肝内泥沙样结石、癌栓、寄生虫病（华支睾虫病）；后者可由急性胆囊炎、胆总管的结石、蛔虫、炎症水肿及肿瘤等阻塞所引起。

4. 先天性非溶血性黄疸　　由肝细胞对胆红素的摄取、结合和排泄功能的不足，或由于肝细胞内酶的缺陷，致血内非结合胆红素增高（或同时兼有结合胆红素增高）并出现黄疸。本组疾病大多为家族遗传性，临床上少见。如慢性波动性黄疸患者临床症状较轻，肝功能试验除胆红素代谢障碍外，无其他明显异常，病程经过不符合病毒性肝炎的一般转归规律，特别是有家族史者，应注意此类少见的黄疸。

【诊断要点】

1. 病史　　儿童与青少年时期出现的黄疸，可与先天性或遗传性因素有关。病毒性肝炎多见于儿童期至 30 岁之前。胆结石阻塞性黄疸以中年人多见。中年以上阻塞性黄疸以癌性为多见。胆总管结石与壶腹癌所致阻塞性黄疸常为波动性，而胰头癌所致黄疸则呈进行性加深。

如患者有密切的肝炎接触史、输血或注射器病毒污染史，须注意黄疸型病毒性肝炎的可能。在输血后迅速出现的黄疸，应考虑血型不相合的输血。

黄疸发生于锑剂、氟烷等治疗后，或毒蕈中毒者则常为中毒性肝炎。如黄疸发生于氯丙嗪、甲硫咪唑、甲睾酮等疗程中，则有药物性黄疸之可能。蚕豆病、毒蛇咬伤、败血症，钩端螺旋体病所致的黄疸，均有相应的病史。

2. 伴随症状

（1）黄疸伴腹痛　伴上腹剧烈疼痛者，可见于胆管结石、肝脓肿或胆道蛔虫症；伴持续右上腹钝痛或胀痛者，可见于病毒性肝炎、原发性肝癌、肝脓肿等。

（2）黄疸伴发热　见于急性胆管炎、肝脓肿、钩端螺旋体病、肺炎球菌性肺炎、疟疾、败血症及各种原因的急性溶血等。

（3）黄疸伴腹水　见于重症肝炎、肝硬化失代偿期、原发性肝癌等。

（4）黄疸伴肝大　若肝轻至中度肿大，质地软或中等硬度见于病毒性肝炎、急性胆系感染等；肝明显肿大、质地坚硬、表面凹凸不平有结节者见于原发或继发性肝癌；肝轻度肿大，质地较硬，边缘不整，表面有小结节者，见于肝硬化初期。

（5）黄疸伴胆囊肿大　常见于胰头癌、壶腹癌、胆总管癌等。

（6）黄疸伴脾大　可见于病毒性肝炎、肝硬化、钩端螺旋体病、疟疾、败血症、溶血性贫血及淋巴瘤等。

3. 体格检查　皮肤呈浅柠檬色者多属溶血性黄疸。金黄色或橘黄色者多为肝炎所致的黄疸。暗黄色或黄绿色者常见于长期阻塞性黄疸，由于部分胆红素转化为胆绿素所致。

视诊须注意有无贫血，皮肤黏膜出血、蜘蛛痣、肝掌、鼓肠、腹壁静脉曲张等。触诊注意浅表淋巴结、肝、脾有无增大，有无可触及的胆囊与腹部包块。肝大、质稍硬而有压痛者，常见于急性肝炎。慢性肝炎时肝下缘变钝而硬度增加。肝硬化时硬度更为明显，表面不平滑或呈结节状，肝缘锐利。肝癌时肝变硬而呈结节状，或有局限性隆起。叩诊注意有无腹水征。

4. 实验室检查

（1）溶血性黄疸　①血清总胆红素增加，以非结合胆红素为主；②肠内的尿胆原增加，重吸收至肝内者也增加，加之缺氧及毒素作用，肝功能减退，处理大量尿胆原的能力减弱，故尿中尿胆原增多，但尿中无胆红素；③急性溶血时，尿中有血红蛋白排出，故尿隐血试验呈阳性反应；④血液检查除贫血外，尚有网织红细胞增加、骨髓红细胞系列增生旺盛等表现。

（2）肝细胞性黄疸　①血中结合胆红素和非结合胆红素均增加；

②尿中结合胆红素定性试验阳性，尿胆原可因肝功能障碍而增高，但在疾病高峰期因肝内胆汁淤积，尿胆原反可减少；③血生化检查有不同程度的肝功能损害。

（3）胆汁淤积性黄疸　①血清结合胆红素增加；②尿胆红素试验阳性，尿胆原减少或缺如；③血清碱性磷酸酶及总胆固醇均增高。

5. 器械检查

（1）超声检查　对肝内占位性病变、胆囊结石、脾大、胰腺癌等诊断有帮助。

（2）十二指肠引流　对胆道感染的诊断常有帮助。

（3）X 线检查　腹部平片可发现胆道结石，钡餐造影在胰头癌时常显示十二指肠环增宽。

（4）放射性核素肝扫描　可显示肝内占位性病变。

（5）逆行胰胆管造影　十二指肠镜直视下胰胆管逆行造影（ERCP）可显示肝外胆道系统有无阻塞与扩张，十二指肠镜直视下可观察到肝胰壶腹结石，壶腹周围癌或蛔虫梗阻，并可在直视下将结石与蛔虫钳除之。

（6）CT　是一种无创伤检查法，常有助于鉴别肝内与肝外阻塞性黄疸，并能检测阻塞的部位，还可有助于确定梗阻的原因（如结石或肿瘤）。

（7）MRCP　能清楚显示整个胆道系统的形态结构，特别适用于 B 超或 CT 有阳性发现，但又不能明确诊断的患者。

（唐川康）

第九节　腹　水

腹水（ascites）指游离液体积聚于腹腔内。腹水的性质可为漏出液或渗出液。其外观可为浆液性、血性、脓性或乳糜性等；腹水达 500ml 时可用肘膝位叩诊法证明。1000ml 以上的腹水可引起移动性浊音。小量腹水则须用超声检查明确。

【病因】

1. 全身性因素

（1）低白蛋白血症　血浆胶体渗透压主要依靠白蛋白来维持。血清白蛋白低于 2.5g/100ml 时则可使水分漏入腹腔而形成腹水。这种情况可见于重度肝功能不全（白蛋白合成减少）、营养缺乏（蛋白摄入不足）、肾病综合征与蛋白丢失性胃肠病（白蛋白丢失）等。

（2）钠、水潴留　常见于心、肾功能不全及肝硬化伴继发性醛固酮增多症等。

（3）内分泌障碍　如肝硬化时，抗利尿激素与醛固酮等灭活功能降低，致水、钠潴留增加。

2. 局部性因素

（1）门静脉高压　是肝硬化腹水形成的主要因素。

（2）肝静脉阻塞　原因为血栓形成、肿瘤压迫等，又称 Budd - chiari 综合征。

（3）肝淋巴漏出增加　参与肝硬化与重症肝炎的腹水形成。非感染性腹水蛋白含量超过 3g/100ml 时，腹水形成常与淋巴渗漏有关。

（4）腹膜炎症或恶性肿瘤　结核性腹膜炎腹水为浆液性，穿孔性腹膜炎腹水为脓性，癌性腹水常为血性。

（5）胸导管或乳糜池阻塞　腹水为乳糜性，病因大多为丝虫病。

【诊断要点】

1. 病史　青少年患者腹水起病缓慢，多考虑结核性腹膜炎。腹水发生于中年或中年以上，有肝炎、黄疸、血吸虫病或酗酒史者，多考虑肝硬化。有明显的心、肾病病史者，腹水常为心源性或肾源性。发生于中年或中年以上，全身状态较差者常为癌性腹水，多能查出原发癌。起病急，腹水量少、脓性，常见于急性穿孔性腹膜炎。

2. 伴随症状

（1）伴发热、腹痛者可见于各种原因的腹膜炎，恶性肿瘤，结缔组织病等。

（2）伴腹部包块者可见于结核性腹膜炎、腹腔内恶性肿瘤、Meigs 综合征等。

（3）伴肝大者可见于慢性右心功能不全、慢性缩窄性心包炎、肝硬化、肝癌、Budd - Chiari 综合征等。

（4）伴水肿者，腹水常起源于肝硬化、肾病综合征、营养缺乏症、腹膜转移癌等。

3. 体格检查　注意有无黄疸、贫血、水肿、消瘦、肝掌、蜘蛛痣、腹壁静脉怒张、心脏增大、奇脉、肝大、脾大等体征。应定期测量腹围。

4. 实验室检查　有大量蛋白尿者腹水常为肾源性，可证明乳糜尿者应考虑乳糜腹水的可能。诊断性穿刺作腹水肉眼检查可确定腹水为浆液性、血性、脓性、乳糜性。腹水的比重、蛋白量、Rivalta 试验与细胞数测定可确定其为渗出液或漏出液（表 4－1－1）。有指征时作腹水的恶性肿瘤细胞检查、细菌培养与结核菌 PCR 等。

表 4－1－1　腹水漏出液与渗出液

项目	漏出液	渗出液
颜色	淡黄色或黄色	黄色、红色、脓性、乳白色等
性状	清亮	微浊、浑浊
比重	<1.018	>1.018
红细胞	无	可见
细胞总数	$<100×10^6/L$	$>500×10^6/L$
细胞分类	以淋巴细胞、间皮细胞为主	急性感染以中性粒细胞为主，慢性感染以淋巴细胞为主
蛋白总量	<25g/L	>30g/l
黏蛋白定性试验	阴性	阳性
氯化物	124～129mmol/L	
葡萄糖定量	与血糖相近	常低于血糖水平
细菌培养	无细菌生长	可有病原菌生长
抗酸染色	阴性	阳性提示结核性腹水可能
脱落癌细胞	阴性	癌性腹水可查见肿瘤细胞
腺苷脱氨酶（ADA）	0～25 U/L	结核性腹水时增高，>30 U/L

5. 器械检查　超声或 CT 等检查可提示少量腹水或腹内包块。胸部 X线片或 CT 等检查可显示肺结核病灶、心脏增大、心包钙化、钙化性肠系膜淋巴结等与腹水有关的征象。

（唐川康）

第二章　临床常用诊疗技术

第一节　腹腔穿刺术

腹腔穿刺术（abdominocentesis）是指对有腹水患者，为了诊断和治疗疾病进行腹腔穿刺，抽取腹水进行检验的操作过程。

【适应证】

1. 腹水者，抽液进行各种实验室检验，以便寻找病因，协助诊断。

2. 大量腹水者，适量放液以减轻腹内压力，缓解压迫症状。

3. 疑有腹腔内脏损伤或急性腹膜炎者，做诊断性穿刺。

4. 腹腔内注射药物，注射抗生素如卡那霉素、链霉素或庆大霉素，注射化疗药物如环磷酰胺、噻替派、丝裂霉素等，以达到治疗目的。

【方法】

1. 术前须排空尿液以防穿刺损伤膀胱。

2. 嘱患者坐在靠背椅上，或半卧位、平卧位、稍左侧卧位。

3. 术者先叩诊以确定腹腔内积液的液平面。

4. 选择适当的穿刺点　①左下腹脐与髂前上棘连线中外 1/3 交点，此处不易损伤腹壁动脉；②脐与耻骨联合连线中点上方 1.0cm、偏左或偏右 1.5cm 处，此处无重要器官且易愈合；③侧卧位，在脐水平线与腋前线或腋中线交点处，此处常用于诊断性穿刺；④少量或包裹性腹水，须在超声引导下定位穿刺。

5. 常规消毒穿刺部位，戴无菌手套，盖消毒洞巾，自皮肤至壁腹膜以 2% 利多卡因进行局部麻醉。

6. 术者左手固定穿刺部位皮肤，右手持穿刺针经麻醉处垂直刺入腹壁，待针尖抵抗感突然消失时，示针尖已穿过壁腹膜，即可抽取腹水，并留样送检。诊断性穿刺，可直接用 20ml 或 50ml 注射器及适当针头进行。大量放液时，可用 8 号或 9 号针头，并于针座接一橡皮管，助手用消毒血管钳固定针头，并夹持胶管，以输液夹子调整速度。将腹水引入容器中计量并送检。

7. 放液后拔出穿刺针，消毒穿刺点、覆盖消毒纱布，以手指压迫数分钟，再用胶布固定。大量放液后，需束以多头腹带，以防腹压骤降、内脏血管扩张引起血压下降或休克。

【注意事项】

1. 有肝性脑病先兆、妊娠、腹内动脉瘤、结核性腹膜炎粘连包块、包虫病及巨大卵巢囊肿患者禁忌穿刺。

2. 术中应密切观察患者，如有头晕、心悸、恶心、气短、脉搏增快及面色苍白等，应立即停止操作，并做适当处理。

3. 放液不宜过快、过多，肝硬化患者一次放液一般不超过 3000ml，过多放液可诱发肝性脑病和电解质紊乱；但在输注大量白蛋白基础上，也可大量放液，一般放腹水 1000ml 补充白蛋白 6～8g。

4. 放腹水时若流出不畅，可将穿刺针稍作移动或稍变换体位。

5. 术后嘱患者平卧，并使穿刺针孔位于上方，以免腹水继续漏出；对腹水量较多者，为防止腹水渗漏，在穿刺时即应注意勿使自皮肤到壁腹膜的针眼位于一条直线上；方法是当针尖通过皮肤到达皮下后，即在另一手协助下，稍向周围移动一下穿刺针头，随后再向腹腔刺入。如仍有漏出，可用蝶形胶布或火棉胶粘贴。

6. 放液前、后均应测量腹围、脉搏、血压，检查腹部体征，以观察病情变化。

7. 术后应严密观察有无出血和继发感染的并发症。注意无菌操作，以防止腹腔感染。

（唐世孝）

第二节 肝穿刺抽脓术

肝穿刺抽脓术（liver abscess puncture）是指对肝脓肿进行穿刺协助疾病诊断和治疗的操作手术。

【适应证】

1. 抽取脓液送检，协助诊断，寻找病因。

2. 对较大的脓肿行穿刺排脓减压，或置入导管作引流、冲洗、注射药物等治疗。

【方法】

1. 术前准备同肝活体组织穿刺术。如疑为阿米巴性肝脓肿，则应先用甲硝唑、氯喹等抗阿米巴药治疗 2～4 天，待肝充血和肿胀稍减轻时再行穿刺；若疑为细菌性肝脓肿，则应在有效抗生素控制下进行穿刺。

2. 患者取仰卧位，身体右侧靠床缘，于下胸部铺好多头腹带，并将右手置于枕后。

3. 穿刺抽脓部位可选择压痛点最明显处，或在超声引导和监护下穿刺，成功率更高。

4. 常规消毒局部皮肤，戴无菌手套，铺无菌洞巾，局部麻醉要深达肝包膜。

5. 先将连接肝穿刺针的橡皮管夹住，然后将穿刺针刺入皮肤，嘱患者先吸气，并在呼气末屏住呼吸，此时将针头刺入肝内并继续缓慢前进，如有抵抗感突然消失提示已进入脓腔。

6. 将 50ml 注射器接于穿刺针的橡皮管上，松开钳夹的橡皮管进行抽吸。如抽不出脓液，可在注射器保持一定负压情况下再前进或后退少许，如仍无脓液，则示未达脓腔。此时应将针头退至皮下稍改变方向（不得在肝内改变方向），重新穿刺抽脓。抽脓过程中，不需要用血管钳固定穿刺针头，可让针随呼吸摆动，以免损伤肝组织。当注射器抽满脓液时，应先钳夹橡皮管，再拔下注射器，排出脓液，再将空注射器与橡皮管连接，再松开钳夹的橡皮管进行抽脓。

7. 应注意抽出脓液的颜色与气味，尽可能抽尽，如脓液黏稠则用无菌生理盐水稀释后再抽，如抽出脓液量和估计不符，则应变换针头方向，以便抽尽脓腔深部或底部的脓液。

8. 拔针后消毒穿刺点，以无菌纱布按压数分钟，胶布固定，加压小沙袋，并用多头腹带将下胸部束紧，静卧，严密观察 8～12 小时。

9. 如脓腔大，需反复抽脓，可经套管针穿刺后插入引流管，留置于脓腔内持续引流排脓。

【注意事项】

1. 术前检测血小板、出血时间、凝血酶原时间、血型。

2. 有出血倾向、严重贫血和全身状况极度衰弱者，应积极处理后慎重穿刺。

3. 穿刺前进行胸部 X 线、肝超声检查，测血压、脉搏。

4. 术前向患者做好解释，嘱穿刺过程中切勿咳嗽与深呼吸，并训练深呼气末屏气的动作。

5. 术前 1 小时服地西泮 10mg。

6. 术后应密切观察有无出血、胆汁渗漏、气胸、损伤其他脏器和感染的征象。穿刺后局部疼痛可服止痛剂，如右肩部剧痛伴气促，则多为膈损伤，除给镇痛剂止痛外，密切观察病情变化。

7. 脓肿位于肝左外叶，穿刺易误伤腹腔脏器或污染腹腔；位于肝门附近的脓肿，亦应慎重，尽量避免穿刺。

（唐世孝）

第三节　肝穿刺活体组织检查术

肝穿刺活体组织检查术（liver biopsy）是通过肝穿刺吸取活体组织行病理组织学检查，是协助诊断肝疾病的良好方法。对疑有肝疾病，经一般的检查特别是肝功能、B超和CT等检查尚不能确诊者，可行穿刺取得肝组织行病理组织学检查。

【适应证】

1. 原因不明的肝大和黄疸者。

2. 原因不明的肝功能异常者。

3. 肝实质性占位的鉴别。

4. 代谢性肝病如脂肪肝、淀粉样变性、血色病等疾病的诊断。

5. 血液系统某些疾病。

6. 观察肝病演变过程、治疗效果和预后。

【禁忌证】

1. 肝血管瘤、肝棘球蚴患者。

2. 有大量腹水者。

3. 肝外梗阻性黄疸患者。

4. 昏迷、重度贫血或其他疾病不配合者。

【方法】

方法有多种，如一般肝穿刺术、套管针穿刺术、分叶针切取术、快速肝穿刺术等。这些方法各有优缺点，前三种较易造成肝损伤或出血；后者属抽吸式活检针，较安全，多为临床所采用。

1. 快速穿刺术

（1）术前应先行血小板计数、出血时间、凝血酶原时间测定，如有异常，应肌内注射维生素 K_1 10mg，每日 1 次，3 天后复查，如仍不正常，不应强行穿刺。同时应测定血型以备用。疑有肺气肿者应行 X 线胸片检查，术前超声定位，确定穿刺方向和深度。

（2）患者取仰卧位，身体右侧靠床缘，于下胸部铺好多头腹带，并将右手上举置于脑后。

（3）穿刺点一般取右侧腋前线第 8、9 肋间，腋中线第 9、10 肋间肝实音处穿刺。疑诊肝癌时，宜选较突出的结节处在超声定位下穿刺。

（4）常规消毒局部皮肤，戴无菌手套，铺无菌孔巾，用 2% 利多卡因由穿刺点的肋骨上缘的皮肤至肝包膜进行局部麻醉。

（5）备好快速穿刺针（针长 7.0cm、针径 1.2mm 或 1.6mm），针内装有长 2～3cm 钢针芯活塞，空气和水可通过，但可阻止吸进针内之肝组织进入注射器。将穿刺针连接于 10ml 注射器，吸入无菌生理盐水 3～5ml。

（6）先用皮肤穿刺锥在穿刺点皮肤上刺孔，再持穿刺针由此孔进入，并沿肋骨上缘与胸壁呈垂直方向刺入 0.5～1.0cm，然后将注射器内生理盐水推出 0.5～1.0ml，冲出针内可能存留的皮肤与皮下组织，以防针头堵塞。

（7）在穿入肝前，将注射器抽成 5～6ml 空气负压，同时嘱患者先吸气，然后于深吸气末屏住呼吸（术前应让患者练习），继而术者将穿刺针按超声所定方向和深度迅速刺入肝内并立即抽出。总计穿刺深度不超过 6.0cm。

（8）拔针后立即以无菌纱布按压创面 5～10 分钟，待无出血后用 2% 碘酊消毒，无菌纱布覆盖，再以胶布固定，用小沙袋压迫，并以多头腹带束紧。

（9）用生理盐水从针内冲出肝组织条于弯盘中，针尖挑出肝组织用 10% 甲醛溶液固定送病检。

2. 超声引导下细针穿刺术

（1）超声定位穿刺点，消毒、铺巾、局部浸润麻醉同快速穿刺术。

（2）用手术刀尖将穿刺点皮肤刺一小口，用无菌穿刺探头再次确定进针点和穿刺途径，稍稍侧动探头，当病灶显示最清晰，穿刺引导线正好通过活检部位时立即固定探头。

（3）先将带针芯穿刺针从探头引导器穿刺腹壁，于肝包膜前停针，嘱患者于深呼气末屏气，迅速将穿刺针沿引导线刺入肝病灶边缘，拔出穿刺针针芯，将穿刺针与 10ml 空注射器紧密连接，迅速将穿刺针推入病灶内 2～3cm，用 5～6ml 空气负压抽吸病灶组织，针尖在病灶上下提插 3～4 次后去除负压，迅速拔出穿刺针。

（4）将注射器内抽出物推注于盛有 4％甲醛溶液小瓶中固定送病理检查。

（5）穿刺点处理和术后观察同快速穿刺术。

【注意事项】

1. 术前应检查血小板、出血时间、凝血时间、凝血酶原时间，如有异常，应肌内注射维生素 K₁10mg，每日 1 次，3 天后复查，如仍不正常，不应强行穿刺。

2. 穿刺前应测血压、脉搏并进行胸部 X 线检查，观察有无肺气肿、胸膜增厚、验血型，以备必要时输血。术前 1 小时服地西泮 10mg。

3. 穿刺后每隔 15～30 分钟测呼吸、血压、脉搏一次，连续观察 4 小时，无出血可去除沙袋，再每隔 1～2 小时测呼吸、血压、脉搏一次，观察 4 小时，卧床休息 24 小时。如有脉搏增快细弱、血压下降、烦躁不安、面色苍白、出冷汗等内出血现象，应紧急处理。

4. 穿刺后如局部疼痛，应仔细查找原因，若为一般组织创伤性疼痛，可给止痛剂；若发生气胸、胸膜性休克或胆汁性腹膜炎，应及时处理。

（唐世孝）

第四节　上消化道内镜检查

上消化道内镜检查（upper gastrointestinal endoscopy）包括食管、胃、十二指肠的检查，是应用最早、进展最快的内镜检查，通常亦称胃镜检查。

【适应证】

适应证比较广泛，一般说来，一切食管、胃、十二指肠疾病诊断不明者，均可行此项检查。主要适应证如下：

1. 吞咽困难、胸骨后疼痛、烧灼感，上腹部疼痛、不适、饱胀、食欲缺乏等上消化道症状，原因不明者。

2. 不明原因的上消化道出血。急性上消化道出血，早期检查不仅可获病因诊断，尚可同时进行内镜下止血。

3. X线钡餐检查不能确诊或不能解释的上消化道病变，特别是黏膜病变和疑有肿瘤者。

4. 胃癌高危地区普查，或某些病变的随访，如消化性溃疡、萎缩性胃炎、胃手术后、反流性食管炎、Barrett 食管等。

5. 药物治疗前后对比观察或手术后随访。

6. 内镜治疗，如摘取异物、止血、食管静脉曲张的硬化剂注射与套扎、食管狭窄的扩张与内支架放置治疗、上消化道息肉摘除、黏膜切除等。

【禁忌证】

随着器械的改良，技术的进步，禁忌证较过去明显减少。

1. 绝对禁忌证　①严重心肺疾患，无法耐受内镜检查者；②疑休克、消化道穿孔等危重症患者；③不合作的精神病患者；④口腔、咽喉、食管等急性炎症，尤其是腐蚀性炎症患者；⑤明显的胸主动脉瘤及脑卒中患者。

2. 相对禁忌证　①轻度心肺功能不全者；②消化道出血患者，血压未平稳；③有出血倾向，血色素低于 50g/L 者；④严重颈胸段脊柱畸形、巨大食管或十二指肠憩室者；⑤急性病毒性肝炎或胃肠道传染病患者一般暂缓检查；慢性乙、丙型肝炎或病原携带者、艾滋病患者应具备特殊的消毒措施。

【方法】

1. 检查前准备

（1）检查前禁食 8 小时。估计有胃排空延缓者，需禁食更长时间，有幽门梗阻者，应洗胃后再检查。

（2）阅读胃镜申请单，简要询问病史，做必要的体检，了解检查的适应证，有无危险性及禁忌证。并做好解释工作，消除患者恐惧心理，说明检查的必要性、安全性和检查的方法，以取得患者的合作。

（3）麻醉　检查前 5～10 分钟，用 2% 利多卡因喷咽部 2～3 次，或吞服 1% 丁卡因胶浆（约 10ml），或吞服利多卡因胶浆 10 ml，后两者兼具麻醉及润滑作用。

（4）镇静剂　　一般无需使用镇静剂。过分紧张者可用地西泮 5～10mg 肌内注射或静脉注射。做镜下治疗时，为减少胃蠕动，可术前 10 分钟肌内注射山莨菪碱 10mg 或阿托品 0.5mg。

（5）口服去泡剂　　可用二甲硅油去除胃、十二指肠黏膜表面泡沫，使视野更加清晰。去泡剂也可不用。

（6）检查胃镜及配件，注意光源、送水、送气阀及吸引装置，操纵部旋钮控制的角度等，对胃镜性能及质量做到心中有数。检查电子胃镜的线路、电源开关及监视器屏幕影像。此外，内镜室应备有监护设备、氧气及急救药品。

2. 检查方法要点

（1）患者取左侧卧位，双腿屈曲，头下垫枕，使颈部松弛，松开领口及腰带，取下义齿。

（2）口边置弯盘，嘱患者咬紧牙垫，铺上无菌巾或毛巾。

（3）医生左手持胃镜操纵部，右手持先端约 20cm 处，直视下将胃镜经口插入，缓慢沿舌背、咽后壁插入食管。嘱患者做深呼吸，配合吞咽动作将减少恶心，有助于插镜。注意动作轻柔，避免暴力。勿误入气管。

（4）胃镜先端缓慢插入贲门后，在胃底部略向左、向上可见胃体腔，推进至幽门前区时，俟机进入十二指肠球部，再将先端右旋上翘各 90°，操纵者向右转 90°，调整胃镜深度，即可见十二指肠降段及乳头部。由此退镜，逐段观察，配合注气及抽吸，可逐一检查十二指肠、胃、胃窦、胃角、胃体、胃底及食管各段。注意各部位管腔的大小、形态、黏膜皱襞、黏膜下血管、分泌物性状以及胃蠕动情况。在胃窦时注意观察胃角及其附近；退镜时注意观察贲门及其附近病变；逐段仔细观察，应无盲区，注意勿遗漏胃角上份、胃体垂直部、后壁及贲门下病变。

（5）对病变部位可摄像、染色、局部放大、活检、刷取细胞涂片及抽取胃液检查助诊。

（6）退出胃镜时尽量抽气，防止腹胀。被检查者 2 小时后进温凉流质或半流质饮食。

【并发症】

1. 一般并发症　　喉头痉挛、下颌关节脱臼、咽喉部损伤、腮腺肿大、食管贲门黏膜撕裂等。

2. 严重并发症

（1）心脏骤停、心肌梗死、心绞痛　是由于插镜刺激迷走神经及低氧血症所致，一旦发生应立即停止检查，积极抢救。

（2）食管、胃肠穿孔　多由于操作粗暴，盲目插镜所致。如发生食管穿孔会即刻出现胸背上部剧烈疼痛及纵隔颈部皮下气肿。X线摄片可确诊，应急诊手术治疗。

（3）感染　内镜治疗如注射硬化剂、激光、扩张等可发生局部继发感染，可术后使用抗生素3天。为防止乙、丙型病毒性肝炎传播，要求患者在胃镜检查前检测乙、丙型肝炎病毒标志，对阳性者用专门胃镜检查，并对内镜进行包括水洗、酶洗、药洗在内的彻底消毒。

（4）低氧血症　多由于内镜压迫呼吸道引起通气障碍或因患者紧张憋气所致。停止检查后给予吸氧一般都能好转。

（唐世孝）

第五节　下消化道内镜检查

下消化道内镜检查（lower gastrointestinal endoscopy）包括乙状结肠镜、结肠镜、胶囊内镜及小肠镜检查，胶囊内镜和小肠镜见本章第六节和第七节，在此仅介绍结肠镜检查。

结肠镜检查术

结肠镜可到达回盲部甚至末段回肠，从而了解部分小肠及全结肠病变以协助下消化道疾病的诊断。

【适应证】

1. 有腹泻、便血、下腹痛、贫血、腹部包块等症状、体征，原因不明者。

2. 钡灌肠或乙状结肠镜检查有异常者，如狭窄、溃疡、息肉、癌肿、憩室等；需进一步确诊者。

3. 肠道炎性疾病的诊断与随访。

4. 肿瘤标志物CEA、CA199等升高，需寻找原发病灶者。

5. 结肠癌肿的术前诊断、术后随访；癌前病变的监测，息肉摘除术后随访。

6. 行镜下止血、息肉切除、整复肠套叠和肠扭转、扩张肠狭窄及放置支架解除肠梗阻等治疗。

【禁忌证】

1. 肛门、直肠严重狭窄者。

2. 急性重度结肠炎，如重症痢疾、溃疡性结肠炎及憩室炎等。

3. 急性弥漫性腹膜炎、腹腔脏器穿孔、多次腹腔手术、腹内广泛粘连及大量腹水者。

4. 妊娠期妇女。

5. 严重心肺功能不全、精神失常及昏迷患者。

【方法】

1. 术前准备　肠道准备是检查成功的关键之一。

（1）检查前 1～2 日用少渣半流质饮食，当日晨禁食。

（2）肠道清洁有多种方法

①口服硫酸镁：于检查前 4 小时左右用硫酸镁 30～50g 加温开水 150ml 溶解后口服，同时饮水 1500～2000ml，此法简便易行。

②口服番泻叶：取番泻叶 5～10g，用沸水 500～1000ml 冲泡当茶饮（加杯盖），共 2 次，检查前 12 小时泡饮 1 次，检查当日 2～3 小时前再泡饮 1 次。一般于服药后 2～3 小时出现腹泻呈稀便或水样，偶带少量黏液，一般排 4～6 次后即可检查。此法可致肠绞痛和肠黏膜充血，并产生较多的泡沫，影响观察，临床应用较少。

③复方聚乙二醇电解质：配制方法（每 1000ml）：取本品 1 盒（内含 A、B、C 各 1 小包），将盒内各包药粉一并倒入带有刻度的杯（瓶）中，加温开水至 1000ml，搅拌使完全溶解，即可服用。服用方法及用量：检查前 4～5 小时开始服用，首次服用 600～1000ml，以后每隔 10～15 分钟服用 1 次，每次 250ml，直至排出水样清便。用量为 2000～3000ml。

④口服甘露醇法：于检查前 3～4 小时服 20％甘露醇 250～500ml，然后饮糖水或糖盐水 500～1000ml（速饮），半小时后开始腹泻，排出清水后即可检查。甘露醇入小肠后不被吸收而提高小肠液的渗透压，导致高渗性腹泻。甘露醇对大肠黏膜无刺激作用，故无充血水肿的炎症反应。其效果同电解质液。而饮水量较电解质液少一半以上，故易为患者所接受。但甘露醇在肠内被细菌分解，可产生易燃气体，如行高频电凝切治疗有引起

爆炸的危险，应特别注意。

⑤磷酸钠盐口服液口服：本品用于肠道准备时服药一般分两次。每次服药 45ml，第一次服药时间在操作检查前一天晚上 7 点，用 750ml 以上温凉开水稀释后服用。第二次服药时间在操作检查当天早晨 7 点（或在操作或检查前至少 3 个小时），用法同第一次，为获得良好肠道准备效果，建议患者在可承受范围内多饮水。

（3）阅读结肠镜申请单，简要询问病史，做必要的体检，了解检查的适应证，有无禁忌证。做好解释工作，说明检查的必要性和安全性，消除恐惧心理，争取主动配合。

（4）术前用药　可术前 5～10 分钟用阿托品 0.5mg 肌内注射或山莨菪碱 10mg 肌内注射，以减少肠蠕动，但对青光眼、前列腺肥大或近期发生尿潴留者禁用。对情绪紧张者可肌内注射或静脉注射地西泮 5～10mg、哌替啶 50mg。由于患者痛阈增高，降低结肠穿孔反应信号，应特别警惕。如操作者技术熟练，患者又能充分理解与配合者亦可不用药。

（5）检查室最好有监护设备及抢救药品，以备不时之需。

（6）检查结肠镜及配件如同胃镜前准备，以确保结肠镜性能及质量。

2. 检查方法要点

（1）国内多采用双人操作检查，亦可单人操作。镜检难度较胃镜为大，需要术者与助手配合默契，共同完成。

（2）嘱患者穿上开洞的检查裤，取左侧卧位，双腿屈曲。

（3）术者先做直肠指检，了解有无肿瘤、狭窄、痔疮、肛裂等。此后助手将肠镜先端涂上润滑剂（一般用硅油，不可用液状石蜡，因可损坏肠镜前部橡胶外皮）后，再嘱患者张口呼吸，放松肛门括约肌，以右手示指按压镜头，使镜头滑入肛门，此后按术者指令缓慢循腔进镜。

（4）遵照循腔进镜，配合滑进、少量注气、适当钩拉、去弯取直、防袢、解袢等插镜原则。助手随时用沾有硅油的纱布润滑镜身，逐段缓慢插入肠镜。特别注意抽吸气体使肠管缩短与取直乙状结肠及横结肠，在脾曲、肝曲处适当钩拉、旋镜，并配合患者呼吸及体位进镜，以减少转弯处的角度，缩短检查的距离。

（5）助手按检查要求以适当的手法按压腹部，以减少肠管弯曲及结袢，防止乙状结肠及横结肠结袢，对检查特别有助。

（6）到达回盲部的标志为内侧壁皱襞夹角处可见圆形、椭圆形漏斗状的阑尾孔，"Y"形（画盘样）的盲尖皱襞及鱼口样的回盲瓣。部分患者在体表可见到右下腹集中的光团。在回盲瓣口尽可能调整结肠镜前端角度，俟机插入或挤进回盲瓣，观察末段回肠15～30cm范围的肠腔与黏膜。

（7）退镜时，操纵上、下、左、右旋钮，可灵活旋转前端，环视肠壁，适量注气、抽气，逐段仔细观察，注意肠腔大小、肠壁和袋囊情况。对转弯部位或未见到结肠全周的肠段，调整角度钮及进镜深度，甚至适当更换体位，重复观察。

（8）对有价值部位可摄像、取活检及行细胞学检查等助诊。

（9）检查结束时，尽量抽气以减轻腹胀，嘱患者稍休息，观察15～30分钟再离去。

（10）做息肉切除及止血治疗者，应用抗生素治疗、半流质饮食和适当休息3～4天。

【并发症】

1. 肠穿孔　可发生剧烈腹痛、腹胀，有急性弥漫性腹膜炎体征，X线腹部透视可见膈下游离气体。一经确诊应立即手术治疗。

2. 肠出血　多由于插镜损伤、活检过度、电凝止血不足等引起，应予避免。

3. 肠系膜裂伤　罕见于操作粗暴，如有肠腔粘连时易造成肠系膜裂伤，少量出血可保守治疗，大量出血至血压下降时，应剖腹探查并行相应处理。

4. 心脑血管意外　由于检查时过度牵拉刺激迷走神经引起反射性心律失常，甚至心脏骤停。高血压患者检查时情绪紧张可加重高血压，引起脑血管意外，应立即拔出结肠镜，进行抢救。

5. 气体爆炸　有报道口服20％甘露醇作肠道准备后，再做息肉电切时可引起肠道气体爆炸。故行息肉电切时应避免使用甘露醇。

（唐世孝）

第六节　胶囊内镜检查术

胶囊内镜检查能动态、清楚地记录小肠黏膜的情况，同时能弥补传统电子小肠镜的缺陷，即检查时带来的痛苦，目前胶囊内镜是检查小肠疾病的重要手段。

【组成和工作原理】

胶囊内镜由 3 个主要部分组成，即智能胶囊、图像记录仪和影像工作站。

胶囊内镜的工作原理是：患者像服药一样将智能胶囊吞下后，随胃肠肌肉的运动节奏沿着食管-胃-十二指肠-空肠-回肠-结肠-直肠方向运行，同时对经过的肠腔段连续摄像，并以数字信号的形式传输图像至患者体外携带的图像记录仪进行存储记录，工作时间达 6～8 小时，可拍摄 5 万多张照片，胶囊在吞服 8～72 小时后就会随粪便排出体外。医生通过影像工作站回放图像记录仪所记录的图像就可以了解患者整个消化道的情况，从而对病情作出诊断。

【适应证】

1. 不明原因的消化道出血及缺铁性贫血者。

2. 疑似小肠肿瘤者。

3. 监控小肠息肉综合征的发展。

4. 临床上需要排除小肠疾病者（如不明原因的腹痛、腹泻、消瘦等）。

5. 疑似或难以控制的吸收不良综合征（如乳糜泻等）者。

6. 检测非甾体类抗炎药相关性小肠黏膜损害。

7. 疑似克罗恩病者。

8. 考虑消化道功能性疾病的排除检查者。

【禁忌证】

1. 绝对禁忌证　无手术条件或拒绝接受任何腹部手术者（一旦胶囊滞留，可能无法通过，需手术取出）。

2. 相对禁忌证　①已知或怀疑胃肠道梗阻、狭窄及瘘管者；②吞咽障碍者；③孕妇；④心脏起搏器或其他电子仪器植入者。

【方法】

1. 饮食准备　检查前一天的晚餐进食半流质饮食；肠道清洁准备后可饮水但不能再进食，检查前 4 小时停止饮水。

2. 肠道清洁　胶囊内镜检查前一天晚上 8 点起进行必要的肠道清洁准备。①聚乙二醇电解质散剂：使用 2 盒（平素便秘者可用 3 盒），每盒（内含 A、B、C 各 1 包）溶入 1000ml 温水中，1.5～2 小时服完，观察大便接近清水样即可。②甘露醇法：服 20% 甘露醇 250～500ml，再饮水

1000～2000ml（速饮），同样需观察排出大便接近清水样。

3. 消除肠道气泡　在胶囊内镜吞服前 30 分钟，服用消泡剂（西甲硅油乳剂或二甲硅油散）。

4. 确认患者适应证（排除禁忌）。

5. 确认患者已经签署胶囊内镜检查知情同意书。

6. 确认记录仪充满电。

7. 穿戴图像记录仪背心后，打开、连接影像工作站和记录仪电源，登陆影像工作站软件，建立受检者信息档案。

8. 受检者手持胶囊，镜头对准自己面部，图像监视界面下看到患者自己的图像，观察记录仪指示灯闪烁正常后，吞服胶囊。

9. 检查过程中实时监视。

10. 胶囊内镜检查结束后，取下受检者穿戴的记录仪背心，下载数据保存于电脑中建立的受检查者病历资料。

【注意事项】

1. 胶囊滞留于食管或胃，可以通过胃镜推送通过幽门。

2. 整个检查过程中，不能脱下穿戴在身上的记录仪，不能移动记录仪的位置。

3. 检查过程中不能进食，出现饥饿感，可饮用少许糖水或静脉滴注糖水。

4. 整个检查过程中，不要接近强电磁波信号源，以免造成信号干扰。

5. 检查过程中避免剧烈运动。

6. 检查结束后，提示受检查者在胶囊排出前，使用便盆排便，观察胶囊是否排出。胶囊 1 周以上未排出应告知医师。

（康　敏）

第七节　双气囊电子小肠镜检查术

双气囊电子小肠镜系统由以下部件组成：一根前端带气囊的专用内镜，一根前端带气囊的外套管，一套用于气囊充气、排空的控制装置。

【适应证】

1. 绝对适应证　①消化道出血：包括常规胃镜、结肠镜检查后仍不能确定来源的中等量消化道出血患者；已知部位的消化道出血需内镜下止血治疗的患者。②胶囊内镜检查后的小肠镜检查：在胶囊内镜检查后认为有必要活检或内镜下治疗的患者。③肿瘤或占位性病变：其他影像学检查发现的肿瘤或占位性病变，需要内镜进一步明确诊断或需要病理活检的患者，同时可进行术前评估；在外科术前，内镜下标记病变肠段，有助于更精确的手术。④肠腔狭窄的内镜下诊断和治疗：对可疑肠腔狭窄的患者明确内镜或组织学诊断；需要行内镜下小肠扩张的患者。⑤小肠异物：例如取出嵌顿的胶囊内镜等。

2. 相对适应证 ①小肠梗阻的内镜、病理诊断，包括肠套叠和无法解释的小肠疾病并发症的诊治。②小肠克罗恩病患者的内镜、病理诊断、随访。③术后消化道结构改变患者的内镜检查：毕Ⅱ式和 Roux - en - Y 吻合术后患者的 ERCP 检查；胆道术后患者残胃或胆道系统检查。④常规结肠镜操作困难的结肠检查。

【禁忌证】①穿孔。②出血。③急性胰腺炎。④其他，如急腹症、小肠坏死。

【方法】

1. 术前准备 经口检查前 12 小时禁食禁水；经肛检查者肠道术前清洁准备如同结肠镜检查。

2. 因小肠镜检查时间较长，操作中肠痉挛和人为肠袢的影响，绝大多数患者会感到不适、痛苦，术前使用镇静、镇痛药物或麻醉药物，如山莨菪碱、地西泮，丙泊酚、芬太尼等，必要时可行全身麻醉。

3. 内镜操作开始时两个气囊均处于放气状态，外套管先进入肠腔前端至一定部位，向外套管气囊充气以固定肠腔，内镜此时向前插入至尽可能最深处，然后向内镜气囊充气以将该处肠腔固定而同时外套管气囊放气，并将外套管沿内镜向前推进直至内镜顶端，随后向外套管气囊重新充气。此时两个气囊均已打开，轻轻同时回拉内镜和外套管，使肠腔呈折叠状套入外套管外，之后上述操作过程重复进行，外套管如穿线样交替进入小肠。

（康　敏）

第八节　超声内镜检查术

超声内镜是将微型高频超声探头安置在内镜前端，当内镜插入体腔后，通过内镜直接观察腔内的形态，同时进行实时超声扫描，以获得管道层次的组织学特征及周围邻近脏器的超声图像。按应用范围分为：超声胃镜、超声肠镜、超声腹腔镜等，目前临床常规检查多用机械扇形扫描超声内镜和微型超声探头。

【适应证】

1. 确定消化道黏膜下肿瘤的起源与性质。

2. 判断消化系肿瘤的侵犯深度及外科手术切除的可能性。

3. 判断有否淋巴结转移。

4. 判断食管静脉曲张程度与栓塞治疗的效果。

5. 显示纵隔病变。

6. 判断消化性溃疡的愈合与复发。

7. 诊断十二指肠壶腹肿瘤。

8. 胆囊及胆总管中下段良恶性肿瘤的诊断。

9. 胰腺良恶性肿瘤的诊断。

10. 大肠和直肠良、恶性病变的诊断。

【禁忌证】

1. 绝对禁忌证　①严重心肺疾患不能耐受内镜检查者。②疑有胃穿孔者。③不合作之精神病患者或严重智力障碍者。④口腔、咽喉、食管及胃的急性炎症，特别是腐蚀性炎症。⑤处于休克等危重状态者。⑥其他，如明显的胸主动脉瘤、脑出血等。

2. 相对适应证　①有心脏等重要脏器功能不全者。②高血压未获控制者。③巨大食管憩室、明显的食管静脉曲张、高位食管癌、高度脊柱弯曲畸形者。

【方法】

1. 直接接触法　将内镜顶端超声探头外水囊的空气抽净后，直接接触消化管黏膜进行扫描。该法偶应用于食管静脉曲张或食管囊性病变的检查。

2. 水囊法　经注水管道向探头外水囊内注入 3～5ml 无气水，使其接触消化道壁以显示壁的层次及其外侧相应的器官。该法最常用，适合于所有病变的检查。

3. 水囊法＋无气水充盈法　超声胃镜插至检查部位后，先抽净胃内空气，再注入无气水 300～500ml，使已充水的水囊浸泡在水中。该法适合胃底、胃体中上部及周围邻近脏器的检查。持续注水也可用于十二指肠病变的检查。

（康　敏）

第三章 消化系统疾病

第一节 胃食管反流病

胃食管反流病（gastroesophageal reflux disease，GERD）是指胃十二指肠内容物反流入食管引起的胃灼热、反酸等症状。根据是否导致食管黏膜糜烂、溃疡分为反流性食管炎（reflux esophagitis，RE）及非糜烂性反流病（nonerosive reflux disease，NERD）。约半数 GERD 患者内镜下可见食管黏膜糜烂、溃疡，30％的患者可产生严重并发症，甚至出现食管外症状。

【病因】

包括食管抗反流屏障结构与功能异常（主要为食管下段括约肌）、食管清除作用降低、食管黏膜防御功能降低等，其中以抗反流屏障功能（主要为食管下段括约肌）减弱占主要因素。

【诊断要点】

1. 症状

（1）胃灼热和反酸 GERD 最常见症状。常在餐后 1 小时出现，卧位、弯腰或腹压增高时加重。反酸常伴胃灼热，特别在躯体前屈或卧位时有酸性或苦味的胃肠内容物溢入口腔。

（2）吞咽困难和吞咽痛 部分患者出现。有严重食管炎或并发食管溃疡，可伴吞咽痛。

（3）胸骨后疼痛 胸骨后或剑突下，可放射至后背、胸部、肩部、颈部、耳后，此时酷似心绞痛。

（4）其他症状 咽部不适、异物感、阻塞感，但无真正吞咽困难，称为癔球症。此外尚可引起咽喉炎、声嘶、肺炎、肺纤维化、哮喘等。

（5）并发症 上消化道出血、食管狭窄、Barrett 食管等。

2. 体征 多无阳性体征

3. 实验室及其他检查

（1）内镜检查 内镜检查是诊断反流性食管炎最准确的方法；并能判

断食管炎的严重程度和有无并发症，结合活检可与食管癌等其他食管疾病鉴别。内镜下可行食管炎分级，常用 Savary - Miller 分级，分为Ⅰ级、Ⅱ级、Ⅲ级、Ⅳ级。

（2）食管内 pH 测定及 24 小时 pH 监测　是诊断 GERD 的金标准。24 小时 pH 监测的可重复性、敏感性和特异性均好。监测期间如 pH＜4，则为阳性，提示有胃食管反流。一般采用 6 种参数，即：①总 pH＜4 的时间百分率（％）；②直立位 pH＜4 的时间百分率（％）；③卧位 pH＜4 的时间百分率（％）；④反流次数；⑤pH＜4 长于 5 分钟的次数；⑥最长反流持续时间。24 小时本病常为 pH 1.7～2.4，夜间 pH＜4.0（正常时 pH 5～7）。

（3）X 线吞钡检查　敏感性不高。常表现为重度食管炎症的改变，如张力降低，食管壁变厚并呈锯齿状、糜烂、溃疡、狭窄等，其阳性率不高。对不愿接受或不能耐受内镜检查时行该检查，主要排除食管癌等其他食管疾病。

（4）食管压力测定　食管下段括约肌（LES）压力＜6mmHg 常提示胃食管反流发生。

如果患者有典型的胃灼热和反酸症状，可做出 GERD 的初步临床诊断；胃镜检查发现有 RE 并能排除其他原因引起的食管病变，本病诊断可成立。对有典型症状而内镜检查阴性者，监测 24 小时食管 pH，如证实有食管过度酸反流，诊断成立。有胃灼热、反酸等反流症状而疑有 GERD 的患者可诊断性治疗试验：服用埃索美拉唑 40mg/次，2 次/日，连服 1 周，以确定是否为 GERD，如症状消失或基本好转可诊断 GERD。与内镜及 24 小时 pH 监测相比，敏感性 75％，特异性 55％。非典型症状患者也可用此作为试验性治疗。

【鉴别诊断】

1. 食管癌　GERD 出现吞咽困难时与食管癌酷似。内镜检查联合活检可鉴别。

2. 贲门失弛缓症　吞咽困难时与贲门失弛缓症酷似。食管吞钡、LES 压力测定及内镜插入困难可鉴别。

3. 心绞痛、非心源性胸痛等　心电图、运动试验、胸片、胸部 CT 等可鉴别。

【治疗】

1. 一般治疗　消除病因，劝患者食后勿立即躺下，睡眠时抬高床头15～20cm；肥胖者减肥，低脂饮食，少吃多餐，忌烟、酒、咖啡、巧克力、辣椒等。支气管哮喘患者勿用茶碱及 β_2 受体激动药。

2. 药物治疗

（1）促动力药　增加 LES 压力、改善食管蠕动功能、促进胃排空，从而减少胃内容物食管反流。如多潘立酮、莫沙必利、伊托必利等。这类药疗效有限且不确定，因此只适用于轻症患者或作为抑酸药合用的辅助治疗。

（2）抑酸药

① H_2 受体拮抗药（H_2 receptor antagonist，H_2RA）：如西咪替丁、雷尼替丁、法莫替丁等，用于轻、中度患者，可按消化性溃疡常规量，分多次服用，疗程8～12周。

②质子泵抑制药（proton pump inhibitor，PPI）：抑酸作用强，适用于症状重，有严重食管炎患者包括奥美拉唑、兰索拉唑、雷贝拉唑、埃索美拉唑等。疗程8～12周。

③黏膜保护药：如果胶铋（100mg，3次/日）、硫糖铝（1.0g，1次/日）和氢氧化复合制剂（3次/日）嚼服。蒙脱石散（思密达）仅用于症状轻、间隙发作的患者作为临时缓解症状用。

目前多主张递减疗法：即先用双倍剂量 PPI，症状控制后逐渐减量（标准剂量 PPI），然后维持治疗，H_2RA、PPI 均可用于维持治疗，以 PPI 效果更优。

3. 抗反流手术　内科各种治疗无效、内科治疗有效但患者不能忍受长期服药、经扩张后仍反复发作的食管狭窄或反流引起的严重呼吸道疾病是手术治疗的适应证。常用手术是胃底前折叠术，或胃后侧固定术。疗效与 PPI 相当，但术后有一定并发症。

4. 内镜治疗　如 Stretta 微量射频治疗术。

5. 并发症治疗

（1）食管狭窄　可使用内镜下扩张、手术等方法治疗。

（2）Barrett 食管　PPI 长期维持治疗、手术。注意早期识别中度不典型增生、早期食管癌，应及时手术切除。

（杨　春）

第二节　食管贲门失弛缓症

食管贲门失弛缓症（achalasia of the cardia - esophagus）是一种原因不明的以食管下括约肌（LES）松弛障碍和食管体部无蠕动为主要特征的原发性食管动力紊乱性疾病，也被称为巨食管症或贲门痉挛。

【病因】

本病多为原发性，病因尚不十分清楚。可能与神经源性病变、迷走神经功能不全、食管平滑肌损害、食管下括约肌的超敏性、一氧化氮等因素有关。

【诊断要点】

1. 症状

（1）吞咽困难　是最早出现的症状，多为无痛性，起病时常有强烈的情绪因素而突然发病，但多数为缓慢起病，时轻时重，后期为持续性。

（2）夜间反流和肺吸入　进餐时及餐后有食物反流，有时反而仅能咽下固体食物，而流质饮食往往梗噎。食管潴留扩张可引起干咳、呃逆、声音嘶哑等压迫症状，夜间食物反流可导致吸入性肺炎。

（3）胸痛　胸骨下段、胸骨后或剑突下疼痛，哽噎感，以冷饮或情绪激动时为著，疼痛可放射至上肢、颈部或心前区，有时酷似心绞痛，进热饮或舌下含硝酸甘油片可缓解。

（4）其他　重症和病程较长者，可有明显体重减轻、营养不良和贫血。

2. 体征　较少，可有消瘦，但恶病质少见。

3. 辅助检查

（1）X 线检查　钡餐造影为首选检查方法，可采取立位、斜位、正位观察。早期食管口径仍正常，甚少或无吞钡受阻，病情发展，食管渐扩张、减少蠕动、晚期全食管扩张、迂曲，下端呈光滑的"圆锥"形或"鸟嘴"形，钡剂入胃受阻。

（2）内镜检查　为必不可少的鉴别检查方法；镜检可见食管体部管腔扩张或弯曲变形，有时可见到体部食管呈环形收缩，食管下段括约肌持续收缩使食管出口关闭，但给胃镜稍稍柔和加力，镜端尚可进入胃腔内。

（3）食管测压　对诊断有重要意义，且可作为药物疗效、扩张术及食管肌切开术后食管功能评价的一种量化指标。24 小时食管压力测定可连续记录食管 LES 压力松弛情况，以及食管蠕动的压力参数。食管下括约肌压力（LESP）增高，可达 50mmHg（正常为 20mmHg），食管体部收缩波减弱或消失。

（4）食管排空检查　可采用核素或钡剂。应用放射性同位素闪烁扫描检查食管通过时间，通常用于食管肌切开术或扩张术后，用于评价食管排空改善程度或用于检查术后伴发 GER 情况。检查方法是空腹 12 小时以上，口服 15ml 水，内含 30μci（1.1mGBq）^{99m}Tc（锝），在 γ 照相下连续进行食管区域的同位素计数，测出 1 分钟和 5 分钟食管核素通过百分率。也可采用 200％钡剂 50ml 口服后即刻和 15 分钟后各摄取立位前后片，比较钡影面积变化，测算食管钡剂排空指数。

（5）醋甲胆碱（乙酰甲胆碱）试验　皮下注射该药 2～6mg 后，食管内压力增加（食管痉挛加剧疼痛和呕吐，而正常人只有食管蠕动轻度增加），即显示食管下括约肌对本品的超敏现象，有助于本病的早期诊断。

【鉴别诊断】

1. 癔症　可出现吞咽困难，但 24 小时食管压力测定正常。

2. 食管炎　内镜下可见食管炎症及 24 小时 pH 监测可鉴别。

3. 食管癌　内镜结合活检、X 线吞钡等可鉴别。

4. 心绞痛　心电图、运动试验等可鉴别。

【并发症】

1. 食管癌　发生率 1.7％～16.7％，好发部位在食管中段，其次为下段，年龄 48～51 岁。

2. 呼吸系统疾病　10％患者可并发，常见并发的呼吸系统疾病有吸入性肺炎、慢性支气管哮喘、肺脓肿、支气管扩张、肺纤维化等。

3. 食管黏膜病变　食管炎、食管真菌病、食管黏膜白斑、食管穿孔等。

【治疗】

1. 内科治疗

（1）一般内科治疗　少食多餐、软食细嚼，解除精神紧张，必要时给予镇静剂，如地西泮（安定）2.5mg，奋乃静 2mg，3 次/日。给予足够的能量和液体，并注意纠正全身营养不良状态。

（2）药物治疗　包括四大类（亚硝酸制剂、钙通道阻滞药、抗焦虑和镇静药、平滑肌松弛剂）。抗胆碱能药物多无效。丁溴东莨菪碱（解痉灵）口服 10～20 mg，每日 3 次，肌内、静脉注射或静脉滴注，用葡萄糖溶液或生理盐水稀释，能解痉平滑肌促进食管排空对明显食管潴留者有效可试用。硝酸甘油制剂：松弛下食管括约肌可能与一氧化氮（NO）释放有关。如硝酸甘油片 0.4～0.6mg，饭前 15 分钟，口服或舌下含下，3～4 次/日；长效硝酸甘油，餐前口服 10～20mg，3～4 次/日，硝酸异山梨酯（消心痛）口服 5～10mg，3～4 次/日，餐前舌下含化。可与钙通道阻滞药合用，较单一用药疗效好。钙通道阻滞药：硝苯地平（心痛定）5～10mg，3～4 次/日，餐前舌下含化。前列腺素 E_2 150μg，4 次/日，可减低 LESP 缓解症状。

2. 肉毒杆菌毒素疗法 经内镜将肉毒杆菌毒素注入括约肌可完全缓解症状，80％可明显改善食管排空功能维持 6 个月之久。所用剂量为 100U。肉毒杆菌毒素是神经末梢释放乙酰胆碱的强烈抑制剂，也用于治疗痉挛性骨骼肌疾病。

3. 内镜下治疗方法 食管扩张疗法是目前首选的非手术治疗方法，使用外力强行扩张失弛缓功能的 LES，使其部分肌纤维断裂，从而达到治疗目的，一般用水囊或气囊扩张，也可用金属探条扩张，术后注意有无剧烈胸痛、呕血、发热等；内镜下肌切开术（POEM）治疗贲门失弛缓症是一种新的内镜下贲门失弛缓症治疗方法。大致步骤是：在食管近端切开食管黏膜后，分离黏膜下层建立黏膜下隧道，剥离并切开内环形肌，最后用金属钛夹封闭黏膜隧道口。该方法的优点是：无须切开皮肤即可进行肌切开，创伤较小，并发症较少，近期效果显著，患者症状缓解明显，POEM 的并发症主要有皮下气肿、气胸、化脓性纵隔炎等。POEM 的远期疗效以及与传统治疗手段疗效的比较需要进一步的观察研究。

4. 外科治疗 对上述疗法无效之病例，可手术治疗。如内镜直视下食管下端环形肌肉切开术，改良的 Heller 贲门肌肉切开术或贲门和食管下段切除和重建术。

（杨　春）

第三节　食管癌

食管癌（carcinoma of esophagus）是原发于食管上皮的恶性肿瘤，临床上以进行性吞咽困难为典型症状，北方发病率较高。

【病因】

食管癌的发生与患者的生活条件、饮食习惯、食物中致癌物及遗传易感性等有关。亚硝胺、真菌毒素在食管癌的发病中有重要作用。

【诊断要点】

1. 症状

（1）早期症状　多不典型，易被忽略。主要症状为胸骨后不适、烧灼感、针刺样或牵拉样痛，食物通过缓慢并有滞留感或轻度梗噎感。时轻时重，持续时间长短不一。

（2）中晚期症状　进行性吞咽困难（开始为固体食物咽下受阻，继之半流质，流质不易通过）；有时伴吞咽痛、食物反流、胸骨后疼痛。晚期肿瘤压迫或侵犯邻近组织有声嘶、干咳、呼吸困难、黄疸等转移症状。

2. 体征　早期无阳性体征，晚期可见脱水征及恶病质。

3. 辅助检查

（1）胃镜检查　首选方法，直接观察病灶的形态并在直视下作活检确诊。内镜下食管黏膜染色法有助于提高早期癌的诊断率。

（2）食管钡剂造影　可见食管蠕动差，黏膜中断，管壁僵硬、腔内充盈缺损或狭窄。

（3）胸部 CT 检查　可清晰显示食管与邻近纵隔器官的关系，有助于制订外科手术方式及指导放疗。但很难发现早期食管癌。

（4）超声内镜检查　能准确判断食管癌的壁内浸润深度、异常肿大的淋巴结以及明确肿瘤对周围器官的浸润情况。对肿瘤分期、治疗方案的选择以及预后有重要意义。

【鉴别诊断】

1. 贲门失弛缓症　临床表现为间歇性咽下困难、食物反流和下端胸骨后不适或疼痛，病程较长，多无进行性消瘦。胃镜检查、X 线钡餐、24小时食管压力测定等可鉴别。

2. 胃食管反流病　内镜结合活检可鉴别。

3. 食管良性狭窄　X 线钡餐、内镜检查可见食管狭窄、边缘整齐等，内镜可确定诊断。

4. 其他　与食管平滑肌瘤、裂孔疝、食管静脉曲张、癔球症等鉴别。

【治疗】

早期食管癌可在胃镜下切除，可以达到根治的效果。中晚期治疗方法包括手术、放疗及内镜治疗。

1. 手术　早期切除常可达到根治效果，但大部分患者在诊断时已进入中晚期，手术远期效果不令人满意。

2. 放疗　主要适用于手术难度大的上段和不能切除的中下段食管癌。

3. 化疗　一般用于术后 2～4 周内进行，常用联合化疗方案。

4. 内镜治疗

（1）早期食管癌　包括：①内镜下黏膜切除术，适用于病灶＜2cm，无淋巴转移的黏膜内癌；②内镜下消融术。

（2）进展期食管癌　适用于晚期食管癌伴有梗阻症状已失去手术机会的患者，以及老年体弱或患有其他严重疾病不能耐受手术治疗者，可用激光或微波治疗以解除梗阻、缓解症状、延长生存期。尚可行经内镜单纯扩张或安放支架，以解除梗阻症状，延长生存期。

【预防】

1. 一级预防　改良饮用水，防霉去毒，改变不良生活习惯等。

2. 二级预防　对高发地区、高危人群进行普查，是预防与治疗肿瘤（早查、早诊、早治）的重要措施。

（夏国栋）

第四节　胃　炎

胃炎（gastritis）是胃黏膜对各种刺激因素的炎症反应，生理性炎症是胃黏膜屏障的组成部分之一，但当炎症使胃黏膜屏障及胃腺结构受损则为病理性炎症，分为急性、慢性胃炎和特殊类型胃炎。

急性胃炎

急性胃炎（acute gastritis）也称糜烂性胃炎、出血性胃炎、急性胃黏膜病变，在胃镜下见胃黏膜糜烂和出血，组织学上表现为胃黏膜急性炎症或上皮和微血管的异常改变。

【病因】

可因应激状态、服用非甾体消炎药（NSAID）、酒精、创伤和物理因素、十二指肠-胃反流、胃黏膜血液循环障碍等引起。

【诊断要点】

1. 症状

（1）主要症状为上腹痛、胀满、恶心、呕吐和食欲缺乏等。

（2）轻症患者可无症状，仅在胃镜检查时发现，重症患者可有呕血、黑便、休克、脱水等。

（3）门脉高压型胃病患者还有门脉高压或慢性肝病表现。

2. 体征　上腹或脐周轻微压痛，可伴肠鸣音亢进。

3. 实验室检查

（1）血常规　白细胞总数正常或偏高，若出血量大，可出现血红蛋白下降。

（2）大便常规　合并有消化道出血者，粪便隐血多呈阳性反应，出血量大者，显微镜下可见红细胞。

（3）胃镜检查　表现为呕血或黑便者，应在出血后 24～48 小时内行急诊胃镜检查，可见以多发性糜烂、出血灶和浅表溃疡为特征的急性胃黏膜病损。

【鉴别诊断】

1. 表现为上腹部剧痛者，应与急性胆囊炎、急性胰腺炎、急性阑尾炎、不典型心肌梗死等鉴别。

（1）急性胆囊炎和胆石症　疼痛与进食油腻有关，疼痛位于右上腹、并放射至右肩部，伴发热、黄疸的典型病例不难与急性胃炎鉴别。对不典型的患者，需借助影像学检查（如腹部彩超或 CT 等）来鉴别。

（2）急性胰腺炎　常在饮酒和暴饮暴食后急性起病，表现为持续而剧烈的上腹痛、恶心、呕吐、腹胀、发热，血尿淀粉酶明显升高可与急性胃炎鉴别。对不典型的患者，需借腹部彩超或 CT 扫描来鉴别。

（3）急性阑尾炎　大部分患者起病时表现为中上腹或脐周围持续性隐痛，也可呈阵发性。但数小时至 10 余小时后，腹痛转移并固定于右下腹，右下腹麦氏点（McBurney 点）有固定压痛、肌紧张、反跳痛，外周血白细胞升高，可与急性胃炎鉴别。

2. 如表现为呕血或黑便，应与消化性溃疡并出血、肝硬化并发上消化道出血、胃癌出血、Mallory - Weiss 综合征等鉴别。

（1）消化性溃疡并发出血　既往多有溃疡病病史，即有慢性病程、周期性发作、节律性上腹痛病史，出血前疼痛复发并加重，出血后疼痛减轻。胃镜检查可明确诊断。

（2）肝硬化并发上消化道出血　常有病毒性肝炎、长期大量饮酒、血吸虫病等病史，有肝功能减退和门脉高压的表现，特别是出血前脾大、出血后脾缩小、出血停止后又脾大，出血后很快出现腹水，肝功能和腹部彩超检查可明确诊断。出血可为食管胃底静脉曲张破裂出血、门脉高压性胃肠病、肝源性溃疡等引起。

3. 如表现为腹泻，还应与细菌性及阿米巴痢疾鉴别。急性细菌性痢疾常表现为腹痛、腹泻、黏液脓血便、里急后重，大便常规检查示白细胞、红细胞和脓细胞，大便培养可确诊。

【治疗】

1. 去除病因　去除应激因素、积极治疗原发疾病、停用不必要的非甾体类消炎药（NSAID）治疗，避免酗酒等。

2. 抑制胃酸分泌、保护胃黏膜　口服或静脉滴注质子泵抑制（PPI）剂或 H_2 受体阻滞剂（H_2RA），如埃索美拉唑、法莫替丁等，口服胃黏膜保护剂，如磷酸铝、铝碳酸镁等。

3. 对症支持　补充水和电解质、纠正酸碱失衡。腹痛明显者，可予溴丙胺太林（普鲁本辛）15mg，3 次/日，或肌内注射阿托品 0.5mg、山莨菪碱 10 mg；呕吐明显者，可肌内注射甲氧氯普胺（胃复安）10mg。

4. 合并有上消化道出血者，按上消化道出血治疗原则采取综合措施进行治疗，质子泵抑制剂或 H_2 受体拮抗剂静脉给药有助止血，为常规应用药物。

5. 预防　严重创伤、烧伤、大手术和重要器官衰竭及需要长期服用阿司匹林或氯吡格雷的患者预防使用 PPI 或 H_2RA 预防；对需要止痛的患者尽量选用选择性 COX‐2 抑制剂，如塞来昔布等；对门脉高压性胃病给予 PPI，必要时介入治疗降低门脉压力。

（钟晓琳）

慢性胃炎

慢性胃炎（chronic gastritis）是指胃黏膜呈非糜烂的炎性改变，如黏膜色泽不均、颗粒状增殖及黏膜皱襞异常等；组织学以显著炎症细胞浸润、上皮增殖异常、胃腺萎缩及瘢痕形成等为特点。

【病因】

幽门螺杆菌（helicobacter pylori，Hp）是慢性胃炎的最主要病因，其他还有十二指肠-胃反流、自身免疫、年龄因素和胃黏膜营养因子缺乏等。

【诊断要点】

1. 症状

（1）大多数慢性胃炎患者无明显症状。

（2）有症状者表现为中上腹疼痛或不适、上腹胀、嗳气、恶心、早饱等消化不良症状

（3）可伴有贫血及维生素 B_{12} 缺乏的其他表现。

2. 体征　可有上腹部轻度压痛，少数可有贫血。

3. 实验室检查

（1）胃镜及组织学检查　是最可靠的诊断方法，且可确定胃炎的类型，但临床症状程度与组织学之间没有明显联系。

（2）幽门螺杆菌（Hp）检测　可采用快速尿素酶试验（UBT）、细菌培养，病理切片染色，^{13}C 或 ^{14}C 尿素呼气试验，血清 Hp 抗体检测等方法检测。

（3）自身免疫性胃炎的相关检查　自身免疫性胃炎者壁细胞抗体（PCA）多呈阳性，伴恶性贫血者内因子抗体（IFA）多呈阳性。血清维生素 B_{12} 浓度测定及维生素 B_{12} 吸收试验有助恶性贫血的诊断。

【鉴别诊断】

本病应与引起慢性上腹痛的其他疾病鉴别，如消化性溃疡、功能性消化不良、胃癌、慢性胆道疾病、钩虫病等。

1. 消化性溃疡　根据慢性病程、周期性发作、节律性上腹痛，一般可作出初步诊断。钡餐看到典型的龛影、胃镜看到溃疡即可确诊。

2. 功能性消化不良　指有消化不良的症状而无溃疡及其他器质性疾病者而言，检查可完全正常或有轻度胃炎。多见于年轻女性。按功能性胃肠病罗马Ⅲ诊断标准，功能性消化不良的症状在诊断前出现至少 6 个月，近 3 个月症状符合以下标准：①具有以下一点或一点以上的症状：餐后饱胀不适、早饱、上腹痛、上腹烧灼感；②没有可解释症状的器质性疾病（包括上消化道内镜检查）的依据。

3. 慢性胆囊炎和胆石症　疼痛与进食油腻有关，疼痛位于右上腹、并放射至肩部，伴发热、黄疸的典型病例不难与消化性溃疡鉴别。对不典

型的患者，需借助腹部影像学检查（腹部彩超或 CT 等）来鉴别。

4. 胃癌　多好发于中老年，除上腹痛等症状外，多伴有呕血、黑便、便血等出血表现及消瘦、贫血、贫血与出血不成比例等报警症状。行胃镜及组织学检查可进一步明确。

【治疗】

病变轻者不需治疗，如慢性胃炎波及黏膜全层或呈活动性，出现癌前状态如肠上皮化生、假性幽门腺化生、萎缩及不典型增生可予以短期或长期间歇性治疗。

1. 根除 Hp

（1）指征　①伴有消化不良表现者；②伴有胃黏膜萎缩及糜烂；③有胃癌家族史者；④长期服用 PPI 及计划长期服用 NSAID 药物者；⑤不明原因的缺铁性贫血；⑥特发性血小板减少性紫癜；⑦个人要求根除治疗者。

（2）根除 Hp 的治疗方案，详见消化性溃疡的 HP 根除治疗方案。

2. 针对症状的治疗

（1）抑制胃酸分泌　适用于胃灼热、反酸、上腹饥饿痛等症状明显者。可选用 H_2 受体阻滞剂（西咪替丁 0.2g，3 次/日；法莫替丁 20mg 2 次/日）；质子泵抑制剂（奥美拉唑 20mg，1 次/日；兰索拉唑 30mg，1 次/日；泮托拉唑 40mg，1 次/日；雷贝拉唑 10mg，1 次/日）。

（2）保护胃黏膜治疗　适用于胃灼热、反酸、上腹不适等症状明显者。可选用枸橼酸铋钾 110mg 3 次/日，硫糖铝 1.0g 1 次/日，铝碳酸镁 1.0g 3 次/日。

（3）促动力药　适用于以上腹饱胀等症状为主者，以及有胆汁反流者。甲氧氯普胺（胃复安）10mg，3 次/日；伊托比利 50mg，3 次/日；莫沙必利 5mg，3 次/日。

（4）恶性贫血　自身免疫性胃炎无特异治疗，但有恶性贫血时注射维生素 B_{12}。

3. 癌前状态处理

（1）口服选择性 COX-2 抑制剂塞来昔布对胃黏膜炎症、肠化、萎缩及异型增生的逆转有一定益处。

（2）对药物不能逆转的局灶中、重度不典型增生（高级别上皮内瘤变）在确定没有淋巴结转移时，可在胃镜下行黏膜剥离术，并定期随访。

（3）对药物不能逆转的灶性不典型增生伴有局部淋巴结肿大时，应考虑手术治疗。

（钟晓琳）

第五节　消化性溃疡

消化性溃疡（peptic ulcer）指胃肠道黏膜被自身消化而形成的溃疡，胃和十二指肠球部溃疡最为常见，临床上十二指肠溃疡比胃溃疡多见（两者比例为 3∶1），但有地区差异。

【病因】

幽门螺杆菌（Hp）和非甾体消炎药（NSAID）是损害胃十二指黏膜屏障从而导致消化性溃疡发病的最常见病因。发病机制主要为胃和十二指肠局部黏膜损害因素和保护因素之间失去平衡，当损害因素增强和（或）保护因素削弱时，由于胃酸/胃蛋白酶对黏膜自身消化就可形成溃疡。

【诊断要点】

1. 症状　慢性上腹痛为主要症状，呈周期性发作，腹痛具有节律性，十二指肠溃疡（duodenal ulcer，DU）的节律性为饥饿痛，疼痛在两餐之间发生（即疼痛—进食—缓解），胃溃疡（gastric ulcer，GU）的节律性为餐后痛（即进食—疼痛—缓解），可伴嗳气、反酸、恶心、呕吐。疼痛可因饮食不慎、情绪波动、气候变化、劳累和服用与溃疡发病有关的药物诱发。性质可为钝痛、胀痛、灼痛、剧痛或饥饿样不适感。

2. 体征　缓解期无明显体征。发作期如无并发症，则可在上腹部局限性轻压痛。

3. 特殊类型的消化性溃疡

（1）球后溃疡　有球部溃疡的特点，尚有较突出的夜间痛和背部放射痛，易并发大出血。

（2）幽门管溃疡　疼痛常缺乏典型节律，呕吐多见，易并发幽门梗阻。

（3）无症状性溃疡　15％～35％的消化性溃疡患者可无任何症状。常因出血、穿孔等并发症时被发现。可见于任何年龄，但以老年人多见。

（4）复合溃疡　胃和十二指肠同时发生的溃疡。

（5）巨大溃疡　指直径＞2cm 的溃疡。疗效差，愈合慢，易穿孔。

（6）老年人溃疡　表现多不典型，GU 多位于胃体上部甚至胃底部、常较大。

4. 消化性溃疡并发症的诊断要点

（1）出血　消化性溃疡是上消化道最常见的病因。①呕血或排黑便，或两者兼有。②溃疡症状在出血前加重，出血后减轻。

（2）穿孔　有 3 种后果。①溃破入腹腔引起弥漫性腹膜炎：突然剧烈腹痛，持续而加剧，先出现于上腹，继之延及全腹。体征有腹壁板样强直，压痛及反跳痛，肝浊音区缩小或消失。部分患者出现休克。②溃破穿孔并受阻于毗邻实质性器官，如肝、胰等（穿透性溃疡）：发生较慢，改变腹痛规律，变得顽固而持续。③穿入空腔器官形成瘘管：十二指肠球部溃疡可穿破胆总管，胃溃疡可穿破入十二指肠或横结肠。

（3）幽门梗阻　多由十二指肠球部溃疡及幽门管溃疡引起。①明显上腹胀痛，餐后加重，呕吐腐败酸臭宿食，呕吐后腹痛减轻。②体检可见胃蠕动波及振水声。

（4）癌变　溃疡由良性演变为恶性概率很低，估计＜1％胃溃疡有可能癌变，十二指肠球部溃疡一般不发生癌变。

5. 辅助检查

（1）胃镜及黏膜活检　是确诊消化性溃疡首选的检查方法，也是鉴别良性和恶性溃疡最有价值的方法。其目的在于：①确定有无病变，病变的部位及分期；②鉴别良、恶性；③治疗效果评价；④对合并出血者给予止血治疗。

（2）X 线钡餐检查　适用于：①了解胃的运动情况；②对胃镜检查有禁忌或不愿接受胃镜检查者。

直接征象：龛影，对溃疡有确诊价值。

间接征象：胃大弯侧痉挛性切迹，球部畸形或激惹。

（3）幽门螺杆菌（Hp）检测　有消化性溃疡病史者，无论溃疡处于活动期还是瘢痕期，均应检测。

（4）粪便隐血　了解溃疡有无合并出血。

【鉴别诊断】

1. 虽然通过胃镜可检出消化性溃疡，但部分患者在溃疡愈合后症状仍不缓解，应注意是否有慢性肝胆胰疾病、慢性胃炎、功能性消化不良等与消化性溃疡曾经共存。

2. **胃癌**　胃镜发现胃溃疡时，应注意与癌性溃疡鉴别，典型恶性溃疡形状多不规则，直径常大于 2cm，底部凹凸不平，边缘呈结节状隆起，局部胃壁蠕动差。对有胃溃疡的中老年患者，当溃疡迁延不愈时，应多点活检，并在正规治疗 6～8 周后复查胃镜，直到溃疡完全愈合。

3. **胃泌素瘤**　亦称 Zollinger - Ellison 综合征，当溃疡为多发或位于不典型部位、对正规抗溃疡药物疗效差、病理检查已排除胃癌时，应考虑。大量胃泌素可刺激壁细胞增生，分泌大量胃酸，导致胃、十二指肠球部和不典型部位（十二指肠降段、横段或空肠近端）发生多发性溃疡。胃泌素瘤特点为不典型部位、难治性消化性溃疡，高胃酸分泌，腹泻。

【治疗】

目的：去除病因、控制症状、促进愈合溃疡、防止复发和避免并发症。

1. 一般治疗

（1）生活规律，劳逸结合。

（2）定时进食，不宜过饱。

（3）戒烟、戒酒。

（4）消除紧张、焦虑情绪。

（5）服用 NSAID 者，应尽可能停服。

2. 药物治疗

（1）抑制胃酸分泌　① H_2 受体拮抗剂：阻断壁细胞膜上的组织胺 H_2 受体，从而抑制壁细胞分泌胃酸。②质子泵抑制剂（proton pump inhibitor，PPI）：作用于壁细胞分泌胃酸的终末步骤中的关键酶——H^+-K^+-ATP 酶，是目前所知抑制胃酸分泌作用最强的一类药物。

（2）根除 Hp 治疗　不论溃疡初发或复发，不论活动或静止，不论有无并发症，均应该抗 Hp 治疗，一般应在治疗后至少 4 周复检 Hp。目前，推荐的根除 Hp 的方案如下：

①铋剂＋两种抗生素

A. 铋剂标准剂量＋阿莫西林 0.5 g＋甲硝唑 0.4 g，2 次/日，2 周。

B. 铋剂标准剂量＋四环素 0.5 g＋甲硝唑 0.4 g，2 次/日，2 周。

C. 铋剂标准剂量＋克拉霉素 0.25 g＋甲硝唑 0.4 g，2 次/日，2 周。

②质子泵抑制剂（PPI）＋两种抗生素

A. PPI 标准剂量＋克拉霉素 0.25g＋甲硝唑 0.4g，1 次／日，1 周。

B. PPI 标准剂量＋克拉霉素 0.25 g＋阿莫西林 1.0 g，1 次／日，1 周。

C. PPI 标准剂量＋甲硝唑 0.4 g＋阿莫西林 1.0 g，1 次／日，1 周。

（3）保护胃黏膜　① 铋剂：分子量大，在酸性溶液中呈胶体状，可覆于溃疡表面，阻断胃酸及胃蛋白酶对黏膜的自身消化。其止痛效果较缓慢，不良反应少，常见舌苔和粪便变黑。主要经肾排泄，故肾功能不良者忌用。② 弱酸性抗酸剂：常用铝碳酸镁、硫糖铝、磷酸铝等。可中和胃酸，短暂缓解疼痛。由于其能促进前列腺素合成，增加黏膜血流量，目前更多被视为黏膜保护剂。

3. 消化性溃疡药物治疗的疗程　通常为 4～6 周，部分患者需要 8 周。根除 Hp 所需的 1～2 周疗程可重叠在 4～8 周的抑酸药物疗程内，也可在抑酸疗程结束后进行。H_2RA 6～8 周、胶体铋 6～8 周。

4. 外科手术　大多数消化性溃疡不需外科手术。但在下列情况时，可考虑手术治疗：

（1）大量出血经药物、胃镜及血管介入治疗无效时。

（2）急性穿孔、慢性穿透溃疡。

（3）瘢痕性幽门梗阻。

（4）胃溃疡疑有癌变。

（夏国栋）

第六节　胃　癌

胃癌（gastric cancer）系指源于胃黏膜上皮细胞的恶性肿瘤，主要是胃腺癌。是最常见的消化道恶性肿瘤。以中老年多见，男女之比约为 2：1。自胃镜普遍应用以来，早期诊断的可能性已愈来愈大，根治性手术的机会已明显增加，预后大为改观。

【病因】

在不良环境、饮食及 Hp 等多种因素作用下，发生持续慢性炎症→萎缩性胃炎→萎缩性炎伴肠化→异型增生，而逐渐向胃癌演变。

【诊断要点】

1. 症状　早期胃癌常无明显的症状和体征，甚至毫无症状，部分可有食欲缺乏、消瘦、乏力、上腹不适或疼痛、恶心、呕吐、吞咽不畅，均无特异性。进展期胃癌可有明显的症状，主要表现如下：

（1）食欲缺乏，体重减轻，进行性贫血。

（2）上腹疼痛明显，多发生在餐后，无间歇期，亦有表现与消化性溃疡相似者。

（3）恶心、呕吐，甚至幽门梗阻。

（4）消化道出血，黑便多见，也可呕血，或两者兼有。

2. 体征

（1）上腹部肿块，有压痛，质硬，多可推动。

（2）转移灶表现：部分可有血性腹水、直肠前陷凹肿块、脐部肿块、锁骨上淋巴结肿大、转移性肝癌等。

3. 辅助检查

（1）缺铁性贫血较常见，若伴有大便隐血阳性，提示肿瘤有长期少量出血。

（2）X线钡餐检查　早期胃癌发现率低，难以鉴别良恶性。可表现为较大而不规则的充盈缺损，位于胃轮廓之内的龛影，胃壁僵硬、失去蠕动，胃窦狭窄、固定等。

（3）胃镜检查结合黏膜活检　是目前诊断胃癌最可靠的方法。

早期胃癌：好发于胃窦部及胃体部，特别是小弯侧，可表现为小息肉样隆起或凹陷，也可呈平坦样，但黏膜粗糙、触之易出血。胃镜下疑诊者，可用亚甲蓝（美蓝）染色，有助于指导活检部位。放大胃镜、窄带光成像和激光共聚焦胃镜能提高胃癌诊断率。

进展期胃癌：胃镜下多可做出拟诊，可见不规则的肿块，呈乳头状或菜花状，不规则的大溃疡、边缘隆起呈环堤状或火山口状，胃腔狭窄、壁僵硬无蠕动。

（4）超声内镜　能判断胃内或胃外的肿块，准确地观察肿瘤浸润深度（准确度可达90%）及周围淋巴结转移情况，因此对胃癌的术前TNM分期、可切除性及预后的判断均有极大的价值。

4. 诊断　主要依据内镜检查加活检以及X线钡餐。早期诊断是根治胃癌的前提。对下列胃癌的高危患者应定期胃镜随访。

（1）慢性萎缩性胃炎伴肠化或异型增生者。

（2）良性溃疡经正规治疗2个月无效者。

（3）胃切除术后 10 年以上者。

【治疗】

早期胃癌没有淋巴结转移时，可采取内镜治疗；进展期胃癌在没有全身转移时，可行手术治疗；肿瘤切除后应尽可能清除残胃的 Hp 感染。

1. 内镜下治疗　早期胃癌特别是黏膜内癌，可行内镜下黏膜切除术（endoscopic mucosal resection，EMR）或内镜下黏膜剥离术（endoscopic submucosal dissection，ESD）。适应于高或中分化、无溃疡、直径小于 2cm 且无淋巴结转移者。应对切除的癌变组织进行病理检查，如切缘发现癌变或表浅型癌肿侵袭到黏膜下层，需追加手术治疗。

2. 手术治疗　对早期胃癌，胃部分切除术属首选，如已有局部淋巴结转移，亦应同时加以清扫。对进展期胃癌，如未发现有远处转移，应尽可能根治性切除，对已有远处转移或伴有梗阻者，可行姑息手术（如胃造瘘术、胃-空肠吻合术）以保证消化道通畅和改善营养。外科手术切除加区域淋巴结清扫是目前治疗进展期胃癌的主要手段。

3. 化学治疗　早期胃癌且不伴有转移者术后一般不需化疗。化疗分为术前、术中、术后化疗，目的是使癌灶局限、消灭残存癌灶及防止复发和转移。常用药物有氟尿嘧啶（Fluorouracil，5 - FU）、丝裂霉素（Mitomycin，MMC）、替加氟（Tegafur，FT - 207）、阿霉素（Adriamycin）、顺铂（Cisplatin，PDD）等。多采用 2～3 种联合。

4. 其他治疗　基础及临床前期研究表明，生长抑素类似物及 COX - 2 抑制剂能抑制胃癌生长，改善患者生活质量，不良反应少，临床疗效有待广泛临床研究。其他尚包括中医中药治疗、光动力学治疗、介入治疗和营养支持治疗等。

（夏国栋）

第七节　肠结核

肠结核（intestinal tuberculosis）是结核分枝杆菌引起的肠道慢性特异性感染，常继发于肺结核。近年因人免疫缺陷病毒感染率增高、免疫抑制剂的广泛使用等原因，部分人群免疫力低下，导致发病率有所增加。本病多见于中青年，女性略多于男性，肠结核可分为溃疡型、增生型及混合型。

【病因】

肠结核主要由人型结核分枝杆菌引起，少数因饮用未经消毒的带菌牛奶或乳制品而发生牛型结核分枝杆菌肠结核。

【诊断要点】

1. 病史　一般起病缓慢，病程较长。典型临床表现有腹痛、腹泻与便秘，其中腹痛是本病最常见的症状。疼痛部位多在右下腹，性质一般较轻，多呈钝痛或隐痛，有时在进餐时诱发疼痛，或于便后疼痛缓解。腹泻是溃疡型肠结核的主要临床特点之一，粪便呈糊状或水样，不含黏液或脓血，不伴里急后重，一般每日排便 2～4 次。腹泻与便秘交替出现，而增生型肠结核多以便秘为主要临床特点之一。全身症状可有午后低热或不规则发热、盗汗、倦怠、消瘦、苍白等结核毒血症，也可同时有肠外结核的有关表现。

2. 体征　腹部肿块，主要见于增生型肠结核，常位于右下腹，较固定，质地中等，伴有轻重不等的压痛。

3. 实验室及辅助检查

(1) 血象、红细胞沉降率、"OT"试验（结核菌素试验）及结核抗体检查　溃疡型多有中度贫血，无并发症时白细胞多正常，红细胞沉降率可明显加快，"OT"试验强阳性及结核抗体阳性对本病的诊断有帮助。

(2) 粪便检查　溃疡型的粪便多为糊样，一般无黏液脓血，镜检可见少许脓细胞与红细胞，粪便浓缩找结核分枝杆菌有时可获阳性结果，但必须痰菌阴性才有意义。

(3) X 线检查　X 线钡餐造影或钡剂灌肠检查，对肠结核诊断有重要意义。对有并发肠梗阻的患者，最好行钡灌肠检查，以免加重肠梗阻。钡剂在病变的肠段呈现激惹现象，排空很快，充盈不佳，称为 X 线钡影跳跃征象 (stierlin sign)。病变肠段如能充盈，显示黏膜皱襞粗乱，肠壁边缘不规则，有时呈锯齿状。也可见肠腔变窄，肠段缩短变形。

(4) 结肠镜检查　重点窥察升结肠、盲肠、回盲部以及回肠末段的病变，病变肠黏膜充血、水肿、溃疡形成（环形溃疡）、大小及形态各异的炎性息肉、肠腔变窄等，并可做活组织检查，找到干酪样坏死性肉芽肿或结核，对本病诊断及鉴别诊断有重要价值。

【鉴别诊断】

本病应与下列疾病相鉴别：Crohn 病，右侧结肠癌，阿米巴病或血吸虫病性肉芽肿，溃疡性结肠炎，肠道恶性淋巴瘤等。

1. Crohn病　　本病的临床表现和 X 线及内镜发现与肠结核酷似。鉴别要点包括：①不伴有肺结核和其他肠外结核；②病程更长，有缓解与复发倾向；③X 线发现病变以回肠末段为主，并呈节段性分布；④瘘管等并发症更常见；⑤抗结核治疗无效；⑥病理检查有肉芽肿病变而无干酪样坏死。

2. 右侧结肠癌　　本病患者发病年龄常在 40 岁以上。一般无发热、盗汗等结核毒血症表现。X 线检查主要有钡剂充盈缺损，涉及范围较局限，不累及回肠。结肠镜检查及活检常可确定结肠癌诊断。

【治疗】

1. 抗结核药物治疗　　早期、规律、全程、适量、联合用药，疗程 6～12 个月，强化期一般用异烟肼（H）与利福平（R）两种杀菌药，以及吡嗪酰胺（Z）、乙胺丁醇（E）四药联合治疗，必要时加用链霉素；巩固期使用异烟肼（H）与利福平（R）延长治疗，必要时加用乙胺丁醇（E）。具体可选用以下治疗方案：初治患者使用异烟肼、利福平加吡嗪酰胺、乙胺丁醇强化治疗 2 个月，后改为异烟肼加利福平巩固治疗 4 个月，给药方式可为每日用药或间歇用药，即 $2HRZE/4HR$、$2H_3R_3Z_3E_3/4H_3R_3$；复治患者进行药物敏感性试验，敏感患者可采用异烟肼、利福平、链霉素、吡嗪酰胺、乙胺丁醇强化治疗 2 个月，异烟肼、利福平、乙胺丁醇巩固治疗 6～10 个月，即 $2HRZSE/6～10HRE$、$2H_3R_3Z_3S_3E_3/6～10H_3R_3E_3$。常用抗结核药物的成人剂量如下：

（1）异烟肼　0.3g，口服，1 次/日。

（2）利福平　0.45～0.6g，口服，1 次/日。或利福喷汀：0.45～0.6g，口服，2 次/日。

（3）链霉素　0.75～1.0g，肌内注射，1 次/日。

（4）乙胺丁醇　0.75～1.0g，口服，1 次/日。

（5）吡嗪酰胺　1.5～2.0g，口服，1 次/日，或 0.5g，3 次/日。

2. 休息与营养。

3. 对症治疗　　腹痛时可用抗胆碱能药物。摄入不足或腹泻严重者，可补液体及电解质以保持水、电解质与酸碱平衡。有不全肠梗阻患者可需安置胃肠减压。

4. 手术治疗　适应证：①完全性肠梗阻或部分性肠梗阻内科治疗无效者；②急性肠穿孔，或慢性肠穿孔瘘管形成经内科治疗无效者；③肠道大出血经积极抢救不能有效止血者；④诊断困难需剖腹探查者。

（钟晓琳）

第八节　克罗恩病

克罗恩病（Crohn disease，CD）是一种慢性炎性肉芽肿性疾病，本病和溃疡性结肠炎统称为炎症性肠病（inflammatory bowel disease，IBD）。病变多见于末段回肠与邻近结肠，但从口腔至肛门各段消化道均可受累，呈节段性或跳跃式分布。临床上以腹痛、腹泻、腹块、瘘管形成和肠梗阻为特点，可伴有发热等全身表现以及关节、皮肤、眼、口腔黏膜等肠外病变，重症患者迁延不愈，预后不良。发病多在 15～30 岁，但可出现在任何年龄组，男女罹病率近似。

【病因】

本病病因迄今未明，目前认为由多因素相互作用所致，主要包括环境、感染（如副结核分枝杆菌、麻疹病毒感染等）、遗传、免疫因素。

【诊断要点】

1. 病史

（1）起病情况　起病缓慢，病程较长，早期可有长短不等的活动期与缓解期，随后呈进行性发展，少数有急性起病，酷似急性阑尾炎或急性肠梗阻。

（2）腹痛　为最常见症状，常位于右下腹或脐周，一般为痉挛性阵痛，餐后加重，排便后可暂时缓解，若炎症波及腹膜或有肠腔内脓肿形成，可呈持续性腹痛且压痛明显，若全腹剧痛，腹肌紧张，提示病变肠段急性穿孔。

（3）腹泻　大部分患者有腹泻，2～5 次/日，粪便糊状，一般无脓血和黏液，病变波及肛门、直肠可有黏液脓血便及里急后重。

（4）腹块　以右下腹及脐周多见，边界不清，质中等，不活动，有压痛，常由肠粘连、肠壁与肠系膜增厚，肠系膜淋巴结肿大、内瘘形成或局部脓肿所致。

（5）瘘管形成　部分患者可由溃疡穿孔至肠外组织或器官，形成瘘管。包括内瘘和外瘘。

（6）肛周病变　部分患者有肛门直肠周围瘘管、肛周脓肿、肛裂、肛门阴道瘘等，是诊断本病重要线索。

（7）发热　间隙低热或中度发热常见，少数可呈弛张高热伴毒血症，系由肠道继发感染所致。

（8）全身性及肠外表现　严重者有消瘦、贫血、低蛋白血症、营养不良性骨质疏松、水电解质紊乱等，儿童及少年患者常见生长发育障碍，肠外表现可有杵状指、关节炎、虹膜睫状体炎、葡萄膜炎、结节性红斑、口腔黏膜溃疡、硬化性胆管炎、血管炎、慢性活动性肝炎等。

2. 辅助检查

（1）血液检查　可有贫血、白细胞增多、红细胞沉降率加快、C反应蛋白增高，严重者血清白蛋白、钾、钠、钙均低，凝血酶原时间延长。

（2）粪便检查　隐血试验常为阳性，伴吸收不良综合征者粪便脂肪含量增加。

（3）胃肠X线钡餐检查　为节段性肠道病变，呈"跳跃"征象，病变黏膜皱襞粗乱，有铺路卵石样充盈缺损。典型X线征象是回肠下段肠腔狭窄，肠壁僵硬，黏膜皱襞消失，呈现细的条状钡影，称为线样征。部分患者有瘘管、息肉或肠梗阻的X线征象。

（4）结肠镜检查　直肠乙状结肠镜检查只对直肠乙状结肠病变者有诊断价值，一般采用电子结肠镜检查全结肠及回肠末端，可见黏膜慢性炎症、铺路石样表现，沟槽样溃疡，肠腔狭窄，炎性息肉。病变肠段之间的黏膜正常，活检可找到非干酪坏死性肉芽肿形成或大量淋巴细胞聚集。

（5）胶囊内镜或小肠镜检查　有利于对小肠病变的诊断。

3. 诊断标准　世界卫生组织制定的诊断标准为：①非连续性或节段性肠道病变；②铺路石样表现或纵形溃疡；③全壁性炎症病变伴有腹块或狭窄；④非干酪性肉芽肿；⑤裂沟或瘘管；⑥肛门病变，有难治性溃疡，肛瘘或肛裂。凡具备上述①②③者为疑诊，再加上④⑤⑥之一者可以确诊；如具有④再加上①②③中两项者，也可确诊，确诊患者均需排除有关疾病，如肠结核、阿米巴痢疾、肠道淋巴瘤、缺血性肠炎、白塞病等。

4. 并发症　肠梗阻最常见，其次是腹腔内脓肿，急性穿孔或大量便血，少数可发生中毒性巨结肠，直、结肠受累者有时可癌变。

【鉴别诊断】

本病急性期需与急性阑尾炎，急性坏死性肠炎相鉴别；在慢性期需与非特异性溃疡性结肠炎、肠结核、回盲部肿瘤相鉴别。

1. 肠结核　多继发于开放性肺结核，病变主要涉及回盲部，但不呈节段性分布；瘘管及肛门直肠病变少见；结核菌素试验阳性；抗结核治疗有效；病理检查发现干酪样坏死性肉芽肿可确诊。

2. 小肠恶性淋巴瘤　原发性小肠恶性淋巴瘤局限在小肠和邻近肠系膜淋巴结并呈多灶性分布时与 Crohn 病鉴别有一定困难。本病 X 线检查见一肠段内广泛侵蚀、呈较大的指压痕或充盈缺损，B 超或 CT 检查肠壁明显增厚、腹腔淋巴结肿大较多支持小肠恶性淋巴瘤诊断。小肠恶性淋巴瘤一般进展较快，必要时手术探查可获病理确诊。

3. 溃疡性结肠炎　两者均有慢性腹痛、腹泻，且反复发作的病史。但本病脓血便更多见，病变呈连续性分布，直肠受累多见，肠腔狭窄少见，罕见瘘管形成，内镜检查见黏膜弥漫性充血水肿、颗粒状、浅表溃疡形成、脆性增加。病理检查发现病变主要在黏膜层，有浅溃疡、隐窝脓肿、杯状细胞减少等。

【治疗】

由于病因未明，缺乏特殊治疗，处理原则是给予全身支持及缓解症状的有关治疗。

1. 一般治疗

（1）急性期应卧床休息、慢性期患者可根据情况减少活动。

（2）高蛋白、高热量、高维生素、低脂、少刺激性饮食。

（3）由于肠道吸收障碍，可静脉补充维生素、复方氨基酸、葡萄糖、乳化脂肪等。

（4）纠正水、电解质平衡紊乱。

（5）腹痛可用抗胆碱能制剂，必要时可加用镇静或镇痛剂。

（6）纠正贫血，改善营养状态，可输血、血浆加用维生素 B_{12}、叶酸等。

（7）控制肠道继发感染，可选用广谱抗生素，针对肠道厌氧菌感染可给予甲硝唑治疗。

2. 氨基水杨酸制剂　柳氮磺胺吡啶对控制轻、中型患者的活动性有一定疗效，但仅适用于病变局限在结肠者，美沙拉嗪能在回肠、结肠定位释放，对回结肠病变均有效，且可作为缓解期的维持治疗用药。用法参见本章第九节。

3. 糖皮质激素　是目前控制病情活动最有效的药物，适用于疾病活动期，一般主张使用时初量要足，疗程偏长，如泼尼松 40～60mg/d，分次口服，病情缓解后递减药量，并以氨基水杨酸制剂作长程维持治疗。严重者可用氢化可的松或地塞米松静脉滴注，以左半结肠为主者可保留灌肠。

4. 免疫抑制剂　硫唑嘌呤和 6 -巯基嘌呤（6 - MP）1.5mg/（kg · d）分次口服，适用于对激素治疗效果不佳或对激素依赖的慢性活动性病例，疗程约一年，有一定的不良反应，常与糖皮质激素合用，可减少两者的剂量和毒副作用。

5. 抗感染药

（1）甲硝唑（灭滴灵）　其抑制肠内厌氧菌，并有免疫抑制，影响白细胞趋化作用，而达到治疗效果。1200mg/d，分 3～4 次口服，对活动性克罗恩贝伴肛周瘘管形成者安全有效。

（2）其他广谱抗生素，有继发感染者可用氨苄西林、先锋霉素、喹诺酮类抗生素等。

6. 其他　某些促炎细胞因子的拮抗剂如 TNF - α 嵌合体单克隆抗体（英夫利昔单抗，Infliximab）或抑炎细胞因子如 IL - 10 用于活动期患者。

7. 手术治疗　手术后复发率高，故本病开始应以内科治疗为主。手术指征：完全性肠梗阻，瘘管与脓肿形成，经内科治疗无效的顽固病例，急性穿孔或不能控制的大出血等。

（王　炬　王忠琼）

第九节　溃疡性结肠炎

溃疡性结肠炎（ulcerative colitis，UC），是一种病因不明的直肠和结肠慢性非特异性炎症性疾病。病变主要限于大肠黏膜与黏膜下层，临床表现为腹泻、黏液脓血便、腹痛。病情轻重不等，多反复发作。可发生在任何年龄，多见于 20～40 岁，男女罹病率近似。

【病因】

本病和 Crohn 病一样，至今病因尚不清楚，多认为与感染、遗传及免疫因素有关。

【诊断要点】

1. 起病情况　多数起病缓慢，病程呈慢性经过，常有发作期与缓解期交替；少数急起或持续性逐渐加重，偶见急性暴发过程。

2. 消化道症状

（1）腹泻　轻者 3～4 次/日，或腹泻便秘交替出现，重者数 10 次以上，为黏液脓血便，甚至大量血便，里急后重常见。

（2）腹痛　常见轻、中度左下腹或下腹阵痛，有疼痛-便意-便后缓解规律，并发中毒性巨结肠或炎症波及腹膜，有持续性剧烈腹痛，此外，常伴腹胀、恶心、呕吐等。

3. 体征　轻型患者除左下腹有轻压痛外无其他阳性体征，重型或暴发型者可有明显鼓肠、腹肌紧张、腹部压痛或反跳痛。部分可触及痉挛或肠壁增厚的乙状结肠或降结肠。

4. 全身表现　可有低或中度发热、贫血、水肿、水电解质紊乱、低蛋白血症及营养障碍等。

5. 肠外表现　同克罗恩病，但本病的发生率低。

6. 临床分型　按本病的病程、程度、范围与病期综合分型。

（1）按临床病程可分为初发、慢性复发、慢性持续及急性暴发等型。

（2）按病情程度可分为轻、中、重三级。

（3）按病变范围可分为直肠、直肠乙状结肠、左半结肠、右半结肠、区域性结肠或全结肠炎症。

（4）按病期分为活动期和缓解期。

7. 辅助检查

（1）血液检查　可有贫血、白细胞计数增高及红细胞沉降率加速，严重者凝血酶原时间延长，凝血因子Ⅷ活性增加，血清白蛋白、钠、钾、氯降低，红细胞沉降率及 C 反应蛋白增高是活动期标志。

（2）粪便检查　常有黏液脓血便，显微镜检查有红、白细胞与巨噬细胞，反复培养无特异性病原体发现。

（3）自身抗体检测　血中外周型抗中性粒细胞胞浆抗体（p - ANCA）和抗酿酒酵母抗体（ASCA）分别为 UC 和 CD 的相对特异性抗体，同时检测这两种抗体有助于 UC 和 CD 的诊断和鉴别。

（4）结肠镜检查　镜检见黏膜弥漫性充血、水肿，血管模糊不清或消失，黏膜表面呈颗粒状，脆性增加，触之易出血，常有糜烂、浅小溃疡，后期可见炎性息肉，黏膜较苍白，有萎缩斑片，肠壁僵硬，结肠袋消失。活检组织学见炎症反应，可有糜烂、溃疡、隐窝脓肿等。

（5）X 线钡剂灌肠检查　对病变较轻者有利，重型、爆发型患者一般不宜行钡灌肠检查，以免加重病情或诱发中毒性巨结肠。本病急性期因黏膜水肿而黏膜皱襞粗大紊乱；有溃疡和分泌物覆盖时，肠壁边缘可呈毛刺状或锯齿样。后期肠壁纤维组织增生，结肠袋消失，肠壁变硬，肠管缩短，肠腔变窄，可呈铅管样。有炎性息肉时，可见圆形或卵圆形充盈缺损。

8. 并发症　本病可并发中毒性巨结肠、直肠结肠癌变、直肠结肠大量出血、急性穿孔、肠梗阻等，偶见瘘管形成、肛门直肠周围脓肿。

【鉴别诊断】

本病应与慢性细菌性痢疾、慢性阿米巴痢疾、克罗恩病、结肠癌、血吸虫病、肠激惹综合征等鉴别。

1. 慢性细菌性痢疾　常有急性菌痢病史，粪便检查可分离出痢疾志贺菌，抗菌治疗有效。

2. 慢性阿米巴痢疾　病变主要侵犯右半结肠，结肠溃疡较深，溃疡间的黏膜正常，粪便检查可分离出阿米巴滋养体或包囊，抗阿米巴治疗有效。

3. 血吸虫病　有疫水接触史，常有肝、脾增大，粪便检查可发现血吸虫卵，直肠镜检查在急性期可见黏膜黄褐色颗粒，活检黏膜压片或组织病理检查发现血吸虫卵。

【治疗】

主要采用内科治疗，控制急性发作，缓解病情，减少复发，防治并发症。

1. 一般治疗　同克罗恩病，但须注意，腹痛时给大量阿托品可诱发中毒性巨结肠，阿片酊、复方地芬诺酯（苯乙哌啶）也应慎用。对重症继发感染者，应积极抗菌治疗，给予广谱抗生素静脉给药。

2. 氨基水杨酸制剂　一般用柳氮磺胺吡啶（SASP）作为首选药物，发作期 4g/d，分 4 次口服，病情缓解后改为 2g/d，分次口服，维持至少 4

年。病变局限于直肠和乙状结肠者，可用 5-氨基水杨酸（5-ASA）加糖皮质激素灌肠。目前有许多新的 5-ASA 制剂，如美沙拉嗪、奥沙拉嗪、聚氨基水杨酸等，这些药可口服，也可灌肠，有的栓剂应用更方便，疗效更好。

3. 糖皮质激素　适用于重型或暴发型，可用氢化可的松 200～300mg 或地塞米松 10mg 每日静脉滴注，一周后改为泼尼松 40～60mg 口服，维持治疗或停药后可给水杨酸偶氮磺胺吡啶，以免复发。病变局限于直肠或左半结肠患者，可用氢化可的松 100mg，或地塞米松 5mg 加生理盐水 100ml 保留灌肠，1 次/日，病情好转后改为 1 次/周，疗程 1～3 个月，本法可减少激素的不良反应。

4. 免疫抑制剂治疗　同克罗恩病。

5. 手术治疗　适应证：并发癌变、肠穿孔、大出血、脓肿与瘘管形成，顽固性全结肠炎或中毒性巨结肠经内科治疗无效者。一般采用回肠造瘘术或必要时做全结肠切除术。

（王　烜　王忠琼）

第十节　大肠癌

大肠癌（carcinoma of the large intestine）包括结肠癌与直肠癌，是常见的消化道恶性肿瘤之一。近年来，大肠癌的发病率有逐年上升趋势。大肠癌中又以直肠癌最多见，约占 60%。发病年龄多在 40～60 岁（约占 75%），发生在家族性多发性结肠息肉病基础上或合并血吸虫者，发病年龄较早。

【病因】

大肠癌的病因尚未完全清楚，目前主要认为是环境因素与遗传因素综合作用的结果。环境因素中高脂肪食谱与食物纤维不足是主要发病原因。大肠息肉（腺瘤性息肉）、溃疡性结肠炎和胆囊切除术后是其高危因素。

【诊断要点】

1. 症状　早期大肠癌多无症状，可有排便习惯改变，即便秘、腹泻，或便秘与腹泻交替，可有便血、黏液脓血便或里急后重。进展期癌症状明显，可出现以下症状：

（1）腹泻，便秘，或腹泻与便秘交替，里急后重，便血。

（2）体重减轻、贫血等症状呈进行性加重，常见于右半结肠癌。

（3）肠梗阻表现，多见于左半结肠癌。

（4）癌肿坏死或继发感染可引起畏寒、发热。

（5）晚期可有营养不良、消瘦、恶病质等。

（6）如癌肿侵犯骶神经可出现尾部剧痛，累及膀胱、前列腺及女性生殖器可出现尿频、尿急、尿痛、血尿、及瘘管等。

2. 体征

（1）腹部肿块，多见于右腹，是右半结肠癌的表现之一。

（2）约半数的大肠癌位于直肠，故直肠指检可以发现质地坚硬、表面呈结节状的肿块，并且有肠腔狭窄，指套上附有血性黏液。

（3）并发肠梗阻时可有腹胀、肠形及蠕动波、高调肠鸣。常见于左半结肠癌。

（4）癌肿转移可出现黄疸、腹水、肝大、腹块及远处淋巴结肿大。

3. 实验室检查

（1）大便隐血试验　可作为普查或早期诊断的线索。

（2）结肠镜检查　是大肠癌确诊的最好方法。可观察整个大肠黏膜的形态，特别对早期大肠癌很有价值，可发现黏膜层的微小癌，对可疑病灶经直视下做活组织检查或细胞学检查，能进一步提高本病的诊断准确率。

（3）X线钡灌肠检查　X线气钡双重对比造影可显示癌的部位与范围，可见有钡盐充盈缺损及肠腔狭窄、肠壁僵硬、黏膜皱襞破坏等征象。

（4）血清癌胚抗原（CEA）　用放射免疫法检测 CEA，作定量动态观察，对判断大肠癌的手术效果与监测复发，均有价值。大肠癌经手术将肿瘤完全切除后，血清 CEA 逐渐下降，如有复发可再度升高。

（5）仿真内镜（VE）　仿真结肠镜可显示直径大于 0.5cm 的息肉及肿瘤，对明显的结肠癌性腔内占位或管腔狭窄有很高的发现率，对显示高度狭窄段肠管的狭窄后情况更有独到之处。缺点为不能进行活检和治疗。

（6）B超及CT腹部扫描可了解肿瘤有无肝和腹腔转移。

【鉴别诊断】

右侧大肠癌应注意和阿米巴病、肠结核、血吸虫病、阑尾脓肿、克罗恩病等鉴别；左侧大肠癌则需和痔、慢性细菌性痢疾、血吸虫病、溃疡性结肠炎、克罗恩病、直肠结肠息肉等鉴别。

1. 慢性细菌性痢疾　常有急性菌痢病史，粪便检查可分离出痢疾杆菌，结肠镜检查时取黏液脓性分泌物培养的阳性率较高，抗菌药物治疗有效。结肠镜下取活检不难与大肠癌鉴别。

2. 阿米巴肠炎　病变主要侵犯右侧结肠，也可累及左侧结肠，结肠溃疡较深，边缘潜行，溃疡间的黏膜多属正常。粪便检查可找到溶组织阿米巴滋养体或包囊，通过结肠镜取溃疡渗出物作镜检易找到阿米巴滋养体。抗阿米巴治疗有效。结肠镜下取活检可以与大肠癌鉴别。

3. 肠结核　多继发于开放性肺结核；病变主要涉及回盲部，有时累及邻近结肠，结肠镜下取活检可明确诊断。

4. 溃疡性结肠炎　常表现为腹痛、黏液脓血便及里急后重，多累及直肠和乙状结肠，呈弥漫性充血、水肿、糜烂、溃疡等。而大肠癌为局部的肿块、溃疡及狭窄。结肠镜及活检可确诊。

5. 克罗恩病　表现为反复发作性右下腹痛与腹泻、腹块或压痛、发热等。病变主要在回肠末段与邻近结肠，且呈节段性分布。结肠镜加活检可明确诊断。

【治疗】

大肠癌的治疗关键在于早期发现和早期诊断，从而能够获得根治。

1. 外科治疗　早期手术切除是根治大肠癌的最好方法。对部分不能作根治术者应进行造瘘或捷径等姑息手术。

2. 内镜下治疗　对早期大肠癌 I p、I ps 型应首选圈套息肉切除术，I s 型先行圈套息肉切除或黏膜切除术（EMR），大的 I s 型肿瘤可行分块黏膜切除术（EPMR）；对 II 型肿瘤应首选行 EMR，若病理报告病变在黏膜及黏膜下浅层则结束治疗，内镜随诊。目前比较一致的意见是：限于黏膜固有层的大肠癌主张经内镜下切除术，术后断端或断端近旁 2mm 处未见癌细胞者为治疗完整，不必再追加根治性手术，很少有淋巴结转移。对晚期结、直肠癌形成肠梗阻，患者一般情况差不能手术者，可用激光打通肿瘤组织，作为一种姑息疗法。

3. 化学药物治疗　可在术前、术后使用，可以抑制癌细胞扩散和杀灭残存的癌细胞以防复发。对不能手术者也将起姑息疗法作用。氟尿嘧啶（5-FU）至今仍是大肠癌化疗的首选药物，常与其他化疗药物联合应用。常用的方案有氟尿嘧啶＋司莫司汀，或氟尿嘧啶＋长春新碱＋司莫司汀均可取得 30％ 左右的有效率，中数缓解期 5～7 个月。亦有采用氟尿嘧啶与生物反应调节剂左旋咪唑合用（即化学-免疫疗法），方法为氟尿嘧啶 450mg/（m^2·d），连续静脉滴注 5 日，同时服用左旋咪唑 50mg，8 小时一次，连续 3 天，每 2 星期重复一次，共计 1 年，在第 28 日加注氟尿嘧啶 450mg/m^2 一次。近年来报道的氟尿嘧啶＋大剂量甲酰四氢叶酸可以增强氟尿嘧啶的 DNA 合成抑制作用。

4. 放射治疗　术前放射治疗可使肿瘤缩小，提高切除率；术后可对残存肿瘤细胞或局部淋巴结、淋巴管及血管等进行治疗；单纯放射仅适用于晚期直肠癌病例，具有止痛止血的作用。

5. 对症及支持治疗　包括镇痛、止血、抗炎与补充营养等。

（王　烜　王忠琼）

第十一节　肝硬化

肝硬化（cirrhosis of liver）是由一种或多种原因引起的、以肝组织弥漫性纤维化、假小叶和再生结节为组织学特征的进行性慢性肝病，临床上以肝功能减退和门脉高压为特征，晚期常并发消化道出血、肝性脑病、感染等而死亡。

【病因】

在我国，目前引起肝硬化的病因以病毒性肝炎为主；在欧美国家，酒精性肝硬化占全部肝硬化的 50%～90%。

1. 病毒性肝炎　乙型病毒性肝炎感染为最常见的病因，其次为丙型病毒性肝炎。甲肝和戊型肝炎一般不发展为肝硬化。

2. 酒精　长期大量饮酒导致肝细胞损害、脂肪沉积及肝纤维化，逐渐发展为肝硬化，营养不良，合并 HBV 或 HCV 感染等因素将增加酒精性肝硬化发生的风险。饮酒的女性较男性更易发生酒精性肝病。

3. 胆汁淤积　任何原因引起肝内、外胆道梗阻，持续胆汁淤积，皆可发展为胆汁性肝硬化。分为原发和继发两种。

4. 循环障碍　肝静脉和（或）下腔静脉阻塞、慢性心功能不全可致肝长期淤血、肝细胞变性及纤维化，最终发展为淤血性肝硬化。

5. 药物或化学毒物　长期服用损伤肝的药物及接触四氯化碳、磷、砷等化学毒物可引起中毒性肝炎，最终演变为肝硬化。

6. 免疫疾病　自身免疫性肝炎及累及肝的多种风湿免疫性疾病可发展为肝硬化。

7. 寄生虫感染　血吸虫感染在我国南方依然存在，所导致的肝硬化常以门静脉高压为突出特征。

8. 遗传和代谢性疾病　由于遗传或先天性酶缺陷，某些代谢产物沉积于肝，引起肝细胞坏死或结缔组织增生。如肝豆状核变性（铜代谢紊乱）、血色病、α_1-抗胰蛋白酶缺乏症等。

9. 营养障碍　长期食物中营养不足或不均衡、多种慢性疾病导致消化吸收不良、肥胖或糖尿病等导致的脂肪肝都可发展为肝硬化。

10. 原因不明　又称隐源性肝硬化。

【临床表现】

肝硬化通常起病隐匿，病程发展缓慢，临床上将肝硬化大致分为肝功能代偿期和失代偿期。

1. 代偿期　大部分患者无症状或症状较轻，可有腹部不适、乏力、食欲缺乏、消化不良和腹泻等症状，多呈间歇性，常于劳累、精神紧张或伴随其他疾病而出现，休息及助消化药物可缓解。脾因门静脉高压常有轻、中度肿大，肝功能正常或轻度异常。

2. 失代偿期　症状较明显，主要有肝功能减退和门静脉高压两类临床表现。

（1）肝功能减退　①消化吸收不良：食欲减退、恶心、厌食、腹胀、荤食后易泻，多与门静脉高压时胃肠道淤血水肿、消化吸收障碍和肠道菌群失调有关。②营养不良。③黄疸：肝功能衰竭时，黄疸持续加重，多系肝细胞性黄疸。④出血和贫血：与肝合成凝血因子减少、脾功能亢进和毛细血管脆性增加有关。⑤内分泌失调：激素并不是简单被动地在肝内被代谢降解，其本身或代谢产物均参与肝疾病的发生、发展过程。性激素变化及肾上腺皮质功能减退多见，可表现为男性性欲减退、毛发脱落及乳房发育，女性有月经不调、闭经、不孕等。出现肝掌、蜘蛛痣及肝病面容。⑥不规则低热：肝对致热因子等灭活降低，还可由继发感染引起。⑦低蛋白血症：常有下肢水肿及腹水。

（2）门静脉高压　多属肝内型，门静脉高压常致食管胃底静脉曲张出血、腹水、脾大、脾功能亢进、肝肾综合征、肝肺综合征等，被认为是继病因之后的推动肝功能减退的重要病理生理环节，是肝硬化的主要死因之一。①腹水：是肝功能减退和门静脉高压的共同结果，是肝硬化失代偿期最突出的表现。②门-腔侧支循环开放：常见有食管胃底静脉曲张、腹壁静脉曲张、痔静脉扩张、腹膜后吻合支曲张、脾肾分流等。③脾功能亢进及脾大：脾大是肝硬化门静脉高压较早出现的体征。

【并发症】

1. 上消化道出血

（1）食管胃底静脉曲张出血　门静脉高压是导致曲张静脉出血的主要原因，临床表现为突发大量呕血或柏油样便，伴出血性休克等。

（2）消化性溃疡和急性出血性糜烂性胃炎　门静脉高压使胃黏膜静脉回流缓慢，屏障功能受损，黏膜糜烂、溃疡甚至出血。

（3）门静脉高压性胃病　系胃黏膜下的动-静脉交通支广泛开放，胃黏膜毛细血管扩张，广泛渗血。发病率占 $50\%\sim80\%$。

2. 胆石症　肝硬化患者胆结石发生率增高，约为 30%，且随肝功能失代偿程度加重，发生率升高。

3. 感染　门静脉高压使肠黏膜屏障功能降低，肠内细菌易进入血液循环；机体免疫功能受损等因素使肝硬化患者易发生感染。

4. 门静脉血栓形成或海绵样变　因门静脉血流淤滞，易形成血栓，使原本肝内型门静脉高压延伸为肝前性门静脉高压，当血栓扩展到肠系膜上静脉，肠管淤血，甚至小肠坏死、腹膜炎、休克及死亡。该并发症较常见，尤其是脾切除术后，门静脉、脾静脉栓塞率可达 25%。

门静脉海绵样变是指肝门部或肝内静脉分支部分或完全阻塞后，在门静脉周围形成细小迂曲的血管，也可视为门静脉的血管瘤。

5. 其他　电解质和酸碱平衡紊乱、肝肾综合征、肝肺综合征、原发性肝癌、肝性脑病。

【诊断要点】

诊断内容包括确定有无肝硬化、寻找原因、肝功分级及并发症。

1. 病因　HBV、HCV、乙醇溶液等。

2. 有肝功能减退和门静脉高压症的临床表现。

3. 肝质地坚硬有结节感。

4. 肝功能试验异常。

5. 肝活检有假小叶形成。

【鉴别诊断】

1. 与表现为肝大的疾病鉴别　如各种慢性肝炎、原发性肝癌、肝血吸虫病等。

2. 与引起腹水和腹部增大疾病鉴别　如结核性腹膜炎、腹腔内肿瘤等。

3. 与肝硬化并发症的鉴别　①上消化道出血应与消化性溃疡、急性糜烂出血性胃炎、胃癌等鉴别；②肝性脑病应与低血糖、尿毒症等鉴别；③肝肾综合征应与慢性肾小球肾炎等鉴别。

【治疗】

现有的治疗方法尚不能逆转已发生的肝硬化，关键在于早期诊断，针对病因，加强一般治疗，使病情缓解及延长代偿期；对失代偿期患者主要是对症治疗、改善肝功能以及并发症治疗。

（一）保护或改善肝功能

1. 去除或减轻病因

（1）抗 HBV 治疗　对于 HBV 肝硬化失代偿，无论 ALT 水平如何，当 DNA 阳性时，均应给予抗 HBV 治疗。常用口服核苷类似物，长期应用，不宜使用干扰素。

（2）抗 HCV 治疗　适用肝功能代偿的肝硬化，可在严密观察下，采用干扰素联合利巴韦林等方案，失代偿期不宜使用。

2. 慎用损伤肝的药物。

3. 维护肠内营养　肠内营养是机体获得能量的最好方式，只要肠道尚可用，应鼓励肠内营养。

4. 保护肝细胞。

（二）门静脉高压症状及其并发症治疗

1. 腹水

（1）限制钠、水摄入　水 1000ml/d 以下，钠盐 500～800mg/d。

（2）增加水排出　① 卧床休息。②利尿剂主要用螺内酯（安体舒通）和呋塞米（速尿），比例 100mg∶40mg。开始用螺内酯 100mg/d，数天后加呋塞米 40mg/d，效果不明显可加量。③ 导泻：甘露醇 20g/d。④ 提高血浆胶体渗透压：输注白蛋白、血浆等。a. 放腹水（＋输注白蛋白）：治疗难治性腹水比大剂量利尿药效果好。b. 腹水浓缩回输。

2. 原发性腹膜炎

（1）加强肝硬化营养支持治疗。

（2）抗生素：早期、足量、联合，疗程 2～4 周，常用的抗生素有氨苄西林、甲硝唑或替硝唑等。尽量避免选用对肝有损伤的抗生素。

（3）放腹水。

3. 食管胃底静脉曲张破裂出血

（1）绝对卧床休息，慎用镇静剂。

（2）暂禁食至呕血停止。

（3）补充血容量。

（4）止血　①口服去甲肾上腺素盐水或凝血酶。②制酸止血：静脉给予 PPI 或 H_2 受体拮抗剂。③降低门静脉压力：垂体后叶激素、生长抑素。④三腔二囊管压迫。⑤内镜下治疗：食管曲张静脉硬化治疗或套扎术。

（5）预防措施　①一级预防：主要针对已有食管胃底静脉曲张但尚未出血者。有较多报道药物可有效降低门静脉压力，达到预防肝硬化食道曲张静脉破裂出血的效果，目前以 β 受体拮抗药如普萘洛尔（心得安）为首选，初始剂量 10 mg，3 次/日，逐渐增加剂量至达到降低原心率 25％ 为佳，需持续维持，突然停药有复发出血的危险。②二级预防：指对已发生过食管胃底静脉曲张出血史者，预防其再出血。首次出血后的再出血率可达 60％，死亡率 33％。开始时间应提早至出血后的第 6 天。介入技术：对于已经发生出血以后的患者可采用内镜下食管曲张静脉硬化治疗或结扎术预防再次出血。TIPS 术预防治疗后容易发生肝性脑病影响其使用。

（三）其他并发症治疗

胆石症以内科保守治疗为主。感染一旦疑诊，应立即经验性抗感染治疗。门静脉血栓形成后应及时采用抗凝、溶栓、TIPS 治疗。肝硬化低钠血症、肝肾综合征、肝肺综合征等并发症的治疗参阅相关章节。

（四）外科手术

包括治疗门静脉高压的各种分流、断流及限流术。

（夏国栋）

第十二节　原发性肝癌

原发性肝癌（primary carcinoma of the liver）是指肝细胞及肝内胆管细胞发生的癌。常见症状如肝区疼痛、右上腹部包块、消瘦、乏力、黄疸，体检可见肝大、硬、畸形，少数有肝区血管杂音，多数伴有肝硬化征象，晚期出现黄疸、腹水、恶病质及远处转移病症。常见并发症为肝性脑病、肝癌结节破裂出血、消化道出血、门静脉或肝静脉癌栓形成。

【病因】

原发性肝癌的病因和发病机制尚未完全肯定，可能与肝炎病毒感染、长期大量饮酒史、慢性肝炎及肝硬化等有关。高危人群条件：年龄大于 35 岁，HBsAg 或 HCV 抗体阳性，乙型肝炎或丙型肝炎病史 5 年以上。

【诊断要点】

1. 诊断方法

（1）定位诊断方法　影像学检查（B 超、CT、MRI、血管造影等）。

（2）定性诊断方法　血清甲胎蛋白（AFP）和组织病理学检查。

2. 原发性肝癌的诊断标准

（1）病理诊断　肝内或肝外病理学检查证实为原发性肝癌。

（2）诊断　符合下列三项中任一项，即可诊断肝癌，这是国际上广泛使用的肝癌诊断标准。①具有两种典型影像学（US、增强 CT、MRI 或选择性肝动脉造影）表现，病灶直径>2cm；②一项典型的影像学表现，病灶直径>2cm，AFP>400ng/L；③肝活检阳性。

【鉴别诊断】

1. 活动性肝病　动态观察 AFP 与转氨酶呈平行降低。

2. 肝硬化　具有肝功能不全表现与门脉高压征象，无肝占位病变，无 AFP 持续升高。

3. 肝脓肿　肝区疼痛明显，伴有发热、血象明显升高。

4. 继发性肝癌　伴有原发病灶表现，多能找到原发病灶，肝内转移灶在超声、CT 图像上有不同的改变。

5. 其他　原发性肝癌还应注意与邻近肝区的肝外肿瘤、肝非癌性占位鉴别。超声检查和 AFP 检测有助于鉴别。

【治疗】

原发性肝癌的治疗已经取得显著进展，其中外科治疗起了决定性的作用，特别是手术切除仍占主导地位。由于肝癌恶性程度极高，易发生早期播散和转移，大多数肝癌出现症状时肿瘤已较大，且我国原发性肝癌多伴有肝硬化，往往存在肝功能失代偿，近年来逐步发展了以外科治疗与各种非手术治疗方法组合的综合治疗，已成为进一步提高肝癌疗效的新途径。

1. 手术治疗　首选，早期效果最好。

2. 介入治疗　可分为放射介入治疗与超声介入治疗，其中常用方法是肝动脉插管栓塞化疗、经皮穿刺瘤内局部注射治疗。对于不能根治切除的肝癌，首选的非手术治疗方法是肝动脉插管栓塞化疗，主要适用于以右叶为主或多发病灶，及术后复发而无法手术切除的肝癌。经放射介入治疗后，如肿瘤明显缩小，应积极争取及时手术切除。超声引导下经皮穿刺瘤内局部注射治疗包括无水酒精注射、醋酸注射、热盐水注射等，以无水酒精注射临床应用广泛，已证实其可改善患者3～5年生存期。介入治疗目前已成为失去手术机会或不宜手术者的最佳治疗选择。

3. 化疗　疗效尚不满意。

4. 放疗　原发性肝癌对放射治疗敏感性不高。

5. 免疫治疗　干扰素、肿瘤坏死因子等可试用。

(1) 中医药治疗。

(2) 并发症的治疗：对并发症采取相应对症处理。

（夏国栋）

第十三节　肝性脑病

肝性脑病（hepatic encephalopathy，HE）是各种严重肝病或门-体分流引起的以代谢紊乱为基础的中枢神经系统功能失调综合征，主要临床表现是意识障碍、行为失常及昏迷。当意识障碍发展为意识丧失称为肝昏迷（hepatic coma）。

【病因】

1. 肝硬化，特别是门体分流术后。

2. 原发性肝癌。

3. 重症肝炎　病毒、药物、中毒。

4. 其他　如妊娠期急性脂肪肝。

诱因包括：高蛋白饮食、便秘、上消化道大出血、低血糖、感染、大量利尿或放腹水、电解质紊乱、尿毒症、镇静安眠药、麻醉药、外科手术等。

【诊断要点】

1. 严重肝病和（或）广泛门体侧支循环形成。

2. 肝性脑病的诱因。

3. 精神错乱、昏睡、昏迷症状。

4. 肝功能损害和血氨升高。

5. 扑击样震颤和脑电图异常。

6. 分期　一期（前驱期），二期（昏迷前期），三期（昏睡期），四期（昏迷期）。

【鉴别诊断】

少部分肝性脑病患者病史不明确，以精神症状为突出表现，易被误诊，故需了解其肝病史及肝功能。此外，还应与糖尿病、低血糖、尿毒症、脑血管意外等引起的昏迷鉴别。

【治疗】

1. 治疗原发病　护肝治疗，手术切除原发性肝癌等。

2. 去除诱因　止血、抗感染、纠正电解质紊乱等。

3. 减少肠内有毒物质的生成与吸收。

（1）禁蛋白饮食，待病情好转，逐渐恢复蛋白饮食，以植物蛋白较好。

（2）抑制肠道细菌生长：甲硝唑 0.2g，3 次／日。

（3）灌肠及导泻：食醋灌肠（稀释）、乳果糖 30～60g／d 口服，33％硫酸镁 30～60ml 导泻。

4. 促进有毒物质的代谢清除　谷氨酸钠、谷氨酸钾、精氨酸等静脉滴注。

5. 人工肝。

6. 纠正氨基酸失衡　支链氨基酸，静脉滴注。

7. 肝移植。

8. 对症治疗。

　　　　　　　　　　　　　　　　　　　　　　　　　　（夏国栋）

第十四节　急性胰腺炎

急性胰腺炎（acute pancreatitis，AP）指多种病因导致胰腺组织自身消化所致的胰腺水肿、出血及坏死等炎性损伤。临床以急性上腹疼痛、恶心、呕吐、发热、血和尿淀粉酶增高为特点。

【病因】

急性胰腺炎的病因甚多，常见的原因有胆石症、大量饮酒和暴饮暴食。

【诊断要点】

1. 症状

（1）腹痛　为急性胰腺炎的主要症状。

时间：饮酒或高脂饮食后 1～2 小时。

部位：胰腺分布区（中上腹部），偏右（头）-中（体）-尾（左）。

范围：手掌大小，重型可全腹疼痛。

性质：突然发生刀割样疼痛、绞痛、钝痛、钻痛，持续性伴阵发性加剧，呕吐以后不缓解。

程度：重，难以忍受。

体位：仰卧位加重，变换体位或蜷曲位减轻。

放射：左侧腰背部带状放射。

（2）恶心、呕吐及腹胀。

（3）发热。

2. 体征

（1）中上腹压痛，肌紧张和反跳痛不明显。

（2）重型者全腹压痛和反跳痛，腹肌张力略增加。

（3）腹胀、肠鸣音减弱或消失，提示麻痹性肠梗阻。

（4）Grey - Turner 征、Cullen 征。

3. 实验室检查

（1）血象　白细胞总数及分类均可增高。

（2）血、尿淀粉酶

血淀粉酶：用于早期诊断，起病 6～12 小时开始升高，24 小时高峰，48 小时开始下降，3～5 天达正常。血症粉酶＞500U 确诊胰腺炎。

尿淀粉酶：用于后期诊断。12～24 小时 开始升高，3～5 天下降，1～2周降至正常。

（3）生化检查　如出现高血糖、高尿素氮、低钙血症、血清白蛋白降低提示患者预后较差。

（4）动脉血气分析　急性重型胰腺炎可见低氧血症。

（5）腹部 B 超或 CT　B 超可显示胰腺肿大、积液，并发现胆道、胰管结石，重复 B 超检查有助于了解胰腺及腹腔恢复情况。有无并发胰腺脓肿，有助于假性囊肿的观察。增强 CT 扫描是诊断胰腺坏死的最有效方法。

4. 并发症

（1）局部并发症　急性液体积聚、胰腺及胰周组织坏死、急性胰腺假性囊肿、胰腺脓肿。

（2）全身并发症　消化道出血、多器官功能衰竭（如 ARDS、DIC）、急性肾衰竭、糖尿病、慢性胰腺炎等。

5. 诊断标准：具备下列含 1 项在内的 2 项以上标准并排除其他急腹症者即可诊断 AP。

（1）急性上腹疼痛伴有上腹压痛或腹膜刺激征。

（2）血、尿或腹水淀粉酶升高达到诊断标准。

（3）影像学检查［B 超及（或）CT］或手术发现胰腺炎症、坏死等间接或直接征象。

6. 分级　分为轻度（MAP）、中度（MSAP）、重度（SAP）三级。

（1）MAP　符合 AP 诊断标准。满足以下情况之一，无器官衰竭或全身并发症，Ranson 评分＜3 分，APACHE Ⅱ评分＜8 分，BISAP 评分＜3 分，MCTSI 评分＜4 分。

（2）MSAP　符合 AP 诊断标准。急性期满足下列情况之一，Ranson 评分≥3 分，APACHE Ⅱ评分≥8 分，BISAP 评分≥3 分，MCTSI 评分≥4 分，一过性（＜48h）的器官功能障碍。恢复期出现需要干预的假性囊肿、胰瘘或胰周脓肿等。

（3）SAP　符合 AP 诊断标准。伴有持续性（＞48h）器官功能障碍（单器官或多器官），改 Marshall 评分≥2 分。

7. SAP 病程分期

（1）急性反应期　自发病至 2 周，常可有休克、呼吸衰竭、肾衰竭及脑病等主要并发症。

（2）全身感染期　发病 2 周至 2 个月，以全身细菌感染、深部真菌感染（后期）或双重感染为主要临床表现。

（3）残余感染期　发病 2～3 个月以后，主要临床表现为全身营养不良，存在后腹膜或腹腔内残腔，常引流不畅，窦道经久不愈，伴有消化道瘘。

【治疗】

1. 监护　如有条件应转入重症监护病房（ICU）。针对器官衰竭及代谢紊乱采取相应的措施。

2. 减少胰液分泌

（1）禁食、水与胃肠减压　痛止、热退、白细胞恢复正常后，逐渐进食低脂、低蛋白饮食。

（2）抑制胰液分泌的药物　有生长抑素及奥曲肽等。

（3）抗胆碱能药　阿托品 0.5mg，肌内注射，6 小时一次。麻痹性肠梗阻时禁用。

（4）抑制酸分泌的药物　静脉 H_2 受体阻止剂，PPI 如奥美拉唑 40mg，静脉注射，12 小时一次。

（5）生长抑素及其衍生物。

3. 抑制胰酶活性　抑肽酶。

4. 对症、支持治疗

（1）腹痛　阿托品 0.5mg，肌内注射 Prn（必要时），哌替啶（度冷丁）50～100mg，肌内注射。

（2）休克　需根据患者情况逐级给予补液、抗炎、升压、强心、纠酸等治疗。

（3）支持治疗　及时补液、能量、电解质、维生素等。早期积极支持治疗对加快病情恢复、缩短病程、防治严重感染等并发症的出现尤为重要，可静脉给予氨基酸、白蛋白、新鲜血浆、脂肪乳等，静脉脂肪乳已被证实对胰腺炎病情无加重影响。对病程较长者，早期给予肠内营养有助于肠功能的恢复、预防肠道细菌过度繁殖。

5. 抗感染　头孢类、喹诺酮类易通过血-胰屏障，对胰腺炎合并感染效果较好。甲硝唑或替硝唑常用于治疗 AP 合并厌氧菌感染。

6. 中医中药　柴芍承气汤加减，每日一剂，连服 5～7 天。胰腺坏死严重及腹腔渗液较多者，用中药芒硝外敷可加速吸收。

7. 内镜介入治疗　对于胆源性胰腺炎可行急诊内镜下 Oddi 括约肌切开术（EST）、内镜下胆道蛔虫取出。

8. 外科手术　绝大多数 AP 不需要手术治疗，但有下列情况应当考虑手术：

（1）胆源性胰腺炎需手术去除病因。对胆囊结石症，而胆道梗阻不明显者，应当在胰腺炎控制以后，行胆囊切除术，以免再发。

（2）发展极快的暴发性胰腺炎，需通过清除胰酶毒性渗液，缓解腹内高压和腹膜后感染，以减轻全身性影响和脏器功能障碍。

（3）胰腺脓肿或假性囊肿合并感染。

（夏国栋）

第十五节　胰腺癌

胰腺癌（carcinoma of the pancreas）指胰腺外分泌腺的恶性肿瘤，分为原发性和继发性。后者少见；前者占胰腺肿瘤的大多数，其恶性程度高，进展迅速，预后差。病因迄今未明。发病率近年来明显上升，发病年龄以 45～65 岁为最多见，男女之比为 1.58∶1。早期诊断十分困难，临床能确诊者多属晚期。手术后 5 年生存率仅在 2%～4%。

【诊断要点】

1. 症状

（1）腹痛　常为首发症状，早期腹痛较轻或部位不确定，后逐渐加重且部位相对固定。典型腹痛为：①位于中上腹深部，胰头癌略偏右，体尾癌则偏左，严重者常有持续腰背部剧痛；②夜间和（或）仰卧以及脊柱伸展时加剧，俯卧、蹲位、前倾坐位或蜷膝侧卧位可使腹痛减轻；③腹痛与进食有关，饭后 1～2 小时腹痛加剧，少进食或不进食可减轻疼痛；④常规解痉止痛药难以止痛，常需用麻醉药，并可成瘾。

（2）体重减轻　约 90% 患者有迅速而显著发展的体重减轻，晚期多呈恶病质状态。

（3）黄疸　黄疸是胰头癌的突出症状，多因胰头癌压迫或浸润胆总管所致，呈持续进行性加深，可伴顽固性皮肤瘙痒。

（4）多数患者可有食欲缺乏、消化不良、腹胀、恶心呕吐、腹泻等胃肠道症状，以及持续或间歇性低热，少数患者有忧郁、焦虑等精神症状或上消化道出血等表现。晚期患者可出现胰源性糖尿病或原有糖尿病加重，亦可有血栓性静脉炎等表现。

2. 体征　大多数患者可有消瘦、上腹压痛、黄疸。在有肝外胆汁淤积性黄疸者可扪及囊状、无压痛、表面光滑并可推移的肿大胆囊，称Courvoisier征，是诊断胰腺癌的重要体征；半数以上的患者同时有肝大；晚期可于上腹部触及质硬之结节状或块状肿块；部分体尾癌压迫脾动脉或腹主动脉时可于左上腹或脐周听到血管杂音；部分晚期患者可有腹水、锁骨上淋巴结肿大等。

3. 辅助检查

（1）影像学检查

①CT检查：可显示直径＞2cm的肿瘤，见胰腺形态异常、局限性肿大、胰周脂肪消失、胰管扩张或狭窄、大血管受压、淋巴结或肝转移等，诊断准确率达80％以上。

②超声：可发现晚期胰腺癌，见胰腺局限性增大，边缘回声不整齐，呈火焰状，回声不均匀，胰管不规则狭窄、扩张或中断，胆囊肿大，亦可见肿瘤压迫周围大血管。

③超声内镜（EUS）：是内镜装有微型超声探头的新技术。在胃内检查，可见胃后壁外有局限性低回声区，并行穿刺活检，胰腺癌检出率显著增高。

④内镜逆行胆胰管造影（ERCP）：可直接观察十二指肠壁及壶腹有无癌肿浸润，造影后可发现胰胆管受压、充盈缺损或移位等。诊断正确率可达90％以上。可做胰液细胞学检查及壶腹部病理活检，以提高诊断率。必要时可放置胆道内支架引流减轻黄疸。

⑤磁共振胰胆管造影（MRCP）：为无创性检查手段，无需造影剂，能显示主胰管与胆总管病变，但缺点是无法了解壶腹等病变、不能进行相关微创治疗。

⑥X线钡餐造影：可间接反映癌肿位置、大小及胃肠受压情况。胰头癌时可见十二指肠曲扩大或十二指肠降段内侧呈反"3"形等征象。

（2）组织病理学和细胞学检查　经超声内镜、腹部B超或CT定位与引导下，或在剖腹探查时，行细胞学或病理学检查，确诊率高。

（3）常规检查　血清总胆红素升高，以结合胆红素升高为主。血清碱性磷酸酶（AKP）、γ-谷氨酰转酞酶（γ-GT）、5-核苷酸酶（5NT）均升高。黄疸时，尿胆红素阳性，尿胆原阴性，粪便可呈灰白色，粪胆原减少或消失。吸收不良时大便中可见脂肪滴。可有葡萄糖耐量异常或高血糖。

【鉴别诊断】

1.壶腹周围癌　包括胆总管下端癌、壶腹癌、十二指肠癌和胰头癌。临床表现类似，一般都有黄疸，但又有不同之处，如壶腹癌表现的黄疸有暂时减轻的可能，大便潜血常为阳性；十二指肠癌多有出血、梗阻等症状；胆总管下端癌早期出现黄疸，消化道症状较轻。影像学检查对诊断有帮助。

2.胆总管结石　患者在临床上常有反复发作的腹痛、黄疸和发热。B超可发现结石影像，不难鉴别。但约1%的胰腺癌病例同时合并胆石症，注意遗漏胰头癌的诊断。

3.慢性胰腺炎　主要表现为腹痛、消瘦、腹泻等，可演变为胰腺癌，CT、MRI、EUS等影像学检查及穿刺细胞学有助于鉴别。

【治疗】

1.外科治疗　应争取早期癌肿切除，但由于早期诊断困难，一般手术切除率不高，手术根治率为21.2%～55.5%。且手术死亡率较高。

2.内科治疗　包括化疗、放疗和各种支持治疗。胰腺癌对化疗药物不敏感，多采用氟尿嘧啶、丝裂霉素及亚硝脲类抗癌药，联合化疗优于单药化疗，经动脉局部灌注化疗优于全身静脉化疗；目前放疗效果有所提高，并提出放疗联合化疗；对胰腺癌的顽固性腹痛可采用50%酒精作腹腔神经丛注射或行腹腔神经切除术等。此外，应用各种支持疗法如胰酶或多酶片、碳酸氢钠糖衣片、中性脂肪可减轻脂肪泻。应治疗并发的糖尿病或精神症状。

（陈　果　邓明明）

第十六节　胆囊结石

胆囊结石（cholecystolithiasis）在我国城市和北方多见。女性多于男性。随年龄增长发病率升高，故多见于中老年人。

【病因】

我国的胆囊结石约 70% 是以胆固醇为主的胆固醇、胆红素混合结石，纯胆固醇结石较少。在初期，结石对胆囊的组织损害和功能影响均较轻，但随结石存在时间的延长逐渐加重，可形成慢性胆囊炎、胆囊萎缩、胆囊癌。若结石嵌顿在胆囊颈部或胆囊管则可有胆绞痛、急性胆囊炎或胆囊积水。结石进入胆总管则可引发胆管炎和（或）急性胰腺炎。一般大结石多伴有消化不良的症状或急性胆囊炎表现，而小结石则易有胆绞痛或胆管炎的症状。

部分胆囊结石可多年或终身无明显症状。大多数在不同时期出现程度不等的临床症状。若结石嵌顿在胆囊管或部分在胆囊管、部分在胆总管内，则可出现梗阻性黄疸、肝内胆管扩张和急性胆管炎（Mirizzi 综合征）。还可发生胆囊十二指肠瘘、胆囊结肠瘘、胆囊胃瘘、胆囊胆管瘘，大结石进入肠内还可发生肠梗阻。

【诊断要点】

根据有无自觉症状分为无症状性胆囊结石和症状性胆囊结石。无症状性胆囊结石又称安静结石，多于健康体检或因其他疾病检查时发现，部分于尸检时发现。结石携带者从未出现过相应的临床症状。症状性结石则具有较多特点：

1. 症状

（1）饭后上腹饱胀不适、隐痛等消化道症状，在进食油腻食物后更明显。

（2）发作性右上腹痛，常在饱餐或进食油腻食物后，因胆囊收缩而胆石移位、嵌顿到胆囊壶腹部致使胆汁排出受阻，胆囊因内压升高而强力收缩故继发绞痛。典型的胆囊绞痛位于右上腹胆囊点，常放射到右肩背部。

2. 体征　有非特异性消化道症状的患者常无明显阳性体征。急性胆绞痛的患者可有右上腹明显压痛，合并急性胆囊炎时 Murphy 征阳性，胆囊周围炎在右上腹可触及包块。胆囊穿孔常有局限性腹膜炎，而少有弥漫性腹膜炎。

3. 辅助检查

（1）胆囊结石的诊断主要靠腹部超声检查，准确率 98%，典型的结石声像是在胆囊内有强回声团，后伴声影，可以移动。依此可与肠内气体、胆囊肿瘤相区别。充满型胆石无胆囊液性暗区。嵌顿结石可仅显胆囊肿大而不见结石，缓解后可再现结石。胆囊管内结石易与胆总管内结石相混淆。腹部超声对胆囊结石的数目、大小测定常不准确。

（2）口服胆囊造影和静脉胆道造影对胆囊结石的诊断准确率仅50％，阴性结果不能除外结石。口服胆囊造影有助于了解胆囊功能。直接胆道造影（PTC 或 ERCP）可用来确诊胆管内有无结石或胆管是否受累。

（3）CT 对胆囊结石的诊断效果不如腹部超声。但对胆囊内结石成分的判定比超声效果好。在结石中有高密度影显示结石内有胆红素钙成分，无高密度影则是以胆固醇为主的象征。

（4）X 线平片能显示出阳性结石，但要加摄右侧卧位片与肾结石相鉴别，也能显示胆囊内或结石内的气体。

4. 并发症　①胆囊炎：结石直接和慢性刺激黏膜造成炎症，一旦继发细菌感染可为急性炎症。②胆囊积水、积脓：见于结石阻塞胆囊管。③胆囊坏疽、穿孔、腹膜炎。④胆总管结石，急性胆源性胰腺炎。⑤Mirizzi 综合征：胆囊颈部结石压迫胆总管或嵌顿于胆囊胆总管交界处，阻碍胆汁引流引起黄疸。⑥胆瘘：胆囊坏疽穿孔前已与周围组织如十二指肠、结肠等粘连，形成胆囊十二指肠瘘、胆囊结肠瘘。⑦胆石性肠梗阻：胆囊肠道瘘形成后，胆石可经瘘管排入肠道，也可引起肠梗阻。

【鉴别诊断】

1. 胆囊结石常被误诊为胃病，应与胃炎和溃疡病相鉴别。二者的疼痛时间、部位以及与饮食的关系均各有特色。同时也要注意可能合并胃病，不要误把所谓症状皆归咎于胆囊结石。必要时行上消化道造影或胃镜检查。

2. 胆囊结石需与右肾结石、结肠肝曲肿瘤以及肝肿瘤鉴别。

【治疗】

1. 无症状的胆囊结石　一般情况下可定期腹部超声随访，只有下列情况下才考虑手术：①结石体积较大，直径大于 3cm。②胆囊壁钙化呈瓷瓶样胆囊，癌变率高达50％。③合并糖尿病、年老体弱心肺功能障碍者，一旦继发胆囊炎、胆管炎不易控制，被迫急诊手术则手术风险明显高于一般患者，在糖尿病控制，心肺功能适当调整下预防性手术较为安全。④其他腹部手术时，若术中能够很好显露胆囊者，可考虑附带胆囊切除。⑤随访发现胆囊壁局限性增厚或息肉病变。

2. 有症状的胆囊结石　治疗方法有两类。一类是清除结石而保留有功能的胆囊，此类治疗有合并症少及创伤小的优点，但结石复发率约为5%，且逐年增多。另一类方法是切除胆囊。

（1）清除结石保留有功能的胆囊的方法

①药物溶石：口服鹅去氧胆酸（CDCA），13～15mg/（kg·d），分3次饭后口服，或熊去氧胆酸（UDCA）8～13mg/（kg·d），分3次饭后口服，均连服24个月（一个疗程）。可试用于胆囊功能正常、肝功能良好、直径小于1cm的单发胆固醇结石（阴性结石）。此疗法疗程长，药费贵，有毒副作用，停药后结石复发率高。且我国的胆囊结石多为混合结石，故其疗效明显低于欧美国家。

②体外冲击波碎石（ESWL）：碎石前后加药物溶石，用于胆囊功能收缩良好、结石直径小于2cm的单发阴性结石。多发结石或混合结石的疗效不好。复发率以每年10%递增。

③胆囊置管溶石：在超声引导下胆囊置管，用甲基叔丁醚（MTBE）溶石。可用于胆固醇为主的结石，但置管较难，药源亦缺乏。

④经皮胆囊镜碎石取石：适用于胆囊功能正常、胆囊未缩小的胆囊结石患者。在与胆囊底部相应的表面皮肤作3cm左右切口，胆囊底部亦切口，在胆囊镜直视下碎石冲洗或用取石器械取石。此法不受结石性质、数量、大小的限制，在保留胆囊的治疗方法中，其效果最好。取净率大于90%。

（2）手术切除胆囊和取石　有两种方法：一种是开腹胆囊切除术，另一种是腹腔镜胆囊切除术。二者疗效相近，但后者具有切口小、痛苦轻、出血少、对脏器功能干扰轻、恢复快、住院时间短等优点，在国内已广泛推广。但如合并胆囊坏疽、穿孔、胆囊内瘘和胆囊癌的患者仍然应开腹行胆囊切除术。

（刘　翼　邓明明）

第十七节　肝外胆管结石

【病因】

肝外胆管结石主要是胆总管结石，可原发，也可继发于胆囊结石或肝内胆管结石。在西方国家，胆总管结石通常来源于胆囊的混合性或胆固醇结石；而在东方国家，以原发于胆管的棕褐色、柔软的色素性结石更加常见，其发生机制多与胆道感染及阻塞相关。

【诊断要点】

1. **症状**　肝外胆管结石在胆管内浮动多无症状，在胆管内嵌顿后可发生上腹部阵发性绞痛、恶心、呕吐。继发急性胆管炎时可表现为夏科（Charcot）三联征：腹痛、寒战高热和黄疸。

2. **体征**　发病时在右上腹、剑突下偏右压痛，有或无肌紧张，肝区可有叩击痛。若合并胆管穿孔有腹膜炎体征，可有程度不等的黄疸和血压降低、脉搏增快。

3. **实验室检查**　95％以上患者肝功能中 GGT、ALT、AST、碱性磷酸酶、总胆红素值均升高，继发胆管炎时白细胞总数及中性粒细胞比例可升高。

4. **影像学检查**　腹部超声检查简易方便、费用较低，但因受十二指肠内气体的干扰，对肝外胆管结石的敏感性＜50％；CT 对胆总管下段结石的诊断效果较腹部超声检查为好，准确率可达 80％；而目前肝外胆管结石的确诊主要根据磁共振胰胆管造影（MRCP）及经内镜逆行胰胆管造影（ERCP），其诊断正确率可达 95％；另外，由于肝外胆管与十二指肠邻近，超声内镜对胆管结石的诊断同样具有高度的敏感性（93％）和特异性（95％）。

【治疗】

1. **非手术治疗**　可作为术前准备，其措施包括：①解痉、止痛；②利胆、排石，有研究发现其结石直径＜5mm 时，约 1/3 的患者 6 周内可自发排石到十二指肠，部分中药可松弛 Oddi 括约肌、促进十二指肠蠕动，具有排石作用；③并发感染时应用抗生素，可经验性选择胆汁浓度高、主要针对革兰氏阴性菌的抗生素，也可依据血培养或胆汁培养结果；④护肝、纠正水盐、电解质紊乱及凝血功能异常。

2. **手术治疗**　肝外胆管结石目前主要以微创手术治疗为主，主要原则为：尽量取尽结石、解除胆道梗阻、保持胆汁引流通畅。

（1）胆囊已摘除，结石仅存在于胆总管内，首选 ERCP 及相关经内镜微创手术取石，其具有高成功率（87％～100％）、低风险，并发症的发生率低（约 5％）。ERCP 明确结石大小、位置，后行经十二指肠镜胆道括约肌切开（EST），金属网篮或球囊取出结石。若结石直径＞1.5cm 取石困难时可机械碎石后取石，也可用子母镜，还可用激光或液电碎石器等方法碎石，然后取出。术后安置鼻胆引流管。

（2）肝外胆管结石与胆囊结石并存者有以下两种治疗方法

① ERCP 及相关经内镜微创手术取石，后行腹腔镜胆囊切除。

②开腹手术，切除胆囊，切开胆总管取石，"T"形管引流，但术后恢复时间较长，近年来已不作为首选。

3. 术后处理

（1）ERCP 及相关经内镜微创取石术后 3～5 天常规做经鼻胆管胆管造影后拔管，若有残余结石可再次取石；

（2）外科术后常规做仰卧位、右侧卧位的 T 管造影。如无残余结石则在术后 14 天拔除"T"形管，伤口自行愈合。若有残余结石，可保留"T"形管至术后 6 周，用纤维胆道镜通过"T"形管瘘管取石。

术后不做造影或造影后发现残余结石不做处理而拔管都是错误的。

（刘　翼　邓明明）

第十八节　肝内胆管结石

单纯肝内胆管结石较少见，多与肝外胆道结石并存。双侧肝胆管结石占 50%，依次是单发于肝左外叶或右肝后叶胆管。可散在分布于胆内 Ⅰ、Ⅱ级胆管，或弥漫存在于肝内各级胆管，有的成胆管铸形。

【病因】

病因目前还不完全清楚，结石形成与细菌感染、胆道蛔虫、胆道慢性炎、胆汁淤滞、营养不良等因素有关。其中胆汁淤滞是结石形成的必要条件。

【诊断要点】

1. 症状　主要取决于结石阻塞胆管的部位和胆道感染的程度。肝外胆管梗阻或双侧肝胆管主干同时梗阻，则表现为腹痛、寒战高热、黄疸；结石仅阻塞肝内胆管的一叶或一段则无黄疸，疼痛也轻。肝可一叶或多叶肿大，有压痛。

2. 实验室检查　肝功能检查酶学异常，并发胆管炎时可有白细胞总数及中性粒细胞比例升高。

3.影像学检查

（1）腹部超声　可显示结石部位，其近侧的胆管有相应扩张；

（2）经皮经肝胆道造影（PTC）、ERCP 和 MRCP　诊断准确率达80%～90%。ERCP 在无结石梗阻肝外胆道时，其诊断效果与 PTC 相同，若有结石梗阻则仅能显示肝外胆道结石，二者的优点是在检查诊断明确后可同步做肝穿刺胆管引流、鼻胆管引流；MRCP 的优势在于即使胆管完全梗阻，仍能显示胆管全貌，但它只能检查，不能同步进行治疗。

【治疗】

1.肝内胆管结石的治疗比较复杂和困难。若无症状可不手术，定期观察、随访。症状反复发作者可选择手术治疗。手术方法包括：①胆管切开取石；②胆肠吻合术；③肝切除术，术中应用胆道造影、超声等影像学辅助及胆道镜取石可取得较满意的疗效。手术的具体方法则应根据结石在肝内分布的情况、肝损害的程度和胆管的病理改变来决定。

2.术后残留结石处理　肝内胆管结石术后结石残留较常见，20%～40%，其治疗方式包括超声、激光、体外震波碎石及经引流窦道胆道镜取石等。

（刘　翼　邓明明）

第十九节　急性胆囊炎

急性胆囊炎（acute cholecystitis）是胆道疾病中最常见的急腹症，约95%以上由胆囊结石引起，称结石性胆囊炎；5%患者胆囊无结石，称非结石性胆囊炎。前者常见于 40～60 岁，女性多于男性。后者男性多于女性。

【病因】

由结石、肿瘤、蛔虫、胆囊扭转和胆囊管狭窄引起的胆囊颈或胆囊管梗阻及细菌感染是急性胆囊炎的主要病因；高浓度的胆汁酸盐具有细胞毒性，也是致病因素。常见的致病菌有大肠杆菌和厌氧菌，其他有克雷白菌、粪肠球菌和铜绿假单胞菌，并常合并厌氧菌感染。

【诊断要点】

1.症状

（1）胆结石引起的胆囊炎多有胆结石病史。

（2）右上腹或上腹部绞痛或胀痛，常放射至右肩、肩胛及背部。起病常在进食脂餐后，多伴有恶心、呕吐，可有轻至中度发热，如有寒战、高热，多有胆囊坏疽、穿孔或积脓，或合并急性胆管炎。

2. 体征 右上腹压痛、包块、局限性腹膜炎、Murphy 征阳性等体征，10％～15％有轻度黄疸。部分患者可触及肿大、有触痛之胆囊，如发生坏疽、穿孔则可出现弥漫性腹膜炎。老年患者的症状和体征常与病理改变不一致，较一般患者为轻。

3. 辅助检查

（1）白细胞计数增高，中性粒细胞增多，胆红素和转氨酶可升高，部分患者血清淀粉酶增高。

（2）B 超 为首选检查方法，准确率达 85％～95％。可显示胆囊肿大、胆囊内结石、囊壁增厚、"双边征"。结石为强回声，其后有声影，亦可显示胆囊壁穿孔和其周围积液。

（3）CT 与 MRI 能协助诊断，可表现为胆囊壁增厚等。

【鉴别诊断】

急性胆囊炎应与消化性溃疡穿孔、急性胰腺炎、急性梗阻性化脓性胆管炎、高位阑尾炎、右侧肺炎及膈胸膜炎、肝脓肿等疾病鉴别。

【治疗】

有非手术和手术两种治疗方法。急性结石性胆囊炎终需手术治疗，原则上为择期手术。

1. 非手术治疗 炎症较轻、症状体征不重或发病三天以上而病情已趋好转者，或作为术前准备，均可用非手术疗法。大多数患者可经此治疗后控制病情，日后行择期手术。

（1）禁食，静脉补液以营养支持及维持水电解质平衡。

（2）解痉（阿托品或 654－2）、哌替啶（度冷丁）或针刺止痛。

（3）抗感染 针对阴性杆菌及厌氧菌选用抗生素，如氨基糖苷、头孢类、喹诺酮类及硝基咪唑类抗生素。

（4）对老年患者，应监测血糖、血压及重要脏器功能，积极治疗并存疾病。

2. 手术治疗 急性期手术需安全、简单、有效；年老体弱、合并重要脏器疾病者，需慎重选择手术方式。

（1）急诊手术适应证　①发病在 48～72 小时内者；②经非手术治疗无效或病情恶化者；③并发胆囊穿孔、弥漫性腹膜炎、急性化脓性胆管炎、急性坏死性胰腺炎等。

（2）手术方式　①胆囊切除术：首选腹腔镜。②部分胆囊切除术：如分离胆囊床困难或可能出血者。③胆囊造口术：如高危患者或局部粘连较重者。④PTGD（超声引导下经皮经肝胆囊穿刺引流术）：目的为减低胆囊内压，适用于病情危重且不宜手术的化脓性胆囊炎患者。

（陈　果　邓明明）

第二十节　胆道蛔虫病

胆道蛔虫病（biliary ascariasis）农村较多见。当胃肠功能紊乱、饥饿、发热、妊娠、驱虫不当等引起肠道内环境发生变化时，蛔虫可上行到十二指肠，经胆总管开口钻入胆道而引起症状。蛔虫通过括约肌时可引起阵发性剧烈绞痛，虫体进入胆管后症状缓解。可引起急性化脓性胆管炎、胆道出血、肝脓肿、胆囊穿孔等严重并发症，长时间亦可并发胆结石。

【诊断】

1. 自觉症状重而体征轻微是胆道蛔虫病的特点。常突然发病，右上腹或剑突下钻顶样剧烈绞痛，可向右肩背部放射，伴恶心、呕吐或呕吐蛔虫等症状，多无黄疸。症状可忽然停止，宛若常人。

2. 体征轻微，仅右上腹或剑突下深压痛，若有胆管炎或胰腺炎等合并症时有相应体征。

3. 实验室检查　白细胞计数轻度升高，嗜酸性粒细胞增多。胃十二指肠液和粪便中可检出蛔虫卵。

4. 影像检查　首选超声检查，可显示胆管内的虫体、蛔虫的活动以及蛔虫引起的肝胆病变。十二指肠镜检查可看到留在十二指肠内的虫体，并可钳夹取出。

【鉴别诊断】

典型病例诊断不难，不典型病例需与胃痉挛、胆石症、急性胰腺炎等鉴别。

【治疗】

以非手术疗法为主，仅在非手术疗法无效或有严重合并症时才考虑手术治疗。

1. 非手术疗法

（1）解痉镇痛　口服33％硫酸镁、肌内注射阿托品或山莨菪碱（654 - 2）等，必要时可使用哌替啶。

（2）利胆驱虫　可服食醋、酸梅汤，或经胃管注入氧气。待症状缓解后，再服用驱虫药物，如驱虫净、阿苯达唑（肠虫清）、左旋咪唑。

（3）取虫术　紧急内镜检查可发现正在钻入十二指肠乳头口的蛔虫，经内镜活检孔伸出圈套器将其夹住并取出。若蛔虫已全部进入胆道，可行十二指肠乳头括约肌切开术（EST）通过网篮从胆道捞出蛔虫。

（4）防止感染　选用对肠道细菌及厌氧菌敏感的抗生素。

2. 手术疗法　非手术治疗不能缓解，或并发胆管结石、胆囊或胆管穿破、胆管出血者可考虑手术治疗，并在术后服药驱除肠道蛔虫。

（陈　果　邓明明）

第二十一节　结核性腹膜炎

结核性腹膜炎（tuberculous peritonitis）是由结核杆菌引起的慢性、弥漫性腹膜感染。本病可见于任何年龄，但以青壮年最多见，女性多于男性。按病理特点分为渗出、粘连、干酪三种类型。

【病因】

本病由结核分枝杆菌感染腹膜引起，主要继发于肺结核或体内其他部位结核病，如肠系膜淋巴结结核、输卵管结核、肠结核等。

【诊断要点】

1. 病史　结核性腹膜炎的临床表现多种多样，发病急缓不一，症状轻重不等。多数病程缓慢，症状较轻，少数急骤，其主要临床表现如下：

（1）全身症状　结核毒血症常见，主要为发热与盗汗，热型以低热和中等热最多见，少数为弛张热或稽留热。后期有营养不良，表现为消瘦、水肿、苍白、舌炎和口角炎等。

（2）腹痛　是本病的常见症状之一，以持续性隐痛或钝痛为多，亦有阵发性疼痛加剧；疼痛多位于脐周、下腹或全腹部。

（3）腹泻　腹泻亦较常见，一般每日不超过 3～4 次，粪便为糊状。也可有腹泻与便秘交替出现。

（4）腹胀　患者常有腹胀感，可有结核病毒血或腹膜炎伴有肠功能紊乱及腹水引起。

2. 体征　腹部压痛及腹壁柔韧感，压痛多数轻微，当内脏结核干酪坏死溃破或肠结核急性穿孔时可引起急腹症的表现。腹壁柔韧感一般认为是粘连型结核性腹膜炎的表现。但在其他情况如血腹或腹膜癌播散至腹膜遭受轻度刺激或有慢性炎症时均有类似征象，决不可仅凭这点而误为结核性腹膜炎。腹部包块：多见于粘连型或干酪型，常位于脐周，也可位于其他部位，肿块大小不等，边缘不整，表面不平，有时呈结节状，活动度小。对存在腹水的患者仔细检查可发现移动性浊音，腹水以少至中等量为多，量少时不易查出。

3. 实验室及辅助检查

（1）血常规、红细胞沉降率、"OT"试验及结核抗体检查　病程长而有活动性病变的患者有轻到中度贫血；白细胞计数多正常或偏高少数偏低；红细胞沉降率一般均增快，可作为病变活动的简易指标，"OT"强阳性及结核抗体阳性者对诊断有帮助。

（2）腹水检查　腹水多为草黄色渗出液，静置后自然凝固，少数可呈淡血性，偶呈乳糜样。比重＞1.018，蛋白质＞30g/L，白细胞计数＞500×10^6/L，以淋巴或单核细胞为主，葡萄糖＜3.4mmol/L，pH＜7.35。腹水腺苷脱氢酶（ADA）活性增高时多提示结核性腹膜炎。一般细菌培养阴性，腹水浓缩找结核分枝杆菌阳性机会很少，结核分枝杆菌培养阳性率也低，但大量腹水浓缩后行结核分枝杆菌培养或动物接种阳性可明显增高阳性率。

（3）腹部 X 线检查　可发现肠粘连、肠结核、腹水、肠瘘及肠腔外肿块等征象，对本病的诊断有辅助价值。腹部平片可见到钙化影，提示钙化的肠系膜淋巴结，对诊断有一定意义。

（4）腹部 B 超检查　少量腹水靠 B 超发现，另对腹部肿块性质鉴别有一定帮助。

（5）腹腔镜检查　有腹膜广泛粘连者禁用，一般适用于游离腹水的患者，腹腔镜下作活组织检查有确诊价值。

【鉴别诊断】

本病临床表现不典型，易造成误诊，故必须认真进行鉴别。以发热为主要表现者，与伤寒、败血症鉴别；以腹水为主要表现者与肝硬化腹水鉴别；有血性腹水的患者应与腹膜癌肿鉴别；慢性腹痛者应与克罗恩病、消化性溃疡、慢性胆囊炎、胆结石、慢性阑尾炎、慢性盆腔炎等鉴别；以腹部肿块为主者应与腹腔内脏器的肿瘤病变相鉴别。

【治疗】

本病治疗关键在于早期、联合、适量、规则及全程抗结核药物治疗。

1. 加强营养和注意休息。

2. 抗结核化学药物治疗　该病的疗效较肠结核差，故应联合用药，适当延长疗程。具体用请参考肠结核章节。

3. 如有大量腹水，可适当放腹水以减轻症状。

4. 手术治疗　适应证：①并发完全性或有不全性肠梗阻经内科治疗而无好转者；②急性肠穿孔，或腹腔脓肿经抗生素治疗未见好转者；③肠瘘经抗结核化疗及加强营养而未能闭合者；④本病诊断有困难，与腹腔内肿瘤或急腹症不能鉴别时，可考虑剖腹检查。

（钟晓琳）

第五篇　泌尿系统

第一章　症状学

第一节　蛋白尿

蛋白尿是肾疾病最常见表现。正常尿中每日排出很少量蛋白，当尿中蛋白＞150mg/24h，则称为蛋白尿（proteinuria）。

【尿蛋白分类】

尿蛋白根据不同的划分依据，有多种分类：

1. 根据蛋白尿发生的机制，可分为肾小球性蛋白尿、肾小管性蛋白尿、溢出性蛋白尿、分泌性蛋白尿和组织性蛋白尿。

2. 根据尿蛋白量分为肾病水平的蛋白尿（≥3.5g/d）和非肾病水平的蛋白尿。

3. 根据蛋白尿的性质分为"生理性"蛋白尿和病理性蛋白尿。前者指在高热、剧烈运动、寒冷、交感神经兴奋、重症脊柱前凸、直立体位等情况下出现的蛋白尿，一般为一过性蛋白尿；后者指肾器质性病变造成的蛋白尿，多为持续性蛋白尿。

4. 根据尿蛋白中是否存在较大分子量的蛋白（如免疫球蛋白）分为选择性蛋白尿和非选择性蛋白尿。尿中 IgG/转铁蛋白＜0.1 称为选择性蛋白尿，＞0.2 称为非选择性蛋白尿。

【诊断要点】

1. 生理性蛋白尿　尿中蛋白一般少于 500mg/d，去除原因后蛋白尿可自然消失。

2. 肾小球性蛋白尿　尿中蛋白常多于 2.0g/d，＞3.5g/24h 称之为大量蛋白尿，几乎仅见于肾小球病变。蛋白尿以白蛋白为主，若滤过膜损伤较重，则球蛋白及其他大分子蛋白漏出也增多。

3. 肾小管性蛋白尿　尿中蛋白一般小于 2.0g/d，有时仅数百毫克，而且为小分子蛋白，包括 β_2-微球蛋白、溶菌酶、核糖核酸酶等。

4. 其他　一些特殊小分子蛋白尿，如本周蛋白，见于多发性骨髓瘤；血红蛋白尿见于血管内溶血；肌红蛋白尿见于横纹肌溶解等。

（刘　建）

第二节 血 尿

血尿（hematuria）包括镜下血尿和肉眼血尿，前者指尿色正常，新鲜尿离心后尿沉渣镜检每高倍视野红细胞超过 3 个以上。后者指尿呈洗肉水色或血色，肉眼即可见血尿。

【病因】

血尿是泌尿系统疾病的最常见症状之一。98％来自泌尿系统本身疾病，仅 2％由全身或泌尿系统邻近器官病变所致。

1. 泌尿系统疾病

（1）肾单位性血尿　见于各种原发和继发性肾小球疾病。如急、慢性肾小球肾炎，狼疮性肾炎等。

（2）非肾单位性血尿　①感染性疾病：如膀胱炎、肾盂肾炎、肾结核等。②畸形：如多囊肾、肾囊性病和血管性疾病等。③缺血性：如栓塞、肾皮质和肾乳头坏死、动脉和静脉血栓形成。④梗阻性：如尿路结石、前列腺增生等。⑤肿瘤。

2. 全身性疾病

（1）血液病　如血小板减少性紫癜、血友病、白血病、再生障碍性贫血等。

（2）免疫和自身免疫性疾病　如系统性红斑狼疮、结节性多动脉炎等。

（3）全身感染性疾病　如败血症、感染性心内膜炎、流行性出血热、钩端螺旋体病等。

（4）心血管疾病　如急进性高血压、慢性心力衰竭、亚急性细菌性心内膜炎等。

3. 邻近器官疾病　如前列腺炎、急性阑尾炎、妇科疾病、直肠癌、结肠癌等。

4. 化学物品或药品对尿路的损害　如环磷酰胺引起的出血性膀胱炎，磺胺类药物、吲哚美辛（消炎痛）、甘露醇等对肾小管的损害。

5. 功能性血尿　见于健康人，如运动后血尿。

【诊断要点】

1. 首先确定是否为真性血尿　确诊血尿，首先要排除假性血尿。

（1）某些食物、药物 如辣椒、甜菜、含人造色素的食品、利福平、苯妥英钠等药物可使尿色变红。

（2）血红蛋白、肌红蛋白等可使尿液呈红色。

（3）伪性血尿 阴道或直肠出血污染尿液。

2. 定位诊断

（1）肾单位性血尿 ①尿色均匀无血凝块。②伴有明显蛋白尿镜下血尿的蛋白定量＞500mg/d，肉眼血尿的蛋白定量＞1g/d 提示肾小球性血尿。③管型尿：一旦尿沉渣镜检发现红细胞管型则高度提示血尿为肾小球源性。④相差显微镜检查：变形红细胞尿为肾小球性。⑤尿红细胞容积分布曲线：肾小球性血尿呈非对称曲线，其峰值红细胞比容小于静脉红细胞分布曲线的红细胞容积峰值。

（2）非肾单位性血尿 ①血尿中可混有血丝或血凝块。②仅有少量蛋白，尿蛋白定量＜500mg/d。③相差显微镜检查：为均一形态正常红细胞尿。④尿红细胞容积分布曲线：血尿呈对称曲线，其峰值的红细胞容积大于静脉红细胞分布曲线的红细胞容积峰值。

3. 常用的检查 ①尿液检查：包括尿常规、尿三杯试验、尿红细胞形态及容积分布曲线、尿脱落细胞检查及细菌学检查等。②放射学检查：腹部平片、IVP、DSA、CT 等。③B 超检查。④膀胱镜检查。⑤肾活检：经上述检查仍不能明确血尿病因者应进行肾活检。

（刘　建）

第三节　水　肿

水肿（edema）是指人体组织间隙有过多的液体积聚使组织肿胀。产生水肿的主要机制：钠和水的异常潴留，毛细血管滤过压升高，毛细血管通透性增高，血浆胶体渗透压降低，淋巴回流受阻等。临床将水肿分为全身性水肿和局部性水肿。

【病因】

1. 全身性水肿

（1）心源性水肿 主要为右心衰竭的表现，见于慢性风湿性心脏病、肺源性心脏病等。

（2）肾源性水肿　见于各型肾炎、肾病综合征及肾功能不全。

（3）肝源性水肿　见于失代偿期肝硬化，如肝炎性肝硬化、酒精性肝硬化等。

（4）营养不良性水肿　见于慢性消耗性疾病长期营养缺乏、蛋白丢失性胃肠病、重度烧伤等所致低蛋白血症或维生素 B_1 缺乏患者。

（5）其他原因　如黏液性水肿、经前期紧张综合征、药物性水肿、特发性水肿、妊娠中毒症等。

2. 局部性水肿

（1）局部感染、炎症。

（2）静脉血栓形成和血栓性静脉炎，下肢静脉曲张。

（3）淋巴回流受阻：丝虫病、淋巴结切除后等。

（4）血管神经性水肿。

【诊断要点】

根据水肿出现的时间、部位、伴随症状，与药物、饮食、月经及妊娠的关系，以及有无心、肾、肝、内分泌及过敏性疾病等进行诊断和鉴别诊断。

1. 心源性水肿　主要为右心衰竭的表现，伴有颈静脉怒张、肝大、心动过速、心脏增大或心脏杂音等。水肿首先于足部开始，晚间明显，发展较慢，胫前水肿触之较坚实。

2. 肾源性水肿

（1）肾病性水肿　伴有大量蛋白尿、低蛋白血症和高脂血症，水肿发展迅速，多从下肢部位开始，以后发展至全身，水肿较软呈凹陷性。

（2）肾炎性水肿　伴有蛋白尿、血尿、高血压等肾炎综合征表现，水肿多从眼睑、颜面开始。

3. 肝源性水肿　伴有肝功能减退和门脉高压症表现，特点为腹水明显，下肢水肿在后，水肿不波及头、面部及上肢。

4. 营养不良性水肿　伴有低蛋白血症或维生素 B_1 缺乏，水肿发生前常有消瘦、体重减轻等，水肿常从足部开始逐渐蔓延全身。

5. 其他　①黏液性水肿为非凹陷性水肿，伴怕冷、贫血等；②经前期紧张综合征为月经前7～14天出现眼睑、踝部及手部轻度水肿，可伴乳房胀痛，月经后水肿逐渐消退；③特发性水肿多见于女性，主要表现在身体下垂部位，直立时多发；④药物性水肿可见于使用糖皮质激素、雄激素、雌激素、胰岛素、钙通道阻滞药、甘草制剂等。

（刘　建）

第四节　白细胞尿

健康成人新鲜尿液离心后，其沉渣中每高倍镜视野白细胞≥5 个，称白细胞尿。

【病因】

白细胞尿大多由泌尿系感染性疾病引起，部分由泌尿系非感染疾病和泌尿系邻近组织感染性疾病所致。

1. 泌尿生殖系疾病

（1）肾疾病　尿路感染、肾结核、肾结石并发感染、某些肾小球疾病、肾小管间质性疾病等。

（2）输尿管、膀胱、尿道疾病　输尿管、膀胱、尿道的炎症、结石、肿瘤、异物等。

（3）前列腺疾病　前列腺炎、脓肿、肿瘤等。

（4）精囊疾病　精囊炎症、脓肿等。

2. 泌尿生殖系邻近组织和器官疾病　肾周炎症或脓肿、输尿管周围炎或脓肿、阑尾脓肿、输卵管卵巢炎症、结肠或盆腔脓肿等。

【诊断要点】

1. 需排除白带污染所致白细胞增多。若为白带污染除可见白细胞外，尚可见大量扁平上皮细胞。

2. 白细胞尿伴尿频、尿急、尿痛，常提示泌尿系统感染。

3. 根据尿白细胞分类

（1）中性多形核白细胞增多　常见于泌尿系化脓性炎症。

（2）嗜酸性粒细胞增多　常见于过敏性间质性肾炎、尿路寄生虫感染。

（3）淋巴细胞增多　可见于肾移植排斥反应、狼疮性肾炎活动期等。

（刘　建）

第五节　尿频、尿急、尿痛

尿频、尿急、尿痛合称为尿路刺激征。正常成人白天排尿 4～6 次，夜间 0～2 次，尿频指每日排尿＞8 次。尿急指一有尿意即要排尿不能控制。尿痛指排尿时耻骨上区、会阴部和尿道内有疼痛或灼热感。

【病因】

1. 感染和非感染炎性刺激　①见于膀胱、尿道、前列腺和阴道感染性炎症。②非感染性阴道炎，慢性间质性膀胱炎。③理化因素、肿瘤和异物等。

2. 膀胱容量减少　①膀胱被巨大肿瘤或结石占据。②膀胱附近肿物压迫致膀胱内有效容量减少。③膀胱挛缩、纤维化使膀胱容积减少。

3. 膀胱神经调节功能失调。

【诊断要点】

诊断应结合病史、体格检查、实验室检查及特殊检查综合分析。

1. 尿路刺激征伴脓尿、血尿、菌尿者见于泌尿系统感染，男性患者要注意有无前列腺炎。

2. 伴血尿、尿中断及腰痛或膀胱区或阴部疼痛者，见于肾输尿管结石。

3. 老年人伴血尿、尿潴留要注意膀胱肿瘤。

4. 接受放射性治疗或使用环磷酰胺者要考虑放射性或化学性膀胱炎。

5. 注意妊娠子宫压迫膀胱和盆腔器官疾病（炎症、脓肿、肿瘤）对膀胱和尿道的影响。

（刘　建）

第六节　腰　痛

肾实质无感觉神经分布，病损时无疼痛感。但肾包膜、肾盂、输尿管有来自胸$_{10}$至腰$_1$段的感觉神经分布，当肾盂、输尿管内张力增高或肾包膜受牵拉时可发生肾区疼痛，称为腰痛（lumbago）。临床将腰痛分为肾绞痛和肾区胀痛、钝痛。

【病因】

1. 肾绞痛　肾绞痛常见于输尿管内结石、血块、坏死组织阻塞。疼痛为突发性、间歇性剧烈绞痛，可向下腹部、外阴、大腿内侧部位放射，疼痛发作时常伴恶心、呕吐、面色苍白、大汗淋漓，镜下或肉眼血尿。

2. 肾区胀痛、钝痛

（1）肾疾病所致疼痛　见于急性肾炎、急性肾盂肾炎、肾静脉血栓形成、肾盂积水、多囊肾、肾癌及肾下垂等。

（2）肾周疾病所致腰痛　如肾周脓肿、肾周血肿、肾梗死并发肾周围炎、肾囊肿破裂等。

【诊断要点】

1. 在确定泌尿系统疾病引起的腰痛之前，应除外由脊柱或脊柱旁软组织疾病引起的腰痛和胰、胆、胃等疾病引起的放射腰痛。

2. 根据腰痛伴随症状，再结合尿常规、B超、X线检查、静脉肾盂造影、CT等检查确定病因。如腰痛伴畏寒、发热、白细胞尿提示尿路感染；肾绞痛伴血尿常见于结石等。

（刘　建）

第二章 临床常用诊疗技术

第一节 肾穿刺术

肾活体组织检查（简称肾活检）是一种对肾病变病因、病理变化、临床与病理形态学联系及疗效判定的有效检查方法。检查方法包括：经皮肾穿刺活检（简称肾穿刺活检）、开放肾活检、经腹腔镜肾活检等方式，其中经皮肾穿刺活检是目前国内外最为广泛采用的肾活检技术。

【适应证】

凡有弥漫性肾实质损害，其病因、病理改变性质和程度、治疗、预后等问题尚未解决或不甚明确者，无肾穿刺禁忌证时，均为肾穿刺的适应证。

【禁忌证】

①孤立肾、小肾或一侧肾功能完全丧失者。②有明显出血倾向者。③精神异常或不能合作者。④活动性肾盂肾炎、肾结核、肾盂积水或积脓、肾脓肿或肾周围脓肿者。⑤肾动脉瘤或肾肿瘤者。⑥多囊肾或肾大囊肿者。⑦妊娠晚期，重度肥胖或严重水肿者。⑧尚未控制的心力衰竭、严重高血压、严重贫血、血容量不足、年迈者。⑨肾位置过高或游走肾。⑩慢性肾衰竭患者。

【方法】

（以经皮肾穿刺活检术为例）

（一）肾穿刺前准备

术前准备与手术的成功率及合并症的发生率有密切关系。

1. 患者及家属方面的准备　向患者讲明穿刺的必要性及操作过程，消除患者及家属的疑虑和恐惧心理。教会患者肾穿刺时的体位，并教会其在此体位下憋气。一般憋气不需过长，20秒即可。教会患者在平卧状态下排大小便。

2. 医生方面的准备

（1）穿刺前准备　①了解有无出血倾向，查血小板计数、凝血酶原时间、部分凝血活酶时间等。②了解肾功能，查肌酐（SCr）、尿素氮（BUN）及肾小球滤过率（GFR）等。③了解肾大小、位置及结构，行 B超检查。④查血型、备血。⑤药物治疗：如患者精神紧张、焦虑等，可于术前、术后使用镇静和镇痛药物经。如：肾穿刺术前一晚，给予艾司唑仑1mg 口服；术前 5～10 分钟肌内注射咪达唑仑。

（2）穿刺点定位　定位多选择右肾下极稍偏外侧，可最大限度避开肾门附近大血管以及肾盂肾盏，且右肾位置较低易于进针。①解剖定位：依靠身体体表解剖标志定位，此法定位不精确常失败，合并症亦较多见，目前已少用。②静脉肾盂造影电视荧光屏定位：此法成功率在 95% 以上，并发症少。但此法不能测量皮肤至肾距离，有时判断穿刺针是否进入肾仍需要靠观察肾随呼吸的摆动来确定，缺乏可靠性和安全性，目前应用已较少。③B 型超声定位：此方法为目前国内外采用最广泛的肾穿刺定位方法，具有安全可靠、操作简单灵活、造价低廉等优点。此方法在穿刺时没有实时的监视，穿刺针进入肾的部位和深度不可确定，仍存在一定的盲目性。④B 型超声引导穿刺：该方法整个穿刺过程探头始终不离开患者，对穿刺针的方向、深度及所到达的位置进行实时监控，大大地提高了穿刺的成功率和安全性。但导引装置可限制穿刺进针的方向，当肾位置不好、穿刺针须垂直或严重倾斜进针时，该导引装置不能满足需要。

（3）穿刺所需器械　①肾穿刺针：包括负压吸引针、切割针、Franklin - Vim - Silverman 针、Jamshidi 针等。②穿刺枪。③B 型超声机及探头。目前多用负吸引针，主要认为它安全且费用低。

（二）穿刺后注意事项

目前随肾穿刺技术改进，安全性较既往有明显的提高，因此过去常用的沙袋压迫、腹带捆绑等手段已不一定常规使用。术后患者在病床上平卧24 小时，勿用力活动。观察尿颜色及变化，观察血压、心率等，在病情允可情况下，可鼓励患者多饮水，减少血块堵塞尿路的发生，预防感染及出血发生。

【注意事项】

1. 术前准备　查出凝血时间，血小板计数，肾功能，备血，做双肾 B超；术前 3 天停用抗凝药物，术前给小剂量镇静剂。

2. 术后观察　术后睡硬板床 3 天，严格卧床 24 小时，仰卧位 6 小时，密切观察血压、脉搏、尿液及血常规。

3. 常见并发症及处理　　一般来说，肾穿刺活检为比较安全的手术，但其为一种创伤性检查，因此可以发生创伤、出血等多种并发症。

（1）血尿　　在肾活检后几乎所有患者都有镜下血尿，偶可有肉眼血尿，多为一过性的，不需特殊处理，延长卧床时间即可。个别病例血尿极严重血压下降者，应充分补血、补液，予以常规止血药（维生素 K_1、血凝酶等），如常规止血疗效不佳，如无禁忌可予以垂体后叶素止血，如血压仍不能稳定，应考虑外科手术止血或行选择肾动脉造影，找到出血部位，行动脉栓塞治疗。

（2）肾周血肿　　肾穿刺者几乎均有肾周血肿，但大多数为小血肿，无临床症状，1～2 周内可自行吸收。较大的血肿，可引起患者出现腰痛、腹痛、恶心呕吐，严重者甚至影响呼吸等。如果血肿较大，出血过多者致血细胞比容下降（发生率 1.3%～7.8%）大部分病例经输血等保守治疗多能自愈。如血肿较大，应限制患者活动，必要时输血输液稳定血压，效果不好时应及时外科手术治疗。

（3）感染　　肾穿刺后感染发生率在 0.2% 以下，一旦发现感染，及时选用抗菌药物治疗。

（4）动静脉瘘　　术后如存在持续性肉眼血尿、并发高血压、一侧肾功能下降或肾缩小，应考虑该病，可行肾动脉造影或彩色多普勒以确诊。95% 以上的患者可自愈。动静脉瘘导致持续肉眼血尿、顽固性高血压，可行选择性肾动脉栓塞治疗。

（5）其他　　包括局部感染，肾盏-腹腔瘘，血胸，结肠穿孔，误穿刺其他脏器，如胰、脾、肝或小肠，甚至引起死亡（发生率为 0.1%）等并发症，随着穿刺技术的提高，目前罕见发生。

（侯　静）

第二节　腹膜透析

腹膜透析（peritoneal　dialysis，PD）是利用患者自身腹膜为半透膜的特性，通过向腹腔内灌入透析液，实现血液与透析液之间溶质交换以清除血液内的代谢产物、纠正电解质和酸碱失衡，同时清除体内过多液体的肾替代治疗方法。

【适应证】

适应于几乎所有急、慢性肾衰竭，容量负荷过多，水、电解质平衡紊乱，以及其他肝功能衰竭和中毒性疾病等。对于婴幼儿、儿童，心血管状态不稳定，明显出血或出血倾向，血管条件不佳或反复动静脉造瘘失败，残余肾功能较好，血透就诊不便可优先考虑。

【禁忌证】

①广泛肠粘连及肠梗阻；②腹部皮肤感染无法置管；③腹部大手术3日以内，腹部有外科引流管；④严重的肺功能不全；⑤腹腔内血管疾病；⑥晚期妊娠或腹腔内巨大肿瘤、多囊肾；⑦高分解代谢者；⑧严重营养不良，不能补充足量蛋白与热量者；⑨疝未修补者；⑩不合作者或精神病患者。

【方法】

1. 持续不卧床腹膜透析（CAPD）　此法最为常用，适用于绝大多数患者，白天用透析液交换3～4次，每次留腹4～6小时，夜间交换1次，留腹10～12小时保持过夜。每次2000ml，每日总量800～1000ml（特殊身材可逐量增减）。

2. 间歇性腹膜透析（IPD）　患者每周透析4日，每日透析10小时，腹膜透析液每30分钟快速灌入及放出腹腔1次。透析液的更换也可由循环交换机自动进行，在透析刚开始的时期，腹腔不留置腹膜透析液。适合于卧床不起、行动不便或需要家庭护理的患者。

3. 持续循环式腹膜透析（CCPD）　即自动腹膜透析法，患者睡前将腹膜透析导管与腹膜透析机连接，开始腹膜透析，在患者睡眠期间，机器定时置换腹膜透析液，通常一夜置换3～5次。清晨患者与机器脱离，白天不换液，腹腔内留置2000ml腹透液，晚间再重复以上步骤。此方式适合于有一定工作能力、白天需要工作的患者。

4. 潮式腹膜透析（TPD）　透析方式与CAPD大致相同，只是每次换液都在腹腔内保留1000ml左右液体，也可逐渐增减保留量，像潮水涨落一样。

以上透析方式需个体化调整处方，以实现最佳的溶质清除和液体平衡。

【腹膜转运功能评估】

常采用腹膜平衡试验（PET），本试验将腹膜转运功能分为高转运、高平均转运、低转运四种类型。高转运者往往溶质清除较好，但过滤困难，容易出现容量负荷过多，低转运者反之。对高转运者，可缩短时间或采用自动化腹膜透析（APD）以保证超滤；对低转运者可适当增加透析剂量以增加溶质清除。

【透析充分性评估】

目前公认的透析充分性标准为 CAPD 每周尿素清除指数（Kt/V）≥1.7，每周肌酐清除率（Ccr）≥$50L/1.37m^2$，且患者无毒素蓄积或容量潴留症状，营养状况良好。

【注意事项】

1. 应严格适应证和禁忌证，选择好透析时机，实施过早可能促进及导致肾功能的恶化，而实施过晚又会危及患者的生命和预后。

2. 从生理学、细菌学、毒性学等方面合理选择透析液，并根据患者的具体病情适时、适量地调节透析液中的钾盐、葡萄糖、抗生素、肝素等的用量。目前国内腹透液有 1.5％2.5％，4.25％三种规格。

3. 根据患者的病情，选择合适的腹膜透析管，并按照外科手术的原则进行透析管的插植。

4. 透析过程中应积极处理其并发症

（1）腹膜炎　包括细菌性、化学性、结核性、真菌性腹膜炎。处理包括：①留取腹腔液标本，进行相应的检查；②冲洗腹腔，更换腹透液，必要时更换外接管；③腹腔内使用药物；④上述处理无效时，拔管停止腹膜透析，改行血液透析。

（2）腹透液引流障碍　可进行腹部按摩，适当走动，反复抽吸冲洗，必要时重新置管及行腹腔大网膜部分切除。

（彭　波）

第三节　　血液透析

血液透析（hemodialysis，HD）是根据 Gibbs‑Donnan 原理（弥散、对流、超滤原理），利用透析器内半透膜将患者的血液与透析液隔开，半透膜两侧的液体，由于所含的溶质浓度差及不同的渗透浓度而呈反向流动，进行溶质与水分的交换，达到清除体内多余水分和毒素的目的。一套血液透析设备包括血液透析机、水处理系统、透析液和透析器四个部分。

【适应证】

1. 急性肾衰竭（ARF）　①急性肺水肿；②高钾血症，$K^+ > 6.5$ mmol/L；③严重尿毒症，BUN＞21.4 mmol/L，SCr＞442μmol/L；④高分解代谢状态 BUN＞8.9 mmol/L/d，SCr＞176.8μmol/L/d；⑤无高分解代谢状态，但无尿 2 天以上或少尿 4 天以上；⑥严重酸中毒，CO_2 CP＜13.0 mmol/L；⑦少尿 2 天伴体液潴留，严重胃肠道症状。

2. 慢性肾衰竭（CRF）　目前多主张当非糖尿病肾病 GFR＜10ml/（min・1.73m^2）；糖尿病肾病 GRF＜15ml/（min・1.73m^2）时即可开始维持性血液透析治疗，其他参考指标为：①血尿素氮＞28.6 mmol/L；②血肌酐＞707μmol/L；③有高钾血症；④有严重的代谢性酸中毒；⑤有严重的尿毒症症状；⑥有明显的水钠潴留症状；⑦并发贫血（血细胞比容＜15％）、心包炎、高血压、消化道出血、肾性骨病、肾性脑病等。

3. 急性中毒　能通过血液透析的主要药物和毒物有：催眠镇静药物、消炎镇痛药物、三环类抗忧郁药、部分心血管药物、部分抗癌药物、生物毒性物质、肾毒性和耳毒性的抗生素等。

4. 其他　肝性脑病、肝肾综合征、肝硬化顽固性腹水、高尿酸血症、高胆红素血症、难以纠正的水电解质酸碱平衡紊乱、银屑病、精神分裂症等。

【禁忌证】

无绝对禁忌证，但下列情况应慎用：①颅内出血或颅内压增高；②药物难以纠正的严重休克；③严重心肌病变并有难治性心力衰竭；④活动性出血；⑤精神障碍不能配合血液透析治疗。

【方法】

1. 血管通路建立

（1）理想的血管通路要求条件　①血流量要达到 100～300ml/min 以保证有效透析；②可反复使用，操作简单，对患者的日常生活影响小；③安全，不易发生感染、血栓、破裂、出血等，对患者的心脏影响小。

（2）常用的血管通路　①紧急透析的血管通路：留置性中心静脉插管（股静脉、颈内静脉、锁骨下静脉）；动、静脉直接穿刺（现很少应用）。②慢性（永久性）的血管通路：自体皮下动静脉内瘘，中心静脉长期导管，血管移植建立的动静脉内瘘。

2. 血透中的抗凝治疗　为了防止血透中凝血阻塞中空纤维管道，影响透析的进行和降低透析治疗的效果，需行抗凝措施。常用方法为给予肝素。

（1）普通透析　首次肝素 0.3～0.5mg/kg 于静脉穿刺时注入，推荐在治疗前 3～5 分钟静脉注射，以后每小时追加 5～10mg，透析前 0.5～1 小时停止追加肝素。有条件时应监测激合全血凝固时间（ACT）或活化部分凝血活酶时间（APTT），使其保持在基础值的 1.5～2.5 倍合适。

（2）无肝素透析　使用指征：①透析性（或血性）心包炎；②内脏器官活检 72 小时内；大手术 7 天内，如心脏和血管手术，眼部手术及肾移植手术等；颅内手术 14 天内；③颅内出血、消化道出血及其他部位活动性出血；④凝血机制障碍。

（3）低分子肝素　目前临床上使用的有依诺肝素、达肝素钠、低分子肝素钙等，可替代肝素。一般给予 60～80 U/kg，推荐在治疗前 20～30 分钟静脉注射，血液透析患者无需追加剂量。

（4）局部枸橼酸钠抗凝　枸橼酸浓度为 4%～46.7%，以临床常用的一般给予 4% 枸橼酸钠为例，4% 枸橼酸钠 180 ml/h 滤器前持续注入，控制滤器后的游离钙离子浓度 0.25～0.35 mmol/L；在静脉端给予 0.056 mmol/L 氯化钙生理盐水（10% 氯化钙 80 ml 加入到 1000 ml 生理盐水中）40ml/h，控制患者体内游离钙离子浓度 1.0～1.35 mmol/L；直至血液透析治疗结束。

3. 血液透析的技术指标

（1）血流速度　为体重的 4 倍，一般为 200～300ml/min 。

（2）透析液流量为 500ml/min，高通量透析流量为 800ml/min。

（3）肝素的使用（见前）。

（4）透析时间　依据透析治疗频率，设定透析治疗时间。建议每周 2 次透析者为 5.0～5.5 小时/次，每周 3 次者为 4.0～4.5 小时/次，每周透析时间至少 10 小时以上。

（5）透析频度　一般建议每周透析 3 次；对于残肾功能较好、每天尿量 200ml 以上且透析间期体重增长不超过 3%～5%、心功能较好者，可予每周 2 次透析，但不作为常规透析方案。急性患者应根据患者原发病及每日治疗用药情况灵活掌握。

（6）透析方法　选用碳酸盐法、醋酸盐法，目前主要选用碳酸盐法。

（7）超滤量　急性肾衰竭以水潴留为主要表现时，脱水量依不同情况具体决定，一般初次脱水不要超过 3.0L。慢性患者超滤量应根据透析设定的干体重的指标进行调整。

（8）透析器　选用生物相容性高的膜材料，如聚丙烯腈膜、聚砜膜及醋酸纤维膜等；尽量使用一次性透析器。

4. 血液透析充分的评价

（1）Kt/V 比值

尿素清除率＝（透析前 BUN－透析后 BUN）/透析前 BUN×100%

SpKt/V＝－ln（R－0.008t）＋（4－3.5R）×（ΔBW/BW）

R 为透后血尿素/透前血尿素；时间单位为小时；ΔBW 为透后体重变化值，即超滤量，单位为 L；BW 为体重，单位为 kg。

对于长期透析患者，单次 Kt/V＞ 1.2～1.4；如能＞1.6～1.8 则更佳。

（2）时间平均尿素浓度（time average concentration for urea, TACurea）

TACurea＝Ta（C1＋C2）＋Ia（C2＋C3）／2（Ta＋Ia）

式中，C1 为透析前 BUN；C2 为透析后 BUN；C3 为下次透析前 BUN；Ta 为透析时间；Ia 为透析间隔时间。TACurea＜50mg/dl（17.8mmol/L），患者一般感觉良好；TACurea＞55mg/dl（19.6mmol/KL），康复状态差，死亡率高。

（3）蛋白分解率（protein catabolic rate，PCR）

蛋白分解率 PCR 是每日蛋白代谢或终末产物的总和，以 g/（kg・d）表示。

PCR＝2.03C＋0.16

其中，C 为透析前 BUN 浓度－透析后 BUN 浓度。

在 PCR＞1g/（kg・d）和 TACurea 约为 50mg/dl 时，透析患者患病率最小；如 PCR＜0.8/（kg・d），则提示患者营养不良，患病率增加。

【注意事项】

1. 应严格掌握适应证和禁忌证，选择好透析时机。实施过早可能导致肾功能恶化，而实施过晚又会危及患者的生命和预后。

2. 合理选择透析器。可根据患者所处的透析时期、年龄、身体状况、各项血液检查指标的结果、存在的合并症及透析器的膜面积、预充量、清除率、灭菌方法等进行选择。

3. 透析的血管通道、时间、透析中使用的抗凝剂、干体重的控制等应充分个体化。

4. 透析过程中应积极处理其并发症

（1）低血压　①调整干体重；②降低负压以防继续超滤；③补充生理盐水、高渗葡萄糖溶液、无效时可给予白蛋白以及血浆或新鲜全血；④停用降压药，必要时加用升压药；⑤适量提高透析液钠浓度；⑥必要时应停止透析。

（2）心力衰竭　①在透析期间严格控制水分和钠盐的摄入，要求每日体重增加<1kg；②控制高血压，防止血压突然升降；③防治有关的感染；④纠正贫血；⑤治疗心脏疾病，必要时可用强心苷。

（3）心律失常　①应根据不同的病因和心律失常类型分别处理；②对于透析中出现低钾血症，可在透析中予补充钾盐。

（4）急性溶血　①重者终止透析，夹闭血路管，将透析器和管路中血液废弃；②有高钾血症或游离血红蛋白升高，需了解透析的状况，在纠正发生溶血的原因后，可继续透析；③地塞米松 5～10mg，静脉注射；④必要时输新鲜血或进行换血。

（5）出血　透析中可能出现上消化道出血、心包腔出血、硬膜下出血、颅内出血。除治疗出血所致的并发症外，应视情况终止透析。

（6）其他　失衡综合征、气栓因认识的水平提高，此类并发症已少见。

（温向琼）

第四节　血液滤过

血液滤过（hemofiltration，HF）模仿正常人肾小球滤过和肾小管重吸收原理，以对流方式清除体内过多的水分和尿毒症毒素。与血液透析相比，血液滤过具有对血流动力学影响小、中分子物质清除率高等优点。

【适应证】

血液滤过适于急、慢性肾衰竭患者，特别是伴以下情况者：①常规透析易发生低血压；②顽固性高血压；③常规透析不能控制的体液过多和心力衰竭；④严重继发性甲状旁腺功能亢进症；⑤尿毒症神经病变；⑥心血管功能不稳定、多脏器衰竭及病情危重。

【禁忌证】

血液滤过无绝对禁忌证，但出现如下情况时应慎用：①药物难以纠正的严重休克或低血压；②严重心肌病变导致的心力衰竭；③严重心律失常；④精神障碍不能配合血液净化治疗。

【方法】

1. 血管通路　见"血液透析"相关内容。

2. 抗凝剂　见"血液透析"内容。

3. 血液滤过的技术指标

(1) 治疗时间　通常每次血液滤过治疗 4 小时。

(2) 血液速度　建议血流量＞250 ml/min。

(3) 置换方式　①前稀释置换法：优点是血流阻力小，滤过率稳定，残余血量少和不易形成滤过膜上的蛋白覆盖层。缺点是清除率低，所需置换液量较大。建议前稀释法置换量不低于 40 ～ 50L。患者需做无肝素血滤时，建议选择本方式。②后稀释置换法：置换液用量较前稀释法少，清除效率较前稀释置换法高；但高凝状态的患者容易导致滤器凝血。后稀释法置换量为 20 ～ 30 L。一般患者均可选择本置换法，但有高凝倾向的患者不宜选择本方式。③置换液的制备：目前主要方式为联机法（on - line）。

(4) 血滤器选择　使用高通量透析器或滤器。①具有高水分通透性和高溶质滤过率，有足够的超滤系数〔通常超滤系数≥ 50 ml/(h·mmHg)〕，以保证中小分子毒素被有效清除。②根据患者体表面积选择滤器的膜面积。

【注意事项】

血液滤过可能出现与血液透析相同的并发症，详见"血液透析"内容，除此之外还可出现以下并发症：

1. 致热原反应和败血症

(1) 原因　血液滤过时需输入大量置换液，如置换液被污染可发生发热和败血症。

(2) 防治措施　①定期检测反渗水、透析液及置换液的细菌和内毒素。②定期更换内毒素过滤器。③置换液配制过程无菌操作。④使用前必须严格检查置换液、血滤器及管道的包装与有效使用日期，检查置换液的颜色与透明度。⑤出现发热者，应同时做血液和置换液细菌培养及置换液内毒素检测。⑥抗生素治疗。

2. 氨基酸与蛋白质丢失

（1）原因　随大量置换液滤出。

（2）治疗　建议增加饮食中的蛋白质摄入量。

（温向琼）

第五节　血液灌流

血液灌流技术是将患者血液从体内引到体外循环系统内，通过灌流器中吸附剂非特异性吸附毒物、药物、代谢产物，达到清除这些物质的一种血液净化治疗方法或手段。与其他血液净化方式结合可形成不同的杂合式血液净化疗法。

【适应证】

①急性药物或毒物中毒。②尿毒症，尤其伴顽固性瘙痒、难治性高血压。③重症肝炎，特别是暴发性肝衰竭导致的肝性脑病、高胆红素血症。④脓毒症或系统性炎症综合征。⑤银屑病或其他自身免疫性疾病。⑥其他疾病，如精神分裂症、甲状腺危象、肿瘤化疗等。

【禁忌证】

对灌流器及相关材料过敏者禁用。

【方法】

1. 血管通路的建立　药物中毒等短时性血液灌流者以临时性血管通路为宜，长期维持性血液透析者宜采用永久性血通路。具体见"血液透析"相关内容。

2. 抗凝方案

（1）普通肝素　一般首剂量 0.5～1.0mg/kg，追加剂量 10～20mg/h，间歇性静脉注射或持续性静脉输注（常用）；预期结束前 30 分钟停止追加。实施前给予 40mg/L 的肝素生理盐水预冲、保留灌注 20 分钟后，再给予生理盐水 500ml 冲洗，有助于增强抗凝效果。肝素剂量应依据患者的凝血状态个体化调整。

（2）低分子量肝素　一般选择 60～80U/kg，推荐在治疗前 20～30 分钟静脉注射，无需追加剂量。同样肝素生理盐水预冲有助于增强抗凝效果。

　　3. 血液灌流的技术指标

　　（1）血流量的调整　　一般以 100 ～ 200ml/min 为宜。

　　（2）透析液　　单纯行血液灌流不需要透析液，与血液透析串联行组合治疗，透析液流量为 500ml/min。

　　（3）抗凝剂使用　　见"血液透析"内容。

　　（4）治疗时间与次数　　灌流器中吸附剂对大多数溶质的吸附在 2 ～ 3 小时内达到饱和，常规每次治疗 2～3 小时，如需要可每间隔 2 小时更换一个灌流器，但一次灌流治疗的时间一般不超过 6 小时。

　　（5）血液灌流器　　吸附剂有活性炭和树脂两大类，根据患者情况选择不同的灌流器。

　　【注意事项】

　　1. 影响疗效的因素　　① 毒物毒性的强弱。② 两种或两种以上毒物同时中毒。③ 治疗时机：灌流治疗过早则药物尚未形成血药浓度高峰，过晚则药物过多地与外周组织结合。

　　2. 有下列情况者应尽早进行灌流治疗

　　（1）毒物中毒剂量过大或已知达致死剂量（浓度）者，经内科常规治疗病情仍恶化者。

　　（2）病情严重伴脑功能障碍或昏迷者，伴有肝、肾功能障碍者，年老或药物有延迟毒性者。① 治疗时间：一次灌流治疗时间不宜超过 3 小时。② 特异性解毒药物的使用：应与血液灌流同时使用，但要注意吸附剂对解毒药的吸附作用，必要时可相应加大剂量。③ 减少毒物吸收。

　　（3）灌流结束回血时可应用空气回血法，因为生理盐水回血有可能增加毒物与吸附剂解离而再次进入血液的风险。

　　（4）最大限度地降低药物的后续吸收是十分重要的手段，如胃肠道中毒者应积极进行洗胃和（或）导泻，皮肤中毒者积极清洗皮肤等。

　　3. 并发症及处理

　　（1）生物不相容性　　一般不需要中止灌流治疗，可适量行静脉推注地塞米松、吸氧等处理。如果经过上述处理症状不缓解并严重影响生命体征而确系生物不相容导致者应及时中止灌流治疗。

　　（2）吸附颗粒栓塞　　在进行灌流治疗过程中一旦出现吸附颗粒栓塞现象，必须停止治疗，给予吸氧或高压氧治疗，同时配合相应的对症处理。

（3）**凝血功能紊乱**　治疗中应注意观察，并及时行止血治疗或补充凝血因子处理。

（4）**贫血**　根据贫血程度和原因进行纠正贫血治疗。

（5）**体温下降**　与灌流过程中体外循环没有加温设备、设备工作不正常或灌流过程中注入了过多的冷盐水有关，注意保保暖。

（6）**空气栓塞**　主要源于灌流治疗前体外循环体系中气体未完全排除干净、治疗过程中血路连接处不牢固或出现破损而导致气体进入体内。一旦空气栓塞诊断成立，必须立即停止灌流治疗，采取头低左侧卧位吸入高浓度氧气，必要时可静脉应用地塞米松，严重者及时进行高压氧治疗。

（温向琼）

第六节　血浆置换

血浆置换（plasma exchange，PE）是一种用来清除血液中大分子物质的血液净化疗法。其基本过程是将患者血液经血泵引出，经过血浆分离器，分离血浆和细胞成分，去除致病血浆或选择性地去除血浆中的某些致病因子，然后将细胞成分、净化后血浆及所需补充的置换液输回体内。血浆置换包括单重血浆置换、双重血浆置换（double filtration plasmapheresis，DFPP）。

【适应证】

1. **风湿免疫性疾病**　系统性红斑狼疮（尤其是狼疮性脑病）、难治性类风湿关节炎、系统性硬化病、抗磷脂抗体综合征等。

2. **免疫性神经系统疾病**　重症肌无力、急性炎症性脱髓鞘性多发性神经病（Guillain - Barrè syndrome）、Lambert - Eaton 肌无力综合征、多发性硬化病、慢性炎症性脱髓鞘性多发性神经病等。

3. **消化系统疾病**　重症肝炎、严重肝衰竭、肝性脑病、胆汁淤积性肝病、高胆红素血症等。

4. **血液系统疾病**　多发性骨髓瘤、高 γ - 球蛋白血症、冷球蛋白血症、高黏滞综合征（巨球蛋白血症）、血栓性微血管病［血栓性血小板减少性紫癜/ 溶血性尿毒综合征（TTP/HUS）］、新生儿溶血性疾病、白血病、淋巴瘤、重度血型不合的妊娠、自身免疫性血友病甲等。

5. 肾疾病　抗肾小球基底膜病、急进性肾小球肾炎、难治性局灶节段性肾小球硬化症、系统性小血管炎、重症狼疮性肾炎等。

6. 器官移植　器官移植前去除抗体（ABO 血型不兼容移植、免疫高致敏受者移植等）、器官移植后排斥反应。

7. 自身免疫性皮肤疾病　大疱性皮肤病、天疱疮、类天疱疮、中毒性表皮坏死松解症、坏疽性脓皮病等。

8. 代谢性疾病　纯合子或半纯合子型家族性高胆固醇血症等。

9. 药物中毒　药物过量（如洋地黄中毒等）、与蛋白结合率高的毒物中毒。

10. 其他　浸润性突眼等自身免疫性甲状腺疾病、多脏器衰竭等。

【禁忌证】

无绝对禁忌证，相对禁忌证包括：

1. 对血浆、人血白蛋白、肝素等有严重过敏史。

2. 药物难以纠正的全身循环衰竭。

3. 非稳定期的心、脑梗死。

4. 颅内出血或重度脑水肿伴有脑疝。

5. 存在精神障碍而不能很好配合治疗者。

【方法】

1. 建立血管通路　见"血液透析"内容，多为临时血管通路。

2. 确定治疗处方

（1）血浆置换频度　取决于原发病、病情的严重程度、治疗效果及所清除致病因子的分子量和血浆中的浓度，应个体化制订治疗方案，一般血浆置换疗法的频度是间隔 1～2 天，一般 5～7 次为一个疗程。

（2）血浆置换剂量　单次置换剂量以患者血浆容量的 1～1.5 倍为宜，不建议超过 2 倍。患者的血浆容量可以按照下述公式进行计算和估计：

①根据患者的性别、血细胞比容和体重可用以下公式计算

血浆容量 ＝（1－血细胞比容）×［b ＋（c × 体重）］

其中，血浆容量的单位为 ml，体重的单位为 kg。b 值：男性为 1 530，女性为 864；c 值：男性为 41，女性为 47.2。

②血浆容量的估计可根据下述公式来计算

血浆容量 ＝0.065× 体重 ×（1－血细胞比容）

体重的单位为 kg。

3. 抗凝

（1）普通肝素　一般首剂量 0.5 ～ 1.0 mg/kg，追加剂量 10 ～ 20 mg/h，间歇性静脉注射或持续性静脉输注（常用）；预期结束前 30 分钟停止追加。肝素剂量应依据患者的凝血状态个体化调整。

（2）低分子量肝素　一般选择 60 ～ 80 U/kg，推荐在治疗前 20 ～ 30 分钟静脉注射，无需追加剂量。

（3）出血风险高的患者，也可在监测 APTT 下，给予阿加曲班。

4. 置换液的种类

（1）晶体液　生理盐水、葡萄糖氯化钠溶液、林格液，用于补充血浆中各种电解质的丢失。晶体液的补充一般为丢失血浆的 1/3～1/2，为 500 ～ 1000ml。

（2）血浆制品　新鲜血浆、新鲜冰冻血浆、纯化的血浆蛋白，这些血浆制品含有大部分的凝血因子、白蛋白和免疫球蛋白，对于存在有凝血因子缺乏或其他因子缺乏的患者，可考虑使用。新鲜冰冻血浆含枸橼酸盐，治疗过程中需补充钙剂。

（3）人白蛋白溶液　常用浓度为 4％ ～ 5％。白蛋白中钾、钙、镁浓度均较低，应注意调整，以免引起低钾和（或）低钙血症；尤其是应用枸橼酸钠抗凝者，更应注意避免低钙血症的发生。

（4）其他　右旋糖酐- 40、凝胶和羟乙基淀粉等合成的胶体替代物，可减少治疗的费用；但在体内的半衰期只有数小时，故总量不能超过总置换量的 20％，并应在治疗起始阶段使用。适用于高黏滞血症。

【注意事项】

1. 治疗准备

（1）常规检查血常规、出凝血指标、血清白蛋白、血清球蛋白、血电解质（钠、钾、氯、钙、磷）；肝功能、肾功能，以及与原发病相关的指标等。

（2）由有资质的肾专科医师负责综合评估患者适应证和禁忌证，确定是否应进行血浆置换及其治疗模式，制订血浆置换治疗方案。

（3）向家属及或患者交代病情，签署知情同意书。

（4）常规准备地塞米松、肾上腺素等急救药品和器。

2. 并发症及处理

（1）过敏和变态反应　可在血浆输入前适量应用糖皮质激素预防；出现症状时减慢或停止血泵，停止输入可疑血浆或血浆成分，予以糖皮质激素、抗组胺类药物治疗，出现过敏性休克的按休克处理。

（2）低血压　根据不同的原因进行相应处理，考虑置换液补充量不足者，应正确计算需要补充的血浆量，治疗开始时，减慢放血速度，阶梯式增加，逐渐至目标流量，对于治疗前已经有严重低蛋白血症患者，根据患者情况可酌情使用人血白蛋白、血浆，以提高血浆胶体渗透压，增加有效血容量，管路用生理盐水预充。考虑血管活性药物清除所致者，必要时适量使用血管活性药物。考虑过敏者按过敏处理。

（3）溶血　查明原因，予以纠正，特别注意所输注血浆的血型，停止输注可疑血浆；应严密监测血钾，避免发生高钾血症等。

（4）重症感染　在大量使用白蛋白置换液进行血浆置换时，导致体内免疫球蛋白和补体成分缺乏。高危患者可适量补充新鲜血浆或静脉注射大剂量免疫球蛋白。

（5）血行传播病毒感染　主要与输入血浆有关，患者有感染肝炎病毒和人免疫缺陷病毒的潜在危险。

（6）出血倾向　血浆置换过程中血小板破坏、抗凝药物过量或大量使用白蛋白置换液置换血浆导致凝血因子缺乏。对于高危患者及短期内多次、大量置换者，必须补充适量新鲜血浆。

（温向琼）

第七节　连续性血液净化

连续性血液净化（continuous blood purification，CBP）是指一切缓慢、持续清除水分和溶质的血液净化方式的总称，也有文献称作连续性肾替代治疗（continuous renal replacement therapy，CRRT）。它包含以CVVH在内的多种治疗模式，根据1995年第一届CRRT国际会议命名原则，CBP常见治疗技术详见表5-2-1，是近年来肾疾病治疗领域的重要进展，是多种危急重症救治的重要辅助措施。

表 5 - 2 - 1　常见 CBP 治疗技术

简称	全称	中文全称
CVVH	continuous venovenous hemofiltration	连续性静脉-静脉血液滤过
CAVH	continuous arteriovenous hemofiltration	连续性动脉-静脉血液滤过
CAVHD	continuous arteriovenous hemodialysis	连续性动脉-静脉血液透析
CVVHD	continuous venovenous hemodialysis	连续性静脉-静脉血液透析
CAVHDF	continuous arteriovenous hemodiafiltration	连续性动脉-静脉血液透析滤过
CVVHDF	continuous venovenous hemodiafiltration	连续性静脉-静脉血液透析滤过
SCUF	slow continuous ultrafiltration	缓慢持续超滤
HVHF	high volume hemofiltration	高容量血液滤过
CHFD	continuous high flux dialysis	持续高流量透析
CPFA	continuous plasma filtration absorption	持续性血浆滤过吸附

【适应证】

1. 肾疾病　① 急性肾损伤：对于重症急性肾损伤合并以下情况可考虑行 CBP，包括：合并高钾血症，合并严重代谢性酸中毒，脑水肿，高分解代谢状态，ARDS，心梗，脓毒血症及外科手术后血流动力学不稳定。②慢性肾衰竭合并少尿，血流动力学不稳定。③少尿患者 需要大量补液。④容量负荷过重，如肾病综合征合并严重水肿

2. 非肾疾病　①全身炎症反应综合征。②多器官功能障碍综合征。③急性呼吸窘迫综合征。④横纹肌溶解综合征。⑤急性重症胰腺炎。⑥急性肿瘤溶解综合征。⑦器官移植围术期。⑧急性中毒。⑨严重烧伤合并脓毒血症。⑩严重电解质紊乱。

2. 禁忌证　连续性血液净化没有明确禁忌证，合并严重出血性疾病，严重凝血功能障碍，低血压休克期是连续性血液净化相对禁忌证。

【方法】

1. 血管通路建立　推荐采用中心静脉置管方式建立 CBP 所需血管通路。常用血管选择有股静脉、颈内静脉置管。

2. CBP 抗凝　CBP 抗凝处方应尽量选择最小剂量的抗凝剂，不影响膜的生物相容性，不影响 CBP 顺利进行，避免出血及相关抗凝并发症发生。目前肝素类药物、枸橼酸钠等均可应用于 CBP 抗凝措施。

（1）肝素类药物　低分子肝素、肝素均可用于 CBP 抗凝。低分子肝素发生出血相关性并发症风险相对较低，但缺乏高效、特异的中和药物。普通肝素与之相反，可根据患者病情酌情选择。对于合并严重出血性疾病或风险，合并肝素相关血小板减少患者不推荐使用肝素类药物进行 CBP 抗凝。

（2）枸橼酸钠　主要用于某些具有高危出血风险或合并出血并发症的患者，枸橼酸钠抗凝机制是在体外螯合钙，阻断钙离子在启动凝血系统中的作用。进入体内后，枸橼酸钠在肝代谢为水合碳酸氢钠，体内不启抗凝作用。枸橼酸钠抗凝其他禁忌证主要包括：严重低氧血症（$PO_2 <$ 60mmHg）、组织灌注差（大剂量升压药物血压仍 $<80/40$mmHg）和肝功能障碍患者。

3. CBP 的基本概念

（1）置换液　处方组成类似林格液，可自行配置或使用商品化置换液，以电解质成分为主，用于 CBP 进行时置换体内的水分和电解质。

（2）前稀释与后稀释　前稀释和后稀释是针对治疗时置换液的补充途径不同而分的。置换液若在滤器前输入称为前稀释，若在滤器后输入称为后稀释。

4. CBP 治疗监测（以 CVVH 治疗为例）

（1）基本生命体征及患者主观感受　部分患者在治疗期间可能出现血压波动、心律失常，治疗期间需要密切监测患者生命体征。部分患者可能在治疗过程中出现自觉寒冷，测体温尚正常，这可能与补入的置换液与患者自身体液体温存在差异有关。可适当调高治疗温度、加强患者保暖。

（2）血气及电解质　在治疗过程中需要常规监测。根据监测结果可针对性调整置换液中特定成分加入的剂量达到特定治疗目的。

（3）枸橼酸抗凝的特殊监测　如患者在进行枸橼酸抗凝的 CBP 治疗，需要密切监测患者游离钙情况。

【注意事项】

1. 严格把握适应证和禁忌证，选择 CBP 合适的介入时机。

2. 根据患者的病情，选择合适的治疗模式、抗凝方式及治疗时间。根据最新循证医学证据建议对于血流动力学不稳定或容量负荷较重的患者应采用持续 24 小时的 CBP 治疗。

3. CBP 对中分子物质清除优于普通血液透析，长期治疗的患者蛋白丢失亦重于普通血透。对于长期进行 CBP 治疗的患者，强有力的营养支持十分重要。

（吴蔚桦）

第八节　中心静脉临时导管置管术

中心静脉导管是各种血液净化疗法的血管通路之一。主要有单腔、双腔和三腔导管，目前双腔导管最常用。导管置入的部位有颈内静脉、股静脉和锁骨下静脉。

【适应证】

①有透析指征的急性肾损伤（急性肾衰竭）。②急性药物或毒物中毒需要急诊进行血液净化治疗的患者。③有可逆因素的慢性肾衰竭基础上的急性加重。④内瘘成熟前需要透析的患者。⑤内瘘栓塞或感染需临时通路过渡。⑥腹膜透析、肾移植患者因病情需要的临时血液透析。⑦其他原因需临时血液净化治疗。

【禁忌证】

无绝对禁忌证。相对禁忌证为：①广泛腔静脉系统血栓形成；②穿刺局部有感染；③凝血功能障碍；④患者不合作。

【术前评估】

①患者能否配合。②是否有可以供置管用的中心静脉：颈内静脉、股静脉及锁骨下静脉。③根据条件选择患者的体位和穿刺部位。④必要时可采用超声定位或超声引导穿刺。⑤操作可在手术室或治疗室内进行。⑥操作应由经过培训的专业医生完成。

【操作方法】

以常用的钢丝导引置入法（Seldinger 技术）为例。①根据穿刺部位采取不同体位，如颈内静脉采用头低仰卧位（Trendelenburg 体位）。②穿刺部位皮肤消毒，铺无菌巾。③戴无菌手套。④0.5％～1％利多卡因局部浸润麻醉。⑤采用穿刺针或套管针静脉穿刺，穿入静脉后有静脉血液抽出。⑥固定穿刺针并插入导引钢丝；如用套管针者，先将套管针拔出，将套管留置在中心静脉内，沿套管插入导引钢丝，并拔出套管针。注意插入引导钢丝困难时，不可强行插入。⑦应用扩张器沿导引钢丝扩张组织，包括皮肤、皮下组织及中心静脉。⑧插入导管：取相应的导管，导管各腔内充满肝素生理盐水，沿导引钢丝插入中心静脉。⑨抽出导引钢丝。⑩分别检查导管各腔血流是否通畅。⑪用 0.2～0.4mg/ml 肝素生理盐水充满导管各腔，并盖好肝素帽。⑫将导管缝合固定到皮肤上。⑬局部行无菌包扎。

一、经皮颈内静脉置管术

1. 适用范围　见中心静脉临时导管置管术，但有明显充血性心力衰竭、呼吸困难、颈部较大肿瘤者不选用经皮颈内静脉置管术。

2. 优缺点

（1）优点　①颈部易于保护，不易感染，使用时间相对较长。②颈内静脉压力较低，容易压迫止血。③血栓形成和血管狭窄发生的机会少。

（2）缺点　①穿刺时对体位要求较高。②不够美观、影响头部活动。

3. 穿刺部位　因右颈内静脉与无名静脉和上腔静脉几乎成一直线且右侧胸膜顶低于左侧，右侧无胸导管，故首选右颈内静脉插管。根据穿刺点的不同分前、中、后三种路径，以中路最为常用。下面以中路为例讲述。

4. 操作方法

（1）器材准备　20～40mg/dl 肝素生理盐水冲洗穿刺针、扩皮器及双腔管。

（2）体位　患者去枕平卧，头转向左侧，肩背部垫一薄枕，取头低位 $10°～15°$。

（3）穿刺点选择　选择中路法进针部位。

（4）常规消毒，戴无菌手套，铺无菌洞巾，用 0.5％～1％利多卡因作局部麻醉。

（5）用含一定量生理盐水注射器连接穿刺针，穿刺针与皮肤冠状面呈 30°～45°，针尖指向同侧乳头，进针过程中边进边回抽。有突破感后如见暗红色回血，说明针尖已进入静脉内。

（6）进针深度一般 1.5～3cm，肥胖者 2～4cm，置管长度男性 13～15cm，女性 12～14cm，小儿 5～8cm。

（7）保持穿刺针固定，由导丝口送入导丝。

（8）导丝进入 15～20cm 后拔出穿刺针，将导丝留在血管内。

（9）将扩皮器送入皮下扩皮，如皮肤或皮下组织较紧，可以小尖刀侧切小口。

（10）拔出扩皮器，将已预冲肝素生理盐水的导管沿导丝插入颈内静脉，导管进入后即拔出导丝，关闭静脉夹。

（11）回抽导管动静脉两端观察回血是否顺畅，再于两端分别注入肝素生理盐水 3～5ml，肝素帽封管。

（12）用皮针与缝线将导管颈部的硅胶翼与皮肤缝合，固定导管，再以敷料覆盖包扎。

5. 注意事项

（1）术前应向患者及家属充分说明并签知情同意书。

（2）如患者曾行同侧静脉插管，可能会存在颈内静脉狭窄或移位，可行血管超声定位。

（3）正确的体位是穿刺成功的前提；心力衰竭较重难以平卧的患者建议做股静脉置管。

（4）心力衰竭患者静脉压较高，而低氧血症患者动脉血颜色较暗需要注意鉴别。

（5）当需要穿刺左侧颈内静脉时，注意扩皮器进入不要太深，以免损伤血管。

（6）避免同一部位反复穿刺。

（7）如穿刺针误入动脉或难以确定是否静脉，则应拔出穿刺针充分压迫 20 分钟左右，确认无出血后再继续穿刺，但建议改换其他部位。

6. 并发症及处理

（1）穿刺部位出血或血肿局部压迫即可。

（2）误穿动脉　常见于颈动脉及锁骨下动脉。处理：立即拔出穿刺针，指压 20 分钟，否则易发生血肿。

（3）气胸及血气胸　预防及处理：防止穿刺点过低，避免扩皮器进入太深，发生后可按一般气胸处理。

（4）空气栓塞少见，但可致命。处理：①左侧头低位；②经皮行右心房或右心室穿刺抽气；③呼吸循环支持，高浓度吸氧。

（5）感染　确诊后即应拔除导管，并作细菌培养，应用抗生素治疗。

（6）心律失常　预防：对于有严重心脏疾病的患者，应避免颈内静脉或锁骨下静脉插管。操作可在心电监护下进行。

（7）窒息　请血管介入科或血管外科协助解决。

二、经皮股静脉置管术

1. 适用范围

（1）操作较容易，所以适合新开展经皮中心静脉置管技术的单位或术者。

（2）卧床及全身情况较差者。

（3）锁骨下静脉、上腔静脉血栓形成或颈内、锁骨下静脉插管有困难者。

（4）无需长期留置导管或即插即用者。

（5）插管后需紧急透析者。

2. 优缺点

（1）优点　①操作简单、安全。②适用于需紧急抢救，神志不清、不能主动配合及不能搬动的患者。

（2）缺点　①邻近外阴、肛门，易污染，感染率较高，保留时间短。②易误穿入股动脉。③导管易折，且不易固定。④下肢体活动相对受限。

3. 操作方法

（1）双腔管，导管长度 19～20cm。

（2）腹股沟穿刺处常规备皮。

（3）体位：患者仰卧位，屈膝、大腿外旋外展 45°，特殊患者如心力衰竭者，不能平卧可采用半坐位。完全坐位或前倾位则不宜行股静脉置管。

（4）穿刺点选择腹股沟韧带下 2～3cm，股动脉内侧 0.5～1cm 处。

（5）其余操作步骤同颈内静脉穿刺操作方法。

4. 注意事项　需要较长的导管，一般股静脉临时导管的长度至少应在 19cm。由于股静脉影响患者活动，易感染，不宜长时间使用。

5. 并发症　穿刺部位出血或血肿（包括腹膜后），局部血肿压迫处理即可，腹膜后大血肿需要外科处理。其余同颈内静脉置管术。

三、经皮锁骨下静脉置管术

由于该方法并发症严重，一般不推荐应用。

1. 优缺点

（1）优点　① 不易感染，可保持较长时间。② 活动不受限，易于固定，不外露，患者耐受性好。③ 血流量较高。

（2）缺点　① 穿刺技术难度较高。② 并发症严重。

2. 操作方法

（1）锁骨下径路　①体位：上肢垂于体侧并略外展，头低足高 15°，肩后垫小枕（背曲），使锁肋间隙张开，头转向对侧。②穿刺点定位：锁骨中、外 1/3 交界处，锁骨下 1.0cm。③皮肤消毒：按胸部手术要求消毒皮肤上至发际，下及全胸与上臂，铺洞巾。④穿刺：先用 0.5%～1% 利多卡因作穿刺点局麻；右手持连接注射器之穿刺针，保持针尖向内偏向头端直指锁骨胸骨端的后上缘进针；针干与皮肤表面成 25°～30°，进针 3～5cm。余步骤同前所述。

（2）锁骨上径路　①体位：肩部垫小枕、头转向对侧、暴露锁骨上窝。②穿刺点定位：胸锁乳头肌锁骨头外侧缘，锁骨上约 1.0cm。③穿刺：针干与锁骨或矢状切面成 45°，在冠状面针干呈水平或略前偏 15°，朝向胸锁关节进针 1.5～2.0cm。余同前。

3. 注意事项　如有条件，可用超声引导插管，以增加成功率，减少并发症。

4. 并发症及处理　并发症较多，如血气胸、上腔静脉或右心房穿孔、纵隔出血、心脏压塞、心律失常、胸导管损伤、锁骨下静脉狭窄。

第九节　中心静脉长期导管置管术

【适应证】

1. 肢体血管条件差，无法建立自体动静脉内瘘患者。

2. 心功能较差不能耐受动静脉内瘘分流的患者。

3. 部分腹膜透析患者，因各种原因需暂停腹透，或短期可以行肾移植，用血液透析过渡，可选择长期导管作为血管通路。

4. 病情较重，或合并有其他系统的严重疾患，预期生命有限的患者。

【禁忌证】

无绝对禁忌证。有下述情况者禁用：

1. 手术置管部位的皮肤或软组织存在破损、感染、血肿、肿瘤。

2. 患者不能配合，不能平卧。

3. 患者有严重出血倾向。

4. 患者存在颈内静脉解剖变异或严重狭窄甚至缺如。

5. 既往在预定插管血管有血栓形成史、外伤史或血管外科手术史。

【置管部位】

1. 首选右侧颈内静脉。

2. 其他部位：左侧颈内静脉、颈外静脉。

【操作步骤】

1. 操作一般在手术室进行，有条件时可在超声引导下穿刺，或在放射介入科进行，在 X 线下调整导管位置。

2. 以右侧颈内静脉插管为例，操作前面同颈内静脉临时导管置管，试穿成功后换穿刺针，进入静脉后，送入导丝，拔出穿刺针。

3. 于体表标记好长期导管的出口位置，使导管的涤纶套在出口内 1～2cm 处，并使导管尖端位于右侧胸骨旁的第 3、4 肋间。

4. 局麻后，于做好标记的长期导管出口处切 2cm 左右的小口，沿切口向上、分离皮下组织，形成皮下隧道至导丝出口处，并于导丝出口处行一 2cm 切口。

5. 用隧道针将长期导管的末端从皮肤出口处沿皮下隧道引出至导丝处，调整长期管 Cuff 的位置于离出口 1～2cm 处的皮下。

6. 扩皮后，沿导丝置入带芯的撕脱鞘。

7. 拔出导丝及撕脱鞘芯，同时立即以指腹堵住撕脱鞘口以避免血液流出或空气进入血管。

8. 沿撕脱鞘腔置入长期导管，向两侧撕开撕脱鞘至长期导管全部进入，注意避免导管打结、扭转。

9. 分别于留置导管的动静脉端反复抽吸、推注，确定血流通畅。

10. X 线下检查留置导管的末端位置，正常应位于上腔静脉接近右心房的开口处。

11. 肝素水封管，拧上肝素帽。

12. 缝合切口，固定留置导管，无菌敷料包扎。

【注意事项】

中心静脉长期置管基本注意事项与临时性静脉置管相同，需要特殊注意的是：

1. 如有条件应在超声引导下穿刺置管或在放射介入科进行操作。

2. 选择左侧颈内静脉置管时应注意该侧头臂静脉角度大，撕脱鞘不要全部进入体内以免损伤静脉壁。

3. 皮肤切口应足够大，包括皮肤全层和皮下组织，已减少鞘管针通过皮肤及皮下组织的阻力，避免鞘管针通过坚韧的皮肤时引起鞘管口开裂。

4. 沿撕脱鞘放置导管时注意动作要快，以免空气进入血管内造成空气栓塞。

5. 应注意避免导管在皮下打结、扭转，确保管腔通畅。

【并发症及处理】

见中心静脉临时导管置管术。

（刘　琦）

第十节　自体动静脉内瘘

血管通路是慢性肾功能不全（尿毒症）患者的生命线，自体动静脉内瘘（arteriovenous fistula）是最常用的维持性透析患者血管通路，是通过外科手术的方式吻合患者的外周动脉和浅表静脉，使得浅表静脉动脉化，动脉血液流至浅表静脉，达到血液透析所需的血流量要求并便于血管穿刺，从而建立血液透析体外循环。

【适应证】

1. 慢性肾衰竭需要长期透析的患者。

2. 对于尚未开始进入维持性血液透析，但具备以下情况也推荐进行自体动静脉内瘘术，以避免患者未来透析临时导管的使用，包括：慢性肾衰竭患者肾小球滤过率<25ml/min 或血清肌酐>352μmol/L（4mg/dl），应考虑实施自体动静脉内瘘成形术。

【禁忌证】

1. 四肢近端大静脉或中心静脉存在严重狭窄、明显血栓或因邻近病变影响静脉回流。

2. 患者前臂 Allen 试验（详见方法部分）阳性，禁止行前臂动静脉内瘘端端吻合。

3. 预期患者存活时间短于 3 个月。

4. 心血管状态不稳，心力衰竭、肺部感染未控制，严重高血压及低血压，严重贫血。

5. 手术部位存在感染。

6. 同侧锁骨下静脉安装心脏起搏器导管。

【方法】

1. 术前准备

（1）充分评估患者心肺功能、血红蛋白、凝血功能、血管条件。预期选择的静脉直径≥2.5mm，且该侧肢体近心端深静脉和（或）中心静脉无明显狭窄、明显血栓或邻近组织病变；预期选择的动脉直径≥2.0mm。

（2）术前评估前臂 Allen 试验　检查手部的血液供应，桡动脉与尺动脉之间的吻合情况，具体方法如下：①术者用双手同时按压桡动脉和尺动脉；②嘱患者反复用力握拳和张开手指 5～7 次至手掌变白；③松开对尺动脉的压迫，继续保持压迫桡动脉，观察手掌颜色变化。

若手掌颜色 15s 之内迅速变红或恢复正常，即 Allen 试验阴性，表明尺动脉和桡动脉间存在良好的侧支循环，一般认为 Allen 试验阳性，禁止行前臂动静脉内瘘吻合。

（3）术前根据患者凝血功能、出血倾向调整透析抗凝措施，必要时可使用无肝素抗凝。

2. 手术方法

（1）手术原则　先上肢，后下肢；先非惯用侧，后惯用侧；先远心端，后近心端。

（2）血管选择　前臂腕部桡动脉-头静脉内瘘最常用；其次为腕部尺动脉-贵要静脉内瘘、前臂静脉转位内瘘（主要是贵要静脉-桡动脉）、肘部内瘘（头静脉、贵要静脉或肘正中静脉-肱动脉或桡动脉、尺动脉）、下肢内瘘（大隐静脉-足背动脉、大隐静脉-胫前或胫后动脉）、鼻咽窝内瘘等。

（3）术后处理　①术后抗凝：如患者存在生成血栓的高危风险，手术局部无渗血，可考虑给予抗凝治疗。②术后渗血：轻微渗血可给予压迫处理，若严重持续渗血必须要打开手术切口，寻找出血点。③良好的内瘘在术后能触及震颤，听到血管杂音，术后早期应多次检查，以便早期发现血栓形成。④术后上肢适当握拳及腕关节运动，促进血液循环，避免血栓形成。⑤避免内瘘侧肢体受压。

【注意事项】

1. 自体动静脉内瘘一般在成形后 8～12 周可开始穿刺，术后 8 周静脉还没有充分扩张，血流量＜600ml/min，透析血流量不足（除外穿刺技术因素），则为内瘘成熟不良或发育不全。术后 3 个月尚未成熟，则认为内瘘手术失败，需考虑制作新的内瘘。

2. 并发症

（1）血栓　多发生在在血管狭窄处。高凝状态、低血压、压迫时间过长、低温等是常见诱因。

（2）感染　主要指造瘘附件皮肤的感染。处理上需要感染处制动，根据细菌学检测结果选择针对性抗感染治疗。

（3）心力衰竭　多与内瘘术后增加回心血量有关，处理上需积极治疗基础疾病，反复心衰者必须闭合内瘘或改变透析方式。

（4）肿胀手综合征　由于回流静脉被阻断或者动脉血流压力的影响，造成肢体远端静脉回流障碍所致。早期可以通过抬高术侧肢体、握拳增加回流，减轻水肿，较长时间或严重的肿胀必须结扎内瘘，更换部位重新制作内瘘。

（5）窃血综合征　当人体内某一动脉发生部分或全部闭塞后，它远端的压力明显下降，会产生一种"虹吸"作用，通过动脉血管的侧支从附近血管"窃取"，从而使邻近血管的供血区出现供血不足的一系列症状。

3. 造瘘侧肢体禁止负重，禁止测血压，手术后 2 周造瘘侧肢体禁止捆扎止血带。

（张　帆）

第三章　泌尿系统疾病

第一节　肾小球疾病概述

肾小球疾病（glomerular disease）是指一组有相似临床表现，但病因、发病机制、病理改变、病程和预后不尽相同，病变主要累及双侧肾小球的疾病。可分为原发性、继发性和遗传性。其中原发性肾小球疾病占多数，是我国引起慢性肾衰竭的最主要原因。

【病因】

不同的肾小球疾病病因不同，原发性肾小球疾病系指病因不明者；继发性肾小球疾病是指系统性疾病所致的肾小球损害；遗传性肾小球疾病为遗传变异基因所致的肾小球病。

【诊断要点】

1. 临床表现

（1）蛋白尿　当尿蛋白超过 150mg/d，尿蛋白定性可以阳性，称蛋白尿。若尿蛋白量大于 3.5g/d，称大量蛋白尿。

（2）血尿　新鲜尿液离心后尿沉渣镜检每高倍视野红细胞超过 3 个为显微镜下血尿，1L 尿含 1ml 血即呈现肉眼血尿。可用新鲜尿沉渣相差显微镜检查和尿红细胞容积分布曲线来区分血尿来源，肾小球源性血尿出现多数的变形红细胞或常呈非对称性曲线。如血尿患者伴有大量尿蛋白和（或）管型尿（特别是红细胞管型），多提示肾小球源性血尿。

（3）水肿　①肾病性水肿：主要由于血浆蛋白过低，血浆胶体渗透压降低，液体从血管内渗入组织间液产生水肿。②肾炎性水肿：主要由于肾小球滤过率下降，而肾小管重吸收功能基本正常造成球-管失衡和肾小球滤过分数下降，导致水、钠潴留。

（4）高血压　多数为容量依赖性，少数为肾素依赖性，但两型常合并存在，有时很难截然分开。

（5）肾功能损害　根据病因、病程的不同，可出现不同程度的肾功能损害。

2. 原发性肾小球疾病的临床分型

（1）急性肾小球肾炎。

（2）急进性肾小球肾炎。

（3）慢性肾小球肾炎。

（4）无症状性血尿或（和）蛋白尿。

（5）肾病综合征。

3. 原发性肾小球疾病的病理分型　世界卫生组织（WHO）1995 年制定的肾小球疾病病理学分类标准是：

（1）轻微病变性肾小球肾炎。

（2）局灶节段性病变。

（3）弥漫性肾小球肾炎　①膜性肾病。②增生性肾炎：a. 系膜增生性肾小球肾炎；b. 毛细血管内增生性肾小球肾炎；c. 系膜毛细血管性肾小球肾炎；d. 新月体性和坏死性肾小球肾炎。③硬化性肾小球肾炎。

（4）未分类的肾小球肾炎。

（欧三桃）

第二节　急性肾小球肾炎

急性肾小球肾炎（acute glomerulonephritis）简称急性肾炎，是一种表现为急性肾炎综合征的常见肾疾病。其特点为急性起病，患者出现血尿、蛋白尿、水肿、高血压，并可伴有一过性肾功能不全。主要发生于儿童，也偶见于老年人，男性发病率高于女性。

【病因】

本病常因 β-溶血性链球菌"致肾炎菌株"（常见为 A 组 12 型和 49 型）感染所致，常见于上呼吸道感染（多为扁桃体炎）、猩红热或皮肤感染（多为脓疱疮）等链球菌感染后。机体感染肺炎双球菌、金黄色及表皮葡萄球菌、水痘-带状疱疹病毒、支原体、原虫及寄生虫等后亦可发生本病。

【诊断要点】

1. 症状

（1）起病前 1～3 周有咽部感染或皮肤感染史。

（2）水肿　80％以上患者均有水肿，典型表现为晨起眼睑水肿或伴有下肢轻度可凹性水肿，少数严重者可波及全身。

（3）尿异常　几乎全部患者均有肾小球源性血尿，约 30％患者可有肉眼血尿。可伴有轻、中度蛋白尿。少数患者（＜20％）可有大量蛋白尿。起病早期患者可尿量减少，少数甚至少尿（＜400ml/d）。多在 1～2 周后尿量渐增。

2. 体征

（1）高血压　约 80％的患者出现一过性轻、中度高血压。

（2）颜面眼睑及双下肢水肿，呈轻度可凹性。

（3）可出现双肾区轻叩痛

3. 实验室检查

（1）尿液化验　尿常规除红细胞尿及蛋白尿外，尚可见红细胞管型及白细胞。偶可见白细胞管型，但并无尿路感染依据。

（2）血液检查　① 多数患者有低补体血症，血清总补体活性（CH50）及 C3、C5 均明显下降。均于 8 周内逐渐恢复正常水平。② 部分患者血清抗链球菌溶血素-O 抗体升高。③ 部分患者起病早期循环免疫复合物及血清冷球蛋白可呈阳性

（3）B 超示双肾体积增大。

【鉴别诊断】

1. 急进性肾小球肾炎　有急性肾炎的临床表现，多早期出现少尿、无尿，肾功能急剧恶化，短期内（数周至数月）进入尿毒症。

2. 系膜毛细血管性肾炎　有急性肾炎的临床表现，病情持续进展无自愈倾向，有 50％～70％的患者血清 C3 持续降低，在 8 周内不能恢复正常。

3. 系膜增生性肾炎　包括 IgA 肾病及非 IgA 肾病。具有急性肾炎表现，血清 C3 一般正常，病情无自愈倾向。潜伏期短（多于感染后数小时至数日内出现血尿），部分患者血清 IgA 升高。

4. 系统性红斑狼疮肾炎　可以有前驱感染，潜伏期不定，病情持续进展，病变累及全身多系统，抗核抗体、抗双链 DNA 抗体和抗 Sm 抗体阳性。

5. 过敏性紫癜肾炎　可有前驱感染，潜伏期不定，反复发作，可有自限性；病变可累及皮肤、胃肠、关节，无低补体血症。

【治疗】

本病是自限性疾病，因此以休息及对症治疗为主。

1. 休息　急性期应卧床休息，直至肉眼血尿消退、水肿消失及血压恢复正常。

2. 饮食　富含维生素的低盐（每日 3g 以下）饮食，蛋白质入量保持约 lg/（kg·d）。有肾功能不全者应限制蛋白质摄入，并给予优质蛋白（富含必需氨基酸的蛋白）。水肿重且明显少尿者，应控制入水量。

3. 治疗感染病灶　已无感染灶时应用针对链球菌的抗生素至今尚无肯定意见。在病灶培养阳性时，应积极应用抗生素治疗。扁桃体切除术对急性肾炎的病程发展尚无肯定的效果。对于急性肾炎迁延两个月至半年以上，或病情常有反复，而且扁桃体病灶明显者，可考虑扁桃体切除。手术时机以肾炎病情稳定、无临床症状及体征，且扁桃体无急性炎症时为宜。手术前后应用青霉素 2 周。

4. 对症治疗

（1）利尿　经控制水、盐摄入后，水肿仍明显者，可使用利尿剂。常用氢氯噻嗪 25mg，每日 2～3 次，必要时用袢利尿剂如呋塞米 20～60mg/d 或布美他尼等。

（2）降压　一般情况下利尿即可达到控制血压的目的。利尿后血压控制仍不理想者，可使用钙通道阻滞药及 α 受体阻滞药以增强扩张血管效果。保钾利尿剂及血管紧张素转化酶抑制药在少尿时应慎用，以免发生高钾血症。

（3）控制心力衰竭　主要措施为利尿、降压，必要时可应用酚妥拉明或硝普钠静脉滴注，以减轻心脏前后负荷。

5. 透析　少数发生急性肾衰竭而有透析指征时时，应及时给予透析帮助患者渡过急性期。一般不需要长期维持透析。

（欧三桃）

第三节　急进性肾小球肾炎

急进性肾小球肾炎（rapidly progressive glomerulonephritis，RPGN），是以急性肾炎综合征、肾功能急剧恶化、多在早期出现少尿性急性肾衰竭为临床特征，病理类型为新月体性肾小球肾炎的一组疾病。本节着重讨论原发性急进性肾小球肾炎。

【病因】

1. 抗肾小球基底膜抗体介导的肾小球肾炎。

2. 病原体感染所致免疫复合物沉积或原位免疫复合物形成，激活补体而介导的肾小球肾炎。

3. 非免疫复合物肾小球肾炎，多为原发性小血管炎肾损害，即 ANCA（抗中性粒细胞胞浆抗体）相关性肾小球肾炎。

【诊断要点】

1. 症状

（1）病程　可有前驱呼吸道感染，起病多较急，病情可急骤进展。以急性肾炎综合征（急性起病、血尿、蛋白尿、水肿和高血压），进行性肾功能恶化并发展为尿毒症为其临床特征。

（2）早期出现少尿或无尿　尿量 $\leqslant$ 400ml 或 100ml。

（3）尿异常　常出现肉眼血尿和蛋白尿。

（4）水肿　根据病程的不同，水肿程度不同，呈可凹性水肿。

（5）其他　可伴有中度贫血，可有发热、乏力、关节痛或咯血、头痛、心慌等。

2. 体征

（1）严重时全身水肿伴有体腔积液征。

（2）高血压　多有程度不等的血压升高，严重时可达恶性高血压水平。

（3）贫血　面部、眼睑、口唇苍白。

3. 实验室检查

（1）血常规　可见中至重度贫血，有时可见白细胞及血小板增高。

（2）尿常规　一般呈少量或中等量尿蛋白；尿沉渣可见大量红细胞，常见红细胞管型，白细胞亦可增多；尿比重一般不降低。

（3）血生化检查　血尿素氮（BUN）及血肌酐（SCr）均进行性增高；可有血清 K^+ 升高。

（4）免疫学检查　Ⅰ型患者血清抗肾小球基膜抗体阳性；Ⅱ型患者血循环免疫复合物及冷球蛋白常阳性，可伴血清补体 C3 降低；Ⅲ型患者血清 ANCA 阳性。

（5）特殊检查　B超等影像学检查常显示双肾体积增大。

【鉴别诊断】

1. 急性肾小管坏死　常有明确的病因，如肾缺血（如休克、脱水）、肾毒性药物（如肾毒性抗生素）或肾小管堵塞等诱因，临床上以肾小管损害为主（尿钠增加、低比重尿及低渗透压尿），一般无急性肾炎综合征表现。

2. 急性过敏性间质性肾炎　常有明确的用药史及部分患者有药物过敏反应（低热、皮疹等），血和尿嗜酸性粒细胞增高等，可资鉴别，必要时依靠肾活检确诊。

3. 梗阻性肾病　患者常突发或急骤出现无尿，但无急性肾炎综合征表现，B超、膀胱镜检查或逆行尿路造影可证实尿路梗阻的存在。

【治疗】

1. 强化血浆置换疗法　通常每日或隔日 1 次，每次置换血浆 2～4L，直至血清抗体（如抗 GBM 抗体或 ANCA）转阴或病情好转，一般需置换 10 次左右。需同时应用糖皮质激素及细胞毒药物。

2. 冲击疗法

（1）甲泼尼龙　将甲泼尼龙 0.5～1.0g 溶于 5％葡萄糖溶液中静脉滴注，每日或隔日 1 次，3 次为 1 个疗程，必要时间隔 3～5 天开始下一个疗程，一般为 1～3 个疗程。该疗法也需辅以泼尼松及细胞毒药物如环磷酰胺常规口服治疗。

（2）环磷酰胺　可将环磷酰胺 0.6～1g 溶于 5％葡萄糖盐水中静脉滴注，每个月 1 次，替代常规口服。

3. 透析治疗及肾移植　急性肾衰竭达透析指征者应及时透析，为上述免疫抑制治疗创造条件。对强化治疗无效的晚期病例或肾功能已无法逆转者，则需长期维持透析治疗。肾移植需在病情静止半年，特别是血中抗 GBM 抗体转阴后半年进行为佳。

（欧三桃）

第四节　慢性肾小球肾炎

慢性肾小球肾炎（chronic glomerulonephritis）即慢性肾炎，系指以蛋白尿、血尿、高血压、水肿为基本临床表现，起病方式各有不同，病程迁延，缓慢进展，可有不同程度的肾功能减退，最终将发展为慢性肾衰竭的一组肾小球病。

【病因】

慢性肾炎的病因大多不明。仅有少数由急性肾炎发展所致，大部分起始因素多为免疫介导炎症。导致病程慢性化的机制除免疫因素外，非免疫非炎症因素占有重要作用。

【诊断要点】

1. 症状

（1）水肿，多为眼睑肿和（或）下肢凹陷性水肿。

（2）少部分患者可出现肉眼血尿。

（3）可有头晕、头痛、耳鸣等高血压症状。

（4）肾功能逐渐恶化时可有乏力、头晕等贫血表现，恶心、食欲缺乏等胃肠道症状。

2. 体征

（1）慢性肾病面容。

（2）颜面眼睑及双下肢凹陷性水肿。

（3）高血压　多有程度不等的血压升高，严重时可达恶性高血压水平。

（4）贫血　贫血程度与肾功能下降程度成正比，可出现面部、眼睑、口唇苍白。

3. 实验室检查

（1）血常规　变化不明显，肾功能不全者可见贫血，往往呈正色素正细胞性。白细胞计数多正常。

（2）尿常规　尿蛋白可轻至中度增高，尿沉渣可见红细胞增多和管型。

（3）肾功能　病变早期 BUN 和 SCr 可在正常范围，随着病情发展出现不同程度的增高。

（4）血清补体　补体 C3 始终正常，或持续降低 8 周以上不能恢复。

（5）特殊检查　B超：双肾在早期往往正常，后期往往缩小，肾皮质变薄或肾内结构紊乱。

【鉴别诊断】

1. 原发性高血压肾损害　先有较长期持续性高血压，然后出现肾损害，远曲小管功能损伤（尿浓缩功能减退、夜尿增多）较肾小球功能损害早，尿改变轻微（微量至轻度蛋白尿，可有轻度镜下血尿），常伴有高血压的其他靶器官（心、脑）并发症。

2. 慢性肾盂肾炎　多有反复发作的泌尿系统感染史，肾功能损害以肾小管损害为主，尿沉渣常有白细胞，尿细菌学检查阳性，影像学检查可见双肾非对称性损害、肾盂肾盏变形等。

3. Alport 综合征　常起病于青少年，有家族遗传史（多为 X 连锁显性遗传），除肾损害（血尿，轻、中度蛋白尿及进行性肾功能损害）外，还有眼（球形晶状体等）、耳（神经性耳聋）等异常。

4. 继发性肾小球疾病　与狼疮性肾炎、过敏性紫癜肾炎、糖尿病肾病、多发性骨髓瘤、肾淀粉样变等疾病相鉴别。依据相应的系统表现及特异性实验室检查，一般不难鉴别。

【治疗】

慢性肾炎的治疗是以防止或延缓肾功能进行性恶化，改善或缓解临床症状，防治心脑血管并发症为主要目的，而不是以消除尿红细胞或轻度蛋白尿为目标。具体措施如下述：

1. 积极控制高血压和减少蛋白尿　高血压和蛋白尿是加速肾小球硬化、促进肾功能恶化的重要因素，积极控制高血压和减少尿蛋白是慢性肾炎治疗的重要措施。应选用能延缓肾功能恶化、具有肾保护作用的降压药物。高血压的治疗目标为＜130/80mmHg 蛋白尿的治疗目标为争取减少到＜1g/d。常用降压药物：

（1）血管紧张素转化酶抑制药（ACEI）和血管紧张素 II 受体拮抗药（ARB）　除降低血压外，还有减少蛋白尿和延缓肾功能恶化的肾保护作用。肾功能不全患者应用 ACEI 或 ARB 要防止高血钾，血肌酐＞264μmol/L（3mg/dl）时务必在严密观察下谨慎使用。掌握好适应证和应用方法，监测血肌酐、血钾，防止严重不良反应尤为重要。常用的 ACEI 制剂有贝那普利 5～40mg，1～2 次/日，福辛普利 10～40mg，1 次/日。常用 ARB 制剂缬沙坦 80～160mg，1 次/日，厄贝沙坦 150～300mg，1 次/日。

（2）钙通道阻滞药　具有非血流动力学的肾保护作用，但无明显减少蛋白尿的作用。此外钙通道阻滞药能减少肾内活性氧产生，减少肾肥大，减轻内皮素对肾功能的影响，保护缺血心肌。CCB 与 ACEI 联合使用，可起到互补效果，发挥更大的肾保护作用。常选用长效钙通道阻滞药：①氨氯地平 2.5，1 次/日。②硝苯地平控释片 3060mg，1 次/日。③非洛地平 2.5～20mg，1 次/日。④尼群地平 20～60mg，2 次/日。

（3）β 受体拮抗药　可单独应用，也可与其他高血压药如利尿剂、ACEI、CCB 等合用。

（4）α受体拮抗药　　不良反应较多，长期降压效果差，可用于各型高血压，单用可治疗轻、中度高血压，重度高血压需联合用药。

（5）利尿剂　　对有明显水钠潴留或使用 ACEI 者可加用利尿剂，以加强降压效果。但应注意电解质紊乱，高凝状态出现和加重高脂血症。一般不宜过多和长久使用。

2. 控制蛋白摄入　　对于肾功能不全者从慢性肾疾病 3 期即应开始低蛋白饮食治疗。推荐蛋白摄入量一般限制在＜0.6g/（kg·d），且应为优质蛋白，即富含必需氨基酸的蛋白质（如瘦肉、蛋和牛奶等）。低蛋白饮食不仅可减少含氮代谢物蓄积、改善尿毒症症状，还可延缓肾小球硬化，保护残余肾功能。低蛋白饮食同时应补充复方 α-酮酸 ［0.12g/（kg·d）］及支链氨基酸等，注意供给足够热量以免出现营养不良。

3. 糖皮质激素和细胞毒性药物　　鉴于慢性肾炎的病因、病理类型及其程度、临床表现和肾功能等变异较大，此类药物是否应用应区别对待。一般不主张积极应用，但是如果患者肾功能正常或轻度受损、病理类型较轻、合并较多尿蛋白、无禁忌证可试用，无效者应逐步撤去。

4. 其他　　避免感染、劳累、妊娠等加重病情的因素；慎用或免用肾毒性和诱发性肾损伤的药物，如氨基糖苷类抗生素、非类固醇类消炎药及含马兜铃酸的中药等；对伴有高脂血症、高血糖、高尿酸血症等应予以相应处理。

（欧三桃）

第五节　肾病综合征

肾病综合征（nephrotic syndrome）是指由不同病因、多种病理变化所致的具有类似临床表现的一组临床综合征。基本特征是大量蛋白尿（≥3.5g/d）、低白蛋白血症（≤30g/L）、水肿、高脂血症。该综合征可见于各种年龄。

【病因】

1. 原发性　　由原发性肾小球疾病所致。

2. 继发性

（1）小儿患者　　常见遗传性疾病、感染性疾病、过敏性紫癜肾炎、系统性红斑狼疮肾炎等。

（2）中青年患者　常见系统性红斑狼疮肾炎、过敏性紫癜肾炎、乙型肝炎相关性肾小球肾炎、感染药物等。

（3）老年患者　常见代谢性疾病（如糖尿病肾病、肾淀粉样变性等）；肿瘤有关的肾病综合征（骨髓瘤性肾病、淋巴瘤性肾病等）。

【诊断要点】

①尿蛋白≥3.5g/d。②血浆白蛋白≤30g/L。③水肿。④血脂升高。

其中前两条为诊断所必需。但肾病综合征仅为一临床症候群，不应被用作疾病的最后诊断。此外，要诊断原发性肾病综合征，应首先排除继发性肾疾病才可诊断。原发性肾病综合征有不同的病理类型如微小病变型、系膜增生性等，决定了其不同的治疗效果和预后。因此，肾活检病理检查十分重要。

【鉴别诊断】

1. 过敏性紫癜肾炎　好发于青少年，有典型的皮肤紫癜，可有关节痛、腹痛和黑便。多在皮疹出现后1～4周出现血尿和（或）蛋白尿，典型皮疹有助于鉴别诊断。

2. 系统性红斑狼疮肾炎　好发于中、青年女性，常有发热、皮疹（蝶形红斑、盘状红斑、光过敏）、关节痛、口腔黏膜溃疡、多发性浆膜炎，心、肾、血液和神经等多器官和系统的损害，活动期血清 C3 降低，免疫学检查可检出多种自身抗体。

3. 糖尿病肾病　好发于中老年，常见于糖尿病病程 10 年以上的患者。早期可出现尿微量白蛋白，以后可逐渐发展成大量蛋白尿甚至肾病综合征。糖尿病病史及眼底特征性改变有助于鉴别。

4. 骨髓瘤性肾病　好发于中老年，男性多件，常有骨痛，血清单株球蛋白增高，蛋白电泳出现 M 带及尿本周蛋白阳性。骨髓象显示浆细胞异常增生（占有核细胞的 15％以上），并伴有质的改变。上述骨髓瘤特征性改变有助于鉴别诊断。

5. 肾淀粉样变性　好发于中老年。主要累及心、肾、消化道（包括舌）、皮肤和神经。肾受累时体积增大，常呈肾病综合征。常需肾活检确诊。

【治疗】

1. 一般治疗

(1) 休息 严重水肿、低蛋白血症者需卧床休息。水肿消失，一般情况好转后可起床活动。

(2) 饮食 适量即 0.8～1.0g/（kg·d）的优质蛋白（富含必需氨基酸的动物蛋白）饮食。富含多聚不饱和脂肪酸（如植物油、鱼油）和可溶性纤维（如燕麦、米糠和豆类）的饮食。保证充足的热量摄入，每日每千克体重不少于 126～147kJ（即 30～35kcal）。水肿时应低盐（<3g/d）。

2. 抑制免疫与炎症反应

(1) 糖皮质激素 宜用中效制剂，首选泼尼松。主张：①起始用量要足。泼尼松 1mg/（kg·d），清晨顿服，口服 8～12 周；②减药或撤药要缓慢，足量治疗后每 2～3 周减至原量的 10%；③维持用药要久，以最小有效剂量 10mg/d 维持半年左右。

(2) 细胞毒性药物 这类药物可用于"激素依赖"或"激素抵抗"的患者，协同激素治疗。一般不作为首选或单独治疗用药。

①环磷酰胺（CTX）：是国内外最常用的细胞毒性药物。应用剂量为 2mg/（kg·d），分 1～2 次口服，或 200mg 隔日静脉注射，累积量达 6～8g 后停药。主要不良反应为骨髓抑制及中毒性肝损害，并可出现性腺抑制、脱发、胃肠道反应等。

②环孢素（CsA）：属钙调神经蛋白抑制剂，常用剂量为 3～5mg/（kg·d），分两次空腹口服，服药期间需监测并维持其血浓度谷值为 100～200ng/ml。服药 2～3 个月后可缓慢减量，疗程至少一年。不良反应有肝、肾毒性，高血压，高尿酸血症，多毛等。

③吗替麦考酚酯（麦考酚吗乙酯，MMF）：常用量为 1.5～2g/d，分两次口服，共用 3～6 个月，减量维持半年。不良反应相对较小。

④中医中药：雷公藤多苷，一般用量为 10～20mg，每日 3 次口服，有降低尿蛋白作用，可配合激素使用。

原发肾病综合征免疫与炎症抑制治疗存在着明显个体差异，不同病理类型治疗方案略有不同。应用激素及细胞毒药物可有多种方案，原则上应以增强疗效的同时最大限度地减少不良反应为宜。对于是否应用激素治疗、疗程长短以及是否使用细胞毒药物等应结合患者肾小球病理类型、年龄、肾功能和有否相对禁忌证等情况不同而区别对待，制订个体化治疗方案。

3. 对症治疗

（1）利尿消肿　可视患者情况使用噻嗪类利尿剂、潴钾利尿剂、袢利尿剂及渗透性利尿剂等利尿消肿。严重者尚可用右旋糖酐 - 40 扩容后利尿，一般不主张应用白蛋白扩容后利尿。对肾病综合征患者利尿治疗的原则是不宜过快过猛，以免造成血容量不足、加重血液黏稠度，诱发血栓、栓塞等并发症。对于白蛋白的应用，由于静脉输入的白蛋白在 24～48 小时内由尿中排出，可引起肾小球高滤过及肾小管高代谢造成肾小球脏层级肾小管上皮损伤、促进肾间质纤维化，延迟疾病缓解，故应严格掌握适应证。对严重低蛋白血症、高度水肿而又少尿，单用利尿剂不能达到利尿效果者，可采用白蛋白扩容后利尿疗法。心力衰竭者慎用。

（2）减少尿蛋白　持续性大量蛋白尿是影响肾小球疾病预后的重要因素。减少尿蛋白可以有效延缓肾功能的恶化。除抑制免疫与炎症外，降低尿蛋白还可选用 ACEI 或 ARB。但所用剂量一般比常规降压剂量大，才能获得良好疗效。

（3）降脂治疗　多推荐羟甲戊二酰辅酶 A（HMG - CoA）还原酶抑制剂：①洛伐他汀，始服剂量 20mg，最大剂量 40mg，每晚 1 次；②辛伐他汀，始服剂量 5～10mg，最大剂量 20mg，每晚 1 次。

4. 抗凝处理　当血浆白蛋白低于 20g/L 时，应开始预防性抗凝治疗。目前常用药物有：①肝素 1875～ 3750U 皮下注射，每 6 小时一次，或选用低分子量肝素 4000～5000U 皮下注射，每日 1～2 次；②华法林 2.5mg/d 口服，维持凝血酶原时间国际标准化比值（INR）1.5～2.5；③双嘧达莫 300～400mg/d，分 3～4 次口服；④小剂量阿司匹林 75～100mg/d，口服；⑤中药，丹参、川芎嗪等。应避免药物过量导致出血。

5. 积极处理并发症

（1）控制感染　一旦发生感染，应及时选用对致病菌敏感、强效且无肾毒性的抗生素积极治疗。

（2）处理血栓及栓塞。

（3）急性肾损伤　如处理不当可危及生命，若及时给予正确处理如血液透析、袢利尿剂、积极处理原发病等，大多数患者可望恢复。

（4）处理蛋白质及脂肪代谢紊乱。

（欧三桃）

第六节　无症状性血尿或（和）蛋白尿

无症状性血尿和（或）蛋白尿既往国内称为隐匿性肾小球肾炎（latent glomerulonephritis），是指无水肿、高血压及肾功能损害，而仅表现为肾小球源性血尿和（或）蛋白尿的一组肾小球疾病。

【病因】

可由多种病理类型的原发性肾小球疾病所致，但病理改变多较轻。

【诊断要点】

1. 肾小球源性血尿和（或）蛋白尿（往往＜1.0g/d）。

2. 无水肿、高血压及肾功能减退。

3. 除外系统性疾病（狼疮肾炎、过敏性紫癜肾炎等），遗传性肾病（Alport 综合征早期、薄基底膜肾病）及进行性肾炎早期，非典型的急性肾炎恢复期等以导致血尿、蛋白尿的肾小球疾病。

【治疗】

本病一般无需特殊治疗。单应采取以下措施：①对患者应定期（至少每 3～6 个月一次）检查，监测尿沉渣、尿蛋白、肾功能和血压的变化；②保护肾功能、避免肾损伤因素，如预防感冒，勿劳累，忌用肾毒性药物等；③对反复发作的慢性扁桃体炎与血尿、蛋白尿发作密切相关者，可待急性期过后行扁桃体摘除术；④可用中医药辨证施治。

（张　帆）

第七节　IgA 肾病

IgA 肾病（IgA nephropathy，IgAN）是指肾小球系膜区以 IgA 或 IgA 沉积为主的具有相同免疫病理特征的原发性肾小球疾病，是肾小球源性血尿最常见的原因。为目前世界范围内最常见的原发性肾小球疾病，也是我国最常见的肾小球疾病。其临床表现多种多样，主要表现为血尿，可伴有不同程度的蛋白尿、高血压和肾功能受损，已成为终末期肾病的重要病因之一。该病好发于青少年，男性多见。

【病因】

IgA 肾病多在呼吸道或消化道感染后发病，既往被认为与黏膜免疫相关。近年的研究证实，IgA 肾病患者血清中 IgA_1 较正常人显著增高，缺陷的 IgA_1 与肾小球系膜细胞 Fc 结合所产生的受体、配体效应在 IgA 肾病的发病机制中起着重要的作用，可诱导系膜细胞分泌炎症因子、活化补体，导致 IgA 肾病的病理改变和临床症状。

【诊断要点】

1. 临床表现

（1）起病前多有感染，常为上呼吸道感染（咽炎、扁桃体炎），其次为消化道、肺部和泌尿道感染。部分患者常在感染后发生突发性肉眼血尿，持续数小时至数日后可转为镜下血尿，少数患者肉眼血尿可反复发作。

（2）蛋白尿，可为轻度蛋白尿，亦可呈肾病范围蛋白尿。

（3）部分患者可有急性肾炎综合征、肾病综合征、急性肾衰竭等相应的临床表现。

（4）IgA 肾病早期高血压并不常见（＜5%～10%），随着病程延长高血压发生率增高，部分患者可呈恶性高血压。

2. 实验室检查

（1）尿常规　蛋白尿可为阴性，少数患者可呈大量蛋白尿（＞3.5g），尿红细胞增多，显微镜显示变形红细胞为主，有时可见到混合性血尿。亦可见白细胞尿及管型尿。

（2）血清免疫学　血清 IgA 增高者可达 30%～50%。

（3）肾功能　可有不同程度减退。

（4）肾活检　为系膜增生性肾小球肾炎，免疫病理见系膜区以 IgA 为主的免疫球蛋白呈颗粒状沉积。

【鉴别诊断】

1. 急性链球菌感染后肾小球肾炎　多在感染后 2～3 周出现急性肾炎综合征，血 C3 降低而 IgA 正常，有自愈倾向，鉴别有困难时可行肾病理活检。

2. 薄基底膜肾病　多为持续性镜下血尿，常有阳性血尿家族史，肾免疫病理显示 IgA 阴性，电镜下弥漫性基底膜变薄。一般不难鉴别。

3. 过敏性紫癜肾炎　肾病理改变与 IgA 肾病相识似，但前者常有典型的肾外表现，如皮肤紫癜，关节肿痛、腹痛和黑便等，可鉴别。

【治疗】

IgA 肾病是肾免疫病理一致，但临床表现、病理改变和预后变异很大的原发性肾小球疾病，其治疗原则应根据不同的临床表现、病理类型和程度等综合给予合理治疗。

1. 单纯性镜下血尿　一般无特殊治疗，主要是避免劳累、预防感冒和避免使用肾毒性药物。此类患者一般预后较好，肾功能可较长期地维持在正常范围。

2. 蛋白尿　建议 ACEI 或 ARB 治疗并逐渐增加至可耐受的剂量，使尿蛋白<1g/d，延缓肾功能进展。经过 3～6 个月优化支持治疗，如尿蛋白仍持续>1g/d 且 GFR>50ml/(min·1.73m²) 的患者，可使用糖皮质激素治疗，必要时加用其他免疫抑制剂。

3. 肾病综合征　IgA 肾病表现为肾病综合征的相对较少，具体治疗参考肾病综合征及具体病理类型。

4. 急性肾衰竭　如病理显示主要为细胞性新月体伴肾功能迅速恶化，可予以糖皮质激素及免疫抑制剂治疗，若患者已达到透析指征，应给予透析治疗。该类患者预后较差。

5. 慢性肾小球肾炎　可参照一般慢性肾炎治疗原则，以延缓肾功能恶化为主要治疗目的。

（张　帆）

第八节　间质性肾炎

急性间质性肾炎

急性间质性肾炎（acute interstitial nephritis，AIN）又称为急性肾小管-间质性肾炎，是一组以肾间质炎性细胞浸润及肾小管变性为主要病理表现的急性肾病。常见病因有药物过敏、感染、自身免疫性疾病、恶性肿瘤、代谢性疾病及病因不明等。下文着重讨论药物过敏性 AIN。

【病因】

很多药物可引起 AIN，以抗生素（如磺胺类）、非甾体抗炎药、抗惊厥药等最常见。药物（半抗原）与机体组织蛋白（载体）结合，诱发机体超敏反应（包括细胞及体液免疫反应），导致肾小管-间质炎症。由非甾体抗炎药引起者，同时可导致肾小球微小病变。

【诊断要点】

1. **临床表现**　常见皮疹、发热及外周血嗜酸性粒细胞增多，有时还可见关节痛及淋巴结肿大。但是由非甾体抗炎药引起者全身过敏表现常不明显。

2. **实验室检查**

（1）**尿化验异常**　常出现无菌性白细胞尿（可伴白细胞管型，早期还可发现嗜酸性粒细胞尿）、血尿及蛋白尿。蛋白尿多为轻度，但当非甾体抗炎药引起肾小球微小病时，却可出现大量蛋白尿（$>3.5g/d$），呈肾病综合征表现。肾小管功能异常则根据累及小管部位及程度不同而表现不同，可有肾性糖尿、肾小管酸中毒、低渗尿、Fanconi 综合征等。

（2）**肾功能损害**　常出现少尿或非少尿性急性肾衰竭，并因肾小管功能损害出现肾性糖尿、低比重尿及低渗透压尿。

3. **诊断标准**　典型病例有：①近期用药史；②药物过敏表现；③尿检查异常；④肾小管及肾小球功能损害。一般认为有上述表现的前两条，再加上后两条中任何一条，即可临床诊断本病。但非典型病例（尤其是由非甾体类抗炎药致病者）必须依靠肾穿刺病理检查确诊。

【鉴别诊断】

1. **尿路感染**　AIN 有白细胞尿者需与本病鉴别。有明确的药物过敏表现、无真性细菌尿、抗过敏药物及糖皮质激素治疗有效可资鉴别。

2. **原发性肾小球疾病**　有血尿及蛋白尿者需与本病鉴别。有药物过敏表现或非甾体抗炎药物应用史、抗过敏药物及糖皮质激素治疗病情多可好转即可鉴别。

【治疗】

1. **立即停用致敏药物**　去除过敏原后，多数轻症病例即可自行缓解。

2. **免疫抑制治疗**　药物过敏性 AIN 重症病例可使用糖皮质激素（如泼尼松每日 $30\sim40mg$，病情好转后逐渐减量，共服用 $2\sim3$ 个月）。自身免疫性疾病、药物变态反应等免疫因素介导的 AIN，可给予激素和免疫抑制剂治疗。

3. **透析治疗**　血肌酐明显升高或合并高钾血症、心力衰竭、肺水肿等有透析指征者，应及时进行透析治疗。

（曹　灵　陈　昕）

慢性间质性肾炎

慢性间质性肾炎（chronic interstitial nephritis，CIN），又称慢性肾小管-间质性肾炎，是一组以肾间质纤维化及肾小管萎缩为主要病理表现的慢性肾疾病。

【病因】

1. 中药　含马兜铃酸的中药，如关木通、广防己、青木香等。

2. 西药　如镇痛药、环孢素等。

3. 重金属　如铅、镉、砷等。

4. 放射线　影像学检查。

5. 微生物感染　如细菌、病毒、真菌感染等。

6. 免疫性疾病　如干燥综合征。

7. 代谢性疾病　如高尿酸血症、高草酸血症或高钙血症。

8. 其他　如巴尔干肾病等。

【诊断要点】

1. 临床表现

（1）本病多呈缓慢隐袭进展。

（2）肾小管功能障碍　近端肾小管重吸收功能障碍导致肾性糖尿，乃至范科尼综合征；远端肾小管浓缩功能障碍导致夜尿多，尿比重及渗透压减低，肾小管酸化功能障碍导致肾小管性酸中毒。

（3）肾小球功能损害　较晚出现，血肌酐逐渐增高，直至进入尿毒症；肾损害同时常伴随出现高血压及贫血。

2. 实验室检查　患者尿常规一般仅轻度异常，呈现轻度蛋白尿，少量红细胞、白细胞及管型。

【鉴别诊断】

本病确诊主要靠病理检查，临床疑诊时应尽早进行肾穿刺及病理检查。

【治疗】

1. 对 CIN 早期病例，应积极去除致病病因，以延缓肾功能损害进展。

2. 对肾小管性酸中毒、高血压及肾性贫血应予相应处理。病情进入尿毒症后应予透析或肾移植治疗。

（曹 灵 陈 昕）

第九节　尿路感染

尿路感染（urinary tract infection）是由于病原菌侵犯尿路引起的炎症病变，包括肾盂肾炎、膀胱炎和尿道炎。肾盂肾炎又称为上尿路感染，膀胱炎和尿道炎被称为下尿路感染。下尿路感染可单独存在，而上尿路感染都伴有下尿路感染。

【病因】

1. 病原菌　任何病原菌入侵尿路均可引起感染。但以革兰氏阴性杆菌最常见，其中又以大肠埃希菌最多，占 80%～90%。此外，厌氧菌、真菌、病毒、寄生虫等亦可引起本病。

2. 感染途径　致病菌可经以下途径进入尿路和肾引起炎症。

（1）上行感染　绝大多数尿路感染由此引起。病原菌经尿道口→膀胱→输尿管→肾盂。

（2）血性感染　致病菌从体内感染灶侵入血流，到达肾，很少见，多为金黄色葡萄球菌菌血症所致。

（3）淋巴道感染　下腹部和盆腔器官感染时，细菌可通过淋巴管进入肾。

3. 易感因素

（1）尿路梗阻　是诱发尿路感染最重要的易感因素，见于结石、妊娠、肿瘤等。

（2）泌尿系统畸形和结构异常　如多囊肾、肾发育不良、肾盂及输尿管畸性等。

（3）尿路器械的使用　导尿、膀胱镜检等。

（4）全身疾病　如糖尿病、慢性肾病、系统性红斑狼疮（SLE）等。

（5）药物　如糖皮质激素和免疫抑制剂的使用等。

【诊断要点】

1. 症状

（1）膀胱炎　尿路刺激征伴血尿、白细胞尿，一般无全身症状。

（2）急性肾盂肾炎　尿路刺激征、腰痛、肋脊角压痛、肾区叩痛、全身感染症状、白细胞尿等。

（3）无症状性菌尿　即隐匿性尿路感染，指患者有菌尿而无任何尿路感染症状。

2. 体征

（1）膀胱炎　一般无局部体征，部分患者可出现膀胱区深压痛。

（2）急性肾盂肾炎　输尿管点压痛、肋脊角压痛、肾区叩痛。

（3）无症状性菌尿　可有肾区叩痛。

3. 实验室检查

（1）尿常规　白细胞尿、血尿。

（2）真性细菌尿　凡是有真性细菌尿者都可诊断为尿路感染。真性细菌尿的定义为：①膀胱穿刺尿培养有细菌生长；②清洁中段尿定量培养细菌菌落$\geqslant 10^5$/ml（球菌$\geqslant 10^3$/ml）；③如无症状，则两次清洁中段尿培养细菌菌落均$\geqslant 10^5$/ml（球菌$\geqslant 10^3$/ml），且为同一菌种。符合以上三种情况之一者，均为真性菌尿。

【鉴别诊断】

1. 全身感染性疾病　根据临床症状、局部体征、尿细菌学检查鉴别。

2. 肾结核　①尿路刺激征突出；②一般抗菌治疗无效；③尿细菌培养阴性；④尿沉渣可找到抗酸杆菌；⑤尿培养结核菌阳性；⑥静脉肾盂造影有结核影像学改变。

3. 尿道综合征

（1）有尿路刺激征，但多次尿培养无真性细菌尿可资鉴别。

（2）感染性尿道综合征　患者有白细胞尿，多由衣原体、支原体感染所致。

（3）非感染性尿道综合征　多见于女性，无白细胞尿，病原体检查阴性，可能与精神因素有关。

【治疗】

治疗目的：消灭病原体，控制临床症状，去除诱发因素，防止复发。

1. 一般治疗　多饮水、勤排尿、卧床休息、碱化尿液。

2. 抗感染治疗

（1）膀胱炎的治疗　①可用单剂疗法：口服一次较大剂量的抗菌药物，如复方磺胺甲噁唑片（复方新诺明）6片或氧氟沙星0.6g顿服等。

②三日疗法：如复方磺胺甲噁唑（复方新诺明）2片，2次/日，或氧氟沙星0.2g，2次/日，连用3天。

（2）急性肾盂肾炎的治疗　①原则上根据致病菌和药敏实验结果选用抗生素；②由于大多数尿路感染为革兰氏阴性杆菌引起，无尿培养时首选对此类细菌敏感的抗生素；③最好选用杀菌剂，常用药物如氨基糖苷类药物、喹诺酮类药物、半合成的广谱青霉素、头孢菌素类抗生素等。疗程14天。

（3）再发性尿路感染的治疗　再发性尿路感染是指尿路感染经治疗细菌尿阴转，但停药以后再次发生真性菌尿。由原先的致病菌再次引起的尿路感染称"复发"。由另一种新的致病菌再次引起的尿路感染称"重新感染"。对再发性尿路感染，可重新根据尿培养药敏试验选择抗生素治疗。对经常再发者用长疗程低剂量抑菌疗法治疗，即在每晚临睡前排尿后服用一次抗生素，如复方新诺明2片或氧氟沙星0.2g，连续半年或更长时间。

（4）无症状性菌尿的治疗　一般不予治疗，但对孕妇应予长疗程低剂量抑菌疗法治疗。

（曹　灵　陈　昕）

第十节　急性肾损伤

急性肾损伤（acute kidney injury，AKI）是多种原因引起的肾功能快速下降而出现的临床综合征。可发生于既往无肾病者，也可发生在原有慢性肾病的基础上。

【病因】

AKI的病因广泛，广义而言AKI包括肾前性、肾性、肾后性三大类，狭义而言主要指急性肾小管坏死（acute tubular necrosis，ATN）。

1. 肾前性AKI　由于有效循环血量减少，导致肾灌注量减少，肾小球滤过率下降。①严重外伤出血；②烧伤；③挤压综合征；④外科手术；⑤脱水，呕吐，腹泻及大量利尿剂的应用；⑥心源性，如心源性休克、心肌梗死、严重心律失常、心力衰竭等。以上因素若持续2小时以上，则可累及肾实质损害。

2. 肾实质性AKI　①肾小管坏死、肾中毒、异型输血后的色素肾病等引起肾小管损伤。肾缺血。②急性或急进性肾小球肾炎。③急性间质性肾炎。④急性肾小血管炎及大血管疾患。慢性肾疾病在某些诱因作用下，肾功能急骤减退也可导致急性肾衰竭。

3. 肾后性 AKI　下列因素所致的梗阻：①结石；②肿瘤；③前列腺肥大；④血块。

【诊断要点】

1. 临床表现　典型急性肾小管坏死（少尿型）临床上分起始期、维持期、恢复期等三个阶段。

（1）起始期　此期，患者遭受低血压、缺血、脓毒血症和肾毒素等因素影响，但未发生明显的肾实质损伤，此阶段是可以预防的。但随着肾小管上皮细胞发生明显损伤，GFR 下降，则进入维持期。

（2）维持期　又称为少尿/无尿期。①尿量减少：少尿（≤400ml/d），无尿（≤50ml/d）。短至数天，长至 4～6 周，一般持续 1～2 周。②BUN 及 SCr 升高：由于少尿或无尿，致使排出氮质和其他代谢废物减少所致。③水、电解质和酸碱失衡：a. 可全身水肿，严重时出现肺水肿、脑水肿及心力衰竭而危及生命；b. 高钾血症：血钾可超过 6.5mmol/L，为少尿期首位死亡原因；c. 低钙（少尿 2 天后即可有低钙血症）及高磷血症；d. 低钠（主要为稀释性低钠）及低氯血症；e. 代谢性酸中毒，甚至昏迷死亡。④ AKI 的全身症状：a. 消化系统并发症：食欲缺乏、恶心、腹胀及消化道出血；b. 呼吸系统：感染、急性肺水肿等，表现为呼吸困难、咳嗽、憋气等症状；c. 高血压、心力衰竭、心律失常、心肌病变、心包炎等；d. 神经系统：意识障碍、躁动、瞻望、抽搐、嗜睡、昏迷及癫痫发作等尿毒症脑病症状；e. 血液系统：可有轻度贫血、出血倾向。

（3）恢复期　肾小管上皮细胞再生、修复至肾小管完全修复称为恢复期。此期，少尿型患者开始出现尿量增加，可有多尿表现，即在不用利尿剂的情况下，每日尿量可达到 3000～5000ml，甚至更多。此期可持续 1～3 周，肾功能逐渐恢复，SCr 及 BUN 下降至正常，3～12 个月肾功能可恢复正常；少数遗留永久性损害。

2. 实验室检查

（1）血液化验　①肾功能：肌酐（SCr）为 353.6～884μmol/L，尿素氮（BUN）为 3.6～10.7mmol/L。②血钾：少尿无尿患者可出现高钾血症。多尿患者可出现低钾血症。③血钠：降低，但亦可正常。④钙、磷：

血钙低，血磷高。

（2）尿液化验　①尿量：少于 400ml/d，乃至无尿。②尿蛋白：多为
＋～＋＋或，呈小管性蛋白尿。③尿比重：低于 1.010 下。④尿渗透浓
度：低于 350mmol/L。⑤钠：排泄增多，大于 40～60mmol/L。⑥尿钠排
泄分数：＞1。⑦自由水清除率：趋向"零"或为正值。

（3）特殊检查　B 超、腹部平片示双肾轮廓增大。

4. 诊断标准

（1）有引起肾小管坏死的疾病。

（2）必备诊断条件，满足任意一条即诊断。①肾功能在 48 小时内突
然减退，血清肌酐绝对值≥0.3mg/dl（26.5μmol/L）；②7 天内血清肌酐
增至≥1.5 倍基础值；③尿量＜0.5ml/（kg・h），持续时间＞6 小时。

（3）B 超可显示双肾体积增大。

【鉴别诊断】

1. 慢性肾功能不全　可据病史、症状及 B 超检查进行鉴别。但要注
意在原有慢性肾功能不全基础上的急性肾功能不全。

2. 肾前性少尿　根据尿沉渣管型、尿比重、尿渗透浓度、尿钠排泄
量、尿钠排泄分数、自由水清除率可进行鉴别（可参阅相关教材）。

3. 急进性肾炎　①起病急，病情重，可出现明显的蛋白尿、血尿、
高血压、水肿等。②短期内发展至尿毒症。③肾活检有大量新月体形成。
④预后较差。

4. 急性间质性肾炎　①有药物或食物过敏史，有皮疹、发热、关节
疼痛等表现。②尿中嗜酸性细胞增多。③预后尚可。

【治疗】

1. 在起始期，首先纠正可逆病因。对各种严重外伤、心力衰竭、急
性失血等都应进行相关治疗，停用各种影响肾灌注的药物和肾毒性药物。

2. 维持体液平衡　每日补液量应为显性失水量加上非显性失水量减
去内生水量（补液量≤前 1 日尿量＋大便＋呕吐和（或）＋引流创口渗液
＋500ml，每日大致进液量可按前一日尿量加 500ml 计算）。

3. 饮食和营养　补充能量 35kcal/（kg・d），主要由糖类（碳水化合
物）和脂肪供应；限制蛋白质摄入量 [0.8g/（kg・d）]，有高分解代谢和
接受透析治疗患者蛋白质摄入量可放宽。少尿无尿患者尽量减少钠、钾、
氯的摄入量。

4. 高钾血症的治疗

（1）首先药物治疗　①钙剂：10%葡萄糖酸钙 10～20ml 稀释后缓慢静脉注射（5 分钟以上）。②纠酸药物：5%碳酸氢钠 100～250ml 静脉滴注。③50%葡萄糖溶液 50～100ml＋胰岛素 6～12U 静脉滴注。④口服聚磺苯乙烯 15～30g，3 次/日。

（2）血液透析　上述措施无效，或为高分解代谢型 ATN 的高钾血症患者，紧急血液透析是最有效的方法。

5. 代谢性酸中毒的治疗　5%碳酸氢钠 100～250ml 静脉滴注。药物治疗无效，则进行透析治疗。

6. 控制感染　根据细菌培养和药敏试验尽量选择无肾毒性的抗生素治疗，按肾小球滤过率（GFR）调整剂量。

7. 肾替代治疗　可选用腹透、间歇性血透（IHD）、连续性肾替代治疗（CRRT）。腹膜透析适于血流动力学不稳的患者，透析效率低，易发生腹膜炎，AKI 患者少有采用。血液透析是抢救 AKI 的常用有效方法，普通 AKI 患者可用间歇性血液透析，对于多器官衰竭患者可选用连续性肾替代治疗。透析指征：①急性肺水肿；②血钾＞6.5 mmol/L；③严重尿毒症（BUN＞21.4 mmol/L，SCr＞442μmol/L）；④高分解代谢状态（BUN＞8.9 mmol/L/d，SCr＞176.8μmol/L/d）；⑤无高分解代谢状态，但无尿 2 天以上或少尿 4 天以上；⑥严重酸中毒，CO_2CP＜13.0 mmol/L 或 pH＜7.15；⑦少尿 2 天伴体液潴留，严重胃肠道症状。但在急性肾衰竭时多强调早期透析或预防透析，即在诊断明确而尚未出现并发症之前即行透析治疗，可提高存活率。

8. 多尿期的治疗　继续维持水、电解质、酸碱平衡，控制氮质血症，预防并发症。根据血尿素氮和肌酐下降情况逐渐减少透析频率，直至停止透析。蛋白质摄入量可逐渐增加至正常范围。

9. 恢复期的治疗　无需特殊治疗，定期随访肾功能，避免使用肾毒性药物和食物。肾功能的恢复约需半年至 1 年时间。

【预后】

AKI 预后与病因、并发症严重程度以及是否早期诊断、治疗有关。肾前性和肾后性因素所致 AKI，如能及时去除病因，肾功能多能恢复良好；肾性 AKI，预后差异较大，合并多脏器衰竭时，死亡率达 30%～80%。部分患者可转化为慢性肾衰竭，需终身透析治疗。

（曹　灵　陈　昕）

第十一节　慢性肾衰竭

慢性肾衰竭（chronic renal failure，CRF）是各种慢性肾病（chronic kidney diseases，CKD）持续进展的共同结局。它是以代谢产物潴留，水、电解质及酸碱代谢失衡和全身各系统症状为表现的一种临床综合征。

CKD 是指各种原因引起的慢性肾结构和功能障碍（肾损伤病史＞3 个月），包括 GFR 正常和不正常的病理损伤、血液或尿液成分异常，以及影像学检查异常，或不明原因的 GFR 下降（GFR＜60ml/min）超过 3 个月者。美国肾基金会 K/DOQI 专家组建议将 CKD 分为 5 期。慢性肾衰竭指慢性肾病中 GFR 下降至失代偿期、肾衰竭期及尿毒症期，主要为 CKD 4～5 期。

【病因】

1. 原发性　原发性肾小球疾病、原发性肾小管间质疾病。

2. 继发性　①代谢性疾病：糖尿病肾病、痛风性肾病等。②结缔组织疾病：狼疮性肾炎等。③血管性疾病：结节性多动脉炎肾损害、先天性肾动脉狭窄肾损害、高血压肾病等。④肿瘤性疾病：多发性骨髓瘤、其他部位肿瘤（癌）。⑤梗阻性肾病。

3. 遗传性肾病　多囊肾病、遗传性肾炎。

【诊断要点】

慢性肾衰竭诊断主要依据病史、肾功能检查、相关临床表现及肾超声检查。对既往病史不明，或存在近期急性加重诱因的患者，需与急性肾损伤鉴别。如有条件，可行肾活检以尽量明确导致慢性肾衰竭的基础肾病。

1. 临床表现

（1）胃肠道表现　食欲缺乏，腹部不适，恶心、呕吐，口中有尿味，口腔黏膜炎症、糜烂及溃疡，严重时可有消化道出血。

（2）精神及神经系统表现　疲乏、头晕、记忆减退、失眠、四肢发麻，晚期可有尿毒症脑病，表现为嗜睡、谵妄、抽搐、昏迷等。

（3）心血管系统表现　高血压及左心室肥厚扩张、心力衰竭、尿毒症性心肌病、尿毒症性心包炎、血管钙化和动脉粥样硬化。

（4）造血系统表现　主要表现为肾性贫血和出血倾向。贫血系由红细胞生成素分泌下降、红细胞寿命缩短、铁及叶酸的缺乏等因素引起；出血表现为皮下或黏膜出血点和瘀斑、鼻出血、牙龈出血乃至消化道出血等，多与血小板功能降低有关，部分患者可有凝血因子Ⅷ缺乏。

（5）呼吸系统表现　由于尿毒症毒素，水钠潴留及转移性钙化所致的尿毒症性支气管炎、肺炎及胸膜炎、肺钙化、尿毒症肺水肿。肺活量和动脉血氧含氧降低。

（6）皮肤表现　干燥、脱屑、瘙痒等。

（7）代谢性酸中毒　当血 HCO_3^- ＜15mmol/L 时，可出现较明显的症状，如呼吸深长、食欲缺乏、呕吐、乏力。

（8）水、电解质失衡　低钠血症、低钙和高磷血症、低钾和高钾血症、高镁血症、水肿和体腔积液。

（9）感染　由于营养不良和免疫功能低下易招致感染（肺炎、泌尿系感染、结核等）。

（10）肾性骨病　因低钙、继发性甲状旁腺功能亢进和铝负荷过重所致。

2. 实验室检查

（1）血常规　中、重度贫血，血红蛋白＜80g/L 或 40～60g/L，白细胞正常，血小板正常或偏低，但功能下降。

（2）尿常规检查　尿量正常或减少；尿渗透压减低；尿比重低（1.010～1.012）；尿蛋白多在＋～＋＋＋；尿沉渣检查可见红细胞、白细胞、上皮细胞及颗粒管型，也可有蜡样管型。

（3）血液检查　BUN 及 SCr 升高。血钙≤2.0mmol/L，血磷＞1.7mmol/L。

3. 特殊检查

（1）B 超检查　双肾缩小，皮质变薄，肾内结构紊乱。

（2）SPECT　双肾分泌功能下降。

4. 诊断标准　①有慢性肾病史。②有肾功能不全临床症状。③SCr 及 BUN 升高、HCO_3^- 降低和低钙高磷血症。④B 超双肾缩小皮质变薄。

慢性肾衰竭的完整诊断包括 3 个方面：慢性肾衰竭的原发疾病，肾衰竭的程度，引起本次急性发病的诱因（血容量不足、感染、尿路梗阻、心力衰竭及严重心律失常、肾毒性药物的使用、急性应急反应、高血压、高钙血症、高血磷或转移性钙化）。

【鉴别诊断】

慢性肾衰竭的鉴别主要包括两个方面：

1. 与急性肾损伤相鉴别（参见急性肾损伤）　慢性肾衰竭有时可发生急性加重或伴发急性肾损伤。如慢性肾衰竭本身已相对较重，或其病程加重过程未能反映急性肾损伤演变特点，则称为"慢性肾衰竭急性加重"。如果慢性肾衰竭较轻，而急性损伤相对突出，且其病程发展符合急性肾损伤演变过程，则可称为"慢性肾衰竭合并急性肾损伤"，其处理原则基本上与急性损伤相同。

2. 慢性肾衰竭的病因鉴别　参见相关疾病的鉴别诊断。

【预防和治疗】

1. 治疗原则

（1）早、中期的患者（Ccr＞10ml/min）主要采取保守治疗，以延缓肾衰竭的进展。

（2）对尿毒症期患者可予以替代治疗以维持生命、改善生活质量。

2. 治疗措施

（1）营养治疗　①优质低蛋白饮食每日摄入蛋白 $0.6\sim0.8g/(kg \cdot d)$。②在低蛋白饮食基础上，同时补充适量 $[0.1\sim0.2g/(kg \cdot d)]$ 的必需氨基酸或（和）α-酮酸。③摄入足量热量：$125.6\sim146.5kJ/kg$ $[30\sim35kcal/(kg \cdot d)]$。④补充多种维生素及叶酸等营养素。⑤控制钾、磷等的摄入。磷的摄入量一般应＜$600\sim800mg/d$，对严重高磷血症患者，还应同时给予磷结合剂。

（2）高血压的治疗　多采用联合用药，如 ACEI（血管紧张素转化酶抑制药）、血管紧张素 II 受体拮抗药（ARB）、钙通道阻滞药（CCB）、祥利尿剂、β 受体拮抗剂、血管扩张剂等，其中以 ACEI、ARB、CCB 应用广泛。透析前患者血压控制在 130/80mmHg 以下，维持性透析患者血压不超过 140/90mmHg。

（3）降低尿蛋白　可使用 ACEI、ARB、CCB 及其他中成药（肾炎康复片，复方肾炎片等）、中药，尽量将尿蛋白控制在 0.5g/24h 以下。

（4）高脂血症的治疗　可使用 HMG-CoA 抑制剂和贝特类降脂药物。

（5）肠道吸附剂　药用碳片（爱西特）1.2g，3 次/日 或 4 次/日，以及包醛氧淀粉 5g 3 次/日，可从肠道吸附排出部分氮质。

（6）中医中药治疗　生大黄、肾衰宁、尿毒清颗粒、海昆肾喜胶囊等药可护肾及肠道排毒。

（7）尿毒症及并发症的治疗　①水肿的治疗：轻度 CRF 患者可用利尿剂（见"肾病综合征"章）；对中、重度 CRF 患者利尿剂无效，则用透析治疗脱水。②纠正电解质失衡和代谢性酸中毒。③肾性贫血的治疗：Hb$<$100g/L 时，可用重组人促红素（每周 80～120U/kg，分 2～3 次，皮下或静脉注射，Hb 上升至 110～120g/L 即达标，然后每月调整用量 1 次，适当减少 EPO 的用量）。造血原料（叶酸、维生素 B_{12}、铁）缺乏时，应及时补充。④控制肾性骨病：包括使用活性维生素 D_3 及补充钙和控制血磷。

（8）替代治疗　当 GFR$<$10ml/min 并有明显尿毒症表现，则应进行肾替代治疗。对糖尿病肾病患者，可适当提前至 GFR 10～15ml/min 时安排替代治疗。替代治疗包括透析疗法和肾移植。①透析疗法：包括腹膜透析和血液透析，仅可部分替代肾的排泄功能，不能代替其内分泌和代谢功能。②肾移植：是目前最佳的肾替代疗法，成功的肾移植可恢复正常的肾功能（包括内分泌和代谢功能）。

（曹　灵　陈　昕）

第六篇　血液系统

第一章　症状学

第一节　出　血

【病因】

1. 血管壁功能异常　当毛细血管壁存在先天性缺陷或受损伤时不能正常地收缩发挥止血作用，而致皮肤、黏膜出血。常见于：

（1）遗传性出血性毛细血管扩张症、血管性假性血友病。

（2）过敏性紫癜、单纯性紫癜、老年性紫癜及机械性紫癜。

（3）严重感染、化学物质或药物中毒及代谢障碍、维生素C或维生素PP缺乏、尿毒症、动脉硬化等。

2. 血小板异常　血小板在止血过程中起重要作用，在血管损伤处血小板相互黏附、聚集成白色血栓阻塞伤口。当血小板数量或功能异常时，均可引起皮肤、黏膜出血，常见于：

（1）血小板减少　①血小板生成减少：再生障碍性贫血、白血病、感染、药物性抑制等。②血小板破坏过多：特发性血小板减少性紫癜、药物免疫性血小板减少性紫癜。③血小板消耗过多：血栓性血小板减少性紫癜、弥散性血管内凝血。

（2）血小板功能异常　①遗传性：血小板无力症、血小板病等。②继发性：继发于药物、尿毒症、肝病、异常球蛋白血症等。

（3）血小板增多　此类疾病血小板数虽然增多，仍可引起出血现象，是由于活动性凝血活酶生成迟缓或伴有血小板功能异常所致。①原发性：原发性血小板增多症。②继发性：继发于慢性粒细胞白血病、脾切除术后、感染、创伤等。

3. 凝血功能障碍　凝血过程中任何一个凝血因子缺乏或功能不足均可引起凝血障碍，导致皮肤、黏膜出血。

（1）遗传性　血友病，低纤维蛋白原血症、凝血酶原缺乏症、低凝血酶原血症、凝血因子缺乏症等。

（2）继发性　严重肝病、尿毒症、维生素K缺乏。

（3）循环血液中抗凝物质增多或纤溶亢进　异常蛋白血症类肝素抗凝物质增多、抗凝药物治疗过量、原发性纤溶或弥散性血管内凝血所致的继发性纤溶。

【诊断要点】

1. 出血时间、缓急、部位、范围、特点（自发性或损伤后）、诱因。

2. 有无伴随鼻出血、牙龈渗血、血尿、咯血、呕血、便血等出血症状。

3. 有无皮肤苍白、乏力、头晕、眼花、耳鸣、记忆力减退、发热、黄疸、腹痛、骨关节痛等贫血及相关疾病症状。

4. 过敏史、外伤、感染、肝肾疾病史。

5. 过去易出血及易出血病家族史。

6. 职业特点，有无化学药物及放射性物质接触史、服药史。

（吴鹏强　胡　敏）

第二节　贫　血

贫血是指外周血液在单位体积中的血红蛋白浓度、红细胞计数和（或）血细胞比容低于正常最低值，以血红蛋白浓度最重要。依据我国的情况血红蛋白测定值：成年男性低于 120g/l、成年女性低于 110g/L、妊娠低于 100gL，其血细胞比容最低值分别为 40% 容积、35% 容积和 30% 容积，均可诊断为贫血。

【病因】

1. 红细胞生成减少

（1）干细胞复制和分化　①造血干细胞：再生障碍性贫血、Fanconi贫血。②红系祖细胞：纯红细胞再生障碍性贫血、肾衰竭引起的贫血、内分泌病引起的贫血。

（2）分化细胞生成和成熟障碍　①DNA 合成障碍：维生素 B_{12} 缺乏、叶酸缺乏、嘌呤和嘧啶代谢缺陷（巨幼细胞贫血）。②Hb 合成障碍：血红素合成缺陷（缺铁性贫血）、珠蛋白合成缺陷（海洋性贫血）。③原因不明或多种机制：铁粒幼细胞性贫血、慢性病贫血、骨髓浸润性贫血。

2. 红细胞破坏增多

（1）内源性　①红细胞膜异常：遗传性球形红细胞增多症、遗传性椭圆形红细胞增多症等。②红细胞酶异常：葡萄糖－6－磷酸脱氢酶缺乏症、丙酮酸激酶缺乏症等。③珠蛋白合成异常：镰状细胞贫血、其他血红蛋白病。

（2）外源性　①机械性：行军性血红蛋白尿、人造心脏瓣膜溶血性贫血、微血管病性溶血性贫血。②化学、物理或微生物因素：化学毒物及药物性溶血、大面积烧伤、感染性溶血。③免疫性：自身免疫性溶血性贫血、新生儿同种免疫溶血病、药物免疫性溶血。④单核-巨噬细胞系统破坏增多：脾功能亢进症。

3. 失血　急性及慢性失血。

【诊断要点】

1. 病史　首先询问贫血的原因或诱因，如营养史，有无偏食、职业，周围环境污染。询问慢性病史、月经史、婚育、生育史等。其次是贫血的发展过程，严重程度及并发症。再次是诊治经过，重要检查结果及疗效。

2. 体格检查

（1）注意皮肤、黏膜苍白，黄疸，皮疹分布，毛发、指甲改变。

（2）淋巴结、肝、脾增大。

（3）脊髓后索和侧索变性体征：如腱反射亢进、共济失调和感觉障碍。

3. 实验室检查

（1）血常规检查　可确定贫血的严重程度和受累细胞系统。

（2）骨髓检查　包括骨髓涂片检查（主要是细胞形态学检查）和骨髓活检（组织学检查）。

（3）其他检查　溶血检查，血清叶酸、维生素 B_{12} 测定，血清铁蛋白、未饱和铁结合力的检查等。

（吴鹏强　唐君玲）

第二章　临床常用诊疗技术

第一节　骨髓穿刺术

【骨髓穿刺术的适应证】

1. 患者多次检查外周血象异常　有原因不明的肝、脾、淋巴结肿大。

2. 诊断造血系统疾病　检查骨髓象对各种类型白血病、再生障碍性贫血、巨幼细胞贫血、恶性组织细胞病、戈谢病、尼曼-皮克病、海蓝色组织细胞增生症、多发性骨髓瘤等有诊断意义，也常通过复查骨髓象来评价疗效和判断预后。

3. 协助诊断某些疾病　如各种恶性肿瘤的骨髓转移、淋巴瘤的骨髓浸润、骨髓增生异常综合征、骨髓增殖性肿瘤、缺铁性贫血、溶血性贫血、脾功能亢进和原发免疫性血小板减少性症。

4. 提高某些疾病的诊断率　利用骨髓液检验疟原虫、黑热病原虫、红斑狼疮细胞及细菌培养、染色体培养、干细胞培养等，皆可提高阳性率。

【骨髓穿刺术的禁忌证】

1. 血友病为绝对禁忌。

2. 晚期妊娠的孕妇作骨髓穿刺术应慎重。

3. 局部皮肤有弥散性化脓性病变或局部骨髓炎。

【方法】

1. 患者侧卧，幼儿则俯卧（腹下放一枕头），侧卧时上面的腿向胸部弯曲，下面的腿伸直，使腰骶部向后突出，髂后上棘一般明显突出臀部之上，可用手指在骶椎两侧摸知，此处骨髓腔大，骨皮质薄，容易刺入，多被选用。

2. 局部用碘酊（碘酒）、乙醇溶液（酒精）消毒，盖上已消毒的孔巾。

3. 注射 2% 利多卡因麻醉局部皮肤、皮下组织及骨膜，按摩注射处至药液扩散为止。

4. 左手固定局部皮肤，右手持穿刺针与骨面垂直钻刺而入，达骨髓腔时有阻力消失感，深度约针尖达骨膜后再刺入 1cm 左右。

5. 取出针芯，接 20ml 干燥注射器，用力抽取，待骨髓液标本出现于针管底部即止（抽取骨髓量一般以 0.1～0.2ml 为宜，过多则容易混血稀释）。

6. 拔下注射器，将骨髓液推于玻片上，由助手迅速制作涂片 5～6 张送检。

7. 轻微转动拔出穿刺针，敷以消毒纱布，压迫数分钟使其止血，然后以胶布加压固定。

优点：该部位骨质较薄，刺针容易，骨髓液丰富；很少被血液所稀释，抽出量较多，可利用作细菌培养及查找狼疮细胞，其次对再生障碍性贫血有重要早期诊断价值。

【注意事项】

1. 术前向患者说明穿刺的必要性与安全性，解除患者的顾虑。

2. 穿刺前检查注射器是否漏气和干燥，注射器与穿刺针的衔接是否良好等。

3. 注意皮肤消毒和无菌操作，严防骨髓感染。

4. 部位选择：髂后上棘由于骨皮质薄，骨髓腔大，骨髓最多而容易穿取，且又在身后，患者不易产生恐惧心理，故列为首选。

5. 穿刺时部位要固定，勿随意移动，抽不出时可采取以下措施：

（1）把穿刺针稍稍拔出或深入或变动方向再抽。

（2）抽不出时也可将注射器连同穿刺针向玻片上推射几次，常可获取微量骨髓液。

（3）注入消毒的 37℃生理盐水 0.5ml 再抽。

6. 对于有出血倾向的患者，穿刺后应压迫穿刺点稍久，以免术后出血不止。

7. 穿刺成功的标志　抽吸时患者有短暂的痛感；骨髓液中可见到淡黄色骨髓小粒或油珠；涂片检查时有骨髓特有细胞；分类时，骨髓片的杆状核/分叶核大于血片中的杆状核/分叶核。

8. 骨髓抽出量不可过多．一般 0.2ml 即可。

9. 骨髓穿刺结果，一次获得并不能代表全骨髓状态，只能代表此部位该次骨髓检查结果。

10. 死体骨髓检查有无价值　骨髓细胞在机体死亡后相继发生自溶，尤以红、粒、巨、淋巴细胞较明显，一般超过 2～3 小时无诊断价值。

11. 易穿刺原因　多见于骨髓疏松、坏死、软骨症、肿瘤或恶性贫血。

【制片】

1. 方法　用推片蘸取骨髓液少许，置于载玻片右端 1/3 处，放直径 1～2mm 大小的骨髓液 1 滴，使推片和骨髓液接触，当血液或骨髓液扩散成一均匀的粗线，然后使推片与载玻片成 30°～45°（骨髓液较浓时，角度要小，推速要慢；骨髓液较稀时，角度要大，推速要快），自右向左，用力均匀地向前推，尾部应结束在载玻片的左侧 1/6 处。

2. 注意事项

（1）玻片要洁净，无油腻。

（2）骨髓液抽取后应立即推片 5 张以上。一张好的涂片应该厚薄均匀，分头、体、尾三部分，尾部呈弧形，上下两边整齐（最好留出 1～2mm 的空隙）。显微镜下观察时，各类有核细胞分布均匀，红细胞互不重叠，而又不太分散者为佳。

（3）涂片染色时，先染两张，方法基本与血片相同，但染色液应稍淡，染色时间应稍长些。其余的涂片留作细胞化学染色用。

（周玉萍　李晓明）

第二节　腰椎穿刺及鞘内给药

【鞘内给药的适应证】

预防和治疗中枢神经统白血病（CNS-L）。

【鞘内给药的禁忌证】

1. 血友病等凝血功能障碍者。

2. 血小板重度减低的患者。

3. 怀疑有颅内压增高并有脑疝形成征兆的患者。

【腰椎穿刺及鞘内给药技术】

1. 患者侧卧于硬板床上，背部与床板垂直，头向前胸部屈曲，两手抱膝使其紧贴腹部，或由助手在医生对面用一手挽住患者头部，另一手挽住两下肢腘窝处并用力抱紧，使脊柱尽量后突以增宽脊椎间隙，便于进针。

2. 确定穿刺点，一般以髂后上棘的连线与后正中线的交会处为最适宜（为第3～4腰椎棘突间隙），有时亦可在上一或下一腰椎间隙进行。

3. 常规消毒皮肤后戴手套与盖洞巾，用1%～2%普鲁卡因自皮下到椎间韧带作局部麻醉。

4. 医生用左手固定穿刺点皮肤，右手持穿刺针以垂直脊柱的方向缓慢刺入，成人进针深度为4～6cm，儿童则为2～4cm。当针头穿过韧带与硬脑膜时，可感到阻力突然消失。此时可将针芯慢慢抽出，即可见脑脊液流出。

5. 收集脑脊液2～5ml送检。如需做培养时，应用无菌操作法留标本。

6. 将配制好的同量的化疗药物缓慢注入鞘内。

7. 术毕，将针芯插入，再一并拔出穿刺针，覆盖消毒纱布，用胶布固定。

8. 术后患者去枕平卧4～6小时，以免引起术后头痛。

【注意事项】

1. 严格掌握禁忌证，凡疑有颅内压升高者必须做眼底检查，如有明显视盘水肿或有脑疝先兆者，禁忌穿刺。凡患者处于休克、衰竭或濒危状态以及局部皮肤有炎症、颅后窝有占位性病变或伴有脑干症状者均禁忌穿刺。

2. 针头刺入皮下组织后进针要缓慢，以免用力过猛时刺伤马尾神经或血管，以致产生下肢疼痛或使脑脊液混入血液影响结果的判断。如系外伤出血，须待5～7天后才能重复检查（过早则脑脊液中仍可有陈旧性血液成分）。

3. 穿刺时如患者出现呼吸、脉搏、面色异常等症状时，应立即停止手术，并做相应处理。

4. 鞘内给药时，应先放出同量脑脊液，然后再注入药物。

（周玉萍　李晓明）

第三节 流式细胞术白血病免疫分型

【概述】

流式细胞术白血病免疫分型是利用荧光素标记的单克隆抗体（McAb）做分子探针，多参数分析白血病患者血细胞的细胞膜和细胞液或细胞核的免疫表型，由此了解被测白血病患者血细胞所属细胞系列及其分化程度。

【流式细胞术诊断白血病的依据】

正常血细胞从多能干细胞分化、发育、成熟为功能细胞的过程中，细胞膜、细胞液或胞核抗原的出现，表达量增多、减少，甚至消失与血细胞的分化发育阶段密切相关，而且表现出与细胞系列及其分化程度相关的特异性。因此，这些抗原的表达与否可作为鉴别和分类血细胞的基础。白血病是造血系统的恶性肿瘤，在形态上变化虽相当大，但仍能表达正常血细胞所具有的抗原，因而仍可依据其抗原的表达谱对白血病进行免疫分型。

流式细胞术能快速、多参数、客观定性又定量测定细胞膜、细胞液、细胞核的抗原表达。

【流式细胞仪诊断白血病的意义】

1. 骨髓血细胞是形态学分型的基础，流式细胞术白血病免疫分型是对形态学分型的重要补充和进一步深化，国际白血病 MIC 分型协作组认为免疫分型对每一例急性白血病都是必不可少的，对下列情况意义更大：①用形态学、细胞化学染色不能肯定细胞来源的白血病。②形态学为急性淋巴细胞白血病（ALL）或急性未分化白血病（AUL）但缺乏特异性淋巴细胞系列抗原标记。③混合性白血病。④急性髓系白血病。⑤慢性淋巴细胞白血病。⑥微小残留白血病。

2. 临床预测   可根据抗原的表达情况预测病情的预后：如白血病患者有 $CD7^+$ 与 $CD34^+$ 共表达，预后不佳。

3. 疾病监测   可监测病程的发展、疗效，可进行微小残留白血病的检测。

【白血病免疫分型常用的免疫标志及其意义】

1. 白血病系列分化抗原   T 淋巴细胞白血病：CD3、CD5、CD7。B 淋巴细胞白血病：CD10、CD19、CD22。NK 淋巴细胞白血病：CD16、

CD56、CD57。髓系白血病：CD13、CD14、CD33、MPO（髓过氧化物酶）。红白血病：GlyA（血型糖蛋白 A）。巨核细胞白血病：CD41、CD42、CD61。

2. 白血病系列非特异性抗原　CD34、HLA‐DR 为早期细胞抗原，无系列特异性，可与 CD38 联合运用于免疫分型。一般而言，干/祖细胞 CD34$^+$、HLA‐DR$^+$、CD38$^-$，原始细胞 CD34$^+$、HLA‐DR$^+$、CD38$^+$，而幼稚细胞（如早幼粒细胞）CD34$^-$、HLA‐DR$^-$、CD38$^+$。

3. 白血病分化阶段抗原　T 细胞抗原 CD4、CD8。B 细胞抗原：CD10、Cyμ（胞浆 μ 链）、SmIg（表面膜免疫球蛋白）、CD38 和 CyIg（胞浆免疫球蛋白）、CD11C。

4. 白细胞共同抗原　CD45 为白细胞共同抗原，其表达量在淋巴细胞最高，单核细胞、成熟粒细胞、早期造血细胞依次减弱。红细胞（中、晚幼红细胞，成熟红细胞）不表达 CD45。用 SSC/CD45 PerCP 双参数分析可十分容易鉴别骨髓和血液中的原始或成熟细胞。用两个系列或阶段特异性 McAb 加 CD45 进行三色免疫荧光染色，经 FSC、SSC、McAbl‐FITC、McAb2‐PE、CD45 PerCP 五参数分析，可特异地分析原幼白血病细胞的免疫表型而不受成熟细胞的干扰。

【白血病及淋巴瘤免疫分型】

（一）急性髓系白血病（AML）

1. M_0　有低的 SSC 和 FSC。在 CD45‐SSC 图上出现在淋巴细胞位置上，至少表达一个特异性标志如 CD13 或 CD116，但 MPO 比 CD13 与 CD33 更灵敏。一般淋系标志阴性，但也可表达 CD7 或 CD4。一般 HLA‐DR、CD34 阳性，有些研究表明 CD7 与 CD34 共表达在 AML 预后差。

2. M_1　流式上 M_1 与 M_0 相似不易区分，M_1 一般 CD13$^+$、CD33$^+$、HLA‐DR$^-$，但 CD34 表达少于 M_0，可能表达部分 CD15。

3. M_2　M_2 与 M_1 的主要区别是成熟度增加，幼稚细胞减少，CD15 较 M_1 较显著，CD34 弱于 M_1，CD13 有时表达强于 CD33，多数病例 HLA‐DR$^-$。CD45‐SSC 图显示从髓系 blast 区至成熟骨髓细胞区的连续细胞带，CD45‐SSC 图有助于确定 blasts 比例。

4. M_3　高颗粒性，具较高的 SSC，但 CD45 较成熟细胞少，多数情况 HLA‐DR$^-$ 或表达减少，CD34 少于 M_2、一般 CD13 弱（＋），可有

CD2 表达。

5. M_4 与 M_5　两型表型相似，但 M_4 较 M_5 表达更多的 CD34$^+$，较之 M_0、M_1，M_4 与 M_5 有更大的 FSS 和 SSC，CD45 - SSC 图上，成熟细胞出现在单核区，重要的表型为 CD13、CD33、HLA - DR、CD14 和 CD15，CD33 表达可强于 CD13，CD33$^+$、CD13$^-$、CD34$^-$ 者很可能为 M5，但只出现在少数患者中，部分 M_5 可见 CD56$^+$。

6. M_6　M_6 较少见且特征不明显，一般 HLA - DR，CD34、CD13、CD33 阳性，CD45 - SSC 图显示主要为红系成分。

7. M_7　巨核细胞白血病，在 AML 中少于 1%。一般 CD61（GpⅢa）和（或）CD41（GpⅡb - Ⅲa）阳性，而注意由于血小板黏附在早期造血细胞上造成的假阳性，可以用流式双色分析在 EDTA 存在下，测 GpⅡb/Ⅲa 与 CD34 以减少激活血小板的黏附。

（二）急性淋巴细胞白血病（ALL）

ALL 是儿童中最常见的恶性肿瘤，约占全部肿瘤的 25%，在成人，ALL 约占急性白血病的 25%，我们将 ALL 分为 B 祖细胞型、CD10$^+$ 或 CD10$^-$、前 B 细胞型、B 细胞型、T 细胞型。

1. B 细胞 ALL

（1）早前 B 细胞 ALL（Early Pre - B cell ALL）　在幼儿约占 ALL 的 65%～70%，青少年为 55%～60%，成人为 50%。在儿童，约 90% 病例 CD10$^+$，在幼儿只有少于 50% 病例 CD10$^+$，是 FAB 标准的 L1 或 L2，一般 TdT$^+$ HLA - DR$^+$，CD19 或者 CD24 或重链基因重组等 B 系祖细胞阶段标记阳性。此型又分为 CD10$^+$ 和 CD10$^-$ 两个亚型，前者预后好。多数病例 CD24$^+$、CD34$^+$、CD20 表达随成熟度增加而增加，B 祖细胞被定义为 sIg$^-$。

（2）前 B 细胞 ALL（Pre - B cell ALL）　此亚型约占儿童 ALL 的 25%，细胞一般为 CD19$^+$、CD24、HLA - DR$^+$、胞浆 CD22$^+$、CD10$^+$，TdT 随 CD20 变化，CD34 多为阴性，前 B 亚型被认为比早前 B 型预后更差，这与 t（1；19）出现相关并由此产生 E2A - PBX1 融合蛋白，它的表型为 CD19$^+$、CD10$^+$、CD9$^+$，不同程度 CD20 表达，CD34$^-$，确认此表型有助于诊断基因上不确定的病例。

（3）普通 B 细胞 ALL（Com - B cell ALL）在 ALL 中不到 1%，其白

血病细胞胞浆和表面 μ 链表达阳性，但无轻链表达，$CD19^+$、$CD10^+$、$HLA-DR^+$、$CD20^\pm$。可以认为是前 B 与 B 细胞间的过渡型细胞，用 FCM 检测 DNA 指数可发现 >1.16，临床上无明显髓外表现，在儿童患者中，显示较前 B 细胞 ALL 更长的生存期。

（4）成熟 B 细胞 ALL（B cell ALL）成熟 B 细胞型 ALL 占 ALL 1%～2%，较之早前 B 细胞 ALL 有更大的 FSC 和 SSC，在 CD45-SSC 图上出现在淋巴和单核细胞区域，即 FAB 标准的 L3，表型为 CD19、CD20、CD22、CD24 且 sIg（多数为 IGM），多数病例 $CD10^+$。但成熟抗原及 sIg 使之区别于更早的 B 系 ALL，极少数成熟 B 细胞 ALL 无 FAB-L3 形态。

2. T 细胞 ALL 多数病例有大的 FSC、SSC，在 CD45-SSC 图上可能出现在淋系未成熟细胞和髓系未成熟细胞或单核细胞区，多数表现为胸腺亚型，最常见亚型为皮质晚期表达，CD1、CD2、CD5、CD7、CD4/CD8 双阳与极少膜表面 $CD3^+$，TdT 多为阳性；另一常见亚型为皮质早期表达 CD2、CD5、CD7、TdT 强表达。髓质期亚型表达 CD2、CD5、CD7、与 $CD3^+CD4^+$/$CD3^+CD8^+$，很少见 TdT 表达。前 T 细胞亚型，表达 CD7 胞浆 $CD3^+$ 且无其他 T 细胞抗原，T 细胞肿瘤的特征是丧失 T 细胞抗原而表现出其他异常抗原组合。

3. 杂合型白血病 随着流式技术的广泛应用，我们发现许多病例并不能严格划分为淋系或髓系，真正的双表型患者多为 t（9；22）或（11q23），现在杂合型的误诊率很高。最常导致误诊的原因是在分析中未能排除非白细胞，过度强调弱的非特异性结合，忽略了某些抗体缺乏系特异性，最重要的系特异性抗原在 B 系、T 系、髓系分别为 CD22、CD3 和 MPO（髓过氧化物酶）。

（三）慢性髓系白血病（CML）

由于慢性期显著的细胞分化，在 CD45-SSC 图上除了髓系细胞占主导外，只显示一个正常骨髓象，CML 可确诊，CML 起病与发展相对缓慢，慢性期的持续 1 年左右最终发展为加速期和急变期。流式细胞技术对急变期亚型的诊断具有极高价值。直接影响到治疗效果。

急变期 CML 主要表现为髓系，偶为淋系，髓性急变可表现出多种形态包括未分化细胞。淋性急变具典型形态特征，为 $CD10^+$ B 祖细胞 ALL 极少有 T 细胞型 ALL。

（四）慢性淋巴细胞白血病（CLL）

CLL 细胞主要为较正常淋巴细胞稍大的小淋巴细胞。免疫分型主要为：SIgM、SIgD 弱表达，B 系抗原为 CD19、CD20、CD43、CD79a 与 CD5 共表达，CD23 表达使得 CLL 区别于套细胞淋巴瘤（MCL），即（CLL：CD23$^+$，MCL：CD23$^-$）。

　　　　　　　　　　　　　　　　　　（吴鹏强　胡　敏）

第三章 血液系统疾病

第一节 缺铁性贫血

缺铁性贫血（iron deficiency anemia IDA）是铁缺乏症的最终阶段，表现为缺铁引起的小细胞低色素性贫血及其他异常。

【病因】

1. 需铁量增加而铁摄入不足　多见于婴幼儿、青少年、妊娠和哺乳期妇女。

2. 铁吸收障碍　胃及十二指肠大部切除术后，萎缩性胃炎。

3. 铁丢失过多　月经量增多、溃疡慢性失血、钩虫感染。

【诊断要点】

1. 症状

（1）贫血表现　组织、器官缺氧，如头晕、乏力、心悸、耳鸣。

（2）组织缺铁表现　异食癖、精神症状、吞咽困难（Plummer - Vinson）综合征。

2. 体征

（1）皮肤、黏膜等外胚层组织营养障碍　皮肤苍白、毛发枯黄脱落、反甲、舌炎、舌乳头萎缩等。

（2）心脏代偿体征　心率加快，心尖区可闻及收缩期杂音，贫血性心脏病时心脏增大。

3. 实验室检查

（1）血常规　呈小细胞低色素性贫血，平均红细胞体积（MCV）＜80fl、平均红细胞血红蛋白量（MCH）＜27pg，白细胞和血小板计数正常。

（2）骨髓检查　红系增生，以晚幼红细胞为主，成熟红细胞大小不等、中心浅染区扩大；粒系及巨核细胞大致正常。骨髓涂片铁染色检查，铁粒幼红细胞减少或消失，细胞外铁减少或消失。

（3）铁代谢检查　血清铁＜8.95μmol/L，总铁结合力＞64.44μmol/L，

转铁蛋白饱和度＜15％，血清铁蛋白＜12μg/L。

【鉴别诊断】

1. 铁粒幼细胞性贫血　遗传或不明原因导致的红细胞铁利用障碍性贫血。表现为小细胞性贫血，血清铁蛋白浓度增高，骨髓小粒含铁血黄素颗粒增多、铁粒幼细胞增多并出现环形铁粒幼细胞。

2. 海洋性贫血　有家族史，有溶血表现。血片中可见多量靶性红细胞，血清铁蛋白、转铁蛋白饱和度、骨髓铁染色不降低，血红蛋白电泳可确诊。

3. 慢性病性贫血　伴有肿瘤或感染存在引起的铁代谢异常性贫血。贫血为小细胞性。贮铁（血清铁蛋白和骨髓小粒含铁血黄素颗粒）增多。

4. 转铁蛋白缺乏症　系常染色体隐性遗传所致或严重肝病、肿瘤继发。表现为小细胞低色素性贫血。血清铁、总铁结合力、血清铁蛋白及骨髓含铁血黄素均明显降低。

【治疗】

治疗 IDA 的原则：根除病因，补足贮铁。

1. 原发病治疗　去除病因是缺铁性贫血治疗的关键。

2. 对症治疗　重度和极重度贫血患者可输红细胞治疗。

3. 铁剂治疗

（1）口服铁剂，如右旋糖酐铁 25～50mg，每日 3 次，硫酸亚铁 0.3g，每日 3 次。服用后 5～7 天网织红细胞上升，14 天后血红蛋白浓度开始上升。血红蛋白浓度正常后再服用 3～6 个月以补充贮存铁。

（2）胃肠外补铁　若口服铁剂不能耐受或吸收障碍，可用右旋糖酐铁肌内注射，每次 50mg，每日或隔日 1 次，缓慢注射，注意过敏反应。

注射用铁的总需要量＝（需达到的血红蛋白浓度－患者的血红蛋白浓度）×体重（kg）×0.33

（周玉萍　李晓明）

第二节　再生障碍性贫血

再生障碍性贫血（aplastic anemia）是一种可能由不同的病因和机制引起的骨髓造血功能衰竭综合征。主要表现为骨髓造血功能低下、全血细胞减少和贫血、出血、感染综合征，免疫治疗有效。

【病因】

1. 病毒感染 肝炎病毒、微小病毒 B19 等。

2. 化学因素 药物如氯霉素、磺胺类药物、抗肿瘤药，毒物主要指含苯物质。

3. 物理因素 长期接触 X 射线、镭及放射性核素。

【诊断要点】

1. 症状

（1）贫血 特点为进行性，与出血不成比例，一般抗贫血治疗无效。

（2）出血 自发性，可发性在皮肤、黏膜和内脏。

（3）感染 全身或局部，致病菌可为细菌、病毒或真菌。

2. 体征

（1）贫血 面色苍白、心率加快等。

（2）出血 皮肤紫癜、瘀斑。

（3）感染 发热。

（4）一般无肝大、脾大。

3. 实验室检查

（1）血常规 全血细胞减少，网织红细胞比例及绝对计数减少，淋巴细胞比例相对增高。

（2）骨髓象 有核细胞增生减低，造血细胞比例减少，非造血细胞比例增多。骨髓小粒无造血细胞，呈空虚状。

【鉴别诊断】

1. 阵发性睡眠性血红蛋白尿（PNH） 相同点都有贫血、全血细胞减少，PNH 可见黄疸、脾大、血红蛋白尿，酸溶血试验（Ham 试验），糖水试验及含铁血黄素试验（Rous 试验）阳性。骨髓或外周血可发现 CD55⁻、CD59⁻ 的各系血细胞。

2. 骨髓增生异常综合征（MDS） 有病态造血现象，早期髓系细胞相关抗原（CD34）表达增多，可有染色体核型异常。

3. 急性白血病 相同点贫血、出血、感染。白血病患者骨髓检查有核细胞显著增多，白血病原始细胞占非红系细胞的 30% 以上。

4. 自身抗体介导的全血细胞减少 Evans 综合征和免疫相关性全血胞减少。

5. 恶性组织细胞病　骨髓检查可找到异常组织细胞。

【治疗】

1. 病因治疗　停用可疑药物，控制感染。

2. 对症治疗　成分输血、止血、抗感染。

3. 免疫抑制治疗

（1）抗淋巴/胸腺球蛋白（ALG/ATG）　主要用于 SAA。马 ALG 10～15mg/(kg·d) 连用 5 天，兔 ATG 3～5mg/(kg·d) 连用 5 天，需做过敏试验，糖皮质激素防止过敏反应。

（2）环孢素　适用于全部 AA。3～5mg/(kg·d) 左右，疗程大于 1 年。

4. 促造血治疗

（1）雄激素　适用于全部 AA。司坦唑醇（康力龙）2mg，每日 3 次，十一酸睾酮 40～80mg，每日 3 次；达那唑 0.2g，每日 3 次。

（2）造血生长因子　适用于全部 AA。粒系集落刺激因子，剂量为 5μg/(kg·d)，红细胞生成素（EPO）常用 50～100U/(kg·d)。

（3）造血干细胞移植　年龄在 40 岁以下，无感染及其他并发症，有合适供体的 SAA 患者。

（周玉萍　李晓明）

第三节　温抗体型自身免疫性溶血性贫血

温抗体型自身免疫性溶血性贫血（warm antibody autoimmune hemolytic anemia，温抗体型 AIHA）系免疫功能调节紊乱，产生自身抗体，吸附于红细胞表面而引起的一种溶血性贫血。抗人球蛋白试验大多阳性。

【病因】

本病原发性仅占 45%，多数病例均继发于下列相关疾病：

1. 感染性疾病，特别是儿童病毒感染。

2. 自身免疫性疾病，如系统性红斑狼疮、类风湿关节炎、低丙种球蛋白血症及获得性免疫缺陷综合征。

3. 恶性淋巴增殖性疾病，如淋巴瘤等。

4. 药物，如青霉素、头孢菌素等。

【诊断要点】

1. 症状　原发性温抗体型自身免疫性溶血性贫血患者多为女性，年龄不限。且需注意近 4 个月内患者有无输血或特殊药物服用史。临床表现除溶血和贫血外，无特殊症状。

继发性自身免疫性溶血性贫血常伴有原发疾病的临床表现。

2. 体征　半数有脾大，1/3 有黄疸及肝大。

3. 实验室检查

（1）贫血程度不一，有时很严重，可暴发急性溶血现象。外周血涂片上可见多量球形细胞及数量不等的幼红细胞。偶见红细胞被吞噬现象。网织红细胞增多。

（2）骨髓涂片呈幼红细胞增生象，偶见红细胞系统轻度巨幼样变。

（3）再生障碍危象时网织红细胞极度减少，骨髓象呈再生障碍，血象呈全血细胞减少。

（4）抗人球蛋白试验，直接试验阳性，主要为抗 IgG 和抗 C3 型，偶有抗 IgA 型；间接试验可为阳性或阴性。

【鉴别诊断】

遗传性球形细胞增多症：本病外周血有较多球形红细胞＞10%，红细胞渗透脆性增高，高于对照管 0.08% 以上，有阳性家族史，无论有无症状，诊断可基本成立。若有阳性家族史，但外周血球形红细胞不够多（5% 左右），需做温育后的渗透脆性试验、自溶试验、酸化甘油溶解试验等加以证实。

【治疗】

1. 病因治疗　积极寻找病因，治疗原发病最为重要。

2. 糖皮质激素　为治疗温抗体型 AIHA 的主要药物。开始剂量要用足，泼尼松 1～ 1.5mg/（kg · d）分次口服。约 1 周后红细胞快速上升。如治疗 3 周无效，更换其他疗法。红细胞数恢复正常后维持治疗剂量 1 个月。每周减少口服量 10～15mg；待每日量达 30mg，每周或每 2 周再减少日服量 5mg；至每日量仅 15mg 后，每 2 周减少日服量 2.5mg。小量泼尼松（5～10mg）持续至少 3～6 个月。足量糖皮质激素治疗 3 周无反应则视为激素治疗无效。

3. 脾切除　二线治疗，有效率约 60%。指征：①糖皮质激素无效；②泼尼松维持量大于 10mg/d；③有激素应用禁忌证或不能耐受。术后复发病例再用糖皮质激素治疗，仍可有效。

4. 免疫抑制剂　指征如下：①糖皮质激素和脾切除都不缓解者；②脾切除有禁忌；③泼尼松量需 10mg/d 以上才能维持缓解者。

常用的免疫抑制剂：有硫唑嘌呤、环磷酰胺、甲氨蝶呤及丙卡巴肼（甲基苄肼）等。硫唑嘌呤剂量为 1.5～2mg/(kg・d)。免疫抑制剂可与糖皮质激素同用，待血象缓解后，可先将糖皮质激素减量停用。免疫抑制剂如硫唑嘌呤可用 25mg 隔日一次或每周 2 次维持。总疗程约需半年左右。利妥昔单抗用法 375mg/ (m² ・ w)，连续 4 周，有效率 40％～100％不等。

5. 其他疗法　大剂量丙种球蛋白静脉注射、环孢素或血浆置换术都可取得一定疗效，但作用不持久。

6. 输血　贫血较重者输洗涤红细胞，且速度应缓慢。

（周玉萍　李晓明）

第四节　β-珠蛋白生成障碍性贫血

β-珠蛋白生成障碍性贫血（β 地中海贫血）是由于珠蛋白基因缺陷导致珠蛋白链合成减少或缺乏引起的遗传性溶血性贫血。

【病因】

β-珠蛋白生成障碍性贫血是常染色体显性遗传。

【诊断要点】

1. <u>重型</u>

（1）症状　贫血。儿童患者发育不良、智力迟钝，家系调查可证明患者的父母均为轻型 β 珠蛋白生成障碍性贫血。

（2）体征　黄疸、肝大、脾大。儿童骨骼改变，如颧骨隆起、眼距增宽、鼻梁低平。

（3）实验室检查　Hb＜60g/L，呈小细胞低血色素性贫血；红细胞形态不一、大小不均，有靶形红细胞（10％以上）；网织红细胞增多。骨髓中红细胞系统极度增生。血红蛋白电泳：HbF＞30％。儿童患者 X 线摄片可见外板骨小梁条纹清晰呈直立的毛发样等。

（凡符合上述临床表现、有重度溶血性贫血、HbF＞30％，并能除外 HbF 增加的其他珠蛋白生成障碍性贫血者，可诊断重型 β 珠蛋白生成障碍性贫血。为进一步确定诊断可做 α 和 β 珠蛋白链的合成比率测定和基因分析。）

2. 轻型

（1）症状　无症状或有轻度贫血症状。儿童患者父亲或母亲为 β 珠蛋白生成障碍性贫血杂合子，患者为杂合子（β⁺）。

（2）体征　肝、脾无肿大或轻度肝大。

（3）实验室检查　血红蛋白稍降低或正常，末梢血中可有少量靶形红细胞，红细胞轻度大小不均。$HbA_2 > 3.5\%$，HbF 正常或轻度增加（不超过 5%）。

（诊断需除外其他珠蛋白生成障碍性贫血和缺铁性贫血。）

3. 中间型

（1）症状和体征介于重型和轻型 β 珠蛋白生成障碍性贫血之间。

（2）实验室检查同重型 β 珠蛋白生成障碍性贫血。

（3）遗传学：父亲或母亲均为 β 珠蛋白生成障碍性贫血杂合子；父亲或母亲均为 β 珠蛋白生成障碍性贫血杂合子，但其中一方 HbF 持续存在；或父母中一方为 β 珠蛋白生成障碍性贫血杂合子，而另一方为 α 珠蛋白生成障碍性贫血。

（4）凡符合上述条件者可诊断本病。多种不同基因的异常引起的中间型珠蛋白生成障碍性贫血需依据基因分析和 Hb 结构分析的结果作出区分。

【治疗】

1. 无贫血或仅有轻度贫血的轻型 β-珠蛋白生成障碍性贫血一般不需治疗。

2. 本病尚无根治方法。对诱发溶血的因素如感染等应积极防治。

3. 近年主张高输血疗法，经常保持血红蛋白在 100g/L。

4. 为了减少白细胞或血小板组织配型不合而引起的输血反应，可使用洗涤后的浓集红细胞或冰冻保存的红细胞。

5. 脾切除适用于重型 β-珠蛋白生成障碍性贫血伴脾功能亢进及明显压迫症状者。

6. 反复输血，铁负荷过重，患者可能死于心肌含铁血黄素沉着症。近年推荐铁螯合剂治疗，促进铁的排泄。如去铁胺（Deferoxamine）12～13mg/（kg·d）肌内注射，每月 4～6 次，因不良反应少，可长期应用。

7. 已有应用异基因骨髓移植治疗 β-珠蛋白生成障碍性贫血获得成功的报道。

（周玉萍　李晓明）

第五节　急性白血病

急性白血病（acute leukemia，AL）是血液系统最常见的恶性疾病，分为急性淋巴细胞白血病（急淋，ALL）和急性非淋巴细胞白血病（急非淋，ANLL）两大类，临床表现以进行性贫血、广泛的出血倾向、全身感染中毒症状及浸润症状为主，骨髓检查在临床上有确诊意义。

【病因】

绝大多数无病因学依据，部分患者统计学上与病毒、化学毒物及放射线损害有关。

【诊断要点】

1. 症状　起病急，以进行性贫血、多部位出血、严重感染中毒症状及全身浸润症状为主，部分患者可以单纯贫血为主要表现，如急粒 M_2 型，部分患者可以"上呼吸道感染"及口腔炎症为主要表现，如 ANLL M_5 型等。其临床表现具有相对的多样性。

2. 体征　肝、脾、淋巴结肿大及皮肤、黏膜出血征，贫血为主要体征，ALL 患者肝、脾、淋巴结肿大较明显，可出现巨脾及纵隔肿块，急非淋常不明显，胸骨压痛常为急性白血病的典型浸润体征，有时具有诊断意义，急性白血病的体征还包括其他相关的体征，如感染、中枢系统受浸润及 DIC 的体征等。

3. 实验室检查

（1）血常规　大多数白细胞数明显增加且有形态学改变，即有白血病细胞，极少数无上述变化称非白血性白血病，红细胞及血小板多数受抑减少。

（2）骨髓涂片及组化　骨髓涂片中发现，原始细胞——早期幼稚细胞比例大于 30% 且有白血病裂孔现象及其他形态学改变可确诊急性白血病，红系、巨核系受抑，组织化学染色可帮助鉴别急性淋巴细胞白血病、急性粒细胞白血病及急性单核细胞白血病。

（3）免疫学检查　通过各种白血病细胞上的免疫标记不同，可更准确分辨急性白血病的各亚型，即免疫分型。

（4）细胞遗传学检查　多数患者可发现染色体异常，某些特殊核型对白血病有诊断意义。如 Ph' 染色体常为慢粒的特征，t（15、17）常为

M_3 型白细病的特征。

（5）血液生化学检查　在白血病中可发现和浸润有关的相应的生化指标，如肝、肾功能异常等。亦能发现和高白血病细胞有关的生化学异常，如血尿酸增高等。

【鉴别诊断】

1. 骨髓增生异常综合征　该疾病的 RAEB（难治性贫血伴原始细胞增多）与 RAEB－T 型除病态造血外，外周血中可有少量原始和幼稚细胞，但骨髓中原始细胞不超过 30％，故行骨髓穿刺可鉴别。

2. 感染引起白细胞异常　如传染性单核细胞增多症、传染性淋巴细胞增多症等，多属良性疾病，可治愈。

3. 再生障碍性贫血　易与低增生性白血病混淆，骨髓穿刺可将两类疾病鉴别。

【治疗】

1. 支持、对症治疗　包括抗感染、止血、纠正贫血、防治高尿酸血症等。

（1）紧急处理高白细胞血症　血中白细胞＞100×10^9/L，应紧急使用血细胞分离机，单采清除过高的白细胞，同时给以水化和化疗。

（2）防治感染　宜选用高效、广谱抗生素控制感染，在化疗期间虽无明显感染灶亦有预防性使用抗生素的指征。但抗菌谱应相应调整。

（3）止血　皮肤、黏膜出血首选激素口服，出血倾向明显且有脏器出血时输注血小板，合并弥散性血管内凝血（DIC）时则按 DIC 处理。一般的止血药物如酚磺乙胺（止血敏）等，常有选用，临床无确切疗效；局部止血如口腔、消化道等，可选用凝血酶。中药止血剂如云南白药有一定的疗效，常可运用。

（4）纠正贫血　以输注红细胞悬液。

（5）防止高尿酸血症　多饮水及口服别嘌呤醇 0.1g，每日 3 次。

2. 联合化疗

（1）联合化疗的步骤　分诱导缓解和缓解后治疗。缓解后治疗包括强化治疗/巩固治疗，并防治髓外白血病［中枢神经系统白血病（CNSL）及睾丸白血病］，并继之以维持治疗，维持治疗常需坚持 3 年以上。

（2）常用标准方案

① 急淋（ALL）：DVLP 方案。D（柔红霉素）：$40 \sim 60 \text{mg/m}^2$ 静脉注

射，第1、8、15、22天。V（长春新碱）：2mg静脉注射，第1、8、15、22天。P（强的松）：40～60mg 1次/日，持续28天。在上述三种药物联合的基础上加LASP（左旋门冬酰胺酶）则为"DVLP方案"。② 急非淋（ANLL）：DA/HA方案。D（柔红霉素）40～90mg/m²，静脉滴注，1次/日，持续3天；A（阿糖胞苷）100～200mg/d，静脉滴注，持续7天。将D换为H则为HA方案，即H（高三尖杉酯碱）4～6mg，静脉滴注，持续5天，DA方案疗效明显优于HA方案，近年用伊达比星（去甲氧柔红霉素）取代柔红霉素疗效更佳，其用法为伊达比星10～15mg，静脉滴注，1次/日，持续3天。

（3）常用的强化方案

①中剂量阿糖胞苷方案：阿糖胞苷（Aar-C）1～1.5g/m²静脉滴注，1次/日，持续4～6天。多用于急性非淋巴细胞白血病强化，强化常为4～6个疗程。每疗程间隙10～14天。

②中剂量甲氨蝶呤方案：甲氨蝶呤（MTX）0.5～1g/m²静脉滴注，1次/日，持续1～4天。多用于急淋强化，疗程亦为4～6个疗程，间隙期为20～28天。

（4）髓外白血病防治方案　CNSL：MTX10-12.5mg鞘内注射，每周1次，疗程为4～6次，如已发生CNSL，则每周次至症状缓解。

（5）诱导缓解的目的及要求　诱导缓解的目的为使患者获得完全缓解（CR）、且要求力争2疗程内达到完全缓解（CR）。

3. 联合化疗不良反应的处理

（1）消化道不良反应　选用抗组胺药物及镇静剂，如甲氧氯普胺（胃复安）10mg＋异丙嗪（非那根）25mg，化疗前肌内注射，亦可选择昂丹司琼（恩丹西酮）、格拉斯琼等高选择性组胺及5-羟色胺（5-HT）受体拮抗剂，对抗消化道反应，疗效更佳。

（2）骨髓受抑的处理　骨髓受抑常为患者病情加重的原因，应及时刺激红系、粒系及巨核系增生及恢复，临床上常选用G-CSF及GM-CSF，疗效肯定，近研究表明G-CSF及GM-CSF为有效的联合化疗提供了强有力的支持，应积极推行。

（3）其他不良反应的处理　如神经毒、肾毒、心脏毒副作用的处理可依据具体情况而定。

4. 免疫调节治疗　该方法运用为白血病持续长期缓解提供了有力保

证，常用药物为干扰素-α 300～500 万 IU，每周 1～2 次，连续 1～3 年。

5. 骨髓移植　有望彻底治愈白血病，但经费要求高。

6. 诱导治疗

（1）维 A 酸　20～45mg/(m^2·d)，每日 3 次，持续 1 个月。为急非淋 M_3 型白血病首选，完全缓解（CR）率高。

（2）三氧化二砷　小剂量砷剂作用于急性早幼粒细胞白血病（APL）能诱导 APL 细胞分化，大剂量能诱导其凋亡。可促进白血病细胞凋亡。

（周玉萍　李晓明）

第六节　慢性髓细胞白血病

慢性髓细胞白血病（chronic myelocytic leukemia，CML），又称慢粒，是一种发生在多能造血干细胞的恶性骨髓增生性疾病，主要涉及髓系，其临床特点为粒细胞明显增多、巨脾，90％以上患者有特征性 Ph 染色体和 BCR-ABL 融合基因，自然病程 3～5 年，急变是主要的死亡原因。

【病因】

未能发现确切病因，和化学毒物、射线损伤及遗传有关。

【诊断要点】

1. 症状

（1）巨脾常为首要表现。

（2）胃肠道受压迫的症状，如上腹胀、纳差等。

（3）代谢亢进的表现，如低热、乏力、盗汗、消瘦等。

（4）慢性期一般无贫血、出血表现。

（5）部分患者有高黏滞综合征表现（头晕、头痛及小栓塞等）。

2. 体征　常能发现巨脾，加速期或急变期可见急性白血病的各种体征。

3. 实验室检查

（1）血常规　白细胞明显增多，常超过 $100×10^9$/L，可见各阶段粒细胞，以中性中幼、晚幼和杆状粒细胞主，原粒细胞不超过 10％。血小板多在正常水平，部分患者增多；晚期血小板渐减少。

（2）骨髓　骨髓增生明显活跃至极度活跃，以粒细胞为主，分类中各期细胞均增加，但以中幼粒以下细胞为主，慢性期原粒细胞$<5\%$，加速期原粒细胞为 $10\%\sim30\%$，急变期则原粒细胞$>30\%$，中性粒细胞碱性磷酸酶明显降低。

（3）Ph 染色体　95%以上可发现特征性染色体。

（4）血液生化　血尿酸明显增高，血清乳酸脱氢酶增高。

【鉴别诊断】

慢粒应注意与能引起脾大的其他疾病鉴别，如肝硬化、血吸虫病、黑热病等。部分患者还应与类白血病反应、骨髓纤维化鉴别。

【治疗】

1. 一般治疗　多饮水，降低血尿酸，应用活血化瘀药或治疗性白细胞单采降低高黏滞状态。

2. 分子靶向治疗　甲磺酸伊马替尼 400mg/d，终身服用。

3. 降粒细胞治疗　羟基脲为首选，治疗剂量为 $4\sim6g/d$，用药后两三天白细胞即下降，停用后又很快回升。白细胞降低后应据病情调整剂量，白细胞恢复在 $10\times10^9/L$ 时用维持剂量维持，羟基脲维持量约为 1g/d。

4. 干扰素-α　干扰素-α 为治疗慢粒的药物，它可使部分 Ph 染色体减少或阴转，改变慢粒的病程，即有延缓急变的作用，常用量为 300 万～500 万 $U/(m^2 \cdot d)$ 皮下或肌内注射，每周 $3\sim7$ 次。

5. 骨髓移植　是目前认为根治慢粒的标准治疗，但费用昂贵，有条件者可选用。

（周玉萍　李晓明）

第七节　淋巴瘤

淋巴瘤（malignant lymphoma）起源于淋巴结和淋巴组织，其发生大多与免疫应答过程中淋巴细胞增殖分化产生的某种免疫细胞恶变有关，是免疫系统的恶性肿瘤。临床上以无痛性淋巴结肿大为主要表现，分为霍奇金病和非霍奇金淋巴瘤两大类，我国以非霍奇金淋巴瘤常见。

【病因】

常不能发现确切的病因，部分患者与病毒、幽门螺杆菌感染，免疫功能低下，遗传有关。

【诊断要点】

1. 症状

（1）无痛性进行性的淋巴结肿大，霍奇金病以颈部包块为多，非霍奇金淋巴瘤更易发生结外受累，如肠道、呼吸道等。

（2）发热，霍奇金病可出现特殊的周期性发热，非霍奇金淋巴瘤则以不规则发热常见。

（3）细胞免疫力降低的表现。部分霍奇金病患者发生带状疱疹。

（4）顽固性的皮肤瘙痒。霍奇金病患者可有局部及全身皮肤瘙痒，多为年轻女性。

（5）受累器官及毗邻器官受压的表现，如 Horner 综合征、纵隔受压等。

（6）非特异的全身症状，包括发热、盗汗、消瘦等。

2. 体征　颈部包块为主，其包块性质有典型的"橡皮样"感，余体征因器官受压或受累不同而不同。

3. 实验室检查

（1）血常规　早期无特殊。

（2）骨髓象　晚期淋巴瘤患者在骨髓中可表现大量的淋巴瘤细胞，称为淋巴瘤白血病，余正常。

（3）病理活检　为确诊恶性淋巴瘤的依据。

（4）其他检查　依受累的淋巴结及器官不同进行选用，如胸片、B超、CT 等。近年恶性淋巴瘤的免疫组织化学检测瘤细胞表面特殊标记越来越受重视，在病理分型有困难的淋巴瘤中有重要的诊断意义。

【鉴别诊断】

本病应注意与其他淋巴结肿大疾病鉴别，包括淋巴结结核、转移性淋巴癌（鼻咽癌等）及其他淋巴系统、恶性疾病，其确诊手段为淋巴结活检。

【治疗】

1. 一般对症治疗。

2. 放射治疗　Ⅰ、Ⅱ期患者首选，现倾向用扩大照射（横膈以上用斗篷式，横膈以下用倒"Y"式），放射量为 30～40Gy。

3. 联合化疗　适用于Ⅲ、Ⅳ期患者及Ⅰ、Ⅱ期患者放疗后的巩固维持治疗，霍奇金病首选"ABVD"方案，4～6 个疗程，非霍奇金淋巴瘤首选"CHOP"方案，4～6个疗程，具体方案如下：

（1）ABVD　A（阿霉素）：$25mg/m^2$。B（博来霉素）：$10mg/m^2$。V（长春碱）：$6mg/m^2$。D（达卡巴嗪）：$375mg/m^2$。

4种药均在第1天及第15静脉注射1次，疗程间休息2周。

（2）CHOP　C（环磷酰胺）：$750mg/m^2$，静脉注射，第1天。H（阿霉素）：$50mg/m^2$，静脉注射，第1天。O（长春新碱）：$2mg/d$，静脉注射，1天。P（泼尼松）：$60\sim100mg/d$，口服，5～7天。

4. 免疫调节治疗　目前长期使用干扰素-α为主，凡CD20阳性的B细胞淋巴瘤，均可用CD20单抗（利妥昔单抗）治疗。与CHOP联合形成R-CHOP方案。

（周玉萍　李晓明）

第八节　多发性骨髓瘤

多发性骨髓瘤（multiple myeloma）为浆细胞恶性增殖性疾病，好发于老年人，30岁以下年轻患者罕见，其临床特点为血清蛋白电泳出现异常的单克隆免疫球蛋白或其片段（M蛋白），多位于γ和δ带间；溶骨性损害及骨髓异常浆细胞＞10％，其临床为骨痛、贫血、肾功能不全、感染、高钙血症等。

【病因】

多发于老年人，常无确切的病因。

【诊断要点】

1. 症状　①骨骼疼痛；高钙血症；②肾功能受损的表现；③高黏滞综合征和易感染症状；④晚期表现为贫血、出血等恶性血液病症状。

2. 体征　一般无固定阳性体征，常以病理性骨折，贫血，出血，肝、脾、淋巴结肿大为主。

3. 实验室检查

（1）血常规　红细胞由于高黏滞状态可呈"缗钱状"排列，可查见异常的浆细胞。余无特殊。

（2）骨髓涂片　浆细胞＞10％，且有形态学异常（恶性浆细胞）。骨髓瘤细胞免疫表现$CD38^+$、$CD56^+$。

（3）生化检查　血清蛋白电泳可发现异常的单克隆高峰M蛋白，免疫固定电泳，确定M蛋白的种类，高钙血症等。

（4）尿本周蛋白检查常发现阳性。

（5）X线检查　颅骨、肋间、盆骨能发现典型的"虫蚀样"改变或病理性骨折。

【鉴别诊断】

本病应注意和反应性浆细胞增多、骨转移癌及其他浆细胞或B细胞疾病鉴别，如巨球蛋白血症，轻链病及重链病等。

【治疗】

1. 对症治疗　纠正高黏滞状态常为对症治疗的重要措施，可行血浆置换或用活血化瘀中药及小剂量阿司匹林等。

2. 化学治疗　多发性骨髓瘤为不能根治性疾病，化疗能明显延长生存期，提高生活质量，其化疗的标准方案有MPT、VAD、PAD方案。即：

（1）MPT

M（美法仑）：4mg/（m^2·d），口服，共7天。

P（泼尼松）：40mg/（m^2·d），口服，共7天。

T（沙利度胺）：100mg/d，每天1次，共半年。

（2）VAD

V（长春新碱）：0.4mg/d，静脉滴注，共4天。

A（阿霉素）：10mg/d，静脉滴注，共4天。

D（地塞米松）：40mg/d，口服，第1～4、9～12、17～20天。

以上方案每4周重复1次，至疗效满意。

（3）PAD

P（硼替佐米）：1.3mg/（m^2·d）静脉注射，第1、4、8、11天。

A（阿霉素）：9mg/（m^2·d），静脉滴注，共4天。

D（地塞米松）：30～40mg/d，口服，第1～4、9～12、17～20天。

3. 骨髓移植　小于65岁患者可选择自体干细胞移植。

4. 骨病的治疗　唑来膦酸每月4mg静脉滴注。

（周玉萍　李晓明）

第九节　过敏性紫癜

过敏性紫癜（allergic purpura）为一种常见的血管变态反应性疾病，因机体对某些致敏物质发生变态反应，导致毛细血管脆性及通透性增加，血液外渗，产生皮肤紫癜、黏膜及某些器官出血。

【病因】

1. 感染　细菌、病毒、寄生虫等。

2. 食物　鱼、虾、蛋、鸡、牛奶等异体蛋白过敏。

3. 药物　抗生素、解热镇痛药等。

4. 其他　花粉、尘埃、菌苗、虫咬、受凉及寒冷刺激等。

【诊断要点】

1. 症状

（1）病前 1～3 周有低热、咽痛、全身乏力或上呼吸道感染史。

（2）病程中可有出血性肠炎或关节痛，少数患者腹痛或关节肿痛可在紫癜出现前 2 周发生。常有过敏性紫癜肾炎。

2. 体征　以下肢大关节附近及臀部分批出现对称分布、大小不等的斑丘疹样紫癜为主，可伴荨麻疹或水肿、多形性红斑。

3. 实验室检查

（1）化验检查　血小板计数正常、血小板功能正常及凝血时间正常。

（2）组织学检查　弥漫性小血管周围炎，中性粒细胞在血管周围堆积。

【鉴别诊断】

1. 血小板减少性紫癜　其出血点一般较小，不隆起，不伴瘙痒，融合趋势较小，而且实验室检查存在血小板计数减少，骨髓巨核细胞成熟障碍的特点。

2. 感染性紫癜　患者有严重感染性疾病的临床表现。

3. 药物性紫癜　患者患病前有服药史。

4. 过敏性紫癜关节型与风湿性关节炎的鉴别　前者以关节肿痛为主，多见于膝、踝等大关节，呈游走性，可伴活动障碍，但不遗留关节畸形。易误诊为风湿性关节炎。

5. 过敏性紫癜肾型与肾小球肾炎的鉴别　前者有 12%～40% 患者有

一过性血尿，不同程度蛋白尿及管型尿，偶见水肿、高血压及肾衰竭，少数发展为慢性肾炎或肾病综合征。易误诊为肾小球肾炎。

6. 过敏性紫癜腹型与外科急腹症鉴别　前者有脐周或下腹部痛，可伴恶心、呕吐、腹泻、血便。查体可有压痛但无肌紧张。易误诊为外科急腹症。由于本病的特殊临床表现及绝大多数实验室检查正常，鉴别一般无特别困难。

【治疗】

1. 消除致病因素　防治感染，清除局部病灶（如扁桃体炎等），驱除肠道寄生虫，避免可能致敏的食物及药物等。

2. 一般治疗

（1）抗组胺药　异丙嗪、氯苯那敏（扑尔敏）、阿司咪唑、去氯羟嗪（克敏嗪）及静脉注射钙剂等。

（2）改善血管通透性药物　维生素 C、曲克芦丁等。维生素 C 以大剂量（5～10g/d）静脉注射疗效较好，持续用药 5～7 天。

3. 糖皮质激素　糖皮质激素有抑制抗原-抗体反应、减轻炎性渗出、改善血管通透性等作用。一般用泼尼松 30mg/d，顿服或分次口服。重症者可用氢化可的松 100～200mg/d，或地塞米松 5～15mg/d，静脉滴注。症状减轻后改口服。糖皮质激素疗程一般不超过 30 天，肾型紫癜者可酌情延长。

4. 对症治疗　腹痛较重者可予阿托品或山莨菪碱口服或皮下注射；关节痛可酌情使用止痛药；呕吐严重者可用止吐药；伴发呕血、血便者，可用抑制胃酸分泌药等治疗。

5. 其他　上述治疗效果不佳或近期内反复发作者可酌情使用以下方法：

（1）免疫抑制剂，如硫唑嘌呤、环孢素、环磷酰胺等。

（2）抗凝疗法，适用于肾型紫癜患者，初以标准肝素钠 100～200U/（kg·d），静脉滴注，4 周后改用华法林 4～15mg/d，2 周后改用维持量 2～5mg/d，2～3 个月。

（3）中医中药，以凉血解毒、活血化瘀为主，适用于慢性反复发作或肾型紫癜患者。

（周玉萍　李晓明）

第十节　特发性血小板减少性紫癜

特发性血小板减少性紫癜（idiopathic thrombocytopenic purpura, ITP）是一种复杂的多种机制共同参与的获得性自身免疫性疾病。该病的发生是由于患者对自身血小板抗原的免疫失耐受，产生体液免疫和细胞免疫介导的血小板过度破坏和血小板生成受抑，出现血小板减少，伴或不伴皮肤、黏膜出血的临床表现。

【病因】

病因不明。

【诊断要点】

1. 症状　全身皮肤瘀点、紫癜、瘀斑，可有血疱及血肿形成。脏器出血，颅内出血是致死的主要原因但较少见。皮肤、黏膜出血为主，可反复发作。少数可以单纯鼻出血及月经增多为主要临床表现。长期月经过多，可出现失血性贫血。部分患者通过偶然的血常规检查发现血小板减少，无出血症状。可有乏力、血栓形成倾向。

2. 体征　可见皮肤瘀点、瘀斑，甚至多个瘀斑融合成皮下血肿；口腔黏膜及舌边缘可有血疱，严重者可有胃肠道及泌尿道出血。一般无肝、脾、淋巴结肿大。

3. 实验室检查

（1）血小板　①血小板计数减少；②血小板平均体积偏大；③出血时间延长。血小板功能正常。

（2）骨髓象　①骨髓巨核细胞数增加或正常；②巨核细胞发育成熟障碍；③有血小板形成的巨核细胞显著减少（<30%）。

（3）可有程度不等的正色素或小细胞低色素性贫血，少数可发现溶血证据（Evans 综合征）。

【鉴别诊断】

本病的确诊需排除继发性血小板减少症，如再生障碍性贫血、急性白血病、药物性免疫性血小板减少、血栓性血小板减少性紫癜及 SLE 引起的血小板减少。

【治疗】

1. 一般治疗　出血严重者应注意休息。血小板低于 $20 \times 10^9/L$ 者，应严格卧床，避免外伤。终止可疑病因，纠正贫血。

2. 糖皮质激素　一般情况下为首选治疗。常用泼尼松 1mg/（kg·d），分次或顿服，病情严重者用等效量地塞米松或甲泼尼龙静脉滴注，好转后改口服，待血小板上升至正常后，逐渐减量，每周减 5～10mg，最后以 5～10mg/d 维持治疗，持续 3～6 个月。无效患者 4 周后停药。

3. 脾切除　激素疗效差或有禁忌者，可选用，有效率为 70%～90%。无效者对糖皮质激素的需要量亦可减少。

4. 免疫抑制剂治疗　不宜作首选。

（1）抗 CD20 单克隆抗体　375mg/m^2 静脉注射，每周一次，连用 4 周。

（2）血小板生成药物：血小板生成素治疗。

（3）长春新碱每次 1mg，每周 1 次，静脉慢滴，4～6 周为 1 个疗程。

（4）环孢素主要用于难治性 ITP 的治疗。250～500mg/d，口服，维持量 50～100mg/d，可持续半年以上。

（5）还可使用环磷酰胺、硫唑嘌呤等药物。

5. 急症处理

（1）适用于　①血小板低于 20×10^9/L 者；②出血严重、广泛者；③疑有或已发生颅内出血者；④近期将实施手术或分娩者；

（2）处理方法　①血小板悬液输注，根据病情可重复使用。②丙种球蛋白，0.4g/kg，静脉滴入，4～5 日为 1 个疗程，1 个月后重复。作用机制与单核巨噬细胞 Fc 受体封闭、抗体中和及免疫调节等有关。③血浆置换，3～5 日内，连续 3 次以上，每次置换 3000ml 血浆，也有一定的疗效。

④大剂量甲泼尼龙，1.0g/d，静脉滴注，3～5 日为 1 个疗程，可通过抑制单核-巨噬细胞系统而发挥治疗作用。

（周玉萍　李晓明）

第十一节　血友病

血友病（hemophilia）是一组因遗传凝血活酶生成障碍引起的出血性疾病。包括血友病 A、血友病 B 及遗传性 FXI 缺乏症。其中以血友病 A 最为常见，约占先天性出血性疾病的 85%，以阳性家族史，幼年发病，自发或轻度外伤后出血不止，血肿形成及关节出血为特征。

【病因】

1. 血友病 A 是典型的性染色体隐性遗传。男性发病，女性传递，现已证实因子Ⅷ生物合成的基因，位于 X 染色体。当 X 染色体的Ⅷ因子基因发生基因突变或基因缺乏或基因插入等，都可导致因子Ⅷ分子结构异常，或者出现因子Ⅷ含量下降或缺乏，导致因子Ⅷ的凝血活性降低发生出血倾向。

2. 血友病 B 为性染色体隐性遗传，男性患病，女性传递。本病的因子Ⅸ基因同样可以发生点突变、缺失和插入等异常。导致因子Ⅸ的有效止血浓度降低或缺乏，而出现出血症状。

【诊断要点】

1. 症状　自幼有出血倾向，多为自发性或轻微损伤出血不止，常表现为软组织或深部肌肉内血肿。负重关节如膝、踝关节等反复出血。重症患者可发生呕血、咯血，甚至颅内出血。皮肤紫癜极罕见。

2. 体征　以出血部位血肿及关节畸形为主要体征，血肿压迫周围神经可致局部疼痛，麻木及肌肉萎缩，压迫血管可致相应供血部位缺血性坏死或淤血、水肿。

3. 实验室检查

(1) 出血时间、血小板计数正常，重型血友病患者凝血时间可延长。

(2) 活化部分促凝血酶原激酶时间（APTT）延长，凝血活酶生成不良。

(3) APTT 纠正试验及凝血活酶生成试验及纠正试验，可鉴别两型血友病及 FⅪ缺乏症。

(4) 基因诊断试验　主要用于携带者的检测和产前诊断，妊娠第 10 周进行绒毛膜活检，或妊娠第 16 周羊水穿刺。

【鉴别诊断】

主要应与血管性血友病鉴别。鉴别的重点应为相关的实验室检查、家族史及性别限制。

【治疗】

1. 一般治疗　制动，外科手术，防止外伤。

2. 补充凝血因子

(1) 主要制剂有新鲜血浆或新鲜冷冻血浆、冷沉淀物、凝血酶原复合物、FⅧ浓缩剂，基因重组的纯化FⅧ等。

（2）1 IU因子Ⅷ及因子Ⅸ的活性相当于1ml/kg正常人新鲜血浆所含的浓度，每千克体重输入1IU的血浆因子，患者凝血因子浓度可提高2%。

（3）常用血浆因子剂量及用法　重型应提高因子浓度至20%～40%，故常用10～20IU/kg。轻中型以上者应提高因子浓度至15%～20%，故常用7.5～10IU/kg，血友病大手术时，常需要提高因子浓度至50%以上，故常用30～60IU/kg。

（4）注意点：因子Ⅷ半衰期较短，为8～12小时，因子Ⅸ半衰期为18～30小时，故血友病A补充凝血因子时应按上述剂量每12小时一次，血友病B则只需每天用一次。

3. 药物治疗

（1）DDAVP（以人工合成的抗利尿激素）　本药具有促内皮细胞等释放FⅧ：C的作用，或因促进vWF释放而增加FⅧ：C稳定性，致其活性升高。常用剂量16～32μg/次，置于30ml生理盐水内快速滴入，每12小时一次，亦可分次皮下注射或鼻腔滴入。

（2）糖皮激素　通过改善血管通透性及减少抗FⅧ：C抗体产生发挥作用。

（3）抗纤溶药物　通过保护已形成纤维蛋白凝块不被溶解而发挥止血作用。

（周玉萍　李晓明）

第七篇 内分泌系统

第一章　症状学

第一节　甲状腺肿大

甲状腺是人体最大的内分泌腺体，正常成人甲状腺的平均重量为 15～25 g，当甲状腺重量超过 25～35g 时，触诊即能发现肿大的甲状腺，视为甲状腺肿。甲状腺肿是甲状腺疾病的主要表现之一，病因复杂，甲状腺肿的鉴别诊断对于治疗甲状腺肿十分重要。

【病因】

甲状腺肿可由激素性或免疫性刺激甲状腺生长，或因炎症、增生、浸润及代谢异常所致，其原因有：

1. 甲状腺功能亢进症（简称甲亢）　包括弥漫性毒性甲状腺肿（自体免疫性所致）、结节性毒性甲状腺肿、甲状腺自主高功能腺瘤等。

2. 单纯性甲状腺肿　分为地方性甲状腺肿与散发性甲状腺肿。

3. 甲状腺炎　由细菌、病毒、自体免疫所致，包括有急性化脓性甲状腺炎、亚急性甲状腺炎、慢性淋巴细胞性甲状腺炎（桥本甲状腺炎）。

4. 良性或恶性肿瘤（甲状腺腺瘤、甲状腺癌）。

5. 甲状腺囊肿，分为单纯性囊肿与混合性囊肿。

6. 其他　发育异常如甲状舌导管囊肿，而畸胎瘤、结核导致的很少见。

【诊断要点】

1. 甲亢　甲亢（hyperthyroidism）是甲状腺腺体本身产生甲状腺激素过多而引起的甲状腺毒症。病因多种，但临床上以弥漫性毒性甲状腺肿（Graves 病 简称 GD）最常见，约占所有甲亢患者的 85%，典型甲亢有：①高甲状腺激素症状群（包括神经兴奋性增高、高循环状态及代谢亢进三类征象）；②甲状腺肿大可伴有血管杂音；③突眼。血 FT_3、FT_4 水平升高，TSH 降低可确诊为甲状腺毒症。

2. 单纯性甲状腺肿　单纯性甲状腺肿诊断要点：①地方性甲状腺肿有来自流行区历史；②早期甲状腺弥漫性肿大，后期呈结节性肿大，亦可有压迫症状，却无甲亢症状；③实验室检查示甲状腺功能一般正常，T_4正常或偏低、T_3正常或偏高，TSH 正常或偏高，血清甲状腺球蛋白（Tg）增高。摄^{131}I 率大多增高，但高峰不提前。

3. 甲状腺囊肿　绝大多数的甲状腺囊肿是从结节性甲状腺肿的结节或从腺瘤退变而来。女性多见。多属于单结节，多发性结节少见。结节一般为 2～4cm，表面光滑、活动，一般无痛、无明显症状。甲状腺功能正常，甲状腺扫描系冷结节，超声发现液平段，作诊断穿刺可抽出液体。

4. 甲状腺腺瘤　肿瘤单个或多个，呈圆形或椭圆形，边界清楚，质地较软，无压痛，直径在 3cm 以内，生长缓慢。常常无症状，一般甲状腺功能正常，甲状腺细针穿刺细胞学检查（FNAC）有助于诊断。

5. 甲状腺癌　可有家族甲状腺癌病史或有头部放射治疗史；甲状腺有进行性长大的结节，特别是单个的实性冷结节，活动差，质地硬，晚期兼有声嘶、呼吸困难及咽下困难；常有淋巴结肿大；甲状腺功能正常；甲状腺区超声在结节部位可能有细点状钙化；FNAC 有腺癌细胞可确诊。

6. 亚急性甲状腺炎　多数病毒感染所致，诊断要点：多见于 20～40 岁女性；多继发于上呼吸道感染后发生；甲状腺肿大，可为单侧或双侧，质硬，疼痛可放射至颈根部，下颌及颈后，结节压痛明显；早期可有轻度甲亢表现；但甲状腺摄^{131}I 率明显降低，T_3、T_4正常或增高，呈分离现象；病程为自限性，一般为 1～4 个月，部分患者可反复发作。

7. 慢性淋巴细胞性甲状腺炎（桥本甲状腺炎）本病系自身免疫性疾病。其诊断要点：多见于 20～60 岁女性；甲状腺肿大一般为中度，可不对称性肿大，硬度坚韧，不固定，无疼痛及压痛；一般无全身症状及甲亢的临床表现；甲状腺过氧化物酶抗体（TPOAb）、抗甲状腺球蛋白抗体（TGAb）测定明显增高；后期病例临床上可出现甲低症状和周围器官受压症状；甲状腺穿刺可有淋巴细胞、浆细胞或嗜酸性细胞浸润。

（徐　勇　蒋　岚）

第二节　肥　胖

肥胖（obesity）是多种疾病伴发的症状。成年男性体脂比例超过 25%，成年女性体脂比例超过 30%（或体重指数 BMI>28），称为肥胖。

【病因】

单性肥胖的病因和发病机制未明，主要原因是摄入的能量大于消耗的能量，但遗传因素不可忽视。

1. 神经系统病变引起肥胖　多因肿瘤、感染和外伤损伤皮质下中枢，引起饮食和运动习惯的改变而出现不同程度的肥胖。

2. 内分泌系统病变引起肥胖　由于肾上腺皮质增生、腺瘤所致的肾上腺皮质功能亢进，皮质醇分泌过多而出现的一系列症状。由于甲状腺、性腺和胰腺功能异常也可以引起肥胖。

3. 药物性肥胖　多为医源性肥胖。长期使用氯丙嗪、胰岛素、糖皮质激素及其他促进蛋白质合成的药物会引起肥胖。

【临床表现与伴随症状】

1. 单纯性肥胖　单纯性肥胖是临床上最为常见的一种肥胖，占门诊就医患者的大多数；患者多为均匀性肥胖，腹部脂肪堆积明显，除外内分泌或其他内科疾病，常有家族史或营养过度史。

2. 下丘脑性肥胖　下丘脑、垂体或其邻近部位由于感染、肿瘤或外伤等损害而致食欲、脂肪代谢及性腺功能异常，以肥胖及生殖器发育不全为主要表现，患者在伴有下丘脑功能障碍的同时出现均匀性进行性中度肥胖，可伴有饮水、进食、体温、睡眠及智力精神异常及其他内分泌疾病。

3. 垂体性肥胖　多见于活动性嗜碱性细胞瘤所致的库欣综合征和嗜酸性细胞瘤所致的肢端肥大症。前者体重增加常不明显，外观呈向心性肥胖、满月脸，多血质面容，皮肤紫纹，高血压，低血钾和碱中毒，可伴糖尿病或骨质疏松；后者可因肌肉、骨骼和内脏增生而导致体重增加。临床可见典型的肢端肥大症体征，血压血糖可升高，可有头痛和视力障碍等垂体瘤压迫的临床表现。

4. 皮质醇性肥胖　由于肾上腺功能亢进，皮质醇分泌过多出现一系列症候群，称作库欣综合征，表现为向心性肥胖，满月脸，多血质面容，皮肤紫纹，高血压及其由其引起的相关症状，糖耐量降低、少数有糖尿病；女性闭经或月经紊乱、男性阳痿或女性男性化、骨质疏松，甚至引起骨折。

5. 甲状腺功能减退　甲状腺功能减退患者常因皮下蛋白质和水的潴留而造成黏液性水肿和体重增加，如有肥胖，脂肪沉积以颈部明显，面容呈满月形。患者尚有表情呆滞、动作缓慢、语慢声低、胃寒少汗、皮肤黄白粗厚、非凹陷性水肿、毛发稀疏和便秘等症状。

6. 多囊卵巢综合征　主要表现有肥胖、多毛、痤疮、月经异常、不育，妇科检查可扪及轻度肿大的囊性卵巢，可有雄激素水平增高及胰岛素抵抗表现，B型超声或腹腔镜检查亦有助于诊断。

7. 胰岛素瘤　多食肥胖，低血糖症反复发作，常有精神神经症状，空腹胰岛素水平升高。胰腺 CT、MRI 检查有助于诊断。

第三节　消　瘦

消瘦（emaciation）是指由于各种原因造成体重低于正常低限的一种状态。广义上讲，体重低于标准体重的 10%，就可诊断为消瘦，体重低于标准体重的 20%，称为明显消瘦。

【病因】

1. 神经内分泌疾病引起分解代谢增加。

2. 慢性传染病、感染、恶性肿瘤、血液病以及创伤等引起消耗增加。

3. 消化系统疾病引起的消化吸收功能障碍。

4. 某些药物如甲状腺素制剂和苯丙胺等可促进机体代谢明显增加，长期服用泻药影响肠道吸收功能，口服氨茶碱、氯化铵、对氨基水杨酸和雌激素等药物可引起食欲缺乏和上腹部不适等，导致饮食和吸收障碍，造成消瘦。

5. 精神紧张、焦虑和抑郁可引起食欲缺乏。

【临床表现与伴随症状】

1. 营养不良　机体摄入及利用的能量不足所致。这类疾病主要有：

（1）咽部疾病　包括口腔溃疡、舌炎、牙槽脓肿、牙疼、下颌骨骨髓炎、咽喉和食管肿瘤。

（2）胃肠疾病及其他疾病引起的严重呕吐腹泻，影响摄入或不能充分消化吸收。

2. 慢性消耗性疾病　慢性肝炎、结核、肿瘤等。

3. 内分泌疾病

（1）甲状腺功能亢进症　可伴有怕热、多汗、性情暴躁、震颤多动、心悸、多食易饥、突眼。

（2）Addison 病　可伴有皮肤黏膜色素沉着、乏力、食欲缺乏、低血压、低血糖。

（3）希恩综合征　可伴有性腺功能低下、闭经、无乳、皮肤苍白毛发脱离、低血压、低血糖。

4. 神经性厌食　多见于年轻女性，对进食有成见；消瘦明显，但无器质性精神性疾病；常有闭经，但体重恢复到一定水平，月经可恢复。

5. 精神性疾病　如抑郁症，可因食欲缺乏或拒食而导致重度消瘦。

（张志红）

第二章　临床常用诊疗技术

第一节　口服葡萄糖耐量试验

口服葡萄糖耐量试验（OGTT）是检查人体血糖调节功能和诊断糖尿病的一种方法。

【适应证】

血糖高于正常范围而又未达到糖尿病标准的人群。

【方法】

前一天正常晚餐后不加餐，未摄入任何热量 8 小时后，清晨空腹进行，成人口服 75g 无水葡萄糖，溶于 250～300ml 水中，5～10 分钟内饮完，空腹及开始饮葡萄糖水后 2 小时测静脉血浆葡萄糖。儿童服糖量按每千克体重 1.75g 计算，总量不超过 75g。

【结果判断】

正常：空腹血糖≤5.6 mmol/L，餐后 2 小时血糖 <7.8 mmol/L。

糖尿病：空腹血糖≥7.0 mmol/L 或餐后 2 小时血糖≥11.1 mmol/L。

【注意事项】

①急性疾病和应激情况下不宜行 OGTT；②试验过程中，受试者不喝茶和咖啡、不吸烟、不做剧烈运动；③试验前 3 天内摄入足量糖类（碳水化合物）（>150g/天）；④试验前 3～7 天停用可能影响的药物（噻嗪类利尿剂、β 受体阻断药、糖皮质激素等）。

第二节　胰岛素（C 肽）释放实验

胰岛素（C 肽）释放实验用来评估胰岛 B 细胞分泌功能、B 细胞数量和胰岛素抵抗程度。

【方法】

①同 OGTT（口服 75g 葡萄糖或 100g 标准面粉制作的馒头）；②测血糖同时测胰岛素（或 C 肽）。

【结果】

①正常人空腹胰岛素为 35～145pmol/L（5～20mU/L），糖刺激后胰岛素分泌增多，其高峰与血糖高峰一致（一般在服糖后 30～60 分钟），为基础值的 5～10 倍，3～4 小时恢复到基础水平。②1 型糖尿病患者服糖刺激后胰岛素分泌不增加或增加甚微，呈低平曲线。③2 型糖尿病患者可呈与正常人相似的反应或呈延迟曲线，但胰岛素分泌高峰与血糖高峰不平行，高峰延迟至 2～3 小时。④有些早期 2 型糖尿病患者表现为餐后低血糖症。

第三节　禁水-加压素试验

正常人禁水后，血渗透压上升，刺激加压素的分泌。本试验根据禁水后尿量和尿渗透压上升的程度评估肾对精氨酸加压素（AVP）的反应性。

【方法】

①禁水前测体重、血压、脉率、尿比重、尿渗透压和血渗透压；②试验开始后，每 2 小时重测上述指标（血渗透压除外），持续 8～12 小时；③严密监测病情变化，血压下降时终止试验；④患者排尿较多，体重下降 3%～5%，或血压明显下降，或连续 2 次的尿比重相同，或尿渗透压变化 <30 mOsm/L（"平台期"），显示内源性 AVP 分泌达峰；⑤皮下注射加压素 5U，注射后 1 小时和 2 小时测尿渗透压。

【结果】

1. 正常人　①禁水后尿量减少；②尿比重增加；③尿渗透压升高；④体重、血压、脉率及血渗透压变化不大。

2. 精神性多饮　①长期多饮、多尿者禁水后尿渗透压不能升至正常；②需结合临床作出判断；③必要时，患者适量限水 2～4 周后重复试验。

3. 尿崩症　①禁水后反应迟钝，尿量无明显减少；②尿比重和尿渗透压不升高；③体重下降>3%；④严重者血压下降，脉率加快伴烦躁不安；⑤补充加压素后尿量减少，尿比重和尿渗透压增加。

4. 部分性尿崩症　①至少 2 次禁水后的尿比重达 1.012～1.016，达到尿比重峰值时的尿渗透压/血渗透压>1.0，但<1.5，血渗透压最高值 <300mOsm/L；②注射加压素后尿渗透压继续上升（>10%）。

5. 完全性尿崩症　①血渗透压>300mOsm/L，尿渗透压<血渗透

压；②注射加压素后尿渗透压明显上升。

6. 肾性尿崩症　①禁水后尿液不能浓缩；②注射加压素后也无反应。

【注意事项】

①禁水后中枢性尿崩症者血 AVP 不升高（正常 $1.0\sim5.0mU/L$）；②加压素可升高血压，诱发心绞痛、腹痛或子宫收缩；③以血渗透压和尿渗透压为主要评价指标。

第四节　地塞米松抑制试验

一、小剂量地塞米松抑制试验

小剂量地塞米松抑制试验用于鉴别单纯性肥胖和 Cushing 综合征。

【方法】

每 6 小时口服地塞米松 0.5mg，或每 8 小时口服 0.75mg，连服 2 天。

【结果】

1. 正常成人　血浆皮质醇有昼夜分泌节律，早晨 8 时均值为 165～441nmol/L，下午 4 时均值为 55～248nmol/L，午夜 12 时均值为均值为 55～138nmol/L；24 小时尿游离皮质醇均值为 130～304nmol/L。

2. Cushing 综合征患者　皮质醇浓度早晨高于正常，晚上不明显低于清晨，失去昼夜分泌节律，尿游离皮质醇多在 304nmol/24 小时以上，服用地塞米松第二天皮质不能被抑制到对照值 50% 以下。

二、午夜小剂量地塞米松抑制试验

午夜小剂量地塞米松抑制试验用于鉴别单纯性肥胖和 Cushing 综合征。

【方法】

测第一日血浆皮质醇作为对照，当天午夜口服地塞米松 1mg，次日清晨再测定上述指标。

【结果】

Cushing 综合征患者次日血浆皮质醇不能抑制到对照值的 50% 以下。

三、大剂量地塞米松抑制试验

大剂量地塞米松抑制试验用于鉴别 ACTH 依赖性 Cushing 综合征的病因。垂体 ACTH 瘤细胞对糖皮质激素的负反馈抑制作用有一定反应，而异源性 ACTH 瘤无反应。

【方法】

测定血皮质醇和尿皮质醇作为对照，每 6 小时口服地塞米松 2mg，连服 2 天，第 2 天再测定上述指标。

【结果】

Cushing 病患者血皮质醇和尿皮质醇可被抑制到基础值的 50% 以下，肾上腺皮质腺瘤、肾上腺皮质癌和异位 ACTH 综合征不能被抑制。

第五节　动态血糖检测系统

动态血糖检测系统是最新高科技产品，能持续、动态地检测血糖变化。该系统在日常生活状态下检查记录血糖数据，每 3 分钟自动记录血糖数据一次，一般检测 72 小时内的动态血糖变化，绘制出精确的每日血糖变化曲线，在曲线上标有饮食、运动等事件。通过这张全面、详细、完整的血糖图谱为临床的及时诊断和合理治疗提供重要线索。

【工作原理】

通过血糖探头连续自动监测皮下组织间液的葡萄糖浓度。组织间液的葡萄糖总是与血糖相同的，葡萄糖越高，电信号越强；相反，葡萄糖越低，电信号越弱。

【系统组成】

血糖探头、血糖记录仪、注针器、信息提取器。

【应用】

①用于建立各类糖尿病及不同年龄段人群血糖图谱数据库；②为糖尿病筛查提供更方便、可靠的方法；③为糖尿病疗效和血糖控制水平提供方便可靠的评估手段；④诊断监测有无低血糖。

第六节　胰岛素泵

胰岛素泵治疗是采用人工智能控制的胰岛素输入装置，通过持续皮下胰岛素输注的方式，模拟胰岛素的生理性分泌模式来控制高血糖的一种胰岛素治疗方法。

【工作原理】

生理状态下胰岛素分泌按与进餐的关系可大致分为两部分：一是不依赖于进餐的持续微量分泌，即基础胰岛素分泌，此时胰岛素以间隔 8～13 分钟脉冲形式分泌；二是由进餐后高血糖刺激引起的大量胰岛素分泌。胰岛素泵通过人工智能控制，以可调节的脉冲式皮下输注方式，模拟体内基础胰岛素分泌；同时在进餐时，根据食物种类和量设定餐前胰岛素负荷量和输注模式控制餐后血糖。

【系统组成】

胰岛素泵由四个部分构成：含有微电子芯片的人工智能控制系统、电池驱动的泵机械系统、储药器和与之相连的输液管和皮下输注装置。输液管前端可埋入患者的皮下。在工作状态下，泵机械系统接收控制系统的指令驱动储药器内的活塞将胰岛素通过输液管输入皮下。

【胰岛素泵治疗的特点】

1. 更有利于控制血糖

（1）平稳控制血糖，减少血糖波动　胰岛素泵可根据患者的血糖情况灵活地调整餐前量及基础输注量，有效地控制餐后高血糖和黎明现象，降低糖化血红蛋白水平。

（2）更少的体重增加　胰岛素泵可以减少胰岛素用量，避免过大剂量胰岛素导致体重增加。

（3）明显减少低血糖发生的风险　胰岛素泵模拟生理胰岛素分泌，夜间输注小量基础胰岛素，避免了夜间低血糖的发生。同时餐前胰岛素用量有所减少，避免了多次注射治疗方式胰岛素在体内的重叠作用，减少了低血糖的发生。

（4）减少胰岛素吸收的变异　多次皮下注射胰岛素治疗需采用中长效胰岛素制剂，而该类制剂在同一个体上吸收率差异很大，可导致血糖急剧波动。而胰岛素泵使用者，输注胰岛素部位基本固定，避免了胰岛素在不同部位吸收的差异，胰岛素泵注射胰岛素量较多次皮下注射胰岛素量明显减低，便于胰岛素的吸收。

（5）加强糖尿病围术期的血糖控制 由于胰岛素泵治疗患者的血糖控制时间短，从而缩短了糖尿病患者的围术期时间，手术后禁食期间只给基础量，既有利于控制高血糖，又减少了低血糖发生的风险，促进了手术后机体的恢复。

2. 提高患者生活质量 ①胰岛素的使用可提高患者对治疗的依从性，减少多次皮下注射胰岛素给糖尿病患者带来的痛苦。②增加生活自由度：糖尿病患者进食、运动的自由。③提高患者自我血糖管理能力：患者主动参与自我血糖的管理。④减轻糖尿病患者心理负担。

【胰岛素泵治疗的适应证】

1. 短期胰岛素泵治疗的适应证 胰岛素泵原则上适用于所有需要胰岛素治疗的糖尿病患者。以下情况，即使是短期使用胰岛素泵治疗，也可以有更多获益：①1 型糖尿病患者和需要长期强化胰岛素治疗的 2 型糖尿病患者在住院期间可以通过胰岛素泵治疗稳定血糖控制、缩短住院天数和为优化多次胰岛素注射的方案提供参考数据；②需要短期胰岛素治疗控制高血糖的 2 型糖尿病患者；③糖尿病患者的围术期血糖控制；④应激性高血糖患者的血糖控制；⑤妊娠糖尿病或糖尿病合并妊娠者；⑥不宜短期应用胰岛素泵治疗者；⑦酮症酸中毒或高渗性非酮症性昏迷或伴有严重循环障碍的高血糖者不推荐胰岛素泵治疗。

2. 长期胰岛素泵治疗的适应证 需要长期胰岛素治疗者均可采取胰岛素泵治疗，研究显示：1 型糖尿病患者和需要长期胰岛素强化治疗的 2 型糖尿病患者。

（杨 军）

第三章 内分泌系统与代谢疾病

第一节 腺垂体功能减退症

腺垂体功能减退症（anterior pituitary insufficiency）是由于各种原因造成多种垂体前叶激素分泌不足，引起继发性甲状腺、肾上腺皮质、性腺功能低下。腺垂体功能减退症可原发于垂体病变，也可继发于下丘脑病变。大多表现为多种周围内分泌靶腺激素缺乏所致复合症群，也可呈单激素缺乏的表现。

【病因】

病因常见于垂体瘤及下丘脑病变（肿瘤、炎症、浸润性病变）；腺垂体缺血坏死（常见于产后大出血，称为 Sheehan 综合征）；蝶鞍区手术、创伤、放射损伤；颅内感染及炎症；其他如空泡蝶鞍等均可引起垂体前叶激素分泌不足。

【诊断要点】

1. 症状

（1）促性腺激素和催乳素分泌不足症群 女性产后无乳，性欲缺乏，闭经，阴毛、腋毛脱落，眉毛稀少，乳腺及外生殖器萎缩；男性阳痿，胡须生长慢或阴毛、腋毛脱落，生殖器萎缩。

（2）促甲状腺素不足症群 怕冷，少汗，皮肤干燥，面色苍白，四肢非凹陷性水肿，食欲缺乏，便秘，精神淡漠，反应迟钝，时有精神失常。

（3）促肾上腺皮质激素不足症群 全身乏力，抵抗力降低，食欲缺乏，体重下降，皮肤色素减退。严重者可出现恶心、呕吐、高热等。

（4）垂体内或其附近肿瘤压迫症群：头痛、呕吐等颅内压增高症群，视交叉受压引起偏盲、失明。

（5）垂体危象 常因感染，各种应激，停用替代治疗激素，使用过量麻醉剂、镇静剂、降血糖药物诱发。其临床表现为：高热型，低温型，低血糖型，低血压，循环衰竭型，水中毒型，混合型。严重者共同特点为意识障碍、昏迷或抽搐。

2. 体征

（1）性腺功能低下的体征　眉毛、阴毛、腋毛稀少或消失，外生殖器及女性乳房萎缩。

（2）甲状腺功能低下的体征　颜面水肿、苍白，皮肤干燥，腱反射迟钝、心率慢。

（3）肾上腺皮质功能低下的体征　皮肤色素浅淡、脉搏细弱、低血压。

（4）由垂体或其附近肿瘤压迫浸润引起者可有视野缺损、视神经萎缩或眼球活动障碍。

3. 实验室检查

（1）垂体前叶激素水平降低　LH、FSH、TSH、ACTH、PRL、GH水平降低，但因代偿残余的垂体组织恢复了部分功能之故多数 TSH 可正常。

（2）靶腺激素水平降低　性激素（T、E_2）、甲状腺激素（T_3、T_4、rT_3）、血皮质醇、尿游离皮质醇、17 - 羟类固醇水平均降低。

（3）下丘脑释放激素兴奋试验　可鉴别引起腺垂体功能减退的病变是在下丘脑或垂体。静脉注射促甲状腺激素释放激素（TRH）、促黄体激素释放激素（LHRH）或促肾上腺皮质激素释放激素（CRF）后，测定相应靶激素水平（TSH、LH 及 ACTH），呈延迟反应者，提示下丘脑病变；无反应者，为垂体病变。

（4）一般检查　血糖、血钠水平常降低；心电图呈低电压、T 波低平；蝶鞍摄片、蝶鞍及其周围组织 CT 或 MRI 检查有助于了解下丘脑及垂体的病变。

【鉴别诊断】

1. 多发性内分泌腺功能减退症（如 Schmidt 综合征，又称甲状腺-肾上腺皮质功能减退综合征）　可有原发性甲状腺减退症和肾上腺皮质功能减退症的表现，皮肤色素加深、黏液性水肿多见，腺垂体功能低下者皮肤色素浅淡、很少出现黏液性水肿。测定垂体前叶激素可明确诊断。

2. 神经性厌食　多为青年女性，常有自行减肥史，可因长期饥饿而继发极度营养不良，表现为明显消瘦、闭经、血压低、恶病质等。血中 T_3、T_4 水平可降低，但 TSH 多在正常范围或偏低，TRH 兴奋试验可呈延迟反应；LH、FSH、T_3、T_4、E_2 水平可降低，LHRH 兴奋试验呈延迟反应；血浆皮质醇水平多升高，ACTH可正常或降低，CRF兴奋试验呈延迟反应。腺垂体功能减退症在病程较早时即有腋毛、阴毛稀疏或完全脱落、乳房萎缩、性功能低下、甲状腺功能低下、肾上腺皮质功能低下较神经性厌食症更为明显。

【治疗】

1. 内分泌激素替代治疗

（1）补充肾上腺皮质激素　先于甲状腺激素和性激素的替代治疗。首选氢化可的松30mg/d，也可用可的松37.5mg/d，或泼尼松7.5mg/d，上午8时服用2/3，下午2时左右服1/3。如有高热、感染、手术、创伤等并发症时或应激时，剂量应为以上剂量的2～3倍，必要时可每日静脉滴注氢化可的松100～300mg，在并发症过后，在数日内递减至原来维持量。

（2）补充甲状腺激素　在应用肾上腺皮质激素之后使用，从小剂量开始，左甲状腺素（L-T$_4$）25μg/d，或干甲状腺片20mg/d，以后逐渐加至100～200μg/d，或60～180mg/d维持剂量。年龄较大，或有冠心病、心肌缺血的患者在替代过程中剂量增加时应更缓慢，并注意心率。

（3）补充性激素　育龄妇女为改善第二性征及性功能，宜行人工月经周期，服炔雌醇5～20μg/d，或己烯雌酚0.5～1.0mg/d或结合雌激素0.625～1.25mg/d（月经周期第1～25天），最后5天每日加肌内注射黄体酮10mg/d或口服甲羟孕酮（安宫黄体酮）每日4～8mg，停药5天；现有日历式包装药如克龄蒙，每日一片，无间断服用21天：11片白片（含戊酸雌二醇2mg）和10片浅橙红色片（含戊酸雌二醇2mg及醋酸环丙孕酮1mg），停药7天，停药后月经来潮；男性患者可用庚酸睾酮每4周肌内注射200mg以改善性功能，增强体力；也可试用十一酸睾酮，起始120～160mg/d，分2～4次与食物同服，以后40～120mg/d维持。

2. 病因治疗　颅内肿瘤可行手术切除或放射治疗，由感染引起者，可予有效的抗感染治疗，其他视病因而定。

3. 垂体危象的治疗

（1）纠正低血糖　先静脉注射50%葡萄糖溶液40～60ml，继以5%～10%葡萄糖氯化钠注射液静脉滴注。

（2）迅速补充氢化可的松　200～300ml/d。

（3）低温昏迷者须从小剂量开始应用左甲状腺素或甲状腺片治疗，同时保温。

（4）降温、抗感染、抗休克、纠正低钠血症等。

（5）禁用麻醉剂、镇静药或降糖药等。

（欧阳芳　何建华）

第二节　尿崩症

尿崩症（diabetes insipidus）是由于抗利尿激素（ADH）或称精氨酸加压素（AVP）分泌和释放不足（中枢性尿崩症），或肾对 ADH 不敏感（肾性尿崩症），致肾小管重吸收水的功能障碍，从而引起以多尿、烦渴、多饮与低比重尿为主要表现的一种疾病。ADH 完全缺乏或严重不足者为完全性尿崩症，ADH 轻度缺乏者为部分性尿崩症。本病可发生于任何年龄，但以青少年多见。

【病因】

抗利尿激素由下丘脑的视上核及室旁核分泌，沿垂体束运送至垂体后叶贮存，当机体需要时释放入血。凡因病变累及上述部位，抗利尿激素分泌减少，即可引起本病。根据病因可分为特发性、继发性和遗传性尿崩症。特发性原因不明，可能为视上核、室旁核神经细胞退行性变所致；继发性是由于下丘脑或垂体部位的肿瘤、炎症、脑外伤、手术、血管病变等破坏下丘脑-神经垂体引起；遗传性尿崩症少见，为常染色体显性遗传。

【诊断要点】

1. 症状

（1）烦渴、多饮、多尿　完全性尿崩症尿量可多达 5～20L/24h。患者极度烦渴思饮，且不能忍受限制饮水，即使限制饮水，尿量仍多，饮水量与每日尿量基本相等。若病变累及口渴中枢时，则口渴消失，可致严重脱水。当合并腺垂体功能不全时，尿崩症症状反而减轻，糖皮质激素替代治疗后症状再现或加重。

（2）失水征　乏力、头晕、记忆力减退、肌肉酸痛、食欲缺乏、便秘等，严重失水患者可出现神志模糊、谵妄、昏迷。

（3）其他症状　继发性尿崩症患者除上述表现外，尚有原发病的症状和体征。如结核病引起者，可有结核中毒症状。如颅内肿瘤引起者，可有偏盲、视野改变及神经定位症状。

2. 体征　由于水分的大量丢失而又不能得到及时补充时，可引起慢性失水征，表现为皮肤、唇、舌干燥，体重减轻，汗液、唾液减少等。

3. 实验室检查

（1）化验检查　①尿量超过 2500ml/d 称为多尿，尿崩症患者 24 小时尿量 5000～20000ml 以上，比重低于 1.005，部分性尿崩症者为 2500～5000ml，限制饮水后尿比重可达 1.010。一般尿常规正常，尿糖阴性。②血糖正常，肾功能检查正常。③电解质检查一般正常，严重失水时可有血钠升高。④血浆渗透压正常（290～310mOsm/L）或稍高，而尿渗透压＜300mOs/L（正常值 600～800mOsm/L），严重者降至 50～70mOsm/L。

（2）特殊检查

①禁水 - 加压素试验：正常人禁水后尿量明显减少，尿比重超过1.020，不出现明显失水。完全性尿崩症患者禁水后，尿量无明显减少，比重一般不超过 1.010，部分性尿崩症一般不超过 1.016；体重下降，血红蛋白、血细胞比容明显上升，患者可有脱水表现。在禁水试验的基础上使用加压素，正常人的尿比重及渗透压、尿量无明显变化。而尿崩症患者，尿量减少，尿比重和渗透压上升。注意事项：试验前应充分饮水，给加压素并留尿 2 次后饮水量应限制在禁水期排尿量 2 倍以内；禁水必须达到平顶状态，即连续两次尿渗透压差别不超过 30%；严密监护，防治严重脱水；有条件最好在试验前、平顶状态及注射 AVP 后同步测量血浆AVP 水平及血、尿渗透压以利于鉴别。结果判断如下。a. 禁水后尿渗透压/血浆渗透压＜1 或尿渗透压（mOsm/L）＜300，注射 AVP 后：尿渗透压升高程度＞50%，或尿渗透压＞750，为完全性中枢性尿崩症；尿渗透压升高＜9%，或尿渗透压＜300，为肾性尿崩症；尿渗透压升高 9%～45%，或尿渗透压＜750，为部分性中枢性尿崩症或部分肾性尿崩症或精神性多饮，需作血 AVP 测定。b. 禁水后尿渗透压/血浆渗透压＞1 或尿渗透压＞300，尿渗透压/血浆渗透压＜1.5，注射 AVP 后尿渗透压升高程度＞9%，为部分性中枢性尿崩症，需作血 AVP 测定；禁水后尿渗透压/血浆渗透压＞2.5 或尿渗透压＞750，为精神性多饮。

②血浆 ADH 测定：正常值 1～5mU/L，中枢性尿崩症基础值低，禁水后仍不能达到正常水平或无升高；肾性尿崩症基础值偏高，禁水后明显升高。

③ Copeptine（亦称为 AVP 相关肽）的测定：Copeptine 可反映 AVP

的释放水平，在尿崩症的诊断、鉴别诊断、脓毒血症和心血管病的监测中有一定意义。基础 Copeptin 高于 20pmol/L 提示为肾性尿崩症，低于 2.6pmol/L 可诊断为完全性中枢性尿崩症。

（3）其他 应进行蝶鞍摄片、视野及眼底检查、CT 或 MRI 等检查排除垂体及附近肿瘤，以尽可能明确病因。

【鉴别诊断】

1. 精神性烦渴 主要表现为多饮、烦渴、多尿、低比重尿，与尿崩症相似，但症状随情绪而波动，并常伴有其他神经官能症的表现。患者禁饮后尿量即减少，尿渗透压增高，可与尿崩症鉴别。

2. 肾性尿崩症 临床表现与尿崩症相似，往往出生后即出现症状。注射加压素后，尿量不减少，尿比重不增加；血浆 ADH 正常或增高。据此可与中枢性尿崩症鉴别。

3. 糖尿病 可有烦渴、多饮、多尿症状，但尿比重正常或高，血糖增高、尿糖阳性，可与尿崩症鉴别。

4. 高尿钙症 见于甲状旁腺功能亢进症、多发性骨髓瘤、癌肿骨转移等，有原发病症状以资鉴别。

5. 低钾血症 见于原发性醛固酮增多症、肾小管性酸中毒、失钾性肾病、Fanconi 综合征等。

【治疗】

1. 激素替代疗法 是中枢性尿崩症的主要治疗方法。

（1）去氨加压素 也名 1-脱氨-8-右旋精氨酸血管加压素（DDAVP），为人工合成的加压素类似药，抗利尿作用加强，而无加压作用，不良反应减少，为目前治疗尿崩症的首选药物。用法：①口服醋酸去氨加压素片剂，商品名为弥凝，每次 0.1~0.4mg，每日 2~3 次，部分患者可睡前服用一次。②鼻腔喷雾吸入，每次 5~10μg。每日用药 2 次。另有肌内注射剂型。妊娠期间的尿崩症仅使用 DDAVP。

（2）鞣酸加压素注射液 即长效鞣酸加压素（尿崩停）（5U/ml），油剂，肌内注射，作用可持续 36~72 小时。开始时每次 0.1ml，1 周 1~2 次，以后根据尿量调整剂量，必要时可加至 0.2~0.5ml/次，长期应用产生抗体而疗效降低，慎防用量过大引起水中毒。

（3）垂体后叶素 为血管加压素水剂，每次 5~10U，皮下注射，约 3~6 小时注射 1 次。其作用时间短，适用于临时治疗。

（4）尿崩灵（赖氨酸加压素粉剂）　为人工合成粉剂，由鼻黏膜吸入，疗效持续 3～5 小时，每天 2～3 次。

2. 其他抗利尿药物

（1）氢氯噻嗪　25～50mg，每 6 小时 1 次，服药 3～5 日后，作用明显。作用机制可能是引起尿钠排出增多，体内缺钠，肾近曲小管重吸收作用增强，尿量减少。亦可试用阿米洛利或吲达帕胺。

（2）卡马西平　每次 0.2g，每日 2～3 次。能刺激 ADH 分泌，使尿量减少，不建议长期使用。

（3）氯磺丙脲　刺激 ADH 从垂体后叶释放，可加强 ADH 对肾小管的作用，服药后可使尿量减少，尿渗透压增高。对部分性尿崩症最为有效，一般 125～250mg 可满意控制多尿症状。应注意本药可引起严重低血糖，也可引起水中毒。

3. 病因治疗　继发性尿崩症应尽量治疗其原发病。

4. 肾性尿崩症治疗　家族性患者很难得到满意的疗效，最基本的治疗原则是保证足够的饮水，限制钠盐摄入，联合应用吲哚美辛（消炎痛）和氢氯噻嗪或阿米洛利等利尿剂，可以使患者尿量减少 30%～80%。部分肾性尿崩症患者可能对大剂量去氨加压素有效。

（欧阳芳　何建华）

第三节　甲状腺功能亢进症

甲状腺功能亢进症（hyperthyroidism），简称甲亢，是由甲状腺本身产生甲状腺激素过多引起的甲状腺毒症，临床上以甲状腺毒症、眼征、甲状腺肿大等为特征。好发于育龄期妇女。

【病因】

甲状腺毒症病因复杂，包括甲亢型和非甲亢型。包括甲状腺性、垂体性、暂时性（亚急性甲状腺炎）、医源性（甲状腺激素替代）、卵巢甲状腺肿等原因。其中以弥漫性毒性甲状腺肿（Graves 病，GD）最常见，占甲亢的 80% 以上，它是以遗传易感为背景，在感染、精神创伤等因素作用下，诱发免疫功能紊乱，导致甲状腺激素分泌过多的一种器官特异性的自身免疫性疾病。

【诊断要点】

1. 症状

（1）高代谢症群 怕热多汗、消瘦乏力、皮肤湿润，可有糖耐量异常。

（2）神经精神系统 急躁易怒、多言好动、紧张焦虑、失眠不安、手足颤抖。少数患者，尤其是老年人可表现为表情淡漠、反应迟钝，称为"淡漠性甲亢"。

（3）心血管系统 心率加快、心悸、气促。

（4）消化系统 食欲亢进、多食易饥、大便次数增多，淡漠性甲亢可厌食、呕吐。

（5）肌肉骨骼系统 常有乏力及肌萎缩，称为甲亢肌病，可致骨质疏松、重症肌无力、周期性瘫痪（青壮年男性多见）。

（6）内分泌系统 女性月经紊乱、经量少或闭经、生育力下降，男性阳痿等。

（7）特殊临床表现

①甲状腺危象（thyroid crisis）：也称甲亢危象，甲状腺毒症急性加重的综合征。常见诱因有感染、手术、创伤、精神刺激等。临床表现有：高热、大汗、心动过速（140 次/分以上）、烦躁、焦虑不安、谵妄、恶心、呕吐、腹泻，严重患者可有心力衰竭、休克及昏迷等。

②甲状腺毒症性心脏病（thyrotoxic heart disease，简称甲心病）：其心力衰竭分为两种类型。高排出量型：主要发生在年轻甲亢患者，常随甲亢控制，心功能恢复。心脏泵衰竭型：常见于老年患者，已有缺血性心脏病，使其诱发或加重。心房纤颤也影响心脏功能。

③妊娠期甲状腺功能亢进症：可表现为妊娠一过性甲状腺毒症，新生儿甲状腺功能亢进症，产后 GD 以及流产、早产、先兆子痫、胎盘早剥等。甲亢未控制，建议不要怀孕。诊断应依赖血清 FT_4、FT_3 和 TSH。

2. 体征

（1）兴奋、急躁。动作频速，面部潮红，汗多，皮肤湿润。手指有细微震颤，四肢与肩胛部肌肉萎缩，腱反射亢进。少数患者胫前有黏液性水肿。淡漠型者则表情淡漠，少言懒动。

（2）突眼

①单纯性突眼：多无症状，眼突度一般不超过 18mm，可有以下眼

征：a. 眼睑裂增宽、瞬目减少，炯炯有神（Stellwag sign）；b. 双眼聚合力差（Mobius sign）；c. 眼球向下看时，上眼睑因挛缩不能跟随眼球下落（Von Graefe sign）；d. 眼往上看时，前额皮肤不能皱起（Joffroy sign）；e. 上眼睑水肿（Basedow sign）；f. 闭眼时上睑呈细微震颤（Rosenbach sign）。

②浸润性突眼：又称 Graves 眼病（GO）、恶性突眼，除眼征外，有眼球自觉症状（如畏光、流泪、异物感、疼痛），眼球明显突出，眼突度超过参考值上限 3mm，常大于 18mm。结膜充血、水肿，严重有眼肌麻痹、复视、角膜溃疡穿孔、前房积脓，甚至失明。临床上根据病情将 GO 分为轻、中、重度。还需进行 GO 临床活动状态评估（CAS）。

（3）甲状腺肿　一般呈弥漫性对称性肿大，质软、光滑、随吞咽上下移动，若伴有震颤或血管杂音，其诊断有重要意义。少数病例甲状腺不肿大。

（4）心血管系统　心率增快，常在 90～140 次/分之间（休息和熟睡时仍快），心尖区第一心音亢进，可闻及收缩期杂音，可有心律失常、心脏扩大、心力衰竭。心律失常以心房颤动多见。甲亢患者中 10%～15% 发生心房纤颤。收缩压增高，舒张压降低、脉压增大。

3. 实验室检查

（1）促甲状腺激素（TSH）测定　是反映甲状腺功能最敏感的指标，目前已有敏感 TSH 测定（sTSH）。sTSH 是筛查甲亢的第一线指标，甲亢时常小于 0.1mU/L。sTSH 用于诊断亚临床甲亢，表现为仅有 TSH 水平降低，而甲状腺激素水平正常。

（2）血清 FT_3、FT_4 测定　游离甲状腺素是具有生物活性的甲状腺素，是甲状腺功能的直接反映，诊断甲亢的主要指标，增高即为甲亢，FT_3 较 FT_4 更敏感。测定的稳定性不如 TT_4、TT_3。

（3）血清 TT_3、TT_4 测定　甲亢时增高，但血液中的甲状腺激素大部分与血清蛋白结合，结果受血浆蛋白影响，比如妊娠期。

（4）甲状腺吸碘率测定　诊断甲亢的传统方法，价值有限，已经被 sTSH 测定代替。甲亢时升高，高峰前移，但受含碘食物、药物影响。现在主要用于甲状腺毒症病因的鉴别：甲状腺功能亢进类型[131]I 摄取率增高；非甲状腺功能亢进类型[131]I 摄取率减低。

（5）TSH 受体抗体（TRAb）　鉴别甲亢病因、诊断 GD 指标之一。

新诊断的 GD 中 $75\%\sim96\%$ 阳性。TRAb 包括 TSAb 和 TSBAb，当临床表现符合 GD 时，一般将 TRAb 视为 TSAb。

（6）TSH 受体刺激抗体（TSAb）　诊断 GD 的重要指标之一。反映抗体对甲状腺细胞有刺激功能。新诊断 GD 中 $85\%\sim100\%$ TSAb 阳性，TSAb 活性平均在 $200\%\sim300\%$ 。

（7）甲状腺放射性核素扫描：对于诊断甲状腺自主高功能腺瘤有意义。

4. 诊断

（1）甲亢的诊断　①高代谢症状和体征；②甲状腺肿大；③血清 TT_4、FT_4 增高，TSH 减低。具备以上三项诊断即可成立。

（2）GD 的诊断　①甲亢诊断确立；②甲状腺弥漫性肿大，少数病例可不肿大；③眼球突出和其他浸润性眼征；④胫前黏液性水肿；⑤ TRAb、TSAb、TPoAb、TgAb 阳性。①②项为诊断必备条件。

【鉴别诊断】

1. 亚急性甲状腺炎　多有上呼吸道感染病史，甲状腺肿大伴有疼痛且压痛明显，早期可有轻度甲亢表现，甲状腺摄 ^{131}I 率明显降低，T_3、T_4 正常或增高呈分离现象。

2. 甲亢病因鉴别　GD 与多结节性毒性甲状腺肿、甲状腺自主高功能腺瘤的鉴别依赖于甲状腺放射性核素扫描和甲状腺 B 超。

3. 单纯性甲状腺肿　本病无甲亢症状，甲状腺肿大但无血管杂音，T_3、T_4 正常或 T_3 偏高，TSH 正常或偏高，甲状腺吸 I 率可升高但高峰不前移。

4. 神经症　可有心悸、失眠、焦虑、不安等，类似甲亢，但甲状腺多不肿大，甲状腺功能检查正常。

5. 其他　消瘦、腹泻、低热、心悸者应与肺结核、慢性结肠炎、消化道肿瘤、嗜铬细胞瘤、更年期综合征、风湿性心脏病、冠心病等进行鉴别。

【治疗】

目前无 GD 的病因治疗。针对甲亢有三种方法，即抗甲状腺药物、放射性 ^{131}I 和手术治疗。

1. 一般治疗　精神紧张失眠者可用地西泮等镇静。给予高蛋白、高糖类（碳水化合物）饮食、维生素 B 族。有交感神经兴奋、心动过速者可采用普萘洛尔（心得安）等 β 受体阻断剂。

2. 抗甲状腺药物（ATD）治疗

（1）适应证 ①病情轻、中度患者；②甲状腺轻、中度肿大；③妊娠妇女、高龄或合并严重心、肝、肾等部位疾病而不宜手术者；④手术前和[131]I 治疗前的准备；⑤术后复发又不适于放射性[131]I 治疗者。

（2）剂量与疗程 治疗分 3 个阶段进行：①症状控制阶段：丙硫氧嘧啶（PTU）轻者 200～300mg/d 或甲巯咪唑（MMI）20～30mg/d；重者 400～600mg/d 或 MMI 40～60mg/d，分 2～3 次口服。②减量阶段：一般服药 6～8 周后症状缓解，甲状腺激素正常，开始减量，每 2～4 周减 PTU 50mg（或 MMI 5mg），逐渐达到维持量。③维持量阶段：维持量 PTU，每日 50mg 每日 2～3 次（或 MMI 每日 5～10mg，每日 1 次），维持时间 12～18 个月。停药 1 年，血 TSH 和甲状腺激素表明甲亢缓解。

（3）注意事项 ①定期监测白细胞，粒细胞少于 1.5×10^9/L 停药，如有咽痛、发热等应迅速到医院检查。②禁用含碘的食物和药物。③坚持服药，足够疗程。

（4）不良反应 ①皮疹，最常见，2%～3%。②白细胞减少：严重可致粒细胞缺乏，为最严重不良反应。③其他：可有转氨酶升高，肝功损害、血管炎等。

3. 放射性[131]I 治疗 为无创、简便治疗方法，治愈率高。6 月后仍未缓解可进行第 2 次治疗。

（1）适应证 ①甲状腺肿大Ⅱ度以上；②对 ATD 过敏；③ATD 治疗或手术治疗后复发；④甲亢合并心脏病；⑤甲亢合并白细胞和（或）血小板减少或全血细胞减少；⑥甲亢合并肝、肾等脏器功能损害；⑦拒绝手术或有手术禁忌证；⑧浸润性突眼，活动期患者加糖皮质激素。

（2）禁忌证 妊娠及哺乳期妇女禁用。

（3）并发症 ①主要为甲状腺功能减低，1 年以后发生为永久性甲减；②少数可有放射性甲状腺炎，致甲亢加重，诱发甲亢危象，但少见；③少数患者可致突眼加重。

4. 手术治疗

（1）适应证 ①中、重度甲亢，长期服药无效，停药后复发，或不能或不愿长期服药者；②甲状腺巨大，有压迫症者；③结节性甲状腺肿；④胸骨后甲状腺肿；⑤甲状腺细胞学检查怀疑恶变的；⑥妊娠甲亢患者手术需在妊娠中期（4～6 个月）。

（2）禁忌证 ①重度活动性 GO；②有较重的心、肝、肾疾病；③妊娠早期（第 3 个月前）及晚期（第 6 个月后）。

5. 浸润性突眼的治疗

（1）一般治疗 防风避光，白天人工泪液，睡眠时抗生素眼膏局部涂抹。高枕卧位，低盐饮食，利尿剂减轻水肿，戒烟等。

（2）活动性 GO 传统方法为泼尼松 40～80mg/d，分次口服，持续 2～4 周。然后每 2～4 周减量 2.5～10mg/d。减量后症状加重，要减慢减量速度。需要持续 3～12 个月。现多用甲泼尼龙 0.5～1.0g 静脉滴注，连用 3 次。但需注意甲泼尼龙引起的中毒性肝损害和低钾血症，其他不良反应低于口服泼尼松，疗效也优于口服泼尼松。其他免疫抑制剂可用环磷酰胺、甲氨蝶呤、环孢素等。

（3）严重者球后照射或行眼眶减压术。

（4）控制甲亢 轻度可选任一方法治疗甲亢，中重度活动性 GO 选择 MMI 或手术治疗，同时加用糖皮质激素，定期监测甲状腺功能，尽量避免药物性甲减。

6. 甲亢危象的治疗

（1）PTU 首剂 500～1000mg，以后 250mg 每 4 小时一次。

（2）服用 PTU 后 1 小时使用复方碘溶液（卢戈液）每次 5 滴，每 6 小时一次，使用 3～7 日。

（3）氢化可的松 200～500mg/d 或地塞米松 10～30mg/d 静脉滴注。

（4）普萘洛尔 60～100mg/d，或利血平 1mg 肌内注射，6～8 小时一次。

（5）在上述常规治疗效果不满意时，可选用腹膜透析、血液透析或血浆置换等措施迅速降低血浆甲状腺激素浓度。

（6）降温，补充水和电解质，镇静。

（7）积极控制诱因治疗并发症，如感染、心力衰竭、肺水肿等。

7. 妊娠期甲亢的治疗

（1）首选 ATD 治疗。妊娠早期首选 PTU，妊娠中、晚期，哺乳期首选 MMI。因妊娠的免疫抑制作用，妊娠中、后期 ATD 的剂量可以减少。分娩以后，免疫抑制解除，ATD 的需要量也增加。血 FT4 是调整药物的依据。不加用左甲状腺素治疗。

（2）不宜甲状腺切除术，若手术需在妊娠中、后期。

（3）^{131}I 的检查与治疗均为禁忌。

（徐　勇　蒋　岚）

第四节　甲状腺功能减退症

甲状腺功能减退症（hypothyroidism）简称甲减，是由各种原因导致的低甲状腺激素血症或甲状腺激素抵抗而引起的全身性低代谢综合征，其病理特征是黏多糖在组织和皮肤堆积，表现为黏液性水肿。起病于胎儿或新生儿者，称呆小病（cretinism）。

【病因】

1. 原发性甲减（primary hypothyroidism）　由于甲状腺腺体本身病变引起的甲减，约占 95％以上，绝大多数由自身免疫、甲亢^{131}I 治疗和甲状腺手术所致。

2. 中枢性甲减（central hypothyroidism）　由垂体或下丘脑病变而致甲状腺分泌功能低下，以垂体病变及产后大出血常见。下丘脑病变引起的甲减称为三发性甲减（tertiary hypothyroidism）。

3. 甲状腺激素抵抗综合征　由于甲状腺激素在外周组织实现生物效应障碍引起的综合征。

【诊断要点】

1. 症状

（1）畏寒、软弱无力、少汗、动作缓慢、少言、懒动、自感肢体僵硬、嗜睡、鼾声、记忆力减退、思想不集中、反应迟钝，偶有精神失常，如抑郁、痴呆、木僵甚至昏迷等。

（2）体重增加、面部及四肢肿胀。

（3）皮肤逐渐变干、粗，毛发脱落。

（4）食欲缺乏、腹胀、便秘。

（5）心悸、气短，偶有心前区疼痛或压迫感。

（6）耳鸣、听力减退、发音嘶哑。

（7）四肢、肩背肌肉及关节疼痛、手足不灵活。

（8）女性月经量增多或紊乱，男性阳痿，部分患者可有溢乳；两性性欲皆减退。

2. 体征

（1）体温常偏低，肢体冷。

（2）皮肤干燥粗厚、脱屑、低，鼻梁塌陷，舌大常突出口外，前囟相对较大，出牙、换牙迟，齿龄与实际年龄不符，颈短，腹部松弛膨出或有脐疝，行走时蹒跚呈鸭步。

（3）甲状腺多数扪不到，少数可肿大明显，质较硬。

（4）脉搏常缓慢，血压偏低，心界可全面扩大，心音低钝，偶有心律不齐，重症者可有心包积液体征。

（5）腹部膨隆胀气，严重者可出现麻痹性肠梗阻或黏液性水肿巨结肠，也可有少量至大量腹水。

（6）四肢可有非凹陷性水肿，当有严重贫血、心力衰竭、肾功能不全时也可出现凹陷性水肿，跟腱反射舒张期延缓。

（7）肌力正常或减退，少数可有肌肉僵硬，也可有关节腔积液。

（8）严重甲减可出现昏迷，反射消失，体温可低至 $35^\circ C$ 以下，呼吸浅慢，脉缓无力，血压明显降低。

3. 实验室检查

（1）血清 TT_4 和 FT_4 降低早于 TT_3 和 FT_3 降低，rT_3 降低。

（2）TSH 升高为原发性甲减早期表现，TSH 降低或正常提示下丘脑或垂体性甲减。

（3）甲状腺微粒体抗体、甲状腺球蛋白抗体明显增高者多属自身免疫性甲状腺疾病所致。

（4）TRH 刺激试验　主要用于原发性甲减与中枢性甲减的鉴别。静脉注射 TRH 后，血清 TSH 不增高者提示为垂体性甲减；延迟增高者为下丘脑性甲减；在增高的基值上进一步增高，提示原发性甲减。

（5）如血清 T_3、T_4 增高，TSH 基础值正常或 TRH 兴奋试验反应正常或增高，临床无甲亢而有甲减表现，提示为外周甲状腺激素受体抵抗性甲减。

（6）血清胆固醇、低密度脂蛋白可增高。血糖常偏低，糖耐量曲线低平。少数血清泌乳素增高和蝶鞍增大。X 线检查可见心脏向两侧增大，可伴心包积液和胸腔积液。

【诊断】

1. 甲减的症状和体征。

2. 血清 TSH 增高，FT_4 减低，原发性甲减即可以成立。进一步寻找甲减的病因。如果 TPOAb 阳性，可考虑其病因为自身免疫甲状腺炎。

3. 血清 TSH 减低或正常，TT_4、FT_4 减低，考虑中枢性甲减。做 TRH 刺激试验，进一步寻找垂体和下丘脑的病变。

【鉴别诊断】

1. 呆小病应与其他原因引起侏儒症与发育不良鉴别。

2. 黏液性水肿常需与贫血、肾病综合征、肾炎、特发性水肿及垂体前叶功能减退相鉴别。

3. 伴蝶鞍增大、高泌乳血症的甲减，应排除垂体肿瘤。

4. 心包积液需与其他原因的心包积液鉴别。

5. 低 T_3 综合征也称为甲状腺功能正常的病态综合征（euthyroid sick syndrome，ESS），指非甲状腺疾病原因引起的血中 T_3 降低的综合征。严重的全身性疾病、创伤和心理疾病等都可导致甲状腺激素水平的改变，是内分泌系统对疾病的适应性反应。表现为血清 TT_3、FT_3 水平减低，血清 rT_3 增高，血清 T_4、TSH 水平正常。疾病危重时也可出现 T_4 水平降低。

【治疗】

1. 替代治疗　多数属于永久性，需终身替代治疗。剂量取决于患者的病情、年龄和体重，药物有：

（1）左甲状腺素　系人工合成制剂，半衰期 7 天，作用时间长而稳定，应列为首选。

（2）干甲状腺片　由家畜甲状腺提制，具有一般生理性比例的 T_3 和 T_4，价廉。但此药所含活性激素量常不恒定，故临床应用时效果常不稳定，已很少使用。

（3）L-三碘甲状腺原氨酸　是合成制剂、半衰期较短，作用较快，作用消失亦快。常规治疗中不宜作首选药物。适用于甲减危象及甲状腺癌术后患者。

2. 给药方法　成年患者左甲状腺素替代剂量 $50\sim200\mu g/d$，平均 $125\mu g/d$。按照体重计算的剂量是 $1.6\sim1.8\mu g/(kg\cdot d)$；儿童需要较高的剂量，大约 $2.0\ \mu g/(kg\cdot d)$；老年患者则剂量较低，大约 $1.0\mu g/(kg\cdot d)$；妊娠时需要增加 $30\%\sim50\%$；甲状腺癌术后需要剂量大约 $2.2\mu g/(kg\cdot d)$。

一般从小剂量开始，可每天早晨空腹服药一次。小于 50 岁，既往无心脏病史患者可以尽快达到完全替代剂量。患缺血性心脏病者起始剂量宜更小，调整剂量宜慢，防止诱发和加重心脏病。治疗初期，每 4～6 周测定激素指标以调整剂量，治疗达标后，每 6～12 个月复查一次激素指标。亚临床甲减患者有高胆固醇血症、血清 TSH>10mU/L 需治疗。

3. 对症治疗

（1）贫血 经替代治疗可得到部分纠正，但往往同时有缺铁或缺乏维生素 B_{12}、叶酸等因素。酌量补充铁剂或维生素 B_{12}、叶酸等。

（2）合并心脏增大、心包积液、心力衰竭者，一般不需用洋地黄制剂，待替代疗法奏效后即可明显好转。

4. 黏液性水肿昏迷的治疗

（1）补充甲状腺素，首选静脉注射 T_3，每 4 小时 $10\mu g$，直至患者症状改善，清醒后改为口服；或首次静脉注射左甲状腺素 $300\mu g$，以后每日注射 $50\mu g$，待患者苏醒后改为口服。如无注射剂可予片剂鼻饲，T_3 $20\sim 30\mu g$，每 4～6 小时一次，以后每 6 小时 $5\sim 15\mu g$；或首次 $100\sim 200\mu g$，以后每日 $50\mu g$，至患者清醒后改为口服。

（2）氢化可的松 $200\sim 300ug$ 静脉滴注，待患者清醒及血压稳定后减量。

（3）根据需要补液，但是入水量不宜过多，监测电解质等。

（4）保温、供氧、保持呼吸道通畅，抗感染等。

（徐 勇 蒋 岚）

第五节 库欣综合征

库欣综合征（Cushing syndrome），亦称皮质醇增多症，是由于肾上腺皮质功能亢进、分泌过量糖皮质激素（主要是皮质醇）所致一组症候群。由于垂体促肾上腺皮质激素（ACTH）分泌亢进引起的临床类型，称为库欣病（Cushing disease）。本病 20～40 岁多见，女性多于男性，约为 3：1。

【病因】

内源性库欣综合征包括：

1. 依赖 ACTH 的库欣综合征　垂体瘤、异位 ACTH 综合征分泌 ACTH 过多可致双侧肾上腺皮质增生，从而引起糖皮质激素分泌增多。

2. 不依赖 ACTH 的库欣综合征　肾上腺腺瘤、肾上腺癌，不依赖 ACTH 的双侧肾上腺大、结节性肾上腺增生。其他如表 7-3-1 所示。

表 7-3-1　库欣综合征的病因分类及相对患病率

病因分类	患病率
一、内源性库欣综合征	
1. ACTH 依赖性库欣综合征	
垂体性库欣综合征（库欣病）	60%～70%
异位 ACTH 综合征	15%～20%
异位 CRH 综合征	罕见
2. ACTH 非依赖性库欣综合征	
肾上腺皮质腺瘤	10%～20%
肾上腺皮质腺癌	2%～3%
ACTH 非依赖性大结节增生	2%～3%
原发性色素结节性肾上腺病	
二、外源性库欣综合征	罕见
1. 假库欣综合征	
大量饮酒	
抑郁症	
肥胖症	
2. 药源性库欣综合征	

【诊断要点】

1. 症状

（1）进行性肥胖　典型者呈向心性肥胖、满月脸、水牛背、锁骨上窝脂肪垫。

（2）皮肤病变　皮肤菲薄，常见皮肤瘀斑及紫纹，可有皮肤体癣和足（手）癣、甲癣。

（3）高血压　可伴有头痛、耳鸣等症状，持久的高血压可导致心、肾、眼病变。

（4）性功能异常　女性月经减少或闭经、轻度多毛、痤疮常见；男性阳痿。

（5）其他症状　疲倦、软弱、腰背痛；少数患者出现类固醇性糖尿病，有多饮、多尿等表现；部分患者可出现精神忧郁或烦躁、易怒、水肿、十二指肠溃疡加重或出血、皮肤色素沉着等。

2. 体征

（1）肥胖　以面部、颈、躯干部为著，四肢相对瘦小。

（2）多血质面容　满月脸、水牛背、面部痤疮。

（3）宽大紫纹　常见于下腹部、臀部、大腿内外侧、上臂近腋窝部、女性乳房下份或外上份，多为对称性分布，呈红紫或蓝灰色外观，宽度大于1cm。

（4）多毛　发际低下、眉浓、阴毛和腋毛及汗毛增多增粗，女性上唇有小须，阴毛可呈男性型分布。

（5）高血压　一般中度升高，亦有严重高血压者。

3. 实验室检查

（1）一般检查

①血常规：红细胞增多，血红蛋白增高，白细胞总数及分类中性多核细胞正常或增高，嗜酸性粒细胞及淋巴细胞减少。

②血生化：葡萄糖耐量试验示糖耐量减低，少数空腹血糖升高。血钠正常或偏高，1/3左右病例血钾、氯降低，可呈低钾低氯性碱中毒。

③X线检查：病程长者，颅骨、脊柱、骨盆、肋骨等可见骨质疏松或病理性骨折。

（2）功能诊断　定性检查，确定是否有库欣综合征。推荐至少测定2次尿或唾液皮质醇水平以提高测定结果的可信度。当初步检查（下述前三项至少两项）结果异常时，则应进行过夜或经典小剂量地塞米松抑制试验来确诊库欣综合征。

①血皮质醇昼夜节律测定：正常人血皮质醇早上高，下午低，晚上最低。库欣综合征患者血皮质醇升高，并失去昼夜规律。检查时需测定8：00、16：00和午夜0：00的血清皮质醇水平，但午夜行静脉抽血时必须在唤醒患者后1～3分钟内完成并避免多次穿刺的刺激，或通过静脉内预置保留导管采血。睡眠状态下0：00血清皮质醇＞1.8μg/dl（50nmol/L）或

清醒状态下血清皮质醇>7.5μg/dl（207nmol/L）则提示库欣综合征的可能性较大。

②24 小时尿游离皮质醇（24 小时 UFC）升高，至少检测 2 次。不能检测 UFC 的可查 24 小时尿 17 -羟类固醇（17 - OHCS），其基础值常升高。

③午夜唾液皮质醇测定：唾液在室温或冷藏后仍能稳定数周；唾液中只存在游离状态的皮质醇，并与血中游离皮质醇浓度平行，且不受唾液流率的影响，故唾液皮质醇水平的昼夜节律改变和午夜皮质醇低谷消失是库欣综合征患者较稳定的生化改变。午夜 0：00 唾液皮质醇的敏感性、特异性高。

④1mg 地塞米松过夜抑制试验：第 1 天晨 8：00 取血（对照）后，于次日 0：00 口服地塞米松 1mg，晨 8：00 再次取血（服药后）测定血清皮质醇水平。既往将服药后切点值定为<5μg/dl（<140nmol/L），目前采用更低的切点值 1.8μg/dl（50nmol/L）或不能抑制到对照值的 50% 以下。

⑤小剂量地塞米松抑制试验（LDDST）：每日服地塞米松 2mg（每 6 小时 0.5mg，或每 8 小时 0.75mg），连服 2 日。在服药前和服药第 2 日留 24 小时尿查 UFC、尿 17 -羟类固醇或血清皮质醇。正常人口服地塞米松第 2 天，24 小时 UFC<27nmol/24h（10μg/24h）或尿 17 - OHCS<6.9μmol/24h（2.5 mg/24 h）；血清皮质醇<1.8μg/dl（50nmol/L），或抑制到对照值的 50% 以下。抑郁症、酗酒、肥胖和糖尿病患者，下丘脑-垂体-肾上腺轴（HPA 轴）活性增强，故 LDDST 较单次测定 UFC 更适于这些病例。

（3）病因或定位诊断

①血浆促肾上腺皮质激素（ACTH）测定：鉴别 ACTH 依赖性和 ACTH 非依赖性库欣综合征。如 8：00—9：00 的 ACTH<2pmoL/L（10pg/ml）则提示为 ACTH 非依赖性库欣综合征，如肾上腺腺瘤或癌；如 ACTH>4pmoL/L（20pg/ml）则提示为 ACTH 依赖性库欣综合征。如 ACTH 浓度为 2～4pmol/L（10～20pg/ml）时，建议进行促肾上腺皮质激素释放激素（CRH）兴奋试验测定 ACTH。显性异位 ACTH 综合征患者的 ACTH 水平高于库欣病，但库欣病和隐性异位 ACTH 综合征患者之间的 ACTH 水平存在重叠。

②去氨加压素（DDAVP）兴奋试验：DDAVP 容易获得且价格便宜，

可作为 CRH 兴奋试验的替代试验。静脉注射 $10\mu g$，于用药前（0 分钟）和用药后 15、30、45、60、120 分钟分别取血测定 ACTH 和皮质醇水平。应用 DDAVP 后血皮质醇升高$\geqslant 20\%$，血 ACTH 升高$\geqslant 35\%$则判断为阳性即提示为库欣病；而肾上腺性库欣综合征患者通常无反应。

③大剂量地塞米松抑制试验（HDDST）：主要用于鉴别库欣病和异位 ACTH 综合征、肾上腺性库欣综合征。每日服地塞米松 8mg（每 6 小时 2mg），如为 0.75mg 片剂，可依 3、3、3、2 片的方式分次服用，连服 2 日，于服药前和服药第 2 天测定 24 小时 UFC、尿 17-OHCS 或血皮质醇水平，被抑制超过对照值的 50% 则提示为库欣病，反之提示为异位 ACTH 综合征或肾上腺性库欣综合征。

④影像学检查：推荐对所有 ACTH 依赖性库欣综合征患者进行垂体增强磁共振显像（MRI）或垂体动态增强 MRI。对临床表现典型及各项功能试验均支持库欣病诊断的患者，如检出垂体病灶（>6mm）则可确诊，不需再做进一步检查。对诊断非 ACTH 依赖性库欣综合征患者推荐首选双侧肾上腺 CT 薄层（2~3mm）增强扫描。胸部 X 线、薄层 CT、放射性碘化胆固醇肾上腺扫描、^{111}In 标记的奥曲肽闪烁扫描有助于了解异位 ACTH 综合征的病因。

【鉴别诊断】

1. 单纯性肥胖症　可有高血压、肥胖、多血质、紫纹、月经稀少、糖耐量减低等，但单纯性肥胖者肥胖匀称、有过度营养史，尿游离皮质醇、17-羟类固醇增高，但可被小剂量地塞米松抑制，血皮质醇昼夜节律正常。

2. 多囊卵巢综合征　肥胖，多毛，闭经，不育，尿 17-羟类固醇、17-酮类固醇轻度增高，但可被小剂量地塞米松抑制，B 超见单侧卵巢体积增大超过 10ml 或单侧卵巢内有超过 12 个的直径 2~9mm 卵泡。

3. 酒精性伪库欣综合征　向心性肥胖，多血质，血皮质醇、尿游离皮质醇增高，不被小剂量地塞米松抑制，但戒酒 1 周后，血皮质醇、尿游离皮质醇恢复正常。

【治疗】

1. 库欣病

（1）垂体微腺瘤　首选经蝶窦垂体腺瘤摘除术。术后若发生暂时性垂体-肾上腺皮质功能不足，宜补充糖皮质激素直至 HPA 轴恢复正常。建议在术后第 1 周内停用糖皮质激素或改用小剂量地塞米松，测定上午的血清皮质醇浓度以评估手术效果，以 8：00 血清皮质醇 $<2\mu g/dl$（$<50nmol/L$）或 24h UFC$<20\mu g$ 为治愈标准。

（2）垂体大腺瘤　宜作经颅手术切除，术后辅以分次体外照射治疗或立体定向放射治疗（γ刀）等放疗。

（3）如手术未能发现垂体微腺瘤，或不能接受垂体手术，病情严重者可作一侧肾上腺全切，另一侧大部分或全切除术；由于术后有发生 Nelson 综合征的风险，术前需常规进行垂体 MRI 扫描和血浆 ACTH 水平测定以确定是否存在垂体 ACTH 腺瘤，并术后作垂体放疗。病情轻者先用药物治疗，控制肾上腺皮质激素过度分泌，并作垂体放疗。

（4）影响神经递质的药物　仅作为辅助治疗，可减少 ACTH 分泌：①溴隐亭 $2.5 \sim 7.5mg/d$；②赛庚啶 $8 \sim 24mg/d$；③丙戊酸钠 $300 \sim 600mg/d$；④利血平 $1 \sim 2mg/d$。

（5）经上述治疗仍不满意者可用阻滞肾上腺皮质激素药物，或双侧肾上腺切除。

2. 肾上腺皮质腺瘤及癌　宜尽早手术根治，腺癌未能根治或已有转移者用阻滞肾上腺皮质激素的药物治疗。

3. 不依赖 ACTH 的双侧肾上腺结节性增生　双侧肾上腺切除术，术后用激素替代治疗。

4. 异位 ACTH 综合征　治疗原发肿瘤为主，酌情做手术、放疗或化疗，不能根治者需用阻滞肾上腺皮质激素合成的药物。

5. 类固醇合成抑制剂　适用于肾上腺腺癌未能根治或已有转移者、异位 ACTH 综合征不能根治者等。可抑制皮质醇合成，但对肿瘤无直接治疗作用，也不能恢复 HPA 轴的正常功能。米托坦有特异的抗肾上腺作用，能长期有效控制大多数 ACTH 依赖性库欣患者的症状，肾上腺癌首选，但药物起效慢，有消化和神经系统的不良反应，须严密监测药物浓度。美替拉酮（甲吡酮）和酮康唑的疗效和耐受性较好，故较常用；但酮康唑可轻度短暂升高肝酶及可致男性性功能减退；甲吡酮可致女性多毛；故男性可选用甲吡酮，女性宜选用酮康唑。

（1）米托坦　肾上腺癌首选。开始 $2 \sim 4g/d$，如疗效不著，一个月后可增至 $8 \sim 10g/d$，用 $4 \sim 6$ 周，直到症状缓解或达最大耐受量，再递减至无明显不良反应的最大维持量。

（2）美替拉酮　2～6g/d，分3～4次口服。

（3）氨鲁米特　0.75～1.0g/d，分次口服。

（4）酮康唑　开始时1～1.2g/d，维持量0.6～0.8g/d。

6. 糖皮质激素受体拮抗剂　米非司酮：每天剂量5～22mg/kg，有拮抗肾上腺糖皮质激素的作用及抑制21-羟化酶的活性，适用于无法手术的患者以缓解库欣综合征的精神神经症状。

（欧阳芳　何建华）

第六节　原发性醛固酮增多症

原发性醛固酮增多症（primary aldosteronism）简称原醛症，是指肾上腺皮质球状带的肿瘤或增生引起醛固酮分泌增加，导致水钠潴留，血容量增多，电解质紊乱的一类疾病。本病以高血压和低钾血症为主要表现，好发于30～50岁，女性多见。

【病因】

其中醛固酮腺瘤（APA）最常见，占60%～90%，特发性醛固酮增多症（IHA，简称特醛症）占10%～40%，醛固酮癌、异位分泌醛固酮的肿瘤及糖皮质激素可抑制性醛固酮增多症（GRA）罕见。

【诊断要点】

1. 症状、体征

（1）高血压　血压多为轻至中度升高，部分可呈难治性高血压，常表现为头晕、头痛，长期高血压可导致各种靶器官（心、脑、肾）损害表现。

（2）肌无力或周期性瘫痪　常因劳累、久坐、吐泻、利尿而诱发低钾血症，严重者呼吸、吞咽困难。

（3）肌痉挛或手足搐搦。

（4）烦渴、多饮、多尿，易伴尿路感染。

（5）心律失常：可为期前收缩（早搏）或阵发性心动过速，严重时出现室颤。

2. 实验室检查

（1）电解质紊乱　低血钾、高血钠（血钠一般在正常高限或高于正常），尿钾高（如血钾<3.5mmol/L，尿钾>30mmol/24h；或血钾<

3mmol/L，尿钾＞25mmol/24h)，pH 或 CO_2 结合力升高呈碱血症

（2）血浆肾素及血管紧张素Ⅱ、醛固酮测定　血尿醛固酮水平升高，血浆肾素及血管紧张素Ⅱ降低，推荐血浆醛固酮（ng/dl）/肾素活性 [ng/(ml·h)] 比值作为原醛症筛查指标，比值大于 30 提示有原醛症的可能性，大于 50 具有诊断意义。检查前须停服所有药物，如需停用螺内酯（安体舒通）和雌激素 6 周以上，停用赛庚啶、利尿药、吲哚美辛 2 周以上，停用扩血管药、钙通道阻断剂、拟交感神经药、肾上腺能阻滞剂 1 周以上；并积极补钾至血钾＞4 mmol/L 后再检测。

（3）血浆醛固酮/肾素活性比值筛查阳性的患者需做确诊试验，可选择口服钠盐负荷试验、盐水滴注试验、氟氢可的松抑制试验、卡托普利抑制试验。正常人和一般高血压患者试验后醛固酮分泌被抑制（＜5ng/dl），而原醛症不被抑制（≥10ng/dl），醛固酮介于 5～10ng/dl 者提示特醛症的可能性大。

（4）定位检查　①肾上腺 B 超：可显示直径＞1.0cm 的腺瘤，敏感性较低。②[131]碘化胆固醇肾上腺扫描：对诊断腺瘤、癌或增生有价值，但不列为常规检查项目。③肾上腺 CT：目前采用薄层 CT 扫描能检测出 5mm 以上的腺瘤。双侧增生者，CT 表现为正常或弥漫性增大。④双侧肾上腺静脉采血（AVS）测定血醛固酮/皮质醇比值：原醛症定位的金指标，但为有创检查且技术难度大。

【鉴别诊断】

1. 继发性醛固酮增多症　由于肾素及血管紧张素Ⅱ升高导致继发性醛固酮增高，可有高血压、低钾血症，包括一大类疾病：如肾素瘤、肾动脉狭窄引起的高血压、恶性高血压、失盐性肾病等

2. 原发性高血压使用失钾性利尿剂后　可通过询问病史、药物使用史以鉴别。

3. 先天性肾上腺增生　可出现高血压、低钾血症，伴性器官发育异常。

4. 其他　肾小管酸中毒、库欣综合征、Bartter 综合征、Liddle 综合征等也可致低钾血症。

【治疗】

1. 手术治疗　手术是治疗醛固酮腺瘤和癌的有效方法。术前宜用低盐饮食、螺内酯作准备，以纠正低血钾，并减轻高血压。

2. 药物治疗 对 IHA 或不能手术的肿瘤者，宜用醛固酮拮抗剂治疗，首选螺内酯，初始剂量一般为 200～400mg/d，分 3～4 次口服，当血钾正常、血压下降后，剂量可逐渐减少维持疗效；对螺内酯不耐受者，可选用依普利酮或坎利酮减少抗雄激素和抗孕激素的不良反应；也可试用阿米洛利或氨苯蝶啶。如用药后血压控制欠佳，可加用钙拮抗药，IHA 可联合 ACEI。对糖皮质激素可抑制性醛固酮增多症宜用地塞米松治疗。醛固酮癌则用双氯苯二氯化烷治疗，可延长患者生存期。

（欧阳芳 何建华）

第七节 嗜铬细胞瘤

嗜铬细胞瘤（pheochromocytoma）是起源于肾上腺髓质、交感神经节、旁交感神经节或其他部位的嗜铬组织的肿瘤。由于肿瘤组织分泌大量儿茶酚胺（CA），如肾上腺髓质的嗜铬细胞瘤能分泌去甲肾上腺素（NE）与肾上腺素（E），而肾上腺外的嗜铬细胞瘤只分泌 NE 作用于肾上腺素能受体，引起阵发性或持续性高血压及代谢紊乱为主的综合征。

【病因】

嗜铬细胞瘤约 90% 位于肾上腺内，10% 位于肾上腺外；90% 为单侧，90% 为良性肿瘤。

【诊断要点】

1. 症状 起病急或缓慢，病史可短至数小时数日，也可长达 10～20 年。

（1）高血压症群 多呈阵发性，也可为持续性伴阵发性发作。每因情绪激动、饥饿、体位改变、体力劳动、吸烟、创伤、大量食糖或按压腹部或后背而引起发作。发作可持续数分钟至数天。发作时血压骤然上升，可达 200～300mmHg 以上。患者自觉头痛、心悸、心慌、恶心、呕吐、气促、出汗、肢端麻木、发冷、心前区及上腹部紧迫感、焦虑、恐惧、视力模糊、瞳孔散大、面色苍白（或潮红）、四肢冰冷、口唇发绀等，其中，头痛、心悸、多汗三联征是嗜铬细胞瘤高血压发作时最常见的三个症状；偶可在当时发生脑出血或肺水肿。发作间歇期可无症状。

（2）代谢紊乱症群

① 基础代谢率增高：系肾上腺素作用于下丘脑控制下的全身代谢过程，使机体耗氧量增加，基础代谢率上升，患者可表现为多汗、心悸、低热等类似甲亢的症状。

② 发热：阵发性高血压症状发作时，产热多于散热而致发热，体温可上升 $1\sim3℃$。

③ 血糖增高：肾上腺素促进及加速肝糖原分解，并抑制胰岛素分泌，引起血糖增高或糖尿，且糖耐量降低。

④ 软弱无力：由于肌肉及脂肪组织分解代谢加速，患者可出现消瘦、软弱无力、易疲乏。

⑤ 由于脂肪分解加速，游离脂肪酸增高，可诱发动脉硬化。

⑥ 少数患者可出现低钾血症。

（3）不典型表现

① 极少数患者可出现晕厥、虚脱等低血压或休克表现，或高血压与低血压交替出现。在手术、麻醉或其他操作过程中容易诱发休克者，更应警惕本病存在的可能性。其原因可能与多巴胺或某些肽类激类分泌过多，或大量肾上腺素及去甲肾上腺素分泌导致急性心功能不全或有效循环血容量不足有关。

② 极少数患者可能以高热为主要症状。

③ 久病者可引起儿茶酚胺心肌病变，再加上长期高血压而引起心悸、气紧、不能平卧、下肢水肿等慢性心功能不全症状。

④ 恶性嗜铬细胞瘤可转移至肺、肝、骨等，并引起咳嗽、咯血、胸痛、肝区疼痛、全身性或局部性骨痛症状。

⑤ 少数患者为家族性嗜铬细胞瘤，故应询问家族中有无类似的高血压或发作性症状史。

2. 体征

（1）病程长者可出现左心室肥大、心脏扩大、心力衰竭。

（2）少数患者（少于 5%）在左侧或右侧中上腹部可触及肿块。触扪肿块时半数病例可诱发症状发作。

3. 实验室检查及特殊检查

（1）糖代谢紊乱见于 1/4 病例　①空腹血糖可升高；②糖耐量曲线呈糖尿病型；③尿糖可为阳性

（2）血尿儿茶酚胺（CA）及其代谢产物血尿甲氧基肾上腺素（MN）、

甲氧基去甲肾上腺素（NMN）或尿香草基杏仁酸（VMA）均增高。血尿MN、NMN是一线筛查指标。持续性高血压者有不同程度升高，阵发性高血压者，可在发作期间及发作后短时间内显著升高，发作间歇期可能正常或轻度升高。

（3）激发试验　在发作间期血压低于150/100mmHg时进行。

① 按摩试验：按摩患者后背两侧肾上腺区域可使血压升高。

② 冷加压试验：将手浸于4℃水中，可使血压升高。

③胰高血糖素试验：静脉注射胰高血糖素后，可使血压升高60/40mmHg，或超过冷加压试验时最高血压的20/10mmHg，或血浆CA增加3倍以上或升至2000pg/L。

（4）阻滞试验　苄胺唑啉（酚妥拉明）试验，当血压高于170/110mmHg时，静脉注射苄胺唑啉5mg，血压下降≥35/25mmHg为阳性。现多主张采用可乐定抑制试验，服药前，服药后1、2、3小时分别采血测定CA和MN、NMN，血CA或MN、NMN下降50％为阳性。

（5）X线检查　根据情况可做或选用腹部平片、静脉肾盂造影、肾上腺断层摄影、胸部平片等，有助于肿瘤定位诊断。

（6）同位素间碘苄胍（MIBG）扫描、B型超声波、薄层CT、MRI检查等有助于定位诊断。

【鉴别诊断】

1. 原发性高血压　部分患者也可出现血压波动或头痛、心悸、出汗等症状，但测定儿茶酚胺及其代谢产物，激发试验或阻滞试验和影像学检查可与鉴别。

2. 甲亢　甲亢常常有高代谢症状如消瘦、心悸、出汗等，但甲状腺功能检查可明确诊断。

3. 其他继发性高血压　需与肾动脉狭窄或闭塞引起的高血压、肾性高血压、原发性醛固酮增多症引起的高血压等鉴别。

【治疗要点】

1. 病因治疗

（1）手术治疗　切除肿瘤为本病的根治方法。如肾上腺髓质增生，则行肾上腺次全切除。如手术恰当，疗效亦佳。但手术有一定的危险性，术前应常规给予药物治疗。酚苄明（氧苯苄胺）是首选，是长效的、非选择性的、非竞争性的α受体阻滞剂，作用可以累积，并可持续数天。起始剂量为 10mg 每 12 小时 h 一次，然后每数天增加 10mg，直到发作停止，血压控制。术前使用酚苄明一般应在 2 周以上。也可选用哌唑嗪、特拉唑嗪、多沙唑嗪等选择性 α_1 受体阻滞剂作术前准备。必须在使用 α 受体阻滞剂后仍有心动过速时才开始使用 β 受体阻滞剂。

（2）药物治疗　对于因某些原因不能手术者，或也有转移的恶性肿瘤患者，给予酚苄明、哌唑嗪、普萘洛尔（心得安）、甲酪氨酸等药物治疗。

（3）$^{131}I - MIBG$ 治疗　对恶性嗜铬细胞瘤不但可以抑制原发肿瘤并可抑制转移病灶，对减轻患者痛苦和延长生命有一定的效果。

2. 发作时的紧急处理

（1）给氧。

（2）即刻给苄胺唑啉 5mg 加于 5％ 葡萄糖液 20ml，缓慢静脉注入，同时密切观察血压、心率等改变，最好设置心脏监护设备。待血压降至 160/100mmHg 时即停止推注，继以 10～15mg 苄胺唑啉，加于 5％ 葡萄糖氯化钠溶液 500ml 或 5％ 葡萄糖溶液 500ml 中缓慢静脉滴注，待血压降至 135/90mmHg 时可停止滴注。

（3）如有心律失常，视其性质，给予相应的抗心律失常药。

（4）如有心力衰竭、高血压脑病、脑血管意外和肺部感染等并发症应及时对症处理。

（欧阳芳　何建华）

第八节　原发性慢性肾上腺皮质功能减退症

慢性肾上腺皮质功能减退症（chronic adrenocortical hypofunction）分为原发性与继发性两类。原发性者又称艾迪生病（Addison's disease），系各种原因破坏了绝大部分肾上腺引起肾上腺皮质激素分泌不足；继发性者是由于下丘脑、垂体的病变致使促肾上腺皮质激素（ACTH）分泌不足引起。艾迪生病多见于成年人，好发于 20～50 岁，多数表现为糖皮质激素及盐皮质激素分泌不足的症状，少数仅有皮质醇或醛固酮分泌不足的表现。

【病因】

艾迪生病是由于自身免疫、结核、感染、肿瘤、白血病等原因破坏了绝大部分肾上腺而引起肾上腺皮质激素分泌不足，其中以肾上腺结核和与自身免疫有关的特发性肾上腺萎缩最常见。

【诊断要点】

1. 症状

（1）消化系统　食欲缺乏，喜咸食，体重减轻，可有恶心、呕吐、腹胀、腹泻、便秘。

（2）神经、精神系统　失眠、乏力、淡漠、嗜睡、记忆力下降，甚至性格改变、精神失常。

（3）心血管系统　头晕、心悸、气促、直立性晕厥。

（4）生殖系统　性欲减退，女性月经失调，阴毛、腋毛减少或脱落，男性阳痿。

（5）代谢障碍　饥饿时心慌、软弱、出冷汗，视力模糊、定向力障碍，甚至有晕厥等低血糖表现。

（6）部分患者有结核病史，或活动性结核表现。

（7）肾上腺危象　恶心、呕吐、腹痛或腹泻、严重失水、血压低、心率快、脉细弱、精神失常，高热、低血糖症、低血钠症，甚至休克、死亡。

2. 体征

（1）慢性病容，精神萎靡、懒言、消瘦。

（2）皮肤、黏膜色素加深　几乎见于每一例患者，皮肤可呈焦油、棕黑、棕黄、古铜色，浅者如色素较重的正常人，部位以面部、四肢关节伸曲面、乳晕、会阴、肛门、腋窝、掌、指纹、瘢痕、皮肤褶皱及摩擦部位常见；黏膜色素沉着以口唇、牙龈、舌、上腭及颊黏膜等处常见，色素为点片状，呈蓝色或蓝黑色。

（3）心脏浊音界可能缩小，心音低钝，脉细弱，血压降低，常有体位性低血压。

（4）女性阴毛、腋毛减少或脱落，乳腺萎缩。

3. 实验室检查

（1）血生化检查　血钠、氯常降低而血钾升高。脱水明显时有氮质血症，低血钠可不明显。可有空腹低血糖，糖耐量试验示低平曲线。

（2）血常规检查示正细胞、正色素性贫血，少数患者合并恶性贫血。白细胞分类示中性粒细胞减少，淋巴细胞相对增多。

（3）肾上腺皮质功能试验　① 24 小时尿 17 -羟皮质类固醇（17 - OHCS）常降低，也可接近正常。② 24 小时尿游离皮质醇常低于正常，血皮质醇亦降低。③ ACTH 刺激试验具有诊断价值，亦可鉴别原发性及继发性肾上腺皮质功能减退。试验前 1～2 天留 24 小时尿测 17 - OHCS、尿游离皮质醇作对照值，试验日采用 ACTH 25U 静脉滴注，维持 8 小时，连续 2 天，观察尿 17 - OHCS 和（或）皮质醇变化，正常人第 1 天较对照日增加 1～2 倍，第二天增加 1.5～2.5 倍，本病患者不增加或仅轻度增加。鉴别原发性及继发性肾上腺皮质功能减退时，需滴注 ACTH 3 天，前者尿 17 -羟和（或皮质醇）无明显变化，后者逐日增加，呈延缓反应。④ 血浆 ACTH 测定：原发性者明显升高，而继发性者明显降低。

（4）其他检查　X 线检查，显示心脏缩小，肺、肾、肠、肾上腺区可有结核病灶或钙化阴影；B 型超声波、CT、MRI 检查可观察肾上腺钙化和形态的变化；心电图示低电压、T 波平或倒置。

【鉴别诊断】

1. 黄褐斑　多见于女性，为边界清楚的淡褐色至棕色斑片，大小不一，常对称分布于两颊、额部、鼻部、眼睑及口腔周围，有时呈蝶形，黏膜无色素沉着。

2. 瑞尔氏黑变病　为理化因素造成的色素代谢障碍性皮肤病，色素沉着多呈淡褐色或紫褐色，好发于面颈部，也可扩展至上胸、前臂和手背，面部色素沉着越近中央越轻，黏膜处无色素沉着。可据此与艾迪生病鉴别。

3. 血色素沉着　是由于体内铁质代谢障碍所致，皮肤呈灰棕色，很少累及黏膜。常伴糖尿病。皮肤活检、血清铁及含铁血黄素检查有助于诊断。

4. 黏膜黑斑-胃肠息肉症　为先天性常染色体显性遗传性疾病，皮肤、黏膜多发性小片色素斑及胃肠多发性息肉为本病特征。色素斑在出生后不久即生，好发于面部口唇、鼻孔、眼眶周围。

5. POEMS 综合征　可为局灶性或全身性皮肤色素沉着，呈棕黑色，血清皮质醇水平亦降低，但不能解释患者的多发性神经病变、脏器肿大和 M 蛋白增高。

【治疗】

1. 一般患者需终身使用肾上腺皮质激素替代治疗。患者应带有写明姓名、地址、病情的卡片，便于送医院治疗。

2. 激素替代治疗

（1）糖皮质激素 据身高、体重、性别、年龄、体力劳动强度确定合适基础量。氢化可的松 20～30mg/d、可的松 25～37.5mg/d 或泼尼松 5～7.5mg/d。宜根据激素分泌周期，上午 8 时服全日量的 2/3，下午 2 时服全日量的 1/3。

（2）食盐及盐皮质激素 食盐至少每日 8～10g 以补充失钠量，大部分患者在服氢化可的松和充分摄盐下即可获满意效果。如仍感头晕、乏力，血压偏低，则需加服盐皮质激素，9a-氟氢可的松 0.05～0.1mg/d，上午 8 时 1 次服；醋酸去氧皮质酮（DOCA）油剂 1～2mg/d 肌内注射。甘草流浸膏有类似去氧皮质酮作用，每次 3～5ml，每日 2～3 次。

3. 其他治疗 有活动性结核者予以抗结核治疗，其他病因所致者作相应治疗。长期应用大剂量维生素 C 可使色素沉着减轻。

4. 肾上腺危象治疗

（1）补充液体 第一日可给 5% 葡萄糖氯化钠注射液及 5% 葡萄糖溶液 2500～3000ml，根据失水程度、血压情况调整补液量，酌情给予氯化钾。

（2）皮质激素 氢化可的松最初 24 小时总量可给 400mg，第 2 日可减至 300mg 静脉滴注。如病情好转，继续减至每日 100～200mg。一般在 7～10 日后可恢复到平时的替代剂量。

（3）积极治疗感染及其他诱因。

5. 外科手术或其他应激治疗 在发生应激时，每日给予氢化可的松不应少于 300mg。据手术种类，在数日内每日给予氢化可的松 100～300mg，以后按情况递减改为口服维持量。

（欧阳芳　何建华）

第九节　糖尿病

糖尿病（diabetes mellitus）是由于胰岛素分泌和（或）胰岛素作用缺陷，以慢性高血糖为特征的代谢性疾病。目前我国成年人糖尿病患病率达 9.7%，糖尿病前期达 15.5%，是致死致残的主要原因之一。

【临床表现】

1. 典型病例有多饮、多尿、多食、消瘦（"三多一少"）、乏力的表现。大多数无"三多一少"症状，易漏诊。

2. 糖尿病并发症

（1）急性严重代谢紊乱　指糖尿病酮症酸中毒和高渗高血糖综合征。

（2）感染　常发生皮肤化脓性感染、皮肤真菌感染、女性真菌性阴道炎和巴氏腺炎、肺结核、肾盂肾炎和膀胱炎、败血症或脓毒血症，胆道感染、呼吸道感染也常见。

（3）慢性并发症

糖尿病肾病：早期表现为尿中白蛋白排泄轻度增加（微量白蛋白尿），逐步进展至大量白蛋白尿和血清肌酐水平上升，最终发展为肾衰竭，需要透析或肾移植。

糖尿病性视网膜病变：可出现视网膜微血管瘤、小出血点、硬性渗出、棉絮状软性渗出、静脉串珠、视网膜内微血管异常、黄斑水肿、新生血管形成、玻璃体积血、纤维血管增殖、玻璃体机化、牵拉性视网膜脱离、失明。

糖尿病心肌病：可诱发心力衰竭、心律失常、心源性休克和猝死。

糖尿病大血管病变：患病率较高，引起冠心病、缺血性或出血性脑血管病、肾动脉硬化、下肢动脉硬化。

周围神经病变：肢端疼痛、麻木、感觉异常，运动神经受累时可出现肌力减弱甚至肌萎缩和瘫痪。出现踝反射、针刺痛觉、振动觉、压力觉、温度觉异常。电生理检查可发现感觉和运动神经传导速度减慢。

自主神经病变：胃排空延迟（胃轻瘫）、腹泻（饭后或午夜）、便秘等，直立性低血压、持续心动过速、心搏间距延长、残尿量增加、尿失禁、尿潴留、阳痿、瞳孔改变（缩小且不规则、光反射消失、调节反射存在）、排汗异常（无汗、少汗或多汗）等。

糖尿病足：表现为足部畸形、皮肤干燥和发凉、胼胝（高危足）。重者可出现足部溃疡、坏疽。糖尿病足是截肢、致残的主要原因。

【实验室检查】

1. 尿糖　尿糖阳性要除外乳糖尿、果糖尿或肾性糖尿。尿糖阴性不能排除糖尿病。糖尿病诊断以血糖为准，尿糖为诊断线索。

2. 血糖　空腹血糖、餐后2小时血糖升高。

3. 口服葡萄糖耐量试验（OGTT）　空腹、餐后血糖升高未达糖尿病诊断标准者应做 OGTT。试验前 3 天每日糖类（碳水化合物）摄入量不少于 150g/d；试验前 3～7 天停用可能影响 OGTT 的药物如避孕药、利尿剂、β 受体拮抗剂、糖皮质激素等，非应激情况下，于清晨 7～9 时空腹（禁食 8～10 小时）口服 75g 葡萄糖（加水 250～300ml，并在 5 分钟内饮完），从服糖第一口开始计时，于服糖前和服糖后 2 小时在前臂采血，测血浆葡萄糖浓度。血标本应及时送检。试验期忌茶、咖啡、烟及剧烈运动。

4. 胰岛素或 C 肽释放试验　口服 75g 葡萄糖（同 OGTT），于服糖后 1/2、1、2、3 小时分别取血，每次取血 2ml，测定胰岛素或 C 肽。如糖尿病诊断肯定，可用 100g 白馒头代替 75g 葡萄糖。

5. 糖化血红蛋白（HbA1c）　正常值为 4%～6%，血糖控制不良者升高，并与血糖升高的程度相关，反映患者近 2～3 个月总的血糖水平，为糖尿病控制情况的主要监测指标之一。

【糖尿病诊断】

1. 糖尿病诊断标准　见表 7 - 3 - 2。

表 7 - 3 - 2　糖尿病诊断标准

诊断标准	静脉血浆葡萄糖（mmol/L）
（1）典型症状（三多一少）加随机血糖	≥11.1
或（2）空腹血糖	≥7.0
或（3）葡萄糖负荷后 2 小时	≥11.1

空腹状态指至少 8 小时没有进食热量；随机血糖指不考虑上次进餐时间，一天中任何时间的血糖。

2. 糖代谢状态分类（WHO 糖尿病专家委员会报告，1999 年）　见表 7 - 3 - 3。

表 7 - 3 - 3　糖代谢状态分类

糖代谢分类	静脉血浆葡萄糖（mmol/L）	
	空腹血糖（FPG）	糖负荷后 2 小时血糖（2hPPG）
正常血糖（NGR）	<6.1	<7.8
空腹血糖受损（IFG）	6.1～<7.0	<7.8
糖耐量减低（IGT）	<7.0	7.8～<11.1
糖尿病（DM）	≥7.0	≥11.1

　　注：IFG 和 IGT 统称为糖调节受损（IGR，即糖尿病前期）。

　　3. 糖尿病分型（1999 年 WHO 提出分型）：

　　（1）1 型糖尿病。

　　（2）2 型糖尿病。

　　（3）其他特殊类型（B 细胞功能遗传性缺陷、胰岛素作用遗传性缺陷、胰腺外分泌疾病、内分泌病、药物或化学品所致糖尿病、感染、不常见的免疫介导糖尿病、其他可能与糖尿病相关的遗传综合征）。

　　（4）妊娠糖尿病（诊断标准为符合下列一个以上条件：空腹血糖≥5.1mmol/L，或 OGTT 1 小时血糖≥10.0mmol/L，或 OGTT 2 小时血糖≥8.5mmol/L）。

　　4. 1 型糖尿病与 2 型糖尿病的鉴别见表 7 - 3 - 4。

表 7 - 3 - 4　1 型糖尿病与 2 型糖尿病的鉴别

特点	1 型糖尿	2 型糖尿病
起病	急性起病	缓慢起病，症状不明显
临床特点	体重下降	肥胖
	多尿	较强 2 型糖尿病家族史
	烦渴、多饮	有高发病率种族
		黑棘皮病　多囊卵巢综合征
酮症	常见	少见
胰岛素 C 肽	低/缺乏	基础正常/升高
		一相分泌减弱或消失，二相分泌延缓
抗体	ICA、GAD、IA - 2A 阳性	ICA、GAD、IA - 2A 阴性
相关自身	并存概率高	并存概率低
免疫性疾病		
治疗	终身胰岛素治疗	口服降糖药或胰岛素治疗

【治疗】

原则是早期和长期、积极而理性、综合治疗和全面达标、个体化。目的：近期目标为消除糖尿病症状和防止急性严重代谢紊乱。远期目标：预防及（或）延缓糖尿病慢性并发症发生发展，维持良好健康和学习、劳动能力，保障儿童生长发育，提高生存质量，延长寿命，降低病死率。措施：以饮食治疗和合适的体育锻炼为基础，根据不同病情予以药物。

糖尿病综合控制目标见表 7-3-5。

表 7-3-5　糖尿病综合控制目标（2013 版中国 2 型糖尿病防治指南）

指标	目标值
血糖（mmol/L）	空腹 4.4～7.0 非空腹 ≤10.0
HbA1c（%）	<7.0
血压（mmHg）	<140/80
HDL-C（mmol/L）	男性>1.0 女性>1.3
TG（mmol/L）	<1.7
LDL-C（mmol/L）	未合并冠心病<2.6 合并冠心病<1.8
体重指数（kg/m²）	<24
尿白蛋白/肌酐（mg/g）	男性<22 女性<31
主动有氧活动（分钟/周）	≥150

（一）糖尿病健康教育

健康教育包括糖尿病防治专业人员的培训，医务人员的继续医学教育，患者及其家属和公众的卫生保健教育。让每位糖尿病患者充分认识糖尿病并掌握自我管理技能。

（二）医学营养治疗

主要目标是：纠正代谢紊乱、达到良好的代谢控制、减少 CVD 的危险因素、提供最佳营养以改善患者健康状况、减缓 B 细胞功能障碍的进展。总的原则是确定合理的总能量摄入，合理、均衡地分配各种营养物质，恢复并维持理想体重。

（三）运动治疗

有规律的合适运动，循序渐进，并长期坚持。

（四）病情监测

包括血糖、糖化血红蛋白及其他心血管病危险因素和并发症的监测。

（五）口服药物治疗

1. 磺脲类药物　刺激 B 细胞分泌胰岛素，降血糖作用的前提是机体尚保存相当数量（30%以上）有功能的细胞。磺酰脲类药物可以使 HbAlc 降低 1%～2%。

（1）适应证　主要应用于 2 型糖尿病非肥胖患者。

（2）禁忌证　1 型糖尿病，有严重并发症或 B 细胞功能很差的 2 型糖尿病，儿童糖尿病，孕妇、哺乳期妇女，大手术围术期，全胰腺切除术后，对磺脲类药物过敏或有严重不良反应者等。

（3）不良反应　①低血糖反应；②体重增加；③皮肤过敏反应，如皮疹、皮肤瘙痒等；④消化系统反应，如上腹不适、食欲缺乏等，偶见肝功能损害、胆汁淤滞性黄疸；⑤心血管系统反应，如可能减弱心肌缺血的预处理能力。

（4）临床应用　从小剂量开始，早餐前一次服用，根据血糖逐渐增加剂量，剂量较大时改为早、晚餐前两次服药，直到血糖达到良好控制。格列本脲作用强、价廉，容易引起低血糖；格列齐特和格列喹酮作用温和，较适用于老年人；中度肾功能减退时宜使用格列喹酮。

2. 格列奈类　非磺酰脲类促胰岛素分泌剂。主要通过刺激胰岛素的早时相分泌而降低餐后血糖，具有吸收快、起效快和作用时间短的特点，主要用于控制餐后高血糖。于餐前或进餐时口服。可降低 HbAlc 0.3%～1.5%。有瑞格列奈、那格列奈、米格列奈。

（1）适应证　较适合于 2 型糖尿病早期餐后高血糖阶段或以餐后高血糖为主的老年患者。可用于肾功能不全的患者。

（2）禁忌证　与磺脲类药物相同。

3. 双胍类　主要通过抑制肝葡萄糖输出，改善外周组织对胰岛素的敏感性、增加对葡萄糖的摄取和利用而降低血糖。可使 HbAlc 下降 1%～2%。

（1）适应证　①2 型糖尿病一线用药；②1 型糖尿病与胰岛素联合应用可能减少胰岛素用量和血糖波动。

（2）禁忌证　①肾功能不全（肾小球滤过率<45ml/min）、肝功能不全、缺氧、严重感染、外伤、大手术、孕妇和哺乳期妇女、合并急性严重代谢紊乱禁忌，慢性胃肠病、慢性营养不良不宜使用；②1 型糖尿病不宜单独使用本药；③酗酒者。

（3）不良反应　①主要是胃肠道反应，如恶心、呕吐、上腹不适；②皮肤过敏反应；③乳酸性酸中毒，为最严重，但罕见；④与胰岛素或促胰岛素分泌剂联合使用时可增加低血糖发生的危险。

（4）临床应用　年老患者慎用，药量酌减，并监测肾功能。行静脉注射碘造影剂检查的术前、后暂停服用至少 48 小时。苯乙双胍现少用，部分国家禁用。临床常用二甲双胍，500～2000mg/d，餐后服用可减轻胃肠道反应。

4. 噻唑烷二酮类　通过激活过氧化物酶体增殖物激活受体，增加靶组织对胰岛素作用的敏感性而降低血糖。可使 HbAlc 下降 1.0%～1.5%。吡格列酮 15～30mg/d、罗格列酮 4～8mg/d。主要不良反应为水肿，也可致骨质疏松。

（1）适应证　可单独或与其他降糖药物合用治疗 2 型糖尿病，尤其是肥胖、胰岛素抵抗明显者。

（2）禁忌证　不宜用于 1 型糖尿病、孕妇、哺乳期妇女和儿童。有心力衰竭、活动性肝病或转氨酶升高超过正常上限 2.5 倍、严重骨质疏松和骨折病史的者禁用。有膀胱癌病史或膀胱癌家族史或存在不明原因肉眼血尿者禁用吡格列酮。

5. α糖苷酶抑制剂　抑制肠道淀粉酶、蔗糖酶和麦芽糖酶的活性，延缓葡萄糖的吸收，降低餐后血糖效果好。可使 HbA1c 降低 0.5%～0.8%。有阿卡波糖、伏格列波糖、米格列醇。不增加体重，应在进食第一口食物后立即服用。

（1）适应证　适用于以糖类（碳水化合物）为主要食物成分，或空腹血糖不太高而餐后血糖明显升高者。

（2）禁忌证　肠道吸收甚微，通常无全身毒性反应，但肝、肾功能不全者仍应慎用。不宜用于有胃肠功能紊乱者、孕妇、哺乳期妇女和儿童；1型糖尿病不宜单独使用。

（3）不良反应　常见为胃肠道反应，如腹胀、排气增多或腹泻。单用不引起低血糖，与其他降糖药合用发生低血糖时，应直接给予葡萄糖口服或静脉注射。

（六）胰岛素治疗

1. 适应证　①1型糖尿病；②各种严重的糖尿病急性或慢性并发症；③手术、妊娠和分娩；④新发病且与1型糖尿病难鉴别的消瘦糖尿病患者；⑤新诊断的2型糖尿病伴有明显高血糖；或在糖尿病病程中无明显诱因出现体重显著下降者；⑥2型糖尿病B细胞功能明显减退者；⑦某些特殊类型糖尿病。

2. 胰岛素种类　按来源分动物胰岛素、人胰岛素、胰岛素类似物。按作用起效快慢和维持时间，又可分为短效、中效、长效和预混胰岛素。胰岛素类似物分为速效、长效和预混胰岛素类似物。短效胰岛素皮下注射后发生作用快，但持续时间短，主要控制饭后高血糖；可静脉注射；中效胰岛素主要用于提供基础胰岛素，也可控制第二餐饭后高血糖。长效胰岛素制剂无明显作用高峰，主要提供基础胰岛素，降低餐前血糖。

3. 胰岛素使用原则和方法　使用原则：①胰岛素治疗应在综合治疗基础上进行；②胰岛素治疗方案应力求模拟生理性胰岛素分泌模式；③从小剂量开始，根据血糖水平逐渐调整至合适剂量。

1型糖尿病：诊断后就应开始胰岛素治疗，某些在早期或在"蜜月期"患者可短期使用预混胰岛素每天2次注射，但不宜用于长期治疗。多数需强化胰岛素治疗方案，尤其B细胞功能已衰竭或妊娠时。采用多次皮下注射胰岛素如每餐前20～30分钟皮下注射短效胰岛素（或餐前注射速效胰岛素类似物），睡前注射中效或长效胰岛素（或胰岛素类似物）以提供基础胰岛素。也可持续皮下胰岛素输注（胰岛素泵）方案，提供更接近生理性胰岛素分泌模式的胰岛素治疗方法，低血糖发生风险较小。

2型糖尿病：可根据患者的具体情况，选择基础胰岛素（通常白天继续服用口服降糖药，睡前注射中效胰岛素或长效胰岛素类似物）或预混胰岛素，根据患者的血糖水平，选择每日1～2次的注射方案；当使用每日2次注射方案时，应停用胰岛素促泌剂。

4. 胰岛素的不良反应　①低血糖反应最常见（晚期胰岛功能差的2

型糖尿病也需每日 4 次胰岛素强化治疗）；②胰岛素治疗初期可因钠潴留而发生轻度水肿；③晶状体屈光改变出现视力模糊；④过敏反应通常表现为注射部位瘙痒或荨麻疹样皮疹；⑤脂肪营养不良为注射部位皮下脂肪萎缩或增生。

（七）胰高血糖素样肽 1（GLP-1）受体激动剂和二肽基肽酶 IV（DPP-IV）抑制剂

（1）GLP-1 受体激动剂　通过激动 GLP-1 受体而发挥降糖作用。艾塞那肽可降低 HbAlc 约 1%。利拉鲁肽降低 HbAlc 1.0%～1.5%。有显著降低体重的作用，均需皮下注射。

①适应证：可单独或与其他降糖药物合用治疗 2 型糖尿病，尤其是肥胖、胰岛素抵抗明显者。

②禁忌证：有胰腺炎病史者禁用，不用于 1 型糖尿病或糖尿病酮症酸中毒的治疗。艾塞那肽禁用于 GFR <30ml/min 者；利拉鲁肽不用于既往有甲状腺髓样癌史或家族史患者。

③不良反应：常见胃肠道不良反应（如恶心、呕吐等），多为轻到中度，主要见于初始治疗时。

（2）DPP-IV 抑制剂　抑制 DPP-IV 活性而减少 GLP-1 的失活，提高内源性 GLP-1 水平。可降低 HbAlc 0.5%～1.0%。有西格列汀、沙格列汀、维格列汀、利格列汀等。单独使用不增加低血糖发生的风险，也不增加体重。

①适应证：单药使用，或与二甲双胍联合应用治疗 2 型糖尿病。

②禁忌证：禁用于孕妇、儿童和对 DPP-IV 抑制剂有超敏反应的患者。不推荐用于重度肝肾功能不全、1 型糖尿病或糖尿病酮症酸中毒患者的治疗。

③不良反应：可能出现头痛、超敏反应、肝酶升高、上呼吸道感染、胰腺炎等不良反应，多可耐受。

（朱建华　万　沁）

糖尿病酮症酸中毒

糖尿病酮症酸中毒（diabetic ketoacidosis，DKA）为最常见的糖尿病急症。以高血糖、酮症和酸中毒为主要特征的糖尿病急性并发症。是胰岛素不足和拮抗胰岛素激素过多共同作用所致严重代谢紊乱综合征。常见于1型糖尿病。目前本症延误诊断和缺乏合理治疗而造成死亡的情况仍较常见。

【诱因】

1型糖尿病有自发DKA倾向，2型糖尿病患者在一定诱因作用下也可发生DKA。常见诱因有感染、胰岛素治疗中断或不适当减量、饮食不当、各种应激如创伤、手术、妊娠和分娩等，有时无明显诱因。

【临床表现】

早期"三多一少"症状加重；酸中毒失代偿后，病情迅速恶化，疲乏、食欲缺乏、恶心、呕吐、腹痛、多尿、口干、头痛、嗜睡、呼吸深快、呼气中有烂苹果味（丙酮）；后期严重失水，尿量减少、眼眶下陷、皮肤黏膜干燥、血压下降、心率加快、四肢厥冷；晚期不同程度意识障碍，反射迟钝、消失、昏迷。感染等诱因引起的临床表现可被DKA的表现所掩盖。

少数患者表现为腹痛，酷似急腹症。

【实验室检查】

（1）尿糖强阳性、尿酮阳性。

（2）血糖增高，一般为 16.7～33.3mmol/L。血酮体升高，>1.0mmol/L为高血酮，>3.0mmol/L提示酸中毒。血钾初期正常或偏低，尿量减少后可偏高，治疗后若补钾不足可严重降低。血钠、血氯降低，血尿素氮和肌酐常偏高。血浆渗透压轻度上升。部分患者即使无胰腺炎存在，也可出现血清淀粉酶和脂肪酶升高。即使无合并感染，也可出现白细胞数及中性粒细胞比例升高。

【诊断与鉴别诊断】

临床上对于原因不明的恶心呕吐、酸中毒、失水、休克、昏迷的患者，尤其是呼吸有酮味（烂苹果味）、血压低而尿量多者，不论有无糖尿病病史，均应想到本病的可能性。立即查末梢血糖、血酮、尿糖、尿酮，同时抽血查血糖、血酮、尿素氮、肌酐、电解质、血气分析等以确诊。

鉴别诊断包括：①其他类型糖尿病昏迷：低血糖昏迷、高血糖高渗状态、乳酸性酸中毒。②其他疾病所致昏迷：脑膜炎、尿毒症、脑血管意外等。部分患者以DKA作为糖尿病的首发表现，某些病例因其他疾病或诱发因素为主诉，有些患者DKA与尿毒症或脑卒中共存等使病情更为复杂,应注意辨别。

【治疗】

轻度酮症酸中毒,神志清楚者可加大三餐饭前胰岛素剂量,多饮水即可。重度酮症酸中毒者,取血查血糖后应立即抢救。

1. 补液 一般用 0.9%氯化钠溶液,开始时输液速度较快,在 1～2 小时内输入 1000～2000ml,前 4 小时输入所计算失水量 1/3 的液体,随后减慢速度,至口腔有唾液。第一个 24 小时内补液总量一般是 4000～6000ml,严重脱水可达 6000～8000ml,心功能差者可酌减。有建议配合使用胃管灌注温 0.9%氯化钠溶液或温开水,但不宜用于有呕吐、胃肠胀气或上消化道出血者。

2. 胰岛素 先小剂量持续静脉滴注胰岛素,以每小时每千克体重 0.1U 为宜。血糖下降速度以每小时 3.9～6.1mmol/L 为宜。当血糖降到 13.9mmol/L 时,改为 5%葡萄糖液加胰岛素(2～4g 葡萄糖加 1U 胰岛素)。仍需每 4～6 小时复查血糖,使血糖水平稳定在较安全的范围内。病情稳定后过渡到胰岛素常规皮下注射。

3. 纠正电解质及酸碱平衡失调 一般不必补碱。补碱指征为血 pH<7.1,HCO_3^-<5mmol/L。应采用等渗碳酸氢钠(1.25%～1.4%)溶液。给予碳酸氢钠 50mmol/L,即将 5%碳酸氢钠 84ml 加注射用水至 300ml 配成 1.4%等渗溶液,一般仅给 1～2 次。

DKA 患者有不同程度失钾,补钾应根据血钾和尿量:治疗前血钾低于正常,立即开始补钾,血钾正常、尿量>40ml/h,也立即开始补钾;血钾正常、尿量<30ml/h,暂缓补钾,待尿量增加后再开始补钾;血钾高于正常,暂缓补钾。治疗过程中定时监测血钾和尿量,调整补钾量和速度。

4. 处理诱发病和防治并发症 防治重要并发症包括抗感染,治疗休克、心力衰竭、心律失常、肾衰竭等,维持重要脏器功能。

(万 沁 朱建华)

高血糖高渗状态

高血糖高渗状态是糖尿病急性代谢紊乱的另一临床类型,以严重高血糖、高血浆渗透压、脱水为特点,无明显酮症酸中毒,患者常有不同程度的意识障碍或昏迷。部分患者并无昏迷，可伴有酮症。多见于老年糖尿病患者，原来无糖尿病病史，或仅有轻度症状，用饮食控制或口服降糖药治疗。

【诱因】

感染、外伤、手术、脑血管意外等应激状态，使用糖皮质激素、免疫抑制剂、利尿剂、甘露醇等药物，水摄入不足或失水，透析治疗，静脉高营养疗法等。

【诊断要点】

1. 临床表现为严重失水、恶心、呕吐、昏迷、抽搐，不伴酸中毒者可无深大呼吸。

2. 尿糖强阳性，血糖常在 33.3mmol/L 以上。血浆有效渗透压 ≥ 320mOsm/L。

3. 与酮症酸中毒昏迷、乳酸性酸中毒、低血糖昏迷鉴别。

【治疗】

同酮症酸中毒。但补液不同，一般补 0.9％生理盐水，补液的总量可比酮症酸中毒稍多。如无休克或休克已纠正，在输入生理盐水后血浆渗透压高于 350mOsm/L，休克纠正而血钠高于 155mmol/L 时可考虑输入适量低渗溶液如 0.45％或 0.6％氯化钠。视病情可考虑同时给予胃肠道补液。当血糖下降至 16.7mmol/L 时开始输入 5％葡萄糖液并按每 2～4g 葡萄糖加入 1U 胰岛素。补液的速度，胰岛素的使用，补钾等均同酮症酸中毒。一般不补碱。

（万　沁　朱建华）

第十节　肥胖症

肥胖症（obesity）是指体内脂肪积聚过多和（或）分布异常，体重增加。是遗传因素和环境因素共同作用的结果。无明显内分泌-代谢病病因的肥胖称为单纯性肥胖，可发生于任何年龄，女性为多；具有明确病因者称为继发性肥胖。超重或肥胖可增加罹患乳腺癌、冠心病、2 型糖尿病、胆囊疾病、骨关节炎、结肠癌、高血压和卒中的风险。

【病因】

单纯性肥胖的病因未完全明了，与遗传、精神、神经、内分泌、代谢、营养等多种因素有关。摄入的能量超过人体的消耗时，多余的能量主要以三酰甘油（甘油三酯）的形式储存于各个器官，尤其是堆集在皮下脂肪组织，引起肥胖。部分患者有肥胖家族史。

【诊断要点】

1. 症状

（1）轻中度肥胖可无明显症状，重度肥胖者常觉乏力、气促、嗜睡、腹胀、水肿、关节疼痛、活动困难，甚至失去生活自理能力，女性闭经不育，男性阳痿。

（2）部分患者可伴有糖尿病、冠心病、高血压、痛风、胆石症、骨关节炎等多种合并症。

（3）继发性肥胖症常伴有原发病的表现。

2. 体征

（1）全身脂肪分布较匀称，明显肥胖者胸壁增厚、呼吸音减低、心界扩大、下腹可有细紫纹、下肢静脉曲张、双下肢凹陷性水肿。

（2）肥胖诊断标准

① 体重指数（BMI）：WHO1997 年公布，BMI（kg/m^2）18.5～24.9 为正常；25～29.9 为肥胖前期；30.0～34.9 为Ⅰ度肥胖（中度）；35.0～39.9 为Ⅱ度肥胖（重度）；40.0 以上为Ⅲ度肥胖（极重度）。2000 年国际肥胖特别工作组提出了亚洲成年人 BMI 正常范围为 18.5～22.9；≥23kg/m^2 为超重，23～24.9kg/m^2 为肥胖前期；25～29.9kg/m^2 为Ⅰ度肥胖；≥30kg/m^2 为Ⅱ度肥胖。我国一般现以 2003 年《中国成人超重和肥胖症预防控制指南（试用）》以≥24kg/m^2 为超重，≥28kg/m^2 为肥胖标准。2010 年中华医学会糖尿病学分会建议代谢综合征中肥胖的标准定义为 BMI≥25kg/m^2。

② 腰臀比（WHR）：成人男性 WHR ≥0.90，女性 ≥0.85，可诊断为内脏型肥胖。

③ 腰围：男性腰围≥90cm、女性腰围≥85cm 为腹型肥胖。

④ 采用 CT、MRI 经第 4～5 腰椎间水平扫描，计算腹内脏脂肪面积是诊断内脏型肥胖较准确的方法，通常以≥120cm^2 作为内脏型肥胖的诊断标准。

⑤根据标准体重（kg）＝身高（cm）－105，若实际体重超过标准体重 20％为肥胖，超过 10％～20％为超重。

3. 实验室检查

（1）部分患者有糖耐量减低，伴有糖尿病者血糖升高。

（2）血浆三酰甘油、胆固醇、游离脂肪酸、低密度脂蛋白胆固醇常升高，高密度脂蛋白-胆固醇降低。

（3）24 小时尿 17-羟皮质类固醇及尿游离皮质醇水平可增高，但可被小剂量地塞米松抑可诊断为制。血皮质醇昼夜节律正常。

【鉴别诊断】

1. **库欣综合征**　多为向心性肥胖，满月脸，多血质面容，血皮质醇昼夜节律失常，尿游离皮质醇、17-羟皮质醇增高，不被小剂量地塞米松抑制。单纯性肥胖症者尿游离皮质醇、17-羟皮质醇增高，但可被小剂量地塞米松抑制。

2. **多囊卵巢综合征**　主要表现有肥胖、多毛、月经异常、不育，妇科检查可扪及轻度肿大的囊性卵巢，B 型超声或腹腔镜检查亦有助于诊断。

3. **胰岛素瘤**　多食肥胖，低血糖症反复发作，常有精神神经症状，空腹胰岛素水平升高。胰腺 CT、MRI 检查有助于诊断。

4. **下丘脑性肥胖（肥胖性生殖无能综合征）**　下丘脑、垂体或其邻近部位由于感染、肿瘤或外伤等损害而致食欲、脂肪代谢及性腺功能异常，以肥胖及生殖器发育不全为主要表现，脂肪多堆积于颈、胸、腹、臀及股部，四肢相对细小。单纯性肥胖症者脂肪分布均匀，性器官发育正常。

【治疗】

以行为治疗和饮食治疗为主。

1. **行为治疗**　由内科医师、营养医师、心理医师和护士组成指导小组，指导患者制订计划。建立咨询、定期随访和制订行为干预计划。其内容包括食物行为（选购、储存、烹饪），摄食行为（时间、地点、陪伴、环境、用具、菜单），使患者在"吃少一些"的同时感觉良好。

2. **饮食治疗**　根据患者的年龄、劳动强度等情况制定营养成分平衡的低热量食谱，避免油煎食品、快餐、零食等食物，少吃甜食。

3. **体育锻炼**　根据患者具体情况进行体力活动和锻炼。

4. 药物治疗　只有在采取了充分的饮食、运动和行为治疗措施无效时才考虑药物治疗，仅作辅助治疗。

（1）非中枢性作用减重药　奥利司他120 mg，每日3次。不良反应：脂肪泻、粪便恶臭。目前奥利司他是唯一被美国食品与药物管理局（FDA）批准并在国内可获得的减重药物。

（2）中枢性作用减重药　芬特明/托吡酯、苯丁胺、氟西汀等，应注意观察药物不良反应。

（3）兼有降糖作用的减肥药　二甲双胍对伴有糖尿病和多囊卵巢综合征的患者有效，但尚未获批用于肥胖症的治疗。阿卡波糖有一定减轻体重作用，目前也推荐在肥胖伴2型糖尿病的患者中使用。降糖药物利那鲁肽也被美国批准用于治疗肥胖症。

5. 外科治疗　只限于重度肥胖（BMI≥40或35 kg/m^{2}并伴有严重并发症如2型糖尿病；BMI 30~35 kg/m^{2}且有2型糖尿病，生活方式和药物治疗难以控制血糖或合并症时，尤其具有心血管风险因素时）的患者。现确定了3种不同类型的减肥手术：胃旁路术、袖状胃切除术和可调节胃束带术等，以前二者效果较好。

6. 继发性肥胖症应针对病因治疗。

（欧阳芳　何建华）

第十一节　水、电解质代谢与酸碱平衡失常

水钠代谢失常

一、高渗性失水

指水丢失比例多于电解质，血浆渗透压＞310mmol/L。

【诊断要点】

1. 有失水诱因　水摄入不足；水丢失过多，如糖尿病、尿崩症而摄水不足，使用溶质性利尿剂后，急性肾衰竭多尿期，大量出汗，过度换气，气管切开等。

2. 症状　口渴、尿量减少、身软、头晕、烦躁、谵妄、昏迷等。

3. 体征 口唇、口黏膜干燥，无唾液，皮肤弹性下降，眼眶下陷，心率加快，重度脱水者血压下降，休克。

4. 尿比重增高，血浆渗透压＞310mmol/L，血钠＞145mmol/L，血细胞比容升高，严重者可出现代谢性酸中毒、氮质血症。

【严重度判断】

1. 轻度失水 失水量为体重的 2%～3%，出现口渴，尿量减少，尿比重增高。

2. 中度失水 失水量为体重的 4%～6%，出现严重口渴、身软、头晕、烦躁、皮肤黏膜干燥、皮肤弹性下降、心率加快。

3. 重度失水 失水量为体重的 7%～14%，出现躁狂、谵妄脱水热。

4. 极重度失水 失水量＞15%，出现高渗性昏迷、休克、急性肾衰竭。

【治疗】

尽量口服或鼻饲，不足部分或中度以上失水需经静脉补充，以低渗液为主，兼顾补钾及纠正酸碱平衡失常，补液量包括已丢失量加继续丢失量，速度宜先快后慢，分二日补足。

1. 已丢失量 轻度 1000～1500ml，中度 2000～4000ml，重度 4000ml 以上。或按血钠或红细胞比容计算。

2. 补液成分 补水为主，补钠为辅。经口、鼻饲者可直接补充水分，经静脉者可补充 5% 葡萄糖液、5% 葡萄糖氯化钠液或 0.9% 氯化钠溶液。适当补充钾及碱性液。

二、等渗性失水

指失水时水电解质按血浆正常比例丢失；血浆渗透性在正常范围内。

【诊断要点】

1. 诱因 如呕吐腹泻、胃肠减压、肠瘘、引流、大量放胸腹水、渗出性皮肤病等。

2. 症状 口渴、尿量减少、淡漠或烦躁。

3. 体征 失水征明显。

4. 血钠、血浆渗透压正常（280～310mmol/L）。

【治疗】

补水量可按上述失水程度补充，以等渗液为主。0.9% 氯化钠溶液为首选，但其长期使用可引起高氯性酸中毒。可：0.9％氯化钠溶液 1000ml ＋5％葡萄糖溶液 500ml＋5％碳酸氢钠溶 100ml。

三、低渗性失水

指失水时电解质丢失多于水丢失，血浆渗透压＜280mmol/L，血钠＜130mmol/L。

【诊断要点】

1. 诱因　如失水时补水过多，噻嗪类利尿剂、呋塞米的使用，失盐性肾炎，急性肾衰竭多尿期，肾小管酸中毒，肾上腺皮质功能减退等。

2. 症状　无口渴，易有四肢麻木、无力、挛缩、神志淡漠、昏迷。尿量早期正常，后期减少。

3. 体征　失水征明显，皮肤弹性差，眼眶下陷等。

4. 血钠＜130mmol/L，血浆参透压＜280mmol/L，血容量下降，尿钠减少或消失。

【治疗】

补高渗液为主，可：0.9％氯化钠溶液 1000ml＋10％葡萄糖溶液 250ml＋5％碳酸氢钠溶液 100ml。补钠量按：

（1）补钠量＝［125－实测血清钠（mmol/L）］×0.6×体重（kg）；

（2）补钠量＝［142－实测血清钠（mmol/L）］×0.2×体重（kg）。

一般先补给补钠量的 1/3～1/2，复查生化指标，并重新评估后再制订下一步的治疗方案。

四、水过多和水中毒

水过多指是水在体内过多潴留的一种病理状态。若过多的水进入细胞内，导致细胞内水过多则称为水中毒。水过多和水中毒是稀释性低钠血症的病理表现。

【诊断要点】

1. 病因　急性肾衰竭少尿期，慢性肾衰竭，顽固性肝硬化腹水、肾上腺皮质功能减退等进水过多，ADH 分泌或注射过多，刺激 ADH 分泌的渗透阈降低等。

2. 症状　疲倦、头痛、恶心、呕吐、食欲缺乏、精神失常、共济失调、淡漠、嗜睡、谵妄、惊厥、昏迷或颅内压增高表现（血压增高、呼吸抑制、心率缓慢、脑疝等)。

3. 血钠降低，血液成分稀释性降低。

【治疗】

1. 预防为主和治疗原发病。

2. 限制进水量。

3. 脱水、纠正低渗　注射呋塞米、依他尼酸；ADH 分泌过多者，可选用地美环素；低渗血症为主者，应使用 3%～5%氯化钠 5～10ml/kg。

4. 对症治疗　惊厥者用水合氯醛，并注意心肺功能，纠正钾代谢失常与酸中毒。

四、低钠血症

是指血清钠＜135mmol/L 的一种病理生理状态。

【病因】

1. 缺钠性低钠血症即低渗性失水。

2. 稀释性低钠血症即水过多。

3. 转移性低钠血症少见。机体缺钠时，钠从细胞外移入细胞内，血清钠减少。

4. 特发性低钠血症多见于恶性肿瘤、肝硬化晚期、营养不良、年老体衰及其他慢性疾病晚期。细胞内蛋白质分解消耗，细胞内渗透压降低，水由细胞内移向细胞外所致。

【诊断与治疗】

参阅低渗性失水、水过多和水中毒部分。特发性低钠血症主要是治疗原发病。

五、高钠血症

是指血清钠＞145mmol/L，机体总钠量可增高、正常或减少。

【病因】

1. 浓缩性高钠血症即高渗性失水，最常见。

2. 潴钠性高钠血症较少见。主要因肾排钠减少和（或）钠的入量过多所致，如右心衰竭，肾病综合征，肝硬化腹水，急、慢性肾衰竭，库欣综合征，原发性醛固酮增多症，颅脑外伤和补碱过多等。

3. 特发性高钠血症　少见。

【诊断】

浓缩性高钠血症的临床表现及诊断参阅高渗性失水部分。

潴钠性高钠血症以神经精神症状为主要表现，病情轻重与血钠升高的速度和程度有关。初期症状不明显，随着病情发展或在急性高钠血症时，主要呈脑细胞失水表现，如神志恍惚、烦躁不安、抽搐、惊厥、昏迷乃至死亡。

特发性高钠血症的症状一般较轻，常伴血浆渗透压升高。

【治疗】

积极治疗原发病，限制钠的摄入量，防止钠输入过多。

浓缩性高钠血症的治疗参照高渗性失水部分。

潴钠性高钠血症除限制钠的摄入外，可用 5% 葡萄糖溶液稀释疗法或鼓励多饮水，但必须同时使用排钠性利尿药。需严密监护心肺功能，防止输液过快过多，以免导致肺水肿。氢氯噻嗪可缓解特发性高钠血症的症状。

钾代谢失常

一、低钾血症

指血清钾浓度降低 <3.5mmol/L。

【诊断要点】

1. 病因　长期禁食、厌食、少食致钾摄入不足；大量的呕吐、腹泻、胃肠引流、造瘘因消化液丢失而失钾；各种肾疾病、长期使用大剂量利尿剂、肾上腺皮质功能亢进、原发继发醛固酮增多、长期大剂量使用糖皮质激素等使钾从肾排出过多；碱中毒、酸中毒恢复期、大量输注葡萄糖、周期性瘫痪、急性应激状态等使钾向细胞内转移；水潴留时的稀释性低钾血症。

2. 症状体征　疲乏、软弱、全身性肌无力，腱反射减弱或消失肌无力、恶心呕吐、腹胀、便秘、肠蠕动减弱、肠麻痹、心悸、心律失常、口渴多饮、夜尿多、反应迟钝、定向力障碍、嗜睡、昏迷。

3. 心电图　T 波降低增宽、倒置、有 U 波、Q-T 间期延长、心律失常；代谢性碱中毒、反常酸性尿；长期低钾可出现低比重尿、蛋白尿、管型尿。

4. 血清钾 <3.5mmol/L。

【治疗】

治疗原发病；轻者口服补钾，重者需静脉补钾；静脉补钾速度宜小于每小时 40mmol（氯化钾 3.0g）；浓度宜钾 20～40mmol/L，严重时，选择大静脉，在严密监视下，可达 60mmol/L；补钾时需尿量每小时＞30ml，钾盐绝对不可直接静脉推注。轻者每日 40～80mmol，重症者 80～160mmol。血钾达 3.5mmol/L 后继续补 4～6 天。

二、高钾血症

指血清钾浓度＞5.5mmol/L。

【诊断要点】

1. 病因　肾衰竭、肾上腺皮质功能减退、低醛固酮症，大量使用潴钾性利尿剂、肾小管性酸中毒、酸中毒、溶血、大面积烧伤、肿瘤大剂量化疗、缺氧、失水、失血、休克、钾摄入过多等。

2. 症状体征　疲乏软弱、肌张力下降、腱反射消失、心率慢、心音低钝、失律失常、阿-斯综合征甚至心搏骤停等。

3. 心电图　高尖 T 波，QRS 波增宽，R 波低，S 波深，ST 段下段，ST 段与 T 波融合，房室传导阻滞，心室自身节律，室性期前收缩，心室颤动甚至心脏骤停。

4. 血清钾高于 5.5mmol/L。

【治疗】

1. 病因治疗；停用含钾食物、药物；控制感染、提供足够热量。

2. 促进钾离子向细胞内转移　11.2%乳酸钠 60～100ml（或 5%碳酸氢钠 100～200ml），缓慢静脉滴注；25%～50%葡萄糖溶液加胰岛素静脉滴注，4g 葡萄糖加 1U 胰岛素；10%葡萄糖酸钙 10～20ml 加等量 25%～50%葡萄糖溶液缓慢静脉注射；3%～5%氯化钠溶液 100～200ml 静脉滴注。

3. 加速钾离子排除　呋塞米、依他尼酸、噻嗪类利尿剂的使用；阳离子交换树脂，山梨醇口服或保留灌肠促进肠道排钾；最理想的为血液透析。

酸碱平衡失常

一、碱平衡的实验室指标

1. 血 pH　动脉血正常值为 7.35～7.45，平均 7.40，PH＜7.35 为酸中毒，PH＞7.45 为碱中毒。

2. 血液 CO_2CP　是指血液中 HCO_3^- 和 H_2CO_3 中 CO_2 含量的总和。正常值为 $22\sim29mmol/L$，平均 $25mmol/L$。降低可能是代谢性酸中毒代酸或呼吸性碱中毒，增高可能是代谢性碱中毒或呼吸性酸中毒。

3. 动脉血二氧化碳分压（$PaCO_2$）　为溶解的 CO_2 所产生的张力。正常值 $35\sim45mmHg$，平均 $40mmHg$。升高为呼吸性酸中毒；降低为呼吸性碱中毒。

4. 标准碳酸氢盐（SB）和实际碳酸氢盐（AB）　正常值 $22\sim26mmol/L$，平均 $24mmol/L$。AB>SB 时说明血中 CO_2 潴留，AB<SB 时为 CO_2 排出过多。

5. 缓冲碱（BB）　正常值 $45\sim55mmol/L$，平均 $50mmol/L$，减少表示酸中毒，增加表示碱中毒。

6. 剩余碱（BE）　正常值为 0 ± 2.3。正值代表代碱，负值代表代酸。

7. 阴离子间隙（AG）　正常值 $12\pm4mmol/L$，增高说明酸中毒，降低见于低蛋白血症。

二、代谢性酸中毒

【诊断要点】

1. 病因　各种危重症时产酸过多，如高热、感染、休克、惊厥、抽搐、缺氧、烧伤、失水、失血、呼吸心脏骤停；糖尿病时的酮症酸中毒与乳酸性酸中毒、禁食、饥饿、肾功衰、肾小管性酸中毒时产酸过多或排除障碍；酸性物质摄入过多，腹泻、呕吐等胃肠道碳酸氢钠丢失过多。

2. 症状体征　除原发病的表现外，可有疲乏、头晕、头痛、恶心、呕吐、食欲缺乏、心率加快、心音低钝、血压下降、颜面潮红、呼吸深大、酮味或尿臭味、嗜睡、反应迟钝、昏迷等表现。

3. 实验室检查　$CO_2CP<22mmol/L$，$SB<22mmol/L$，$BB<45mmol/L$，BE 为负值，血 $pH<7.30$，AG 增加，但高氯性酸中毒 AG 正常。

【治疗】

治疗原发病是预防治疗酸中毒的关键。急性重者需积极静脉补碱，速度可稍快，必要时透析治疗；慢性者应以口服补碱为主。将 CO_2CP 纠正至 $20mmol/L$，pH 至 7.2 即可。纠正电解质紊乱。

1. 碱性药物

（1）碳酸氢钠 常用 5％碳酸氢钠，1.5％是等渗，1.5％碳酸氢钠 1ml 相当于补碱量 0.178 mmol 或提高血浆 $CO_2 CP$ 1mmol/L，需给 5％碳酸氢钠约 0.5ml/kg。

（2）11.2％乳酸钠 1ml 相当于补碱量 1mmol。

（3）氨丁三醇（THAM，三羟甲基氨基甲烷） 3.64％THAM 1ml 相当于补碱量 1mmol。

2. 所需补碱量

（1）所需补碱量（mmol）＝［正常 $CO_2 CP$（mmol/L）-实测 $CO_2 CP$（mmol/L）］×0.3×体重（kg）。

（2）所需补碱量（mmol）＝碱丢失×0.3×体重（kg）。

三、代 谢 性 碱 中 毒

【诊断要点】

1. 病因 幽门梗阻呕吐，胃肠减压，大量呋塞米、依他尼酸、噻嗪类利尿剂等的使用，各种原因所致低钾血症、低氯血症、醛固酮增多症、库欣综合征或摄入碱性药物过多等。

2. 症状体征 主要为原发病表现。可有口周及四肢麻木、面部及四肢肌肉抽动、腱反射亢进、手足搐搦、谵妄和昏迷。

3. 实验室检查 $CO_2 CP$、PH、HCO^-、BB 均增高，BE 正值增加，血 Cl^-、K^+ 降低。

【治疗】

1. 积极治疗原发病，防止摄碱过多，使用利尿剂及治疗盐皮质激素增多性疾病注意补钾。静脉滴注足量生理盐水，低氯低钾者补适量的氯化钾。

2. 补碱药物

（1）氯化铵 重症者 1～2g，每日 3 次口服；极重者按 0.2mmol 降低 $CO_2 CP$ 0.45mmol/L 计算，加 5％葡萄糖稀释为 0.9％的等渗液分 2～3 次静脉滴注。

（2）稀盐酸 10％盐酸 20ml 相当于氯化铵 3g，可稀释 40 倍，一日 4～6次口服。

（3）赖氨酸盐、盐酸精氨酸。

四、呼吸性酸中毒

【诊断要点】

1. 病因　各种原因造成的呼吸中枢抑制、呼吸肌麻痹、胸廓病变、胸膜病变、气道阻塞、弥漫性肺部病变以及心力衰竭等，均可导致肺通气、弥散和肺循环功能障碍。

2. 症状体征　急性呼吸性酸中毒以急性缺氧、二氧化碳（CO_2）潴留表现为主：呼吸加快加深、发绀、心率加快、早期血压上升，躁动、嗜睡、精神错乱、扑翼样震颤，呼吸不规则或浅慢、脑水肿、脑疝、甚至呼吸骤停，慢性呼酸时出现乏力、倦怠、头痛，呕吐、视盘水肿、兴奋、震颤、抽搐、瘫痪、谵妄、嗜睡、昏迷。

3. 实验室检查　$PaCO_2$ 增高、CO_2CP 升高、AB＞SB、pH 降低、血钾增高、PaO_2 降低、乳酸性酸中毒、红细胞增多。

【治疗】

预防为主，积极治疗原发病。包括清除异物、分泌物，解除痉挛，必要时作气管切开或气管插管；面罩加压给氧、人工呼吸，必要时使用呼吸机；呼吸中枢抑制者可适当使用呼吸中枢兴奋剂。一般不主张使用碱性药物，可考虑使用 THAM。治疗其他水、电解质及酸碱平衡失常。

五、呼吸性碱中毒

【诊断要点】

1. 病因　癔症、脑外伤、颅内感染或肿瘤、脑血管意外、水杨酸盐及副醛等药物中毒、体温过高、环境高温、肝性脑病以及其他各种因素下换气过度。

2. 症状体征　口唇四肢发麻、刺痛，肌肉颤动，头部轻浮感、眩晕、晕厥、视力模糊、抽搐、意识不清。

3. 实验室检查　$PaCO_2$ 降低，CO_2CP 降低，SB＞AB，pH 升高，可有脑电图改变，肝功能异常。

【治疗】

积极预防。使 CO_2 减少的办法：纸袋罩于口鼻外；采取短暂强迫闭气法；5％CO_2 的氧气吸入法；乙酰唑胺每日 500mg 口服；急危重者，在严格监视并有抢救条件下，药物阻断自主呼吸，并气管插管辅助呼吸，以减慢呼吸速率和减少潮气量。

（万　沁　朱建华）

第十二节　原发性骨质疏松症

　　骨质疏松症（osteoporosis，OP）是一种以骨量（bone mass）降低和骨组织微结构破坏为特征，导致骨脆性增加和易于骨折的代谢性骨病。分为原发性和继发性。继发性OP的病因明确，常由内分泌代谢疾病或全身性疾病引起。原发性骨质疏松症包括Ⅰ型［即绝经后骨质疏松症（postmenopausal osteoporosis，PMOP）］和Ⅱ型（即老年性骨质疏松症）。绝经后妇女和老年男性如出现不明原因的腰背、髋部疼痛，或全身酸痛、身材变矮，应高度怀疑本病。

　　【病因和危险因素】

　　本病与骨吸收和骨形成有关。骨吸收增加（如性激素缺乏、活性维生素D缺乏和甲状旁腺激素增高等），骨形成减少（峰值骨量降低、骨重建功能衰退），遗传因素导致骨质量下降以及不良的生活方式和生活环境如吸烟、酗酒、体力活动过少、长期卧床、长期服用糖皮质激素、钙和维生素D摄入不足等都可导致本病发生。

　　【诊断要点】

　　1. 症状

　　（1）轻者常无明显症状，照常能活动。

　　（2）多数患者有不同程度的骨痛，最常见的部位是腰背、髋部，为酸痛。疼痛多为自发性，也可因弯腰、翻身引起。也表现为弥漫性，无固定部位，检查不能发现压痛区。

　　（3）患者可仅轻度外伤即可引起骨折（如下台阶、起立或平地走路不慎绊倒等）又叫脆性骨折或非暴力性骨折。易发生骨折的部位是脊柱（胸、腰椎）、股骨颈、桡骨等。第一次骨折后，患者发生再次或反复骨折的概率明显增加。

　　（4）并发症　驼背和胸廓畸形者常伴胸闷、气短、呼吸困难，甚至发绀等表现。极易并发上呼吸道和肺部感染。髋部骨折者常因感染、心血管病或慢性衰竭而死亡；幸存者生活自理能力下降或丧失，长期卧床加重骨丢失，使骨折极难愈合。

2. 体征

（1）因骨痛活动量减少或长期卧床而发生肢体肌萎缩。

（2）脊柱压缩性骨折者，身高变矮。亦可有驼背、胸廓畸形，严重者心肺功能差。

（3）轻者无任何体征。

3. 实验室检查

（1）骨代谢转换指标　①骨形成指标：血清总碱性磷酸酶、特异的骨碱性磷酸酶及骨钙素多在正常或高水平。这些指标反映成骨细胞活性，治疗后下降至低水平。②骨吸收指标：血清总酸性磷酶活性、清晨空腹第二次尿钙/肌酐比值均增高，这些指标主要反映破骨细胞活性，治疗后下降至低水平。③血钙、血磷均在正常值范围。

（2）X 线检查及骨密度测定　①双能 X 线骨密度仪（DEXA）测定：可直接测定脊柱、股骨颈，以及全身各个部位的 BMD，准确性高，放射剂量小，是目前国际学术界公认的骨质疏松症诊断金标准。②单光子骨密度测定：主要测定前臂前 1/3 测桡骨，主要反映皮质骨密度（BMD）。方法简便，价廉，但准确性不高，适合普查或初筛。③ X 线摄片检查：常用以了解脊柱、股骨颈、尺桡骨骨骼形态及有无骨折。但是，用 X 线影像来诊断骨质疏松，敏感性低，通常骨矿质丢失≥30％才能显示出来。④超声骨密度仪：为粗筛检查，不能作为骨质疏松症诊断标准。

4. 诊断

（1）诊断线索　①绝经后或双侧卵巢切除后女性；②不明原因的慢性腰背疼痛；③身材变矮或脊椎畸形；④脆性骨折史或脆性骨折家族史；⑤存在多种 OP 危险因素。运用骨质疏松症风险一分钟测试题和亚洲人骨质疏松自我筛查工具筛查风险人群。

（2）确诊有赖于 X 线检查或 BMl 测定　低骨量〔低于同性别 PBM 的 1 个标准差（SD）以上但小于 2.5 SD〕、OP（低于 PBM 的 2.5 SD 以上）或严重 OP（OP 伴一处或多处骨折）。OP 性骨折的诊断主要根据年龄、外伤骨折史、临床表现以及影像学检查确立。MRI 对鉴别新鲜和陈旧性椎体骨折有较大意义。

【鉴别诊断】

1. 继发性骨质疏松症　因甲状旁腺功能亢进症（甲旁亢）、多发性骨髓瘤、风湿免疫性疾病、恶性肿瘤骨转移所致；因用肾上腺皮质激素、某些免疫抑制剂等所致，有明确病因，易于鉴别。

2. 佝偻病、成人骨软化症　与维生素 D 缺乏有关，除骨密度减低外，骨小梁粗而模糊伴假性骨折。

【治疗】

治疗目的在于抑制骨的吸收、促进骨形成，从而达到恢复骨量，减缓骨矿质继续丢失和缓解症状。避免骨折和再次骨折发生。常用的药物如下：

1. 钙剂　元素钙补充量一日 800～1200mg，除增加饮食钙含量外，尚可补充碳酸钙、葡萄糖酸钙、枸橼酸钙等制剂。

2. 维生素 D　维生素 D 400～600 IU/d，主要用于 OP 的预防。活性维生素 D 促进肠钙吸收，增加肾小管对钙的重吸收，抑制甲状旁腺激素（PTH）的分泌，可用于各种 OP 的治疗，包括阿法骨化醇和骨化三醇（罗盖全）。阿法骨化醇剂量是每日 0.25～0.5μg，罗盖全剂量是每日 0.5～1μg。应用期间定期测定血钙，避免维生素 D 过量而引起高钙血症。

3. 性激素补充治疗

（1）雌激素　能抑制破骨细胞所介导的骨吸收，增加骨量，是绝经后骨质疏松症的首选用药。

治疗的原则是：①确认患者有雌激素缺乏的证据；②优先选用天然雌激素制剂（尤其是长期用药时）；③青春期及育龄期妇女的雌激素用量应使血雌二醇的目标浓度；④65 岁以上的绝经后妇女使用时应选择更低的剂量。

禁忌证：①子宫内膜癌和乳腺癌；②子宫肌瘤或子宫内膜异位；③不明原因阴道出血；④活动性肝炎或其他肝病伴肝功能明显异常；⑤系统性红斑狼疮；⑥活动性血栓栓塞性病变。⑦其他情况，如黑色素瘤、阴道流血等。

常用制剂有：①结合雌激素，又称倍美力，剂量 0.625mg/日，口服，连服 20～22 日，停药 10 日。②尼尔雌醇，每日口服 2～5mg，分 1～2 次，连用 3～6 月后，加入孕激素，如醋酸甲羟孕酮，6mg/d，共 7～10 日，部分患者撤药后有少许阴道出血。疗程一般不超过 5 年 。

（2）男性激素及同化激素的补充治疗　男性骨质疏松者可补充男性激素。丙酸睾酮 25mg，肌内注射，每周 1～2 次，或甲基睾丸酮 10mg/d，口服，或司坦唑醇（康力龙）2mg，每日 2 次，口服。

4. 选择性雌激素受体调节剂（selective estrogen receptor modulators, SERM）和选择性雄激素受体调节剂（SARM）　主要用于 PMOP 的治

疗，也可能成为治疗老年男性 OP 的较理想药物。可增加 BMI，降低骨折发生率，但偶可导致血栓栓塞性病变。

5. 二磷酸盐　能抑制破骨细胞活性，从而抑制骨吸收，增加骨密度，能缓解骨痛。但老年性 OP 不宜长期。常用剂型有：①依替磷酸二钠（帮得林），剂量为 200mg，每日 2 次，连服 15 日后，停药 2.5 个月，再服 15 日，如此反复，连续 2 年，但已很少使用。②阿仑磷酸钠，10mg/d，或 70mg/片，1 次/周。利塞磷酸钠：5mg/日。④唑来磷酸钠缓慢静脉滴注 5mg，静脉滴注至少 15 分钟以上，每年用一次，简单、疗效肯定，现使用越来越广泛，不良反应为上呼吸道感染样症状，一般 3 天左右消失。

偶可发生浅表性消化性溃疡；静脉注射可导致二膦酸盐钙螯合物沉积，有血栓栓塞性疾病、肾功能不全者禁用。治疗期间追踪疗效，并监测血钙、磷和骨吸收生化标志物。

6. 降钙素　具有抑制骨吸收，明显止痛的作用，是骨质疏松止痛的首选药。①鲑鱼降钙素（Miacalcic）每日 50～100U，皮下或肌内注射；有效后减为每周 2～3 次，每次 50～100U。②鳗鱼降钙素（Elcatonin）为半人工合成的鳗鱼降钙素，每周肌内注射 2 次，每次 20U，或根据病情酌情增减。③降钙素鼻喷剂，100 IU/d，其疗效与注射剂相同。孕妇和过敏反应者禁用。

7. 甲状旁腺素（PTH）　小剂量 PTH 可促进骨形成，增加骨量。对老年性 OP、PMOP、雌激素缺乏的年轻妇女和糖皮质激素所致的 OP 均有治疗作用。PTH 可单用（400～800U/d），疗程 6～24 个月，或与雌激素、降钙素、二膦酸盐或活性维生素 D 联合应用。

8. OP 性骨折的治疗　包括复位、固定、功能锻炼和抗 OP 治疗，脊椎压缩性骨折可采用经皮注射骨髓泥、椎体成形术治疗。

加强卫生宣教，早期发现 OP 易感人群。成年后的预防主要包括降低骨丢失速率与预防骨折的发生。运用骨折风险因子评估工具（FRAX）发现骨折高危人群。妇女围绝经期和绝经后 5 年内是治疗 PMOP 的关键时段。由于原发性骨质疏松症具多种危险因素，因此其防治也应采取多种药物联合治疗。钙和维生素 D 是骨骼健康的基本补充剂，治疗骨质疏松症应在其基础上加二膦酸盐药或降钙素、性激素类药物等。

（徐　勇　蒋　岚）

第八篇　风湿免疫系统

第一章　症状学

第一节　腰背痛

腰背痛（low back pain，LBP），又称下背部痛，是最普遍的疼痛综合征，是患者到医院就诊的第二大常见原因，第三大外科手术指征，在入院诊断中位居第五。

【病因】

1. 肌肉损伤　如腰肌劳损、扭伤等。

2. 椎体疾病　如转移性疾病、转移性骨疾病、骨折、结核等。

3. 椎间盘　如感染、椎间盘变性、椎间盘突出。

4. 关节　如强直性脊柱炎、骨关节炎。

5. 韧带　如前后纵韧带、棘突间和棘突上韧带的钙化、损伤等。

6. 神经根疾病　如椎间盘髓核脱出、突出，脊髓狭窄。

7. 来自相邻结构的病变

（1）肾　如肾盂肾炎、肾周脓肿、肾结石、肾积水。

（2）盆腔结构　如盆腔炎、附件炎、异位妊娠、前列腺炎。

（3）血管因素　如主动脉瘤、肠系膜血栓形成、蛛网膜下腔出血。

8. 恶性肿瘤　以上结构原发的肿瘤及远处肿瘤转移均可出现腰背痛。

【诊断要点】

1. 骨、肌肉、韧带损伤　突然发作的疼痛，活动后疼痛加重，特别是有外伤史者需考虑，体格检查可有脊柱的压痛、扣痛，影像学检查可见骨折或者软组织肿胀。

2. 关节病变　疼痛呈慢性钝痛，休息时加重活动缓解提示炎性腰背痛，常见于强直性脊柱炎，实验室检查可有红细胞沉降率、C反应蛋白升高或 HLA - B27 阳性，晚期影像学检查可见脊柱竹节样改变；而活动后加重休息时缓解常见于骨关节炎，影响学检查可见关节退变或者骨质增生。

3. 神经根病变　伴有特异性放射至腿部疼痛，伴或者不伴一侧或者双侧下肢麻木、针刺感。影像学检查可见神经根受压迫。

4. 来自相邻结构的病变　　绞痛或者刺痛提示肾结石或者异位妊娠；伴有发热，白带或者小便异常，咳嗽、潮热、盗汗等，常常提示盆腔炎、肾盂肾炎或者结核等感染相关性疾病。

5. 恶性肿瘤相关性疼痛　　伴有体重下降、慢性咳嗽、大便习惯改变或者夜间痛等症状时需警惕潜在的恶性肿瘤。

（唐　　敏）

第二节　关节痛

关节痛（arthralgia）主要是由于关节炎或者关节病引起。根据病程可分为急性关节痛和慢性关节痛。急性关节痛以关节及其周围组织的炎性反应为主，慢性关节痛则以关节囊肥厚及骨质增生为主。

【病因】

造成关节痛的原因很多，根据年龄、性别、发作部位、症状特征，一般可以归纳出软组织性、软骨性、骨性和炎症性等原因。以下是常见的一些造成关节疼痛的原因。

1. 损伤性关节痛　　由于外伤或者慢性机械损伤所致。

（1）关节周围韧带、软组织损伤。

（2）软骨损伤　　主要见于膝关节的半月板损伤及骨关节炎。

2. 感染性关节痛　　直接由细菌、病毒等直接侵入关节所致。如化脓性关节炎、结核性关节炎、梅毒性关节炎等。

3. 感染相关性关节痛　　因病原微生物毒素及其代谢产物引起的变态反应性关节病，如乙肝相关性关节炎。

4. 变态反应和自身免疫性关节痛　　血液中的抗体形成免疫复合物，流经关节沉积在关节腔引起组织损伤和关节病变。如类风湿关节炎、系统性红斑狼疮、强直性脊柱炎、过敏性紫癜、药物变态反应性关节炎、风湿性关节炎等。

5. 晶体性关节痛　　由于体内物质代谢障碍，血液中浓度过高，在关节腔形成结晶所致。如痛风、焦磷酸钙沉积与碱性磷酸钙晶体沉积病。

6. 肿瘤相关性关节痛　　如骨关节原发肿瘤及转移性骨肿瘤。

7. 全身性疾病相关的关节痛　　如血友病、结节病等。

【诊断要点】

1. 损伤性关节痛　常在外伤后即出现受损关节疼痛、肿胀和功能障碍。慢性损伤性关节痛起病缓慢，反复出现，活动后可加重。

2. 感染性关节痛　全身中毒症状明显，如发热、消瘦、乏力等，还有关节症状。

（1）化脓性关节炎　病变关节持续性疼痛，呈剧痛，关节红肿、皮温升高，关节腔穿刺可见脓性关节腔积液

（2）结核性关节炎　病变主要侵犯单关节，脊柱受累最常见，其次为髋关节和膝关节。关节疼痛呈胀痛，活动后疼痛加重。晚期有关节畸形和功能障碍，在关节处可形成窦道，常可见有干酪样物质流出。

3. 感染相关性关节痛　有急性或者慢性病毒感染，常伴有其他全身症状。

4. 变态反应和自身免疫性关节痛

（1）类风湿关节炎　全身小关节对称性疼痛、肿胀，伴有晨僵，重者出现关节畸形、活动障碍。

（2）风湿热　好发于青少年，关节疼痛呈游走性，多侵犯大关节，可伴有心肌炎，可有皮下小结或环形红斑，不会出现关节畸形。

（3）系统性红斑狼疮　关节痛伴有皮肤红斑、光过敏、低热和多器官损害。

（4）过敏性紫癜　关节痛伴有皮肤紫癜，或有腹痛、腹泻、便血等。

5. 晶体性关节痛　发作性关节红、肿、热、痛伴有血尿酸增高，见于痛风。

6. 其他肿瘤相关性症状　如消瘦、慢性咳嗽、大便性状改变等。

（唐　　敏）

第二章　临床常用诊疗技术

第一节　关节穿刺术

关节穿刺术是风湿性疾病诊断和治疗的常用技术。

【适应证】

1. 病因不明的关节肿痛、积液。

2. 关节造影，明确诊断。

3. 关节抽液及腔内注射药物用于治疗。

【禁忌证】

1. 穿刺部位局部皮肤破溃和感染。

2. 严重的凝血功能障碍，如血友病等。

【操作要点】

1. 穿刺点选择：四肢关节穿刺部位应选择明显饱满处，避开感染及皮损部位和主要的神经、血管、肌腱。

常用的膝关节穿刺点：①髌上穿刺点：伸膝位，沿髌骨外上方或内上方，斜向髌股关节中心进入关节腔。②髌下方穿刺：膝关节微屈位，在髌韧带内侧或外侧关节间隙穿刺，指向后内或踝间窝进入关节腔。

2. 穿刺部位清洁皮肤，用甲紫（龙胆紫）标出穿刺点。

3. 常规消毒，术者戴无菌手套及口罩、帽子，铺巾。

4. 以 2% 利多卡因局部麻醉。

5. 紧绷皮肤，用 12－20 号针头迅速进针后缓慢推进，同时轻轻抽吸，如突然出现阻力感消失，表示进入关节腔，可抽出滑液。

6. 根据需要将滑液送检，并根据病情需要决定抽取滑液量。

7. 如需关节腔内注入药物，则固定好针头，换成已抽药的注射器徐徐注入药物。

8. 穿刺结束，迅速拔出针头，盖以无菌敷料，加压包扎。若关节腔内有注射药物则需被动活动关节数次。

【并发症】

1. 感染　由于无菌操作不当，造成关节腔内感染。

2. 穿刺部位血肿或关节积血　穿刺时应避开大血管。

3. 关节软骨面损伤　因器械或穿刺不当造成。

【注意事项】

1. 严格无菌操作。

2. 穿刺部位应避开大血管、神经、肌腱。

（唐　敏）

第二节　免疫吸附

免疫吸附（immunoadsorption，IA）是近十多年发展起来的一种新技术，它将抗原、抗体或某些具有特定物理化学亲和力的物质作为配基与载体结合制成吸附柱，能针对性地清除抗体及免疫复合物。

【适应证】

免疫吸附可用于许多风湿及非风湿性疾病。在风湿性疾病应用的主要适应证如下：

1. 多种重症的结缔组织病　如重症系统性红斑狼疮、重症多发性肌炎及皮肌炎、系统性硬化症，多动脉炎等。

2. 药物治疗不佳的结缔组织疾病　如上述疾病经过糖皮质激素及环磷酰胺等免疫抑制剂治疗无效或疗效不佳。

【禁忌证】

对于有严重感染、活动性出血或凝血障碍性疾病患者禁用。

【不良反应】

1. 低血容量性休克　因血液抽吸速度过快，体外循环量过大，避免上述因素，调整流速并及时补充血容量。

2. 高血容量及左心功能不全　因回输流速过快，应控制流速并抗心衰治疗。

3. 心律失常、抽搐。

4. 溶血　操作或机械损伤所致。应注意仪器保养和维修。

5. 凝血异常、出血倾向　由于肝功受损或抗凝剂过量。

6. 高凝及血栓形成和栓塞。

7. 感染。

8. 电解质紊乱。

9. 过敏反应。

【注意事项】

1. 该疗法去除部分血浆内有害物质对救治重症及药物疗效欠佳的患者有效，但并不抑制疾病本身继续产生这些物质如自身抗体等，并有可能出现反跳现象，因此不宜停用糖皮质激素及免疫抑制剂。

2. 该疗法费用较高，不宜作为常规治疗。

（唐　敏）

第三章　风湿免疫系统疾病

第一节　痛　风

痛风（gout）是尿酸盐沉积于骨关节、肾和皮下等部位引起的急、慢性炎症和组织损伤，与高尿酸血症直接相关。

【分类、病因和发病机制】

1. 原发性痛风　指没有肾疾病致尿酸排泄减少或恶性肿瘤放化疗后尿酸增多等基础疾病导致的痛风，这类痛风由遗传因素和环境因素共同致病，大多为尿酸排泄障碍，少数为尿酸生成增多。具有一定家族易感性，除少数为先天性嘌呤代谢酶缺陷外，绝大多数病因不明。常与肥胖、糖脂代谢紊乱、高血压、动脉粥样硬化和冠心病等聚集发生。急性痛风性关节炎是由于尿酸盐结晶沉积致白细胞趋化和吞噬尿酸盐结晶，释放出趋化因子和单核细胞释放炎性因子所致。长期尿酸盐结晶刺激致单核细胞、上皮细胞和巨大细胞浸润则形成痛风石；尿酸盐结晶沉积于肾髓质和锥体导致白细胞、巨噬细胞浸润则引起痛风性肾病。本节主要所讲为原发性痛风。

2. 继发性痛风　指有肾疾病致尿酸排泄减少或恶性肿瘤放化疗后尿酸增多等基础疾病导致的痛风。

【临床表现】

多见于 40 岁以上男性和极少数绝经后女性，男女发病约 50：1。

1. 无症状期　仅有血尿酸增高。

2. 急性关节炎期　常在午夜或凌晨突然发作的、短时间（数小时）达高峰的、单个关节的（最常发生在第一跖趾关节）红、肿、热、剧痛。常在几天内可自行缓解。以上情况反复发作，间隔几天至几年不等。可有发热。

3. 痛风石和慢性痛风性关节炎期　痛风石常出现在耳郭、关节周围、鹰嘴、跟腱等处，为黄白色表面菲薄、破溃后流出白色粉状或糊状物的赘生物。大量痛风石沉积在关节腔内则引起关节破坏、退变等，临床表现为持续的关节肿痛、压痛、畸形和功能障碍。

4. 痛风性肾病和肾石病　起病隐匿，出现肾浓缩功能降低表现，晚期出现肾小球滤过功能下降、肾功能损害。较多痛风患者发生肾、输尿管结石,可有也可无症状。B超更能发现。

【实验室检查及其他检查】

1. 血尿酸检测　多数痛风患者血尿酸水平增高(男性>420μmol/L,女性>400μmol/L)。

2. 24小时尿尿酸检测　正常为24小时4~6mmol,大于6mmol可认为生成增多,低于4mmol可认为排泄减少。

3. 关节液检查　偏振光显微镜下可见双折光针状尿酸盐结晶。常规镜检可见大量白细胞和脓细胞。

4. 影像学检查　X线平片可见软组织肿胀、穿凿样虫噬样骨破坏;双能CT可见绿色伪彩结晶沉积;B超可见肾结石或输尿管结石。

【诊断】

根据特征性关节炎表现、特征性痛风石、血尿酸水平增高[尿酸>420μmol/L(男性),尿酸>400μmol/L(女性)]、双能CT可见绿色伪彩结晶沉积、偏振光显微镜下可见双折光针状尿酸盐结晶等可诊断。

【鉴别诊断】

1. 继发性痛风　有肾疾病或肿瘤,尤其是血液肿瘤放化疗史。

2. 关节炎　应与化脓性关节炎、创伤性关节炎、反应性关节炎、假性痛风、血友病关节炎等鉴别。

【预防和治疗】

1. 非药物治疗　给患者的教育包括健康生活方式、饮食习惯、如何规范治疗痛风等对提高患者依从性非常重要,是痛风治疗的基础。

2. 药物治疗

(1) 急性痛风性关节炎的治疗　以下三种药物均应及早、足量使用,有效后渐减停。急性发作期不加但也不减降尿酸药。①非甾体抗炎药:依托考昔、双氯芬酸等,注意胃肠不良反应。②秋水仙碱:现在很少单独大剂量使用治疗痛风,常0.5mg,每日3次,与其他两类药物合用。③糖皮质激素:不首选,常用于不能耐受非甾体抗炎药和秋水仙碱或有肾功能损害患者。需逐渐减量至停药,骤停常出现"反跳"。

(2) 发作间歇期和慢性期治疗　降尿酸,血尿酸<360μmol/L即达标。①苯溴马隆:促尿酸排泄,常从小剂量25mg逐渐加量到达标剂量,一般不超过100mg,每日1次;然后调整到维持量。②别嘌醇:抑制尿酸

合成，从小剂量开始逐渐加量可到 0.2g，每日 3 次。但少数出现严重皮炎甚至死亡。③非布司他：抑制尿酸合成，作用强，易诱发急性痛风性关节炎，需从小剂量（10～20mg，每日 1 次）开始逐渐加量到达标剂量，然后调整到维持量。主要用在有痛风石患者。

（李发菊）

第二节　类风湿关节炎

类风湿关节炎（rheumatoid arthritis，RA）是一种以侵蚀性、对称性、多关节炎为主要表现的慢性、全身性自身免疫性疾病。早期表现为多关节肿痛，晚期表现为关节强直和畸形，功能受损。我国发病率为 0.32%～0.36%。好发年龄 35～50 岁，男女比约为 1：3。

【病因和发病机制】

尚不完全清楚。

1. 环境因素　感染引起机体免疫状态改变；感染因子通过分子模拟导致自身免疫反应。

2. 遗传易感性　家族集聚性、单卵双生和 HLA - DR4 单倍型发病率更高。

3. 免疫紊乱　是 RA 主要发病机制。

【病理】

关节滑膜炎。早期为滑膜水肿，稍后出现滑膜增生、侵蚀。

【临床表现】

1. 一般表现　起病缓慢，可有乏力、食欲缺乏、体重减轻、低热等。

2. 关节表现　最常表现为双腕、双踝、双侧掌指关节、近端指间关节受累为主的对称性、多关节、小关节肿痛、压痛，活动受限，近端指间关节呈梭形肿胀；晚期关节畸形，功能障碍。多数伴持续时间较长的晨僵。也可累及颈、肩、髋、颞颌关节。

3. 关节外表现　类风湿结节、类风湿性血管炎、肺间质病变、肺内结节样改变、肺动脉高压、多发性神经炎、贫血、干燥综合征等。

【实验室检查】

1. 一般检查　轻中度贫血、血小板升高，血细胞沉降率增快，C 反应蛋白增高。

2. 免疫学检查

（1）类风湿因子（RF）　　70%～80%患者呈阳性，还有 20%～30% 患者呈阴性。RF 呈阳性还见于其他弥漫性结缔组织疾病、慢性感染、5% 正常老年人。

（2）抗环形多氨酸肽（CCP）抗体　敏感性和特异性均高，对早期诊断价值大。

（3）关节液检查　黏度差，可见大量白细胞和脓细胞。

【辅助检查】

1. X 线平片　早期见关节周围软组织肿胀、骨质疏松，后期见关节间隙变窄、骨侵蚀破坏、关节强直、畸形。

2. CT、B 超、MRI　对早期关节病变有帮助，如 MRI 可显示 RA 更早期病变：滑膜水肿和骨破坏前骨髓水肿。

【诊断】

2010 年美国风湿病学会（ACR）及欧洲抗风湿病联盟（EULAR）提出的新的 RA 分类标准，更有利于 RA 早期诊断和早期诊疗。这一新的分类标准将患者的临床表现分为受累关节情况、血清学检查、滑膜炎的病程和急性时相反应物等 4 个方面进行评分，总分在 6 分以上，排除其他疾病引起的多关节炎，即可诊断 RA（表 8 - 3 - 1）。

表 8 - 3 - 1　类风湿关节炎评分标准

关节受累情况（0～5 分）	
1 个中大关节	0
2～10 个中大关节	1
1～3 个小关节	2
4～10 个小关节	3
>10 个小关节	5
血清学（0～3）	

续表

RF 和抗 CCP 抗体均阴性	0
RF 和（或）抗 CCP 抗体低滴度阳性（滴度超过正常，但小于 3 倍正常上限）	2
RF 和抗 CCP 抗体高滴度（滴度高于正常上限 3 倍）	3
滑膜炎的病程（0 - 1）	
小于 6 周	0
大于等于 6 周	1
急性时相反应（0 - 1）	
CRP 和 ESR 均正常	0
CRP 和（或）ESR 升高	1

注：每项评估中，取患者符合的最高分值；关节受累是指关节肿胀和压痛，为了与骨关节炎鉴别，上述关节中不包括远端指间关节、第一掌指关节和第一跖趾关节。

【鉴别诊断】

1. **骨关节炎**　见于 50 岁以上者，手骨关节炎主要累及远端指间关节出现 Heberden 结节，和近端指间关节出现 Bouchard 结节，RF 和抗 CCP 抗体阴性，X 线片示关节边缘唇样增生或骨赘形成。

2. **系统性红斑狼疮（SLE）**　部分 SLE 首先主要表现为小关节炎，RF 阳性，故需鉴别。SLE 常有多系统受累，抗核抗体、抗 dsDNA 抗体等多种自身抗体阳性。

3. **慢性痛风性关节炎**　后期痛风性关节炎常累及多个大小关节，此期痛风性关节炎呈慢性持续性存在，酷似 RA。但痛风发病初期呈突然发生的、反复发作的、单个的关节红、肿、热、剧痛，常发生于第一跖趾关节，常有血尿酸增高，RF 阴性，部分患者可见痛风石。

4. **银屑病性关节炎**　主要累及远端指间关节，有银屑病史，RF 阴性。

【治疗】

目前该病不能根治，治疗目标是达到临床缓解或低活动度。

1. **一般治疗**　患者教育、急性炎症期关节休息制动，恢复期指导关节功能锻炼。

2. 药物

（1）非甾体抗炎药（NSAID）　抗炎止痛，但不能控制病情进展（治标不治本）。需与改善病情抗风湿药（DMARD）合用。注意消化道、肾和心脑血管的不良反应。

（2）改善病情抗风湿药（DMARD）　可控制病情进展，一旦确诊 RA，需尽早使用。起效慢，多数需 2 种 DMARD 联合应用。甲氨蝶呤为基础，联合来氟米特、羟氯喹、柳氮磺胺吡啶、雷公藤多苷等药物中的一种。

常用剂量：甲氨蝶呤：10～20mg，每周 1 次；来氟米特 10～20mg，每周 1 次；柳氮磺胺吡啶剂量为每天 2～3g，分两次服用；羟氯喹每日 0.2～0.4g，分两次服用。

（3）糖皮质激素　抗炎作用强大。既有 NSAID 样作用，又有 DMARD 样作用。但由于糖皮质激素不良反应多，故一般用小剂量（泼尼松 2.5～15mg，每日 1 次），待病情明显好转后减停。

（4）生物制剂　生物制剂入依那西普、英夫利西单抗、阿达木单抗等。

3. 外科手术治疗　包括关节置换和滑膜切除手术。

（李发菊）

第三节　系统性红斑狼疮

系统性红斑狼疮（systemic lupus erythematosus，SLE）是一种慢性自身免疫性疾病。血清中出现以抗核抗体为代表的多种自身抗体和多系统损害是 SLE 的两个主要临床特征。SLE 好发于育龄女性，尤以 20～40 岁多见，女：男比例为 7～9：1。偶见儿童和老人。本病全球平均患病率为 12～39/10 万人，在我国的患病率为 30.13～70.41/10 万人。

【病因】

不甚明了，可能与遗传、环境因素、雌激素等有关。

【临床表现】

SLE 临床表现复杂多样，变化多端，多数呈慢性隐匿起病，病程迁延反复，病情的加重与缓解可交替出现。也有部分患者发病时就累及多个系统，甚至表现为狼疮危象。

1. **全身表现**　SLE 患者约 90% 常常出现发热，可能是 SLE 活动的表现。疲乏是 SLE 常见但容易被忽视的症状，常是狼疮活动的先兆。

2. **皮肤与黏膜**　颧部蝶形红斑是 SLE 特征性改变。SLE 的皮肤损害包括光敏感、脱发、手足掌面和甲周红斑、盘状红斑、结节性红斑、脂膜炎、网状青斑和雷诺现象等。SLE 口腔溃疡或黏膜糜烂常见。

3. **关节和肌肉**　常出现对称性多关节疼痛、肿胀，通常不引起骨质破坏、畸形。少数患者可出现股骨头和肱骨无菌性坏死。患者可出现肌痛和肌无力，5%～10% 出现肌炎，可有肌酶谱的增高。

4. **肾损害**　又称狼疮性肾炎（lupus nephritis，LN），表现为蛋白尿、血尿、管型尿、高血压，乃至肾衰竭。50%～70% 患者 SLE 病程中会出现临床肾受累，肾活检显示几乎所有 SLE 患者的肾均有病理学改变。LN 对 SLE 预后影响甚大，肾衰竭是 SLE 的主要死亡原因之一。LN 的世界卫生组织（WHO）病理分型为：Ⅰ型系膜轻微病变性、Ⅱ型系膜增殖性、Ⅲ型局灶性（ⅢA 型、ⅢA/C 型、ⅢC 型）、Ⅳ型弥漫增殖性、Ⅴ型膜性、Ⅵ型肾小球硬化性。病理分型对于估计预后和指导治疗有积极的意义。

5. **神经系统损害**　又称神经精神狼疮。轻者仅有偏头痛、性格改变、记忆力减退或轻度认知障碍；重者可表现为脑血管意外、昏迷、癫痫持续状态等。

6. **血液系统表现**　SLE 常出现贫血和（或）白细胞减少和（或）血小板减少。短期内出现重度贫血常是自身免疫性溶血所致。部分患者伴有淋巴结肿大和（或）脾大。

7. **浆膜炎**　50% 的患者急性期出现多发性浆膜炎，表现胸腔、心包中小量积液。

8. **肺部表现**　肺间质性病变，表现为活动后气促、干咳、低氧血症。少数病情危重者伴有肺动脉高压者或血管炎累及支气管黏膜者可出现咯血。SLE 合并弥漫性出血性肺泡炎病情凶险，死亡率极高。

9. **心血管表现**　SLE 患者常出现心包炎，表现为心包积液，但心脏压塞少见。SLE 可有心肌炎、心律失常，多数情况下 SLE 的心肌损害不太严重，但是在重症 SLE，可伴有心功能不全，为预后不良指征。

10. **消化系统表现**　SLE 患者可出现恶心、呕吐、腹痛、腹泻，活动期患者可出现肠系膜血管炎，其表现类似急腹症，甚至被误诊为胃穿孔、肠梗阻而手术探查。SLE 还可并发急性胰腺炎。约 40% 患者血清转氨酶升高。仅少数患者出现严重肝损害和黄疸。

11. 其他　约 15% 患者有眼部受累，如结膜炎、葡萄膜炎、眼底改变、视神经病变等。常伴有继发性干燥综合征，表现为口干、眼干，常有血清抗 SSB、抗 SSA 抗体阳性。

【辅助检查】

1. 一般检查　各系统受累可出现相应的血、尿常规，肝、肾功能，脑脊液，影像学改变。

2. 自身抗体

（1）抗双链 DNA（ds-DNA）　诊断 SLE 的标记抗体之一，特异性 95%，敏感性 70%。

（2）抗 Sm 抗体　诊断 SLE 的诊断标记抗体之一，特异性高达 99%，但敏感性仅 25% 左右。

（3）抗核小体抗体该抗体　诊断 SLE 的诊断标记抗体之一，对 SLE 诊断特异性 97%，敏感性为 60%。

（4）其他抗核糖体 P 蛋白（rRNP）抗体、抗组蛋白、抗 u_1 RNP、抗 SSA 和抗 SSB、抗磷脂抗体等抗体也可出现于 SLE 的血清中，但其诊断特异性低。

3. 补体　血清总补体（CH50）、补体 C3 和 C4 下降。尤其补体 C3 低下提示 SLE 活动。

【诊断】

1. 诊断标准　目前普遍采用美国风湿病学会 1997 年推荐的 SLE 分类标准。在 11 项分类标准中，符合 4 项或 4 项以上者，在除外感染、肿瘤和其他结缔组织病后，可诊断 SLE（表 8-3-2）。

表 8-3-2　美国风湿病学会 1997 年推荐的 SLE 分类标准

1. 颊部红斑	固定红斑，扁平或高起，在两颧突出部位
2. 盘状红斑	片状高起于皮肤的红斑，黏附有角质脱屑和毛囊栓；陈旧病变可发生萎缩性瘢痕
3. 光过敏	对日光有明显的反应，引起皮疹，从病史中得知或医生观察到
4. 口腔溃疡	经医生观察到的口腔或鼻咽部溃疡，一般为无痛性

续表

5. 关节炎	非侵蚀性关节炎，累及 2 个或更多的外周关节，有压痛、肿胀或积液
6. 浆膜炎	胸膜炎或心包炎
7. 肾病变	尿蛋白>0.5g/24h 或＋＋＋，或管型（红细胞、血红蛋白、颗粒或混合管型）
8. 神经病变	癫痫发作或精神病，除外药物或已知的代谢紊乱
9. 血液学疾病	溶血性贫血，或白细胞减少，或淋巴细胞减少，或血小板减少
10. 免疫学异常	抗 ds-DNA 抗体阳性，或抗 Sm 抗体阳性，或抗磷脂抗体阳性（后者包括抗心磷脂抗体、狼疮抗凝物阳性或至少持续 6 个月的梅毒血清试验假阳性，三者之一）
11. 抗核抗体	在任何时候和未用药物诱发"药物性狼疮"的情况下，抗核抗体滴度异常

2. SLE 活动度判断　见表 8-3-3。

表 8-3-3　系统性红斑狼疮疾病活动度评分（SLEDAI）

积分	临床表现
8	癫痫发作：最近开始发作的，除外代谢、感染、药物所致
8	精神症状：严重紊乱干扰正常活动。除外尿毒症、药物影响
8	器质性脑病：智力的改变伴定向力、记忆力或其他智力功能的损害并出现反复不定的临床症状，至少同时有以下两项：感觉紊乱、不连贯的松散语言、失眠或白天瞌睡、精神运动性活动增多或减少。除外代谢、感染、药物所致
8	视觉障碍：SLE 视网膜病变，除外高血压、感染、药物所致
8	脑神经病变：累及脑神经的新出现的感觉、运动神经病变
8	狼疮性头痛：严重持续性头痛，麻醉性止痛药无效
8	脑血管意外：新出现的脑血管意外。应除外动脉硬化

积分	临床表现
8	脉管炎：溃疡、坏疽、有触痛的手指小结节、甲周碎片状梗死、出血，或经活检、血管造影证实
4	关节炎：2 个以上关节痛和炎性体征（压痛、肿胀、渗出）
4	肌炎：近端肌痛或无力伴 CPK 升高，或肌电图改变或活检证实
4	管型尿：血红蛋白、颗粒管型或红细胞管型
4	血尿：>5RBC/HP，除外结石、感染和其他原因
4	蛋白尿：>0.5g/24h，新出现或近期升高
4	脓尿：>5WBC/HP，除外感染
2	脱发：新出现或复发的异常斑片状或弥散性脱发
2	新出现皮疹：新出现或复发的炎症性皮疹
2	黏膜溃疡：新出现或复发的口腔或鼻黏膜溃疡
2	胸膜炎：胸膜炎性胸痛伴胸膜摩擦音、渗出或胸膜肥厚
1	发热：体温≥38℃，排除感染原因
1	血小板减少：血小板<100×10^9/L
1	白细胞减少：白细胞<3.0×10^9/L，排除药物原因

SLEDAI 积分对 SLE 病情的判断：0～4 分，基本无活动，5～9 分，轻度活动，10～14 分，中度活动，≥15 分，重度活动。

【治疗】

1. 一般治疗

（1）避免阳光暴晒，避免过度疲劳。

（2）对症治疗和去除各种影响疾病预后的因素，如注意控制高血压，防治各种感染。

2. 药物治疗　SLE 是一种高度异质性疾病，临床医生应根据病情的轻重程度个体化治疗。

（1）轻型 SLE 的治疗　轻型 SLE，症状轻微，仅表现光过敏、皮疹、关节炎或轻度浆膜炎，而无明显内脏损害者。

①非甾体类抗炎药（NSAID）：可用于控制关节肿痛。服用时应注意消化性溃疡、出血、肾衰竭、肝功能不全等不良反应。

②抗疟药可控制皮疹和减轻光敏感，羟氯喹，0.4mg/d，分两次服。

③短期局部应用激素治疗皮疹，但脸部应尽量避免使用强效激素类外用药，一旦使用，不应超过1周。

④小剂量激素，泼尼松≤10mg/d，可减轻症状。

（2）重型 SLE 的治疗

①糖皮质激素：是治疗 SLE 最主要药物。一般的重型 SLE 的标准剂量是泼尼松 1 mg/kg，每日 1 次，病情缓解后 2 周或疗程 8 周内，缓慢减量，如病情稳定，尽量以小于 10 mg/d 泼尼松长期维持。对有肺泡出血、神经精神性狼疮（NP-SLE）、严重溶血等危重患者，可用甲泼尼龙 500～1000mg/d 静脉滴注冲击治疗，3～5 天为一个疗程，如病情需要间隙 1～2 个疗程可重复使用。

②免疫抑制剂：有利于更好地控制 SLE 活动，保护脏器功能，减少复发，减少激素用量和不良反应。a. 环磷酰胺：环磷酰胺冲击疗法是：$0.75～1.0g/m^2$ 体表面积，静脉滴注，每 3～4 周 1 次。用 6～12 个月，可逐渐延长用药间歇期，约 3 个月一次，维持数年。总量 9～12g。新近研究提示，环磷酰胺累积剂量可以至 30g，可使 LN 远期疗效更巩固，但需注意不良反应，用量个体化。b. 霉酚酸酯：1.5～2g/d，分 2 次口服。c. 环孢素：3～5mg/（kg·d），分 2 次口服。d. 硫唑嘌呤：常用剂量 50～100mg/d，即 50mg，每日口服 1～2 次。e. 甲氨蝶呤：剂量 10～15mg，每周 1 次。f. 羟氯喹：0.2g，每日 2 次。g. 来氟米特：20mg/d。用药期间需注意防治免疫抑制剂的不良反应，定期检查血常规、肝功能、肾功能等。

③其他治疗：对一些 SLE 极危重或难治病例，可根据病情选择静脉输注大剂量人体免疫球蛋白（IVIG），或行免疫吸附、血浆置换、造血干细胞移植等治疗。

（王泽卫）

第四节　系统性硬化病

系统性硬化病（systemic sclerosis，SSc）是一种以皮肤变硬和增厚为重要特征的结缔组织病。女性多见，多数发病年龄在 30～50 岁。根据患者皮肤受累的情况将 SSc 分为 5 种亚型：①局限性皮肤型 SSc（limited cutaneous SSc）：皮肤增厚限于肘（膝）的远端，但可累及面部、颈部。②CREST 综合征（CREST syndrome）：局限性皮肤型 SSc 的一个亚型，表现为钙质沉着（calcinosis，C），雷诺现象（Raynaud's phenomenon，R），食管运动功能障碍（esophageal dysmotility，E），指端硬化（sclerodactyly，S）和毛细血管扩张（telangiectasia，T）。③弥漫性皮肤型 SSc（diffuse cutaneous SSc）：除面部、肢体远端外，皮肤增厚还累及肢体近端和躯干。④无皮肤硬化的 SSc（SSc sine scleroderma）：无皮肤增厚的表现，但有雷诺现象、SSc 特征性的内脏表现和血清学异常。⑤重叠综合征（overlap syndrome）：弥漫或局限性皮肤型 SSc 与其他诊断明确的结缔组织病同时出现，包括系统性红斑狼疮、多发性肌炎/皮肌炎或类风湿关节炎。

【临床表现】

1. 早期症状　系统性硬化最多见的初期表现是雷诺现象、隐袭性肢端和面部肿胀，并有手指皮肤渐增厚。约 70% 的病例首发症状为雷诺现象，雷诺现象可先于硬皮病的其他症状（手指肿胀、关节炎、内脏受累）1～2 年或与其他症状同时发生。多关节病同样也是突出的早期症状。胃肠道功能紊乱（胃烧灼感和吞咽困难）或呼吸系统症状等，偶尔也是本病的第一个表现。患者起病前可有不规则发热、食欲缺乏、体重下降等。

2. 皮肤　几乎所有病例皮肤硬化都从手开始，手指、手背发亮、紧绷，手指褶皱消失，汗毛稀疏，继而面部、颈部受累。患者胸上部和肩部有紧绷的感觉，颈前可出现横向厚条纹，让患者仰头，患者会感到颈部皮肤紧绷，其他疾病很少有这种现象。面部皮肤受累可表现为面具样面容。口周出现放射性沟纹，口唇变薄，鼻端变尖。受累皮肤可有色素沉着或色素脱失。皮肤病变可局限在手指（趾）和面部，或向心性扩展，累及上臂、肩、前胸、背、腹和腿。有的可在几个月内累及全身皮肤，有的在数年内逐渐进展，有些呈间歇性进展，通常皮肤受累范围和严重程度在 3 年内达高峰。临床上皮肤病变可分为水肿期、硬化期和萎缩期。水肿期皮肤呈非可凹性肿胀，触之有坚韧的感觉；硬化期皮肤呈蜡样光泽，紧贴于皮下组织，不易捏起；萎缩期浅表真皮变薄变脆，表皮松弛。

3. 骨和关节　多关节痛和肌肉疼痛常为早期症状，也可出现明显的关节炎。约29%可有侵蚀性关节病。由于皮肤增厚且与其底下关节紧贴，致使关节挛缩和功能受限。由于腱鞘纤维化，当受累关节主动或被动运动时，特别在腕、踝、膝处，可觉察到皮革样摩擦感。长期慢性指（趾）缺血，可发生指端骨溶解。X线表现关节间隙狭窄和关节面骨硬化。由于肠道吸收不良、废用及血流灌注减少，常有骨质疏松。

4. 消化系统　为硬皮病的常见表现，仅次于皮肤受累和雷诺现象。消化道的任何部位均可受累，其中食管受累最为常见，表现为吞咽食物后有梗噎感，以及胃灼热感、夜间胸骨后痛，这些均为食管下段功能失调、括约肌受损所致。反流性食管炎还可引起狭窄。胃部和肠道可出现毛细血管扩张，引起消化道出血。胃部扩张的黏膜下毛细血管在内镜下呈宽条带，被称为"西瓜胃"。十二指肠与空肠、结肠均可受累，因全胃肠低动力症，使蠕动缓慢、肠道扩张，肠道憩室，肠内容物淤滞，有利于细菌繁殖，导致吸收不良综合征。偶有憩室穿孔而出现急腹症，以及肛门括约肌受损而引起大便失禁。

5. 肺　肺受累普遍存在。病初最常见的症状为运动时气短，活动耐受量减低；后期出现干咳。随病程增长，肺部受累机会增多，且一旦累及，呈进行性发展，对治疗反应不佳。最常见是肺间质纤维化，另一个多见的是肺动脉高压，它是由于肺间质与支气管周围长期纤维化或肺间小动脉内膜增生的结果，常缓慢进展。最终进展成右心衰竭。

6. 心脏　病理检查80%患者有片状心肌纤维化。临床表现为气短、胸闷、心悸、水肿。临床检查可有室性奔马律、窦性心动过速、充血性心力衰竭，偶可闻及心脏摩擦音。超声心动图显示约半数病例有心包肥厚或积液，但临床心肌炎和心包压塞不多见。

7. 肾　肾损害提示预后不佳，应引起早期重视。多见于弥漫型的早期（起病4年内）。表现为蛋白尿、镜下血尿、高血压、内生肌酐清除率下降等。有时可突然出现急进性恶性高血压和（或）急性肾衰竭。上述两种情况均称为硬皮病肾危象（renal crisis），也是本病的主要死亡原因。

8. 其他　本病常伴眼干和（或）口干症状。神经系统受累多见于局限型，包括三叉神经痛、腕管综合征、周围神经病等。本病与胆汁性肝硬化及自身免疫性肝炎密切相关。约半数出现抗甲状腺抗体，可伴甲状腺功能低下及甲状腺纤维化。

【实验室和影像学检查】

1. 实验室检查

（1）一般化验　无特殊异常。红细胞沉降率可正常或轻度增快。贫血可由消化道溃疡、吸收不良、肾受累所致，一般情况下少见。可有轻度血清白蛋白降低，球蛋白增高。

（2）免疫学检查　血清 ANA 阳性率达 90％以上，核型为斑点型和核仁型。在 CREST 综合征患者，50％～90％抗着丝点抗体（ACA）阳性，在弥漫性硬皮病中仅 10％病例阳性。抗着丝点抗体阳性患者往往倾向于有皮肤毛细血管扩张和皮下钙质沉积，有助于硬皮病的诊断和分类。20％～40％系统性硬化症患者，血清抗拓扑异构酶 I（Scl - 70）抗体阳性。约 30％病例 RF 阳性，约 50％病例有低滴度的冷球蛋白血症。

（3）病理及甲褶检查　硬变皮肤活检见网状真皮致密胶原纤维增多，表皮变薄，表皮突消失，皮肤附属器萎缩。真皮和皮下组织内（也可在广泛纤维化部位）可见 T 淋巴细胞大量聚集。甲褶毛细血管显微镜下显示毛细血管襻扩张与正常血管消失。

2. 影像学　食管受累者吞钡透视可见食管蠕动减弱、消失，以至整个食管扩张或僵硬。肺间质纤维化的患者常规胸片显示蜂窝状变化，高分辨 CT 对早期病变最为敏感。无创性超声心动检查可发现早期肺动脉高压。

【诊断】

雷诺现象、皮肤表现、特异性内脏受累以及特异性抗核抗体（抗 Scl - 70 抗体和 ACA）等有助于诊断。1980 年美国风湿病学会（ACR）提出的系统性硬化（硬皮病）分类标准可供参考。

1. 主要条件　近端皮肤硬化：手指及掌指（跖趾）关节近端皮肤增厚、紧绷、肿胀。这种改变可累及整个肢体、面部、颈部和躯干（胸、腹部）。

2. 次要条件　① 指硬化上述皮肤改变仅限手指。②指尖凹陷性瘢痕或指垫消失（由于缺血导致指尖凹陷性疤痕或指垫消失）。③双肺基底部纤维化：在立位胸片上，可见条状或结节状致密影，以双肺底为著，也可呈弥漫斑点或蜂窝状肺。要除外原发性肺病所引起的这种改变。具有主要条件或两个以上次要条件者，可诊为系统性硬化。

【鉴别诊断】

1. 局部硬皮病　特点为皮肤界限清楚的斑片状（硬斑病）或条状（线状硬皮病）硬皮改变，主要见于四肢。累及皮肤和深部组织而无内脏和血清学改变。

2. 嗜酸性粒细胞性筋膜炎　多见于青壮年，剧烈活动后发病。表现为四肢皮肤肿胀，绷紧并伴有肌肉压痛、松弛。无雷诺现象，无内脏病变，ANA 阴性，血嗜酸性粒细胞增加。皮肤活检也可鉴别。

3. 其他内脏损害性疾病　SSc 有内脏损害者（如消化道、呼吸系统等）应与神经性胃无力、原发性肺纤维化、遗传性出血性毛细血管扩张症鉴别。

4. 其他　食用毒油或长期接触二氧化硅、聚氯乙烯、L-色氨酸等可发生硬皮样综合征。

【治疗】

本病尚无特效药物。皮肤受累范围和病变程度为诊断和评估预后的重要依据，而重要脏器累及的广泛性和严重程度决定它的预后。早期治疗的目的在于阻止新的皮肤和脏器受累，而晚期的目的在于改善已有的症状。

1. 抗炎及免疫调节治疗

（1）糖皮质激素　总的说来糖皮质激素对本症效果不显著，通常对炎性肌病、间质性肺部疾患的炎症期有一定疗效；在早期水肿期，对关节痛、肌痛亦有疗效。剂量为泼尼松 30～40mg/d，连用数周，渐减至维持量 10～15mg/d。对晚期特别有氮质血症患者，糖皮质激素能促进肾血管闭塞性改变，故禁用。

（2）免疫抑制剂　疗效不肯定。常用的有环孢素、环磷酰胺、硫唑嘌呤、甲氨蝶呤等，有报道对皮肤、关节和肾的病变有一定疗效，与糖皮质激素合并应用，常可提高疗效和减少糖皮质激素用量。甲氨蝶呤可能对改善早期皮肤的硬化有效，而对其他脏器受累无效。

2. 血管病变的治疗

（1）雷诺现象　应戒烟，手足避冷、保暖。常用的药物为二氢吡啶类钙离子拮抗剂，如硝苯地平（10～20mg/次，每日 3 次），可以减少 SSc 相关的雷诺现象的发生和严重程度，常作为 SSc 相关的雷诺现象的一线治疗药物。静脉注射伊洛前列素治疗严重病例。

（2）肺动脉高压　①氧疗。②利尿剂和强心剂：地高辛用于治疗收缩功能不全的充血性心力衰竭。③肺动脉血管扩张剂：目前临床上应用的血管扩张剂有：钙离子拮抗剂、前列环素及其类似物、内皮素-1受体拮抗剂及5型磷酸二酯酶抑制剂等，内皮素-1受体拮抗剂被推荐用于治疗SSc相关的肺动脉高压，是治疗心功能Ⅲ～Ⅳ级肺动脉高压首选疗。

（3）肾危象　肾危象是SSc的重症。应使用血管紧张素转换酶抑制剂（ACEI）控制高血压。即使肾功能不全透析的患者，仍应继续使用ACEI。激素与SSc肾危象风险增加相关，使用激素的患者应密切监测血压和肾功能。

3. 抗纤维化治疗　迄今为止尚无一种药物（包括青霉胺）被证实对纤维化有肯定的疗效。转化生长因子（TGF）-β拮抗剂对SSc纤维化是否有效尚有待进一步研究。

（1）SSc相关的皮肤受累　甲氨蝶呤可改善早期弥漫性SSc的皮肤硬化，而对其他脏器受累无效。其他药物如环孢素、他克莫司、松弛素、低剂量青霉胺和静脉丙种球蛋白（IVIG）对皮肤硬化可能也有一定的改善作用。

（2）间质性肺病和肺纤维化　环磷酰胺被推荐用于治疗SSc的间质性肺病，环磷酰胺冲击治疗对控制活动性肺泡炎有效。抗胸腺细胞抗体和吗替麦考酚酯（霉酚酸酯）对早期弥漫性病变包括间质性肺病可能有一定疗效。乙酰半胱氨酸对肺间质病变可能有一定的辅助治疗作用。

4. 质子泵抑制剂　对胃食管反流性疾病、食管溃疡和食管狭窄有效。促动力药物如甲氧氯普胺和多潘立酮可用于治疗SSc相关的功能性消化道动力失调，如吞咽困难、胃食管反流性疾病、饱腹感等。胃胀气和腹泻提示小肠细菌过度生长，治疗可使用抗生素，但需经常变换抗生素种类，以避免耐药。

（陈　洁）

第五节　风湿热

风湿热（rheumatic fever，RF），是由咽喉部A组乙型溶血性链球菌

（group A streptococcus，GAS）感染后引起的一种反复发作的自身免疫性炎症，导致全身结缔组织病变，主要侵犯关节、心脏、皮肤，偶可累及神经系统、血管、浆膜及肺、肾等器官。

本病多发于冬春季，寒冷、潮湿为主要诱因。发病可见任何年龄，5～15岁最常见，男女发病率大致相等。

【临床表现】

1. 前驱症状　典型症状出现前1～6周，常有咽喉炎或扁桃体等上呼吸道GAS感染表现。半数患者前驱症状轻微或短暂。

2. 典型临床表现

（1）发热　50%～70%患者有发热，热型不规则。高热常见于少年儿童，成人中度发热。轻微病例仅有低热，甚至无发热。

（2）关节炎　典型的关节炎呈游走性、多发性，同时侵犯数个大关节。急性发作时局部可有红、肿、热、痛和压痛，活动受限。急性期过后不遗留关节畸形。游走时间短、气候影响大、水杨酸治疗有效也是其特点。

（3）心肌炎　患者常主诉心悸、气促、心前区不适。二尖瓣炎时可有心尖区高调、收缩期吹风样杂音或短促低调舒张中期杂音，疾病早期此杂音响度呈易变性，但不随体位和呼吸变化。病情严重时可有充血性心力衰竭的症状和体征。

（4）环形红斑　临床上少见，发生率6%～25%。为淡红色环状红晕，中央苍白。多分布在躯干和肢体近端，时隐时现。

（5）皮下结节　少见，发生率2%～16%，为稍硬、无痛性小结节，多出现于关节伸侧的皮下组织，与皮肤无粘连，无红肿等炎症表现，常在心肌炎时出现。

（6）舞蹈症　发生率3%左右，多见于4～7岁女童，成人几乎不发生。为一种无目的、不自主的躯干或肢体动作，面部可表现为挤眉眨眼、摇头转颈、努嘴伸舌。肢体表现为伸直和屈曲、旋前和旋后等无节律的交替动作，激动兴奋时加重，睡眠时消失。

【实验室检查】

1. 血常规　急性期白细胞计数轻度至中度增高，中性粒细胞稍增多。可有轻度贫血。

2. 红细胞沉降率（ESR）　除舞蹈病和心力衰竭外，红细胞沉降率加快。红细胞沉降率的显著加快常直接与疼痛的程度呈正比。

3. C反应蛋白（CRP） 急性发病2周内常呈阳性，1月后多转阴。与严重程度呈正比，再升高是复发的预兆。CRP和ESR都非特异性诊断指标，但可协助判断疾病活动度。

4. 血清抗链球菌溶血素O（ASO） 可证明有无链球菌的前驱感染，但ASO阳性并不能说明患有风湿热。

5. 咽拭子培养 阳性率为20％～25％。

6. 免疫球蛋白 活动期IgG、IgM和IgA均可升高，恢复期降至正常。

7. 关节液 常为渗出液，白细胞数升高，中性粒细胞为主。细菌培养阴性。

8. 类风湿因子和抗核抗体 均为阴性。

【诊断标准】

目前临床沿用的仍然是1992年修订的Jones标准。见表8－3－4。

表8－3－4　1992年Jones修订标准

主要表现	次要表现	有前驱链球菌感染证据
心脏炎	关节痛	咽喉拭子培养或快速链球菌抗原试验阳性
多关节炎	发热	链球菌抗体效价升高
舞蹈病	急性反应物（ESR、CRP）增高	
环形红斑	心电图P－R间期延长	
皮下结节		

如有前驱的链球菌感染证据，并有2项主要表现或1项主要表现加2项次要表现者高度提示可能为急性风湿热（此标准主要针对急性风湿热）。

【治疗】

1. 一般治疗 急性期尽量卧床休息，加强护理。对有心肌炎者应延长休息时间，逐渐增加活动量。

2. 控制链球菌感染 首选青霉素肌内注射，每次40～80万U，每日2次，10～14天。青霉素过敏者应给予红霉素治疗。

3. 抗风湿治疗

（1）水杨酸制剂　无心肌炎者首选，缓解关节疼痛。阿司匹林开始剂量小儿 80～100mg/(kg·d)，成人 4～8g/d，分 3～4 次口服。亦可选择其他非甾体抗炎药。

（2）糖皮质激素　用于心脏受累明显，或水杨酸制剂效果不佳者。泼尼松：小儿每日 1.0～1.5mg/kg，成人 30～40mg/d，分 3～4 次服用，病情稳定后缓慢减量。病情严重者可静脉注射地塞米松。

（3）舞蹈病　加强护理，预防外伤，避免环境刺激。可采用苯巴比妥、地西泮或氯哌斯汀治疗。

（赵　蕾）

第六节　强直性脊柱炎

强直性脊柱炎（ankylosing spondylitis，AS）是一种慢性炎症性疾病，主要侵犯骶髂关节、脊柱骨突、脊柱旁软组织及外周关节，并可伴发关节外表现，严重者可发生脊柱畸形和强直。本病是脊柱关节病（spondyloarthropathies，SpA）的原型。本病男女之比为 2～3：1，女性发病较缓慢且病情较轻。发病年龄通常在 13～31 岁，高峰为 20～30 岁。主要病理改变包括滑膜炎和肌腱端病。

【临床表现】

起病缓慢而隐匿。16 岁以前发病者称幼年型 AS，45～50 岁以后发病者称晚起病 AS，临床表现常不典型。

（一）症状

1. 关节表现

（1）骶髂关节　患者逐渐出现腰背部或骶髂部疼痛和（或）晨僵，半夜痛醒。翻身困难，晨起或久坐后起立时腰部晨僵明显，但活动后减轻。部分患者有臀部钝痛或骶髂部剧痛。偶尔向周边放射。咳嗽、打喷嚏、突然扭动腰部疼痛可加重。疾病早期臀部疼痛多为一侧呈间断性或交替性疼痛，数月后疼痛多为双侧呈持续性。夜间腰痛可影响睡眠，严重者可在睡眠中痛醒，需下床活动后方能重新入睡。

（2）脊柱　多数患者随病情进展由腰椎向胸、颈部脊椎发展，则出现相应部位疼痛、活动受限或脊柱畸形。晚期病例常伴严重骨质疏松，易发生骨折。颈椎骨折常可致死。

（3）外周关节 24%～75% 的 AS 患者在病初或病程中出现髋关节和外周关节病变，其中膝、踝和肩关节居多，肘及手、足小关节偶有受累。外周关节病变多为非对称性，常只累及少数关节或单关节，下肢大关节的关节炎为本病外周关节炎的特征之一，除关节疼痛外，关节活动受限甚至出现功能障碍。发病年龄较小及以外周关节起病者易发生髋关节病变。

关节外或关节附近骨压痛可以是本病的早期特点，也可以是部分患者的主要表现。这是由肌腱端炎症所致。常发生肌腱端炎的部位有胸肋关节、脊柱棘突、肩胛、髂骨翼、股骨大转子、坐骨结节、胫骨粗隆或足跟。胸椎受累，包括肋脊、横突关节及胸肋区，胸骨柄胸骨关节的肌腱端炎可引起胸痛并在咳嗽或打喷嚏时加重，有些患者诉吸气时不能完全扩胸。颈椎发僵、疼痛和棘突压痛常在起病数年后才出现，但部分患者早期就可出现这些症状。跖底筋膜炎、跟腱炎和其他部位的肌腱端病在本病常见。

2. 关节外表现　本病的全身表现轻微，少数重症者有发热、疲倦、消瘦、贫血或其他器官受累。

（1）眼　1/4 的患者在病程中发生眼色素膜炎，单侧或双侧交替，可反复发作甚至可致视力障碍。

（2）神经系统　症状来自压迫性脊神经炎或坐骨神经痛、椎骨骨折或不全脱位以及马尾综合征，后者可引起阳痿、夜间尿失禁、膀胱和直肠感觉迟钝、踝反射消失。

（3）肺　极少数患者出现肺上叶纤维化，有时伴有空洞形成而被误认为结核，也可因并发真菌感染而使病情加剧。

（4）心血管　主动脉瓣闭锁不全及传导障碍见于 3.5%～10% 的患者。偶有心包炎及心肌炎。可有胸闷、憋气等症状。

（5）肾　强直性脊柱炎可并发 IgA 肾病和淀粉样变性。

3. 体征　骶髂关节和椎旁肌肉压痛为本病早期的阳性体征。随病情进展可见腰椎前凸变平。脊柱各个方向活动受限，胸廓扩展范围缩小，颈椎后突。以下几种方法可用于检查骶髂关节压痛或脊柱病变进展情况。

（1）枕壁试验　健康人在立正姿势双足跟紧贴墙根时，后枕部应贴近墙壁而无间隙。而颈僵直和（或）胸椎段畸形后凸者该间隙增大至几厘米以上，致使枕部不能贴壁。

（2）胸廓扩展　在第 4 肋间隙水平测量深吸气和深呼气时胸廓扩展范围，两者之差的正常值不小于 2.5 cm，而有肋骨和脊椎广泛受累者则胸廓扩展减少。

（3）Schober 试验　于双髂后上棘连线中点上方垂直距离 10cm 处做标记，然后嘱患者弯腰（保持双膝直立位）测量脊柱最大前屈度，正常移动增加距离在 5cm 以上，脊柱受累者则增加距离＜4cm。

（4）骨盆按压　患者侧卧，从另一侧按压骨盆可引起骶髂关节疼痛。

（5）Patrick 试验（下肢"4"字试验）　患者仰卧，一侧膝屈曲并将足跟放置到对侧伸直的膝上。检查者用一只手下压屈曲的膝（此时髋关节在屈曲、外展和外旋位），并用另一只手压对侧骨盆，可引出对侧骶髂关节疼痛则视为阳性。有膝或髋关节病变者也不能完成"4"字试验。

【实验室和影像学检查】

1. 实验室检查　活动期患者可见红细胞沉降率（ESR）增快，C 反应蛋白（CRP）增高。轻度贫血和免疫球蛋白（尤其是 IgA）轻度升可高。类风湿因子（RF）多为阴性，但 RF 阳性并不排除 AS 的诊断。虽然 AS 患者 HLA-B27 阳性率达 90% 左右，但无诊断特异性。

2. 影像学检查　X 线片 AS 最早的变化发生在骶髂关节。X 线片显示骶髂关节软骨下骨缘模糊，骨质糜烂，关节间隙模糊，骨密度增高及关节融合。通常按 X 线片骶髂关节炎的病变程度分为 5 级。0 级：正常。Ⅰ级：可疑。Ⅱ级：有轻度骶髂关节炎。Ⅲ级：有中度骶髂关节炎。Ⅳ级：关节融合强直。脊柱的 X 线片表现有椎体骨质疏松和方形变，椎小关节模糊，椎旁韧带钙化以及骨桥形成。晚期广泛而严重的骨化性骨桥表现称为"竹节样脊柱"。耻骨联合、坐骨结节和肌腱附着点（如跟骨）的骨质糜烂，伴邻近骨质的反应性硬化及绒毛状改变，可出现新骨形成。骶髂关节 CT、MRI 等对本病的早期诊断有很大帮助。

【诊断】

近年来较多用 1984 年修订的 AS 纽约标准。对一些暂时不符合上述标准者，可参考有关脊柱关节病（SpA）的诊断标准，主要包括欧洲脊柱关节病研究组（ESSG）和 2009 年国际强直性脊柱炎评估组（ASAS）推荐的中轴型 SpA 的分类标准，后两者分述如下。

1. 1984 年修订的 AS 纽约标准　①下腰背痛持续至少 3 个月，疼痛随活动改善，但休息不减轻；②腰椎在前后和侧屈方向活动受限；③胸廓扩展范围小于同年龄和性别的正常值；④双侧骶髂关节炎Ⅱ～Ⅳ级，或单侧骶髂关节炎Ⅲ～Ⅳ级。如患者具备④并分别附加①～③条中的任何1条可确诊为 AS。

2. ESSG 诊断标准　炎性脊柱痛或非对称性以下肢关节为主的滑膜炎，并附加以下任何1项，即：①阳性家族史；②银屑病；③炎性肠病；④关节炎前1个月内的尿道炎、宫颈炎或急性腹泻；⑤双侧臀部交替疼痛；⑥肌腱端病；⑦骶髂关节炎。符合者可列入此类进行诊断和治疗，并随访观察。

3. 2009 年 ASAS 推荐的中轴型 SpA 的分类标准　起病年龄<45 岁和腰背痛≥3 个月的患者，加上符合下述中1种标准：①影像学提示骶髂关节炎加上≥1 个下述的 SpA 特征；②HLA-B27 阳性加上≥2 个下述的其他 SpA 特征。其中影像学提示骶髂关节炎指的是：①MRI 提示骶髂关节活动性（急性）炎症，高度提示与 SpA 相关的骶髂关节炎；②明确的骶髂关节炎影像学改变（根据 1984 年修订的纽约标准）。SpA 特征包括：①炎性背痛；②关节炎；③起止点炎（跟腱）；④眼葡萄膜炎；⑤指（趾）炎；⑥银屑病；⑦克罗恩病，溃疡性结肠炎；⑧对非甾体抗炎药（NSAID）反应良好；⑨SpA 家族史；⑩HLA-B27 阳性；⑪C 反应蛋白升高。标准敏感性为 82.9%，特异性为 84.4%。新标准在临床研究中能可靠分类患者，利于有慢性腰背疼痛的中轴 SpA 患者的诊断。

【鉴别诊断】

1. 椎间盘突出　是引起腰背痛的常见原因之一。该病限于脊柱，无疲劳感、消瘦、发热等全身表现，多为急性发病，多只限于腰部疼痛。活动后加重，休息缓解；站立时常有侧曲。触诊在脊柱骨突有1～2 个触痛扳机点。所有实验室检查均正常。它和 AS 的主要区别可通过 CT、MRI 或椎管造影检查得到确诊。腰部 X 线椎间隙狭窄或前窄后宽或前后等宽；椎体缘后上或下角屑样增生或有游离小骨块；CT 可证实。

2. 弥漫性特发性骨肥厚（DISH）综合征　发病多在 50 岁以上男性，也有脊椎痛、僵硬感以及逐渐加重的脊柱运动受限。其临床表现和 X 线所见常与 AS 相似。但是，该病 X 线可见韧带钙化，常累及颈椎和低位胸椎，经常可见连接至少4节椎体前外侧的流注形钙化与骨化，而骶髂关节和脊椎骨突关节无侵蚀，晨起僵硬感不加重，ESR 正常及 HLA-B27

阴性。

3. 髂骨致密性骨炎　多见于中、青年女性，尤其是有多次怀孕、分娩史或从事长期站立职业的女性。主要表现为慢性腰骶部疼痛，劳累后加重，有自限性。临床检查除腰部肌肉紧张外无其他异常。诊断主要依靠前后位 X 线片，典型表现为在髂骨沿骶髂关节之中下 2/3 部位有明显的骨硬化区，呈三角形者尖端向上，密度均匀，不侵犯骶髂关节面，无关节狭窄或糜烂，界限清楚，骶骨侧骨质及关节间隙正常。

4. 其他　AS 是 SpA 的原型，在诊断时必须与骶髂关节炎相关的其他 SpA 如银屑病关节炎、肠病性关节炎或赖特综合征等相鉴别。此外，脊柱骨关节炎、RA 和结核累及骶髂关节或脊柱时，需进一步根据相关的其他临床特征加以鉴别。

【治疗】

1. AS 患者治疗目标　①缓解症状和体征：消除或尽可能地减轻症状，如背痛、晨僵和疲劳。②恢复功能：最大限度地恢复患者身体功能。如脊柱活动度、社会活动能力和工作能力。③防止关节损伤：要防止累及髋、肩、中轴和外周关节的患者的新骨形成、骨质破坏、骨性强直和脊柱变形。④提高患者生活质量：包括社会经济学因素、工作、病退、退休等。⑤防止脊柱疾病的并发症：防止脊柱骨折、屈曲性挛缩，特别是颈椎。

2. 治疗方案及原则　AS 尚无根治方法。但是患者如能及时诊断及合理治疗，可以达到控制症状并改善预后。应通过非药物、药物和手术等综合治疗，缓解疼痛和僵硬，控制或减轻炎症，保持良好的姿势，防止脊柱或关节变形，必要时矫正畸形关节，以达到改善和提高患者生活质量的目的。

3. 非药物治疗　①进行疾病知识的教育。②合理和坚持进行体育锻炼，游泳是很好的有效辅助治疗方法之一。③站立时应尽量保持挺胸、收腹和双眼平视前方的姿势。坐位也应保持胸部直立。应睡硬板床，多取仰卧位，避免促进屈曲畸形的体位。枕头要低，一旦出现上胸或颈椎受累应停用枕头。④对疼痛或炎性关节或软组织给予必要的物理治疗。⑤戒烟。

4. 药物治疗

（1）非甾体抗炎药（NSAID）　通过抑制还氧化酶的活性阻止前列腺素的合成，进而产生抗炎的效应，迅速改善患者腰背部疼痛和晨僵，减轻关节肿胀和疼痛及增加活动范围，对早期或晚期 AS 患者的症状治疗都是首选的。其种类繁多，医师应针对每例患者的具体情况选用一种 NSAID 药物。NSAID 不良反应中较多见的是胃肠不适，少数可引起溃疡；其他较少见的有心血管疾病如高血压等，可伴头痛、头晕，肝、肾损伤，血细胞减少、水肿及过敏反应等。

（2）生物制剂　抗肿瘤坏死因子（TNF）- α 拮抗剂包括依那西普、英夫利西单抗和阿达木单抗。总有效率达 50%～75%。TNF - α 拮抗剂治疗 6～12 周有效者建议可继续使用。一种 TNF - α 拮抗剂疗效不满意或不能耐受的患者可能对另一种制剂有较好的疗效。用药期间要定期复查血常规、尿常规、肝功能、肾功能等。

（3）柳氮磺吡啶　可改善 AS 的关节疼痛、肿胀和发僵，并可降低血清 IgA 水平及其他实验室活动性指标，特别适用于改善 AS 患者的外周关节炎。至今，本品对 AS 的中轴关节病变的治疗作用及改善疾病预后的作用均缺乏证据。

（4）糖皮质激素　一般不主张口服或静脉全身应用皮质激素治疗 AS。顽固性肌腱端病和持续性滑膜炎可能对局部皮质激素治疗反应好。眼前葡萄膜炎可以通过扩瞳和激素点眼得到较好控制。对难治性虹膜炎可能需要全身用激素或免疫抑制剂治疗。对全身用药效果不好的顽固性外周关节炎（如膝）积液可行关节腔内注射糖皮质激素治疗，重复注射应间隔 3～4 周，一般不超过 2～3 次/年。同样，对顽固性的骶髂关节痛患者，可选用 CT 引导下的骶髂关节内注射糖皮质激素。

（5）其他药物　部分男性难治性 AS 患者应用沙利度胺后，临床症状、ESR 及 CRP 均明显改善。对上述治疗缺乏疗效的患者，AS 外周关节受累者可使用甲氨蝶呤和抗风湿植物药等，但它们对中轴关节病变的疗效不确定。抗风湿植物药包括雷公藤多苷、白芍总苷、青藤碱等。

（6）外科治疗　髋关节受累引起的关节间隙狭窄、强直和畸形是本病致残的主要原因。人工全髋关节置换术是最佳选择，置换术后绝大多数患者的关节痛得到控制，部分患者的功能恢复正常或接近正常，置入关节的寿命 90% 达 10 年以上。

（陈　洁）

第七节　多发性肌炎和皮肌炎

多发性肌炎（polymyositis，PM）和皮肌炎（dermatomyositis，DM）是骨骼肌非化脓性炎症性肌病。PM 指皮肤无损害；如肌炎伴皮疹者称DM。其临床特点是肢带肌、颈肌及咽肌等肌组织出现炎症、变性改变，导致对称性肌无力和一定程度的肌萎缩，并可累及多个系统和器官，亦可伴发肿瘤。我国 PM/DM 并不少见，患病率为 0.5～8.4/10 万，成年男女之比为 1：2。本病可发生在任何年龄，发病呈双峰型，在儿童 10～15 岁和成人 45～60 岁各出现一个高峰。

1975 年 Bohan 和 Peter 将 PM/DM 分为五类：①原发性多肌炎；②原发性皮肌炎；③PM/DM 合并肿瘤；④儿童 PM 或 DM；⑤PM 或 DM 伴发其他结缔组织病（重叠综合征）。1982 年 Witaker 在此分类基础上增加了两类，即包涵体肌炎和其他（结节性、局灶性及眶周性肌炎，嗜酸性肌炎，肉芽肿性肌炎，增殖性肌炎）。

【病因和发病机制】

本病病因不明，属自身免疫性疾病。发病机制与病毒感染、免疫异常、遗传及肿瘤等因素有关。在肌细胞内已发现微小 RNA 病毒样结构，用电子显微镜在皮肤和肌肉血管壁与内皮细胞中发现了类似副黏液病毒核壳体的管状包涵体。同时发现细胞介导的免疫反应对肌肉炎症起着重要作用。骨骼肌血管内有 IgM、IgG、C3 的沉积，特别在儿童型皮肌炎阳性率更高。恶性肿瘤与皮肌炎的相关现象提示肿瘤可以引起肌炎，这可能是由于对肌肉和肿瘤的共同抗原发生免疫反应的结果。

【诊断要点】

1. 临床表现

（1）非特异性症状　本病在成人发病隐匿，儿童发病较急。急性感染可为其前驱表现或发病的诱因。早期症状为近端肌无力或皮疹，全身不适、发热、乏力、体重下降等。

（2）肌肉病变　本病累及横纹肌，以肢体近端肌群无力为其临床特点，常呈对称性损害，早期可有肌肉肿胀、压痛，晚期出现肌萎缩。多数患者无远端肌受累。

①肌无力：几乎所有患者均出现不同程度的肌无力。肌无力可突然发

生，并持续进展数周至数月以上。临床表现与受累肌肉的部位有关。肩带肌及上肢近端肌无力：上肢不能平举、上举、不能梳头、穿衣服。骨盆带肌及大腿肌无力：抬腿不能或困难，不能上车、上楼、坐下或下蹲后起立困难。颈屈肌可严重受累：平卧抬头困难，头常后仰。喉部肌肉无力造成发音困难，声哑等。咽、食管上端横纹肌受累引起吞咽困难，饮水发生呛咳，液体从鼻孔流出。食管下段和小肠蠕动减弱与扩张引起反酸、食管炎、咽下困难、上腹胀痛和吸收障碍等。同进行性系统性硬化症的症状难以区别。胸腔肌和膈肌受累出现呼吸表浅、呼吸困难，并引起急性呼吸功能不全。

肌无力程度的判断：0级：完全瘫痪。1级：肌肉能轻微收缩不能产生动作。2级：肢体能做平面移动，但不能抬起。3级：肢体能抬离床面（抗地心吸引力）。4级：能抗阻力。5级：正常肌力。

②肌痛：在疾病早期可有肌肉肿胀，约25%的患者出现疼痛或压痛。

（3）皮肤病变　DM除有肌肉症状外还有皮肤损害。多为微暗的红斑。皮损稍高出皮面，表面光滑或有鳞屑。皮损常可完全消退，但亦可残留带褐色的色素沉着、萎缩、疤痕或白斑。皮肤钙化也可发生，特别在儿童中出现。普遍性钙质沉着尤其见于未经治疗或治疗不充分的患者。

皮肤损害的特点：①上眼睑和眶周水肿性淡紫红皮疹（向阳性皮疹 heliotrope rash），见于60%～80%DM患者；②Gottron征，皮疹位于关节伸面，多见于肘、掌指、近端指间关节处，也可出现在膝与内踝皮肤，表现为伴有鳞屑的红斑，皮肤萎缩、色素减退。③颈、上胸部"V"区，弥漫性红疹，在前额、颊部、耳前、颈三角区、肩部和背部亦可见皮疹。④指底和指甲两侧呈暗紫色充血皮疹、手指溃疡、甲缘可见梗死灶、雷诺现象、网状青斑、多形性红斑等血管炎表现。慢性病例有时出现多发角化性小丘疹、斑点状色素沉着、毛细血管扩张、轻度皮肤萎缩和色素脱失，称为血管萎缩性异色病性DM。⑤部分患者双手外侧掌面皮肤出现角化、裂纹、皮肤粗糙、脱屑，如同技术工人的手，称"技工手"。这尤其在抗Jo-1抗体阳性PM/DM中多见。

以上前两种皮损对DM诊断具有特征性。皮损程度与肌肉病变程度可不平行，少数患者皮疹出现在肌无力之前。约7%患者有典型皮疹，始终没有肌无力、肌痛，肌酶谱正常，称为"无肌痛性皮肌炎"。

（4）关节病变　关节痛和关节炎见于约20%的患者，为非对称性，常波及手指关节，由于手的肌肉萎缩可引起手指屈曲畸形，但 X 线相无骨关节破坏。

（5）消化道病变　10%～30%患者出现吞咽困难，食物反流，为食管上部及咽部肌肉受累所致，X 线检查吞钡造影可见食管梨状窝钡剂潴留。

（6）肺部病变　约 30%患者有肺间质改变。急性间质性肺炎、急性肺间质纤维化的临床表现有发热、干咳、呼吸困难、发绀、可闻及肺部细湿啰音，X 线检查在急性期可见毛玻璃状、颗粒状、结节状及网状阴影，在晚期肺纤维化 X 线检查可见蜂窝状或轮状阴影。部分患者为慢性过程，临床表现隐匿，缓慢出现进行性呼吸困难伴干咳。肺功能测定为限制性通气功能障碍及弥散功能障碍。肺纤维化发展迅速是本病死亡的重要原因之一。

（7）心脏病变　仅 1/3 患者病程中有心肌受累，心肌内有炎性细胞浸润，间质水肿和变性，局灶性坏死，心室肥厚，出现心律不齐，充血性心力衰竭，亦可出现心包炎。心电图和超声心动图检测约 30%出现异常，其中以 ST 段和 T 波异常最为常见，其次为心传导阻滞、心房纤颤、期前收缩、少到中量的心包积液。

（8）肾病变　肾病变很少见，极少数暴发性起病者，因横纹肌溶解，可出现肌红蛋白尿、急性肾衰竭。少数 PM/DM 患者可有局灶性增殖性肾小球肾炎，但大多数患者肾功能正常。

（9）钙质沉着　多见于慢性皮肌炎患者，尤其是儿童，钙质在软组织内沉积，若钙质沉积在皮下，则在沉着处溃烂可有石灰样物流出。

（10）多发性肌炎、皮肌炎与恶性肿瘤　约有 1/4 的患者，特别是 50 岁以上患者，可发生恶性肿瘤。DM 发生肿瘤的多于 PM，肌炎可先于恶性肿瘤 2 年左右，或同时或后于肿瘤出现。所患肿瘤多为实体瘤，如肺癌、胃癌、乳腺癌、鼻咽癌及淋巴瘤等。肿瘤切除后肌炎症状可改善。

（11）其他结缔组织病　约 20%患者可伴有其他结缔组织病，如系统性硬化症、系统性红斑狼疮、干燥综合征、结节性多动脉炎等，PM 和 DM 与其他结缔组织病并存，符合各自的诊断标准，称为重叠综合征。

（12）儿童 PM/DM　儿童 DM 多于 PM，为 10～20 倍，起病急，肌肉水肿、疼痛明显，有视网膜血管炎，并常伴有胃肠出血、黏膜坏死，出现呕血或黑便，甚至穿孔而需外科手术。疾病后期，皮下、肌肉钙质沉着，肌萎缩。

（13）包涵体肌炎（inclusion body myositis）　本病多见于50岁以上的男性，起病隐匿，病变累及四肢近端肌群外，尚可累及远端肌群。与PM不同的是肌无力和肌萎缩对称性差，指屈肌和足下垂常见，肌痛和肌肉压痛罕见。肌酶正常，对激素治疗反应差。病理特点为肌细胞的胞浆和胞核内查到嗜酸性包涵体，电子显微镜显示胞浆和胞核内有管状和丝状包涵体。

2. 辅助检查

（1）血清肌酶　绝大多数患者在病程某一阶段可出现肌酶活性增高，为本病诊断的重要血清指标之一。肌酶包括肌酸激酶（CK）、醛缩酶（ALD）、乳酸脱氢酶（LDH）、门冬氨酸氨基转移酶（AST）、碳酸酐酶Ⅲ等。上述肌酶以CK最敏感，肌酶活性的增高表明肌肉有新近损伤，肌细胞膜通透性增加，因此肌酶的高低与肌炎的病情变化呈平行关系。可用于诊断、疗效监测及预后的评价指标。肌酶的升高常早于临床表现数周，晚期肌萎缩后肌酶不再释放。在慢性肌炎和广泛肌肉萎缩患者，即使在活动期，肌酶的水平也可正常。

CK有3种同工酶：CK-MM（大部分来源于骨骼肌、小部来自心肌）；CK-MB（主要来源心肌，极少来源骨骼肌）；CK-BB（主要来源脑和平滑肌）。其中CK-MM活性占CK总活性的95%～98%。PM/DM主要以CK-MM的改变为主。碳酸酐酶Ⅲ为唯一存在于骨骼肌的同工酶，骨骼肌病变时升高。但未作为常规检测。其他肌酶同时来源于其他组织器官对PM和DM的诊断帮助不如CK。

（2）肌红蛋白测定　肌红蛋白仅存于心肌与骨骼肌，当肌肉出现损伤、炎症、剧烈运动时肌红蛋白均可升高，在多数肌炎患者的血清中增高，且与病情呈平行关系。有时可先于CK。

（3）自身抗体　①抗核抗体（ANA）：在PM/DM阳性率为20%-30%，对肌炎诊断不具特异性。②抗Jo-1抗体：是诊断PM/DM的标记性抗体，阳性率为25%，在合并有肺间质病变的患者中可达60%。抗Jo-1阳性的PM患者，临床上常表现为抗合成酶抗体综合征：肌无力、发热、间质性肺炎、关节炎、雷诺征、"技工手"。

（4）肌电图　几乎所有患者都可以出现肌电图异常，表现为肌源性损害，即在肌肉松弛时出现纤颤波、正锐波、插入激惹及高频放电；轻微收缩时出现短时限低电压多相运动电位，最大收缩时出现干扰相。

（5）肌活检　取受损肢体近端肌肉如三角肌、股四头肌，有压痛、中等无力的肌肉送检为好，应避免肌电图插入处。肌炎常呈灶性分布，必要时需多部位取材，提高阳性结果。

肌肉病理改变：①肌纤维间质、血管周围有炎性细胞（淋巴细胞、巨噬细胞、浆细胞为主）浸润。②肌纤维变性坏死、再生，表现为肌束大小不等、纤维坏死，再生肌纤维嗜碱性，核大呈空泡，核仁明显。③肌纤维萎缩以肌束周边最明显为特征。皮肤病理改变无特异性。

3. PM 和 DM 的诊断标准　Bohan 和 Peter（1975）提出的诊断标准：

（1）对称性近端肌无力，伴或不伴吞咽困难和呼吸肌无力；

（2）血清酶谱升高，特别是 CK 升高；

（3）肌电图异常；

（4）肌活检异常；

（5）特征性的皮肤损害。

具备上述（1）（2）（3）（4）者可确诊 PM，具备上述 4 项中的 3 项可能为 PM，只具备 2 项为疑诊 PM。具备第（5）条，再加 3 项或 4 项可确诊为 DM；第（5）条，加上 2 项可能为 DM，第（5）条，加上一项为可疑 DM。

【鉴别诊断】

1. 运动神经元病　肌无力从肢体远端开始，进行性肌萎缩，无肌痛，肌电图为神经源性损害。

2. 重症肌无力　为全身弥漫性肌无力，在进行性持久或反复运动后肌力明显下降，血清肌酶、肌活检正常，血清抗乙酰胆碱受体（AchR）抗体阳性，新斯的明试验有助诊断。

3. 肌营养不良症　肌无力从肢体远端开始，无肌压痛，有遗传家族史。

4. 风湿性多肌痛　发病年龄常大于 50 岁，表现为颈、肩胛带及骨盆带等近端肌群疼痛、乏力及僵硬，红细胞沉降率可增快，肌酶、肌电图及肌肉活检正常，糖皮质激素治疗有明显疗效。

5. 感染性肌病　肌病与病毒、细菌、寄生虫感染相关，表现为感染后出现肌痛、肌无力。

6. 内分泌异常所致肌病　甲状腺功能亢进引起的周期性瘫痪，以双下肢乏力多见，为对称性，伴肌痛，活动后加重，发作时出现低血钾，补钾后肌肉症状缓解；甲状腺功能减退所致肌病，主要表现为肌无力，也可出现进行性肌萎缩，常见为嚼肌、胸锁乳突肌、股四头肌及手的肌肉，肌肉收缩后弛缓延长，握拳后放松缓慢。

7. 代谢性肌病　PM 还应与线粒体病、嘌呤代谢紊乱、脂代谢紊乱和糖类代谢紊乱等肌病相鉴别。

8. 其他　还应与药物所致肌病鉴别，如大剂量激素长期使用所致肌病，肌痛从下肢开始，肌酶正常；青霉胺长期使用引起的重症肌无力等；乙醇、氯喹（羟氯喹）、可卡因、秋水仙碱等均可引起中毒性肌病。

【治疗】

1. 一般治疗　急性期需卧床休息，进行肢体被动运动，以防肌肉萎缩，症状控制后适当锻炼，给以高热量、高蛋白饮食，避免感染。

2. 药物治疗

（1）糖皮质激素　是本病的首选药物，通常剂量为泼尼松 1.5～2mg/kg/d，晨起一次口服，重症者可分次口服，大多数患者于治疗后 6～12 周内肌酶下降，接近正常。待肌力明显恢复，肌酶趋于正常则开始减量。减量应缓慢（一般 1 年左右），减至维持量 5～10mg/d 后继续用药 2 年以上，在减量过程中如病情反复应及时加用免疫抑制剂，对病情发展迅速或有呼吸肌无力、呼吸困难、吞咽困难者，可用甲泼尼龙 0.5～1.0g/d 静脉冲击治疗，连用 3 天，改为 60mg/d 口服，再根据症状及肌酶水平逐渐减量。应该指出：在服用激素过程中应严密观察感染情况，必要时加用抗感染药物。

（2）免疫抑制剂　对病情反复及重症患者应及时加用免疫抑制剂。激素与免疫抑制剂联合应用可提高疗效、减少激素用量，及时避免不良反应。

①甲氨蝶呤（MTX）：常用剂量量为 10～15mg/周，口服或加生理盐水 20ml，静脉缓慢推注，若无不良反应，可根据病情酌情加量，但最大剂量不超过 30mg/周，待病情稳定后逐渐减量，维持治疗数月至 1 年以上。有的患者为控制该病单用 MTX 5 年以上，并未出现不良反应。MTX 的不良反应主要有肝酶增高、骨髓抑制、血细胞减少、口腔炎等。用药期间应定期检查血常规和肝肾功能。

②硫唑嘌呤（AZA）：常用剂量为 2～3mg/（kg·d）口服，初始剂量可从 50mg/d 开始，逐渐增加至 150mg/d，待病情控制后逐渐减量，维持

量为50mg/d。不良反应主要有骨髓抑制，血细胞减少，肝酶增高等。用药开始时需每1～2周查血常规一次，以后每1～3月查血常规和肝功能一次。

③环磷酰胺（CTX）：对MTX不能耐受或不满意者可改用CTX 50～100mg/d口服，对重症者，可0.8～1.0g加生理盐水100ml，静脉冲击治疗。不良反应主要有骨髓抑制、血细胞减少、出血性膀胱炎、卵巢毒性、诱发恶性肿瘤等。用药期间，需监测血常规，肝功能。

3.合并恶性肿瘤的患者，如果切除肿瘤，肌炎症状可自然缓解。

（张玉高　何成松）

第八节　骨关节炎

骨关节炎（osteoarthritis，OA）是一种以关节软骨损害为主，并累及整个关节组织的最常见的关节疾病。本病好发于中老年人。年龄、肥胖、性激素、炎症、创伤及遗传因素可能与本病的发生有关。

【临床表现】

1.症状和体征

（1）关节疼痛及压痛　本病最常见的表现是关节局部的疼痛和压痛，一般早期为轻度或中度间断性隐痛，多发生于活动后，休息后可缓解，随病情进展可出现持续性疼痛，或导致活动受限。关节局部可有压痛，在伴有关节肿胀时尤为明显。

（2）关节肿胀及畸形　早期为关节周围的局限性肿胀，随病情进展可有关节弥漫性肿胀、局部皮温的升高或伴关节积液，严重者可见关节畸形、半脱位等。

（3）晨僵　患者可出现晨起时关节僵硬及黏着感，经活动后可缓解。本病的晨僵时间较短，一般数分钟至十几分钟，很少超过半小时。

（4）关节摩擦感　由于软骨破坏，关节表面粗糙，关节活动时触诊感到的摩擦感。主要见于膝关节的骨关节炎。

（5）活动受限　由于骨赘、软骨丧失、关节周围肌肉痉挛以及关节破坏所致。

2. 好发部位

（1）膝关节　膝关节受累在临床上最为常见。主要表现为膝关节疼痛，活动后加重（多发生于上下楼梯），休息后缓解。严重病例可出现膝内翻或膝外翻畸形。

（2）手　多见于中老年女性，以远端指间关节受累最为常见，表现为关节伸侧面的两侧骨性膨大，称赫伯登（Heberden）结节。而近端指间关节伸侧出现者则称为布夏尔（Bouchard）结节。可伴有结节局部的轻度红肿、疼痛和压痛。

（3）髋关节　髋关节受累多表现为局部间断性钝痛，随病情发展可成持续性疼痛。部分患者的疼痛可以放射到臀外侧、腹股沟、大腿内侧。髋关节运动障碍多在内旋和外展位，随后可出现内收、外旋和伸展受限。

（4）脊柱　颈椎受累比较常见。可有椎体、椎间盘以及后突关节的增生和骨赘，引起局部的疼痛和僵硬感，压迫局部血管和神经时可出现相应的放射痛和神经症状。颈椎受累压迫椎-基底动脉，引起脑供血不足的症状。

（5）足　跖趾关节常有受累，除了出现局部的疼痛、压痛和骨性肥大外，还可以出现拇外翻等畸形。

3. 特殊类型的骨关节炎

（1）原发性全身性骨关节炎　以远端指间关节、近端指间关节和第一腕掌关节为好发部位。膝、髋、跖趾关节和脊柱也可受累。症状呈发作性，可有受累关节积液、发热等表现。

（2）侵蚀性炎症性骨关节炎　常见于绝经后的女性，主要累及远端及近端指间关节和腕掌关节。有家族倾向性及反复急性发作的特点。受累的关节出现疼痛和触痛，最终导致关节的畸形和强直。患者的滑膜检查可见明显的增生性滑膜炎，并可见免疫复合物的沉积和血管翳的生成。X线可见明显的骨赘生成和软骨下骨硬化，晚期可见明显的骨侵蚀和关节骨性强直。

（3）弥漫性特发性骨质增生症（diffuse idiopathic skeletal hyperostosis, DISH）　好发于中老年男性。病变累及整个脊柱，呈弥漫性骨质增生，脊柱韧带广泛增生骨化及其邻近的骨皮质增生。但是，椎小关节和椎间盘保持完整。一般无明显症状，少数患者可有肩背痛、发僵、手指麻木或腰痛等症状，病变严重时会出现椎管狭窄的相应表现。X线片可见特征性椎体前纵及后纵韧带的钙化，以下胸段为著，一般连续 4 个或 4 个椎体以上，可伴广泛骨质增生。

4. 实验室检查　血常规、蛋白电泳、免疫复合物及血清补体等指标一般在正常范围。伴有滑膜炎的患者可出现 C 反应蛋白和血细胞沉降率轻度升高。类风湿因子及抗核抗体阴性。继发性骨关节炎的患者可出现原发病的实验室检查异常。

出现滑膜炎者可有关节积液，但是，一般关节液透明，淡黄色，黏稠度正常或略降低，但黏蛋白凝固良好。

5. 影像学检查　放射性检查对本病诊断十分重要，是诊断骨关节炎的重要依据。X 线特点为：非对称性关节间隙变窄，软骨下骨硬化和囊性变，关节边缘的骨质增生和骨赘形成，关节内游离体，关节变形及半脱位。磁共振显像能显示早期软骨病变，半月板、韧带等关节结构的异常，有利于早期诊断。

【诊断要点】

根据患者的临床表现、体征和影像学等辅助检查，排除其他关节疾病，骨关节炎的诊断并不困难。目前，国内多采用美国风湿病学会提出的手、膝和髋 OA 的分类标准。

1. 膝 OA 的分类标准

（1）临床标准　具有膝痛并具备以下 6 项中至少 3 项可诊断膝 OA：①年龄≥50 岁；②晨僵≤30 分钟；③骨擦感；④骨压痛；⑤骨性肥大；⑥膝触之不热。

（2）临床及放射学标准　具有膝痛和骨赘并具备以下 3 项中至少 1 项可诊断膝 OA：①年龄≥40 岁；②晨僵＜30 分钟；③骨擦感。

2. 手 OA 的分类标准　临床标准：具有手疼痛、酸痛和晨僵并具备以下 4 项中至少 3 项可诊断手 OA：①10 个指定手关节中硬性组织肥大≥2 个；②远端指间关节硬性组织肥大≥2 个；③掌指关节肿胀＜3 个；④以上 10 个指定关节中关节畸形≥1 个。

注：10 个指定关节是指双侧第 2、3 指远端指间关节及近端指间关节和第 1 腕掌关节。

3. 髋 OA 的分类标准　临床加放射学标准：具有髋痛并具备以下 3 项中至少 2 项可诊断髋 OA：①）红细胞沉降率≤20mm/h；②X 线示股骨头和（或）髋臼骨赘；③X 线示髋关节间隙狭窄［上部、轴向和（或）

内侧]。

【鉴别诊断】

1. 类风湿关节炎　本病好发于育龄期女性，主要表现为慢性进行性多关节炎，以双手近端指间关节、掌指关节及腕关节的疼痛及肿胀最为常见，亦可累及跖趾、踝、肩、肘及膝关节等。关节受累多呈对称性。患者多有晨僵，可达 1 小时以上，并可有皮下结节、发热等表现。化验检查可有类风湿因子、抗核周因子、抗角蛋白抗体及抗环状胍氨酸抗体阳性等。X 线检查示关节面模糊、关节间隙变窄或融合等破坏性改变。

2. 强直性脊柱炎　本病好发于年轻男性，临床上以渐进性腰背疼痛、僵硬及活动受限为主要表现，可伴有不对称性髋、膝、踝等关节受累。部分患者可有足跟、足底疼痛等肌腱端炎的症状，以及眼炎和心肌梗死等。X 线检查示骶髂关节的破坏性改变。大部分患者为 HLA - B27 阳性。

【治疗】

治疗的目的在于缓解疼痛、阻止和延缓疾病的发展及保护关节功能。治疗方案应依据每个患者的病情而定。

1. 一般治疗

（1）患者教育　使患者了解本病的治疗原则、锻炼方法，以及药物的用法和不良反应等。

（2）物理治疗　包括热疗、水疗、经皮神经电刺激疗法、针灸、按摩和推拿、牵引等，均有助于减轻疼痛和缓解关节僵直。

（3）减轻关节负荷，保护关节功能　受累关节应避免过度负荷，膝或髋关节受累患者应避免长久站立、跪位和蹲位。可利用手杖、步行器等协助活动，肥胖患者应减轻体重。肌肉的协调运动和肌力的增强可减轻关节的疼痛症状。因此患者应注意加强关节周围肌肉的力量性锻炼，并设计锻炼项目以维持关节活动范围。

2. 药物治疗　主要可分为控制症状的药物、改善病情的药物及软骨保护剂。

（1）控制症状的药物　①非甾类抗炎药（NSAID）：其作用在于减轻疼痛及肿胀，改善关节的活动。药物：A 塞来昔布 0.2/天，B 美洛昔康 7.5mg/天更为适用。②其他止痛剂：若上述方法仍不能有效缓解症状，可予以曲马多治疗。③局部治疗：包括局部外用 NSAID 药物及关节腔内注射治疗。糖皮质激素可缓解疼痛、减少渗出，效果可持续数周至数月，但仅适用于关节腔注射治疗，在同一关节不应反复注射，一年内注射次数应少于 4 次。

（2）改善病情药物及软骨保护剂　此类药物具有降低基质金属蛋白酶、胶原酶等的活性作用，既可抗炎、止痛，又可保护关节软骨，有延缓骨关节炎发展的作用。一般起效较慢。主要的药物包括透明质酸、氨基葡萄糖、双醋瑞因、硫酸软骨素等。

关节腔内注射透明质酸类制剂（欣维可、阿尔治等）对减轻关节疼痛、增加关节活动度、保护软骨有效，治疗效果可持续数月，适用于 X 表现轻度至中度的患者。

硫酸氨基葡萄糖每天 750～1500mg，分 3 次。双醋瑞因 50～100mg/d，也可明显改善患者症状，保护软骨，改善病程。

3. 外科治疗　对于经内科治疗无明显疗效，病变严重及关节功能明显障碍的患者可以考虑外科治疗。

（刘　伟）

第九节　混合性结缔组织病

混合性结缔组织病（mixed connective tissue disease，MCTD）是一种血清中有高滴度的斑点型抗核抗体（ANA）和抗 U1RNP（nRNP）抗体，临床上有雷诺现象、双手肿胀、多关节痛或关节炎、肢端硬化、肌炎、食管运动功能障碍、肺动脉高压等特征的临床综合征。部分患者随疾病的进展可成为某种确定的弥漫性结缔组织病，如系统性硬化病（SSc）、系统性红斑狼疮（SLE）、多发性肌炎/皮肌炎（PM/DM）、类风湿关节炎（RA）。MCTD 发病年龄从 4～80 岁，大多数患者在 30～40 岁左右出现症状，平均年龄 37 岁。女性多见，约占 80%。我国发病率不明，但并非少见。该病病因及发病机制至今尚不明确。目前认为与遗传、免疫功能异常和环境因素相关。主要组织病理改变是广泛的增殖性血管病变，包括动脉和小动脉内膜的增殖和中层肥厚，导致大中血管如主动脉肺动脉、肾动脉、冠状动脉和许多脏器小血管的狭窄但无明显炎症细胞浸润。

【临床表现】

患者可表现出组成本疾病的各种结缔组织病（SLE、SSc、PM/DM

或 RA）的临床症状。然而 MCTD 具有的多种临床表现并非同时出现，重叠的特征可以相继出现，不同的患者表现亦不尽相同。在该病早起与抗 U1RNP 抗体相关的常见临床表现是双手肿胀、关节炎、雷诺现象、炎性肌病和指端硬化等，典型的临床表现是多关节炎、雷诺现象、手指肿胀或硬化、肺部炎性改变、肌病和肌无力、食管功能障碍、淋巴结肿大、脱发、颧部皮疹以及浆膜炎等。

1. 早期症状　大多数患者有易疲劳、肌痛、关节痛和雷诺现象。若患者出现手或手指肿胀、高滴度斑点型 ANA 时，应仔细随诊。急性起病的 MCTD 较少见，表现包括 PM、急性关节炎、无菌性脑膜炎、指（趾）坏疽、高热、急性腹痛和三叉神经病。

2. 发热　不明原因发热可能是 MCTD 最显著的临床表现和首发症状。发热常同时伴有肌炎、无菌性脑膜炎、浆膜炎等。

3. 关节　关节疼痛和僵硬几乎是所有患者的早期症状之一。60％患者最终发展成典型的关节炎。常易受累的关节为掌指关节，伴有与 RA 相似的畸形，如尺侧偏斜、天鹅颈和纽扣花畸形。放射学检查缺乏严重的骨侵蚀性病变，但有些患者也可见关节边缘侵蚀和关节破坏。50％～70％患者的类风湿因子（RF）阳性。

4. 皮肤、黏膜　大多数患者在病程中出现皮肤、黏膜病变。雷诺现象是 MCTD 最常见和最早期的表现之一，常伴有手指肿胀或全手肿胀。手指皮肤变厚，但不发生挛缩。有些患者表现为狼疮样皮疹，尤其是面颊红斑和盘状红斑。约 25％的患者有脱发、指趾硬化、色素减退、光过敏、荨麻疹。面部和甲周毛细血管扩张。面部皮肤可有硬皮样改变，但真正硬皮病面容则少见。少数 MCTD 患者可有典型的皮肌炎皮肤改变，如紫红色眼睑，指、肘和膝关节处出现红斑。黏膜损害包括颊黏膜溃疡、干燥性复合性口生殖器溃疡、青斑血管炎、皮下结节和鼻中隔穿孔。前臂屈肌，手、足伸肌和跟腱可出现腱鞘周围及皮下结节。

5. 肌肉病变　肌痛是 MCTD 常见的症状，但大多数患者没有明确的肌无力、肌电图异常或肌酶的改变。MCTD 相关的炎性肌病在临床和组织学方面与特发性炎性肌病（IIM）相似，兼有累及血管的 DM 和细胞介导的 PM 病变特点。一些伴发 MCTD 相关多发性肌炎的患者可出现高热。

6. 心脏　心脏全层均可受累。20％的患者心电图（ECG）不正常，最常见的改变是右心室肥厚、右心房扩大和心脏传导异常。心包炎是心脏受累最常见的临床表现，见于10%～30%的患者，出现心脏压塞少见。一些患者的心肌受累是继发于肺动脉高压。对存在劳累性呼吸困难的患者，应注意筛查肺动脉高压。

7. 肺　75%的患者有肺部受累，早期通常没有症状。30%～50%的患者可发生间质性肺病，早期症状有干咳、呼吸困难、胸膜炎性胸痛。高分辨率CT（HRCT）是诊断间质性肺病最敏感的检查方法，肺动脉高压是MCTD最严重的肺并发症，常常是MCTD死亡的主要原因之一。

8. 肾　25%患者有肾损害。通常为膜性肾小球肾炎，有时也可引起肾病综合征，但大多数患者没有症状。有些患者出现。肾血管性高血压危象，与硬皮病肾危象类似。长期肾病变可引起淀粉样变和肾功能不全。

9. 消化系统　胃肠道受累见于60%～80%患者。表现为上消化道运动异常，食管上段和下段括约肌压力降低，食管远端2/3蠕动减弱，进食后发噎和吞咽困难。并可有腹腔出血、胆道出血、十二指肠出血、巨结肠、胰腺炎、腹腔积液、蛋白丢失性肠病、原发性胆汁性肝硬化、自身免疫性肝炎、吸收不良综合征等。腹痛可能是由于肠蠕动减退、浆膜炎、肠系膜血管炎、结肠穿孔或胰腺炎等所致。

10. 神经系统　中枢神经系统病变并不是本病显著的临床特征。与SSc一样最常见的是三叉神经病。头痛是常见症状，多数可能是血管性头痛。有些患者头痛伴发热、肌痛。有些表现类似病毒感染综合征。其他神经系统受累包括癫痫样发作、器质性精神综合征、多发性周围神经病变、脑栓塞和脑出血等。

11. 血管　雷诺现象几乎是所有患者的一个早期临床特征。

12. 血液系统　75%的患者有贫血。60%的患者Coombs试验阳性。但溶血性贫血并不常见。75%的患者可有以淋巴细胞系为主的白细胞减少，这与疾病活动有关。血小板减少、血栓性血小板减少性紫癜、红细胞发育不全相对少见，低补体血症可见于部分病例。大多数患者有高丙球蛋白血症。

13. 其他　患者可有干燥综合征（SS）、慢性淋巴细胞性甲状腺炎（桥本甲状腺炎）和持久的声音嘶哑。1/3患者有发热、全身淋巴结肿大、肝脾肿大。

【辅助检查】

1. 一般检查　部分患者有贫血、白细胞减少及血小板减少，红细胞沉降率增快，Coombs 直接试验可阳性。约 3/4 患者有高 γ-球蛋白血症。活动期患者可有肌酸磷酸激酶、醛缩酶、乳酸脱氢酶及转氨酶显著升高。肾受累时可见蛋白尿、血尿、肾病综合征或不同程度肾功能不全的改变。

2. 血清免疫学异常：大多数患者的抗 U1RNP 抗体在早期出现，并贯穿病程始终。有时抗体出现较晚，其抗体滴度可以波动，但和病情活动无关。另外还可有抗单链 DNA 抗体、抗组蛋白抗体、抗心磷脂抗体、抗内皮细胞抗体等，大约 30% 的患者 RF 和抗 RA33 抗体阳性。15% MCTD 患者的抗心磷脂抗体和狼疮抗凝物阳性。

3. 影像学　伴有关节炎的患者其关节 X 线检查可发现有类风湿关节炎样表现。进行常规 X 线或 CT 扫描，力争及时发现肺部病变如肺间质病变等。有消化道症状患者应进行食管钡餐透视或内镜检查，判断患者的吞咽肌群、食管及十二指肠、胃部是否有蠕动异常存在。

4. 肌电图　MCTD 伴有肌炎者，除了血清中的肌酶可检测到升高以外，少数患者的肌电图亦可出现典型的肌源性损害表现，可出现多相波、纤颤波及肌肉收缩时限变短、重度收缩呈现干扰相等改变。

5. 组织病理学　皮肤可表现有真皮胶原成分增多，肌活检有肌纤维变性，血管周围和间质有浆细胞和淋巴细胞浸润，均可见免疫球蛋白的沉积。

6. 超声心动图　约 20% 左右患者超声心动图有异常表现，可见右心室肥厚、右房增大、二尖瓣前叶可出现疣状增厚、肺动脉收缩压力增高等表现。

7. 肺功能　当患者出现肺间质病变时，应及时进行肺功能检测。MCTD 合并肺间质病变患者，肺功能检查指标中最易出现一氧化碳（CO）弥散能力的下降，部分患者可出现潮气量受损。

【诊断】
对有雷诺现象、关节痛或关节炎、肌痛、手肿胀的患者，如果有高滴度斑点型 ANA 和高滴度抗 U1RNP 抗体阳性，而抗 Sm 抗体阴性者，要考虑 MCTD 的可能，高滴度抗 U1RNP 抗体是诊断 MCTD 必不可少的条件。如果抗 Sm 抗体阳性，应首先考虑 SLE。目前常采用美国的 Sharp 于 1986 年提出的标准：

1. 主要标准　①严重肌炎。②肺受累：CO 弥散能力＜正常的 70% 和（或）肺动脉高压和（或）肺活检提示血管增殖性损害。③雷诺现象或食道功能障碍。④手肿胀或指端硬化。⑤高滴度的抗 ENA 抗体滴度＞1：

10000（血凝法）和抗 U1RNP 抗体阳性，而抗 Sm 抗体阴性。

2. 次要标准　①脱发；②白细胞减少；③贫血；④胸膜炎；⑤心包炎；⑥关节炎；⑦三叉神经病变；⑧颊部红斑；⑨血小板减少；⑩轻度肌炎。⑪手肿胀。

肯定诊断：4 条主要指标，同时抗 U1RNP 抗体滴度＞1∶4000（血凝法）而抗 Sm 抗体阴性；可能诊断：符合 3 条主要标准而抗 Sm 抗体阴性；或 2 条主要标准和 1 条次要标准，并伴有抗 U1RNP 抗体滴度＞1∶1000（血凝法）；可疑诊断：符合 3 条主要标准，但抗 U1RNP 抗体阴性；或 2 条主要标准，或 1 条主要标准和 3 条次要标准，伴有抗 U1RNP 抗体滴度＞1∶100。

【鉴别诊断】

1. 系统性红斑狼疮（SLE）　常有特异性皮损（蝶形红斑）、光过敏、口腔溃疡、肾损害及抗 Sm 和抗 dsDNA 阳性及补体下降等。

2. 系统性硬化症（SSc）　掌指关节以上的皮肤变硬，除指端硬化外，还有指腹消失、瘢痕凹陷及双侧肺基底纤维化。多有抗 Scl－70 抗体及抗着丝点抗体阳性等。

3. 多发性肌炎（PM）　对称性的肢体近端肌无力、疼痛以及肌酶谱及肌电图和肌活检的异常，可有 Jo－1 阳性等。

4. 类风湿关节炎（RA）　为对称性、多发性的小关节肿痛，RF 阳性，可出现骨质的侵蚀性破坏以及关节畸形。

【治疗】

1. 疲劳、关节和肌肉痛者，可应用非甾体抗炎药、抗疟药、小剂量泼尼松（＜10 mg/d）。

2. 以关节炎为主要表现者，轻者可应用非甾体抗炎药，重症者加用抗疟药或甲氨蝶呤或肿瘤坏死因子（TNF）抑制剂。

3. 雷诺现象　注意保暖，避免手指外伤，避免使用振动性工具工作和使用 β 受体阻滞剂、戒烟等。应用抗血小板聚集药物如阿司匹林，应用二氢吡啶类钙通道阻滞剂，如硝苯地平（Nifedipine），每日 30 mg；α 受体阻滞剂，如哌唑嗪（Prazosin）。局部可试用前列环素软膏。如出现指端溃疡或坏死，可使用静脉扩血管药物（如前列环素）。

4. 急性起病的指坏疽　局部药物性交感神经阻断［受累指（趾）基部利多卡因浸润］、抗凝、局部应用硝酸盐类药物；输注前列环素；可使用内皮素受体拮抗剂，如波生坦（Bosentan）。

5. 肌炎为主要表现者，选用糖皮质激素和免疫抑制剂治疗。给予泼尼松 1～1.5 mg/（kg·d），难治者加用甲氨蝶呤、静脉滴注免疫球蛋白（IVIG）治疗。

6. 肺动脉高压是 MCTD 患者致死的主要原因，应该早期、积极治疗原发病。无症状的肺动脉高压：试用糖皮质激素和环磷酰胺、小剂量阿司匹林和血管紧张素转换酶抑制剂（ACEI）如卡托普利 12.5～25 mg，每日 2～3 次；酌情使用内皮素受体拮抗剂，口服波生坦。伴有症状的肺动脉高压：静脉注射前列环素、应用 ACEI、抗凝、内皮素受体拮抗剂，口服波生坦；酌情使用西地那非。

7. 肾病变者、膜性肾小球肾病　轻型不需要处理；进展性蛋白尿者试用 ACEI 或小剂量阿司匹林联合双嘧达莫；严重者酌情使用泼尼松 15～60mg/d，加环磷酰胺冲击治疗每个月 1 次或苯丁酸氮芥（Chlorambucil）每日给药。肾病综合征：单独应用肾上腺皮质激素通常效果不佳；小剂量阿司匹林联合双嘧达莫预防血栓形成并发症；ACEI 减少蛋白丢失；试用泼尼松 15～60 mg/d，加环磷酰胺冲击治疗每个月 1 次或苯丁酸氮芥（瘤可宁）每日给药。必要时可进行透析。

8. 食管功能障碍者，吞咽困难　轻者无需治疗；伴反流者应用质子泵抑制剂，严重者使用抑酸与促动药联和治疗；内科治疗无效者，可采取手术治疗。肠蠕动减退：使用胃肠促动药，如甲氧氯普胺。小肠细菌过度繁殖可应用四环素、琥乙红霉素。胃灼热、消化不良：升高床的头部、戒烟、减轻体质量、避免咖啡因；应用 H_2 受体阻断药、质子泵抑制剂；酌情使用甲氧氯普胺和抗幽门螺杆菌药物。

9. 心肌炎　试用糖皮质激素和环磷酰胺，避免应用地高辛。不完全心传导阻滞：避免应用氯喹。

在治疗过程中，无菌性脑膜炎、肌炎、浆膜炎、心包炎和心肌炎对糖皮质激素反应好，而肾病综合征、雷诺现象、毁损型关节病变、指端硬化和外周神经病变对激素反应差。为减少激素的不良反应，应加用免疫抑制剂如抗疟药、甲氨蝶呤和环磷酰胺等。在使用上述药物时应定期查血、尿常规，肝、肾功能，避免不良反应。

（陈　洁）

第十节　干燥综合征

干燥综合征（Sjögren's syndrome，SS）是主要累及外分泌腺体的慢性炎症性自身免疫病。临床除有唾液腺和泪腺受损功能下降而出现口干、眼干外，尚有腺体外其他器官的受累而出现多系统损害的症状。其血清则有多种自身抗体和高免疫球蛋白血症。

本病分为原发性和继发性两类，后者是指发生于另一诊断明确的CTD如系统性红斑狼疮（SLE）、类风湿关节炎等的干燥综合征。本节主要叙述原发性干燥综合征。

原发性干燥综合征属全球性疾病，在我国人群的患病率为 0.3%～0.7%，在老年人群中患病率为 3%～4%。本病女性多见，男女比为1∶9～20。发病年龄多在 40～50 岁。也见于儿童。

【临床表现】

本病起病多隐匿，临床表现多样。病情轻重差异较大。

1. 局部表现

（1）口干燥症　因唾液腺病变，使唾液黏蛋白缺少而引起下述常见症状：①口干：有 70%～80% 患者诉有口干，严重者因口腔黏膜、牙齿和舌发黏以致在讲话时需频频饮水，进固体食物时需伴水或流食送下，有时夜间需起床饮水等。②猖獗性龋齿：约 50% 的患者出现多个难以控制发展的龋齿，表现为牙齿逐渐变黑，继而小片脱落，最终只留残根，是本病的特征之一。③腮腺炎：50% 患者表现有间歇性交替性腮腺肿痛，累及单侧或双侧。大部分在 10 天左右可以自行消退，但有时持续性肿大。少数有颌下腺肿大，舌下腺肿大较少。有的伴有发热。对部分腮腺持续性肿大者应警惕有恶性淋巴瘤的可能。④舌：表现为舌痛、舌面干、裂、舌乳头萎缩而光滑。⑤口腔黏膜：出现溃疡或继发感染。

（2）干燥性角结膜炎　因泪腺分泌的黏蛋白减少而出现眼干涩、异物感、泪少等症状，严重者哭时无泪。部分患者有眼睑缘反复化脓性感染、结膜炎、角膜炎等。

（3）其他浅表部位　如鼻、硬腭、气管及其分支、消化道黏膜、阴道黏膜的外分泌腺体均可受累，使其分泌较少而出现相应症状。

2. 系统表现　除口、眼干燥表现外，患者还可出现全身症状，如乏力、低热等。约有 2/3 患者出现系统损害。

（1）皮肤　皮肤病变的病理基础为局部血管炎，有下列表现：①过敏性紫癜样皮疹：多见于下肢，为米粒大小边界清楚的红丘疹，压之不褪色，分批出现。每批持续时间约为 10 天，可自行消退而遗有褐色色素沉着。②结节红斑：较为少见。③雷诺现象：多不严重，不引起指端溃疡或相应组织萎缩。

（2）骨骼肌肉　关节痛较为常见。仅小部分表现有关节肿胀，但多不严重，且呈一过性。关节结构的破坏非本病特点。肌炎见于约 5% 的患者。

（3）肾　国内报道有 30%～50% 患者有肾损害，主要累及远端肾小管，表现为因 I 型肾小管酸中毒而引起的低钾性麻痹，严重者出现肾钙化、肾结石及软骨病。表现为多饮、多尿的肾性尿崩症亦常出现于肾小管酸中毒患者。通过氯化铵负荷试验可以看到约 50% 患者有亚临床型肾小管酸中毒。近端肾小管损害较少见。小部分患者出现较明显的肾小球损害，临床表现为大量蛋白尿、低白蛋白血症，甚至肾功能不全。

（4）肺　大部分患者无呼吸道症状。轻度受累者出现干咳，重者出现气短。肺部的主要病理为间质性病变，部分出现弥漫性肺间质纤维化，少数人可因此出现呼吸功能衰竭而死亡。早期肺间质病变在肺 X 线片上并不明显，只有高分辨肺 CT 方能发现。另有小部分患者出现肺动脉高压。有肺纤维化及重度肺动脉高压者预后不佳。

（5）消化系统　胃肠道可以因其黏膜层的外分泌腺体病变而出现萎缩性胃炎、胃酸减少、消化不良等非特异性症状。肝损害见于约 20% 的患者，临床谱从无临床症状至黄疸而有肝功能损害不等。肝病理呈多样，以肝内小胆管壁及其周围淋巴细胞浸润，界板破坏等改变为突出。慢性胰腺炎亦非罕见。

（6）神经系统　累及神经系统的发生率约为 5%。以周围神经损害为多见。不论是中枢或周围神经损害均与血管炎有关。

（7）血液系统　本病可出现白细胞减少或/和血小板减少，血小板低下严重者可出现出血现象。本病出现淋巴肿瘤显著高于正常人，国外报道中约 44 倍高于正常人群。

【诊断要点】

1. 症状及体征

（1）口腔症状　①持续 3 个月以上每日感到口干，需频频饮水，半夜起床饮水等；②成人期后有腮腺反复或持续性肿大；③吞咽干性食物有困难，必须用水辅助；④有猖獗性龋齿，舌干裂，口腔往往继发真菌感染。

（2）眼部症状　①持续 3 个月以上的每日不能忍受的眼干；②感到反复的"沙子"吹进眼内的感觉或磨砂感；③每日需用人工泪液 3 次或 3 次以上。

（3）其他　有阴道干涩、皮肤干痒、临床或亚临床型肾小管酸中毒或上述其他系统症状。

2. 辅助检查

（1）眼部　①Schirmer（滤纸）试验（＋），即≤5mm/5 分（正常人为＞5mm/5 分）；②角膜染色（＋），双眼各自的染点＞10 个；③泪膜破碎时间（＋），即≤10 秒（正常人＞10 秒）。

（2）口腔　①唾液流率（＋），即 15 分钟内收集到自然流出唾液≤1.5ml（正常人＞1.5ml）；②腮腺造影（＋），即可见末端腺体造影剂外溢呈点状、球状的阴影；③唾液腺核素检查（＋），即唾腺吸收、浓聚、排出核素功能差；④唇腺活检组织学检查（＋），即在 $4mm^2$ 组织内有 50 个淋巴细胞聚集则称为一个灶，凡有淋巴细胞灶≥1 者为（＋）。

（3）尿 pH 多次＞6 则有必要进一步检查肾小管酸中毒。

（4）周围血检测可以发现血小板低下，或偶有的溶血性贫血

（5）血清免疫学检查　①抗 SSA 抗体：是本病中最常见的自身抗体，见于 70％的患者。②抗 SSB 抗体：有称是本病的标记抗体，见于 45％的患者。③高免疫球蛋白血症：均为多克隆性，见于 90％患者。

（6）其他　如肺影像学，肝肾功能测定则可以发现有相应系统损害的患者。

3. 诊断标准　2002 年干燥综合征国际分类（诊断）标准如下（表 8-3-5、表 8-3-6）：

表 8 - 3 - 5　干燥综合征分类标准的项目

Ⅰ. 口腔症状：3 项中有 1 项或 1 项以上

　1. 每日感口干持续 3 个月以上

　2. 成年后腮腺反复或持续肿大

　3. 吞咽干性食物时需用水帮助

Ⅱ. 眼部症状：3 项中有 1 项或 1 项以上

　1. 每日感到不能忍受的眼干持续 3 个月以上

　2. 有反复的沙子进眼或砂磨感觉

　3. 每日需用人工泪液 3 次或 3 次以上

Ⅲ. 眼部体征：下述检查任 1 项或 1 项以上阳性

　1. Schirmer Ⅰ 试验（＋）（≤5mm/5 分）

　2. 角膜染色（＋）（≥4 van Bijsterveld 计分法）

Ⅳ. 组织学检查：下唇腺病理示淋巴细胞灶≥1。（指 4mm² 组织内至少有 50 个淋巴细胞聚集于唇腺间质者为一灶）

Ⅴ. 唾液腺受损：下述检查任 1 项或 1 项以上阳性

　1. 唾液流率（＋）（≤1.5ml/15 分）

　2. 腮腺造影（＋）

　3. 唾液腺同位素检查（＋）

Ⅵ. 自身抗体：抗 SSA 或抗 SSB（＋）（双扩散法）

表 8 - 3 - 6　干燥综合征分类标准中项目的具体分类

1. 原发性干燥综合征：无任何潜在疾病的情况下，有下述 1 条则可诊断：

　a. 符合表 8 - 3 - 5 中 4 条或 4 条以上，但必须含有条目Ⅳ（组织学检查）和（或）条目Ⅵ（自身抗体）

　b. 条目Ⅲ、Ⅳ、Ⅴ、Ⅵ 4 条中任 3 条阳性

2. 继发性干燥综合征：患者有潜在的疾病（如任一结缔组织病），而符合表 8 - 3 - 5 的Ⅰ和Ⅱ中任 1 条，同时符合条目Ⅲ、Ⅳ、Ⅴ中任 2 条

3. 必须除外：颈头面部放疗史，丙肝病毒感染，AIDS，淋巴瘤，结节病，GVH 病，抗乙酰胆碱药的应用（如阿托品、莨菪碱、溴丙胺太林、颠茄等）

4. 本病需与以下疾病鉴别

（1）系统性红斑狼疮　鉴别要点是：干燥燥合征多出现在中老年妇

女，发热，尤其是高热的不多见，无蝶形红斑。口、眼干明显，肾小管酸中毒为其常见而主要的肾损害，高球蛋白血症明显，低补体血症少见，预后良好。

（2）类风湿关节炎　鉴别要点是：干燥综合征的关节炎症状远不如类风湿关节炎明显和严重，极少有关节骨破坏、畸形和功能受限。类风湿关节炎很少出现抗 SSA 和抗 SSB 抗体。

（3）非自身免疫病的口干　如老年性腺体功能下降、糖尿病性或药物性则有赖于病史及各个病的自身特点以鉴别。

【治疗方案与原则】

本病目前尚无根治方法。主要是采取措施改善症状，控制和延缓因免疫反应而引起的组织器官损害的进展，以及继发性感染。

1. 改善症状

（1）减轻口干较为困难，应停止吸烟、饮酒及避免服用引起口干的药物如阿托品等。保持口腔清洁，勤漱口，减少龋齿和口腔继发感染的可能。国外有服用副交感乙酰胆碱刺激剂如毛果芸香碱片及其同类产品以刺激唾液腺中尚未破坏的腺体分泌，改善口干症状。它们有一定疗效但亦较多不良反应，如出汗及尿频。

（2）干燥性角结膜炎可给以人工泪液滴眼以减轻眼干症状并预防角膜损伤。有些眼膏也可用于保护角膜。国外有人以自体的血清经处理后滴眼。

（3）肌肉、关节痛者可用非甾体抗炎药。

（4）纠正低钾血症的麻痹发作可采用静脉补钾（氯化钾），待病情平稳后改口服钾盐液或片，有的患者需终身服用，以防低血钾再次发生。多数患者低血钾纠正后可较正常生活和工作。

（5）系统损害者应以受损器官及严重度而进行治疗。对合并有神经系统、肾小球肾炎、肺间质性病变、肝损害、血细胞低下尤其是血小板低的、肌炎等则要给予肾上腺皮质激素，剂量与其他结缔组织病治疗用法相同。对于病情进展迅速者可合用免疫抑制剂如环磷酰胺、硫唑嘌呤等。出现有恶性淋巴瘤者宜积极、及时地进行联合化疗。

【预后】

本病预后较好，有内脏损害者经恰当治疗后大多可以控制病情达到缓解，但停止治疗又可复发。内脏损害中出现进行性肺纤维化、中枢神经病变、肾小球受损伴肾功能不全、恶性淋巴瘤者预后较差，其余有系统损害者经恰当治疗大部分都能使病情缓解，甚至康复到正常生活和工作。

（张玉高　何成松）

第十一节　显微镜下多血管炎

显微镜下多血管炎是一种系统性、坏死性血管炎，属自身免疫性疾病，主要侵犯小血管，包括毛细血管、小静脉或微动脉。可侵犯肾、肺、眼、皮肤、关节、肌肉、消化道及中枢神经等多个器官，临床上以坏死性肾小球肾炎、肺毛细血管炎为突出表现。免疫病理检查特征是血管壁无或有少许免疫复合物沉积。男性多见，多在45～60岁发病。

【病史采集要点】

1. 现病史　详述起病急缓，首发症状及时间。

（1）肾受累症状　询问有无血尿、蛋白尿、少尿、急进行性肾炎综合征或急性肾衰竭等症状。

（2）肺部受累症状　询问有无哮喘、咳嗽、咳血痰、咯血、呼吸困难等表现。

（3）其他器官受累症状　注意有无肠系膜血管缺血和消化道出血的表现；有无心力衰竭、心包炎、心律失常、心肌梗死；有无耳鸣、中耳炎、神经性听力下降；有无虹膜睫状体炎、巩膜炎、葡萄膜炎；有无多发性神经炎、末梢神经炎、中枢神经血管炎等。

（4）一般非特异性症状　有无不规则发热、疲乏、皮疹、关节痛、肌痛和体重下降等。

（5）既往检查结果及诊断治疗情况。

2. 既往史　近期有无上呼吸道感染或药物过敏样症状。

3. 个人史　无特殊。

4. 家族史　叙述直系亲属中是否有类似发病情况。

【体格检查要点】

1. 注意有无血压升高、发热、皮疹、颜面部及全身水肿等。

2. 肺受累体征　呼吸频率幅度，有无干湿啰音、胸膜摩擦音等。

3. 心脏、消化道及神经等系统受累的体征。

【辅助检查】

1. 实验室检查

（1）血、尿、粪常规，便潜血，电解质，红细胞沉降率，生化，HBsAg，C 反应蛋白，抗链球菌溶血素"O"，蛋白电泳，IgG，IgA，IgM，补体 C3、C4。

（2）尿红细胞位相、24 小时尿蛋白定量、24 小时肌酐清除率、血气分析。

（3）抗核抗体、抗 ENA 抗体、抗 ds - DNA 抗体、抗中性粒细胞胞浆抗体、类风湿因子。

2. 特殊检查

（1）常规 胸部 X 线、心电图、腹部超声。

（2）肾活检 病理特征为肾小球毛细血管丛节段性纤维素样坏死、血栓形成和新月体形成；坏死节段内和周围偶见大量中性粒细胞浸润。免疫学检查无或仅有稀疏的免疫球蛋白沉积，极少有免疫复合物沉积，这具有重要的诊断意义。

【诊断及鉴别要点】

1. 诊断要点 本病尚无统一诊断标准，以下情况有助于显微镜下多血管炎的诊断。①中老年、以男性多见；②具有上述起病的前驱症状；③肾损害表现：蛋白尿、血尿或（和）急进性肾功能不全等；④伴有肺部或肺肾综合征的临床表现；⑤伴有关节、眼、耳、心脏、胃肠道等全身各器官受累变现；⑥P - ANCA 阳性；⑦肾、肺活检有助于诊断。

2. 常见的鉴别诊断

（1）结节性多动脉炎 本病主要累及中型和小型动脉，无毛细血管、小静脉及微动脉受累。肾损害为肾血管炎、肾梗死和微动脉瘤，无急进性肾炎。无肺出血。周围神经疾患多见。抗中性粒细胞胞浆抗体较少阳性，血管造影见微血管瘤、血管狭窄。

（2）变应性肉芽肿性血管炎 本病是累及中小型血管的系统性血管炎，患者常表现为变应性鼻炎、鼻息肉及哮喘，可侵犯肺及肾，以 c - ANCA 阳性为多，血管外的肉芽肿形成及高嗜酸性粒细胞血症。

（3）韦格纳肉芽肿 本病为坏死性肉芽肿性血管炎，病变累及小动脉、静脉及毛细血管，临床表现为上、下呼吸道的坏死性肉芽肿、全身坏死性血管炎和肾小球肾炎，c - ANCA 阳性（活动期阳性率达 88%

~96%)。

（4）肺出血-肾炎综合征　以肺出血和急进性肾炎为特征，抗肾小球基底膜抗体阳性，肾病理可见基底膜有明显免疫复合物沉积。

（5）狼疮性肾炎　具有典型系统性红斑狼疮表现，加上蛋白尿即可诊断，肾活检见大量各种免疫复合物沉积，可与显微镜下多血管炎鉴别。

【治疗】

1. 对症支持疗法　包括控制血压，心、肺、肾功能的支持疗法等。发病早期其感染因素存在时，控制感染。

2. 肾上腺糖皮质激素　泼尼松（龙）1mg/（kg·d），一般足量服用4～8周后减量，小剂量泼尼松（龙）（每日7.5～10mg）维持。重症患者和肾功能进行性恶化的患者，采用甲泼尼松（龙）冲击治疗，每天0.5～1.0g，3天为1个疗程，1周后视病情需要可重复。

3. 环磷酰胺　环磷酰胺冲击疗法，剂量0.5～1g/m²，每月1～2次，连续3～6个月，以后每2～3个月一次，至病情稳定可停药。

4. 生物制剂　对重症患者，可给予利妥昔单抗等生物制剂。

5. 透析和肾移植　终末期肾衰竭，需要依赖维持性肾透析或进行肾移植，肾移植后仍有很少数患者会复发，复发后仍可用肾上腺糖皮质激素和免疫抑制剂治疗。

【预后评估】

药物联合治疗后其1年生存率达80%～100%，5年生存率已从未治疗患者的10%提高到70%～80%，预后与就诊时的肌酐水平和有无肺出血密切相关。

（何成松）

主要参考文献

1. 陈灏珠. 实用内科学. 12 版. 北京：人民卫生出版社，2005
2. 葛均波，徐勇健. 内科学. 8 版. 北京：人民卫生出版社，2013
3. 胡绍先. 风湿病诊疗指南. 3 版. 北京：科学出版社，2013
4. 廖二元，莫朝晖. 内分泌学. 2 版. 北京：人民卫生出版社，2008
5. 王海燕. 肾脏病学. 北京：人民卫生出版社，2008
6. 邹万忠. 肾活检病理学. 3 版. 北京：北京大学医学出版社，2014
7. 张乃峰. 临床风湿病学. 上海：上海科学技术出版社，1999
8. Harris ED. 凯利风湿病学. 8 版. 栗占国，唐福林主译. 北京：北京大学医学出版社